新型军事医学人才培养创新教材

人体解剖学

Human Anatomy

第 3 版

主　　编　李云庆

副主编　李　辉　史　娟

编　　者　（按姓氏笔画排序）

王亚云　史　娟　冯宇鹏　李　辉

李云庆　李金莲　吴振宇　张　勇

张明明　张富兴　陈　涛　陈　琨

陈　晶　武胜昔　黄　静　寇珍珍

董玉琳　鲁亚成

第四军医大学出版社·西安

图书在版编目（CIP）数据

人体解剖学/李云庆主编. —3 版. —西安：第
四军医大学出版社，2020.9
ISBN 978 - 7 - 5662 - 0954 - 2

Ⅰ. ①人… Ⅱ. ①李… Ⅲ. ①人体解剖学 Ⅳ. ①R322

中国版本图书馆 CIP 数据核字（2020）第 124324 号

RENTI JIEPOUXUE
人体解剖学

出版人：朱德强　　　责任编辑：汪　英

出版发行：第四军医大学出版社
地址：西安市长乐西路 17 号　邮编：710032
电话：029 - 84776765　　传真：029 - 84776764
网址：https：//www. fmmu. edu. cn/press/

制版：西安聚创图文设计有限责任公司
印刷：西安市建明工贸有限责任公司
版次：2002 年 11 月第 1 版
2020 年 9 月第 3 版　　2020 年 9 月第 3 版第 1 次印刷
开本：889×1194　1/16　印张：27.5　字数：800 千字
书号：ISBN 978 - 7 - 5662 - 0954 - 2/ R·1765
定价：108.00 元

第 3 版前言 PREFACE

　　隶属于正常人体形态学范畴的人体解剖学课程是最重要的基础医学课程之一，因材施教、因人施教、因需施教是达到"注重素质、面向临床"培养目标和理想教学效果的重要保证和措施。为了达到此目的，对课程体系进行有针对性的改革就成了我们应该首先面对和必须解决的问题。有幸的是自 20 世纪 80 年代末开始，本教研室的老一辈专家教授们即积极开展了大刀阔斧的教学改革。具体措施包括：第一，单独开设"神经解剖学"课程，重点讲授中枢神经系统的内容，后来很快又将其改为"神经科学基础"，以推动"神经科学"课程的形成和发展；第二，大力精简系统解剖学中与医学实际无关或关系不密切的烦琐名词和内容，大大压缩其教学时数；第三，将局部解剖学教学与学员亲自动手解剖操作的实践统一起来，减少课堂理论授课的教学时数，增加学员实际解剖操作的教学时数，着重培养学员的动手操作能力、观察判断能力和分析综合能力。经过 30 多年的教学实践，证明这些改革措施对于正确运用"少而精"原则，理论联系实际，局部知识系统化，系统知识指导实际操作等方面都是正确的、实用的和必要的。

　　为了保证上述教学改革计划和措施的贯彻与实施，本室的老一辈专家教授们还动手编写了与之配套使用的《神经解剖学》和《人体解剖学》教材。由于当时的条件限制，这两本教材的初版还是胶印版。虽然教材的印刷质量不高，但却保证了教学改革和教学工作的顺利实施。此后，随着各种条件的逐步改善，本室的老一辈专家教授们指导我们年轻一代编写了《人体解剖学》，第一版于 2002 年出版。次年，由他们执笔的《神经科学基础》第一版出版。后者已经出版了三版，本书则为前者的第三版。这些教材是本室多年来课程改革的重要成果，体现了我们课程改革的基本方针，也是本室三代人教学实践的亲身体会和经验结晶，体现了我们教学改革的艰难历程。这些教学改革措施和教材为我校的高等医学教育和人才培养做出了重要贡献。

本书的第二版问世已 10 年余。这段时间里，在世界范围内，包括生命科学在内的各个领域都取得了飞速发展。尽管人体解剖学是古老学科，但同道们并没有因循守旧、故步自封、裹足不前，而是解放思想、大胆创新、积极引进，在人体解剖学领域取得了令人瞩目的进步，迫切需要我们尽快将这些成果的精华结合临床实际工作的需要体现在教科书里。因此，在第四军医大学出版社的组织下，我们在《人体解剖学》第二版的基础上，历时一年多完成了第三版的编写工作。在编写过程中，重点对原书的内容进行了更新订正、拾遗补阙、去繁就简、推陈出新，主要表现在增加了文字描述的字数，修订了图片，在每个章节的头尾部分分别添加了重点内容提示、临床应用知识点和复习思考题。参加本书编写的人员都是我校相关科室的人员，他们的共同特点是都长期从事"人体解剖学"和"神经科学基础"教学并参与与其撰写内容密切相关的科研工作。能够顺利地按时完成《人体解剖学》第三版的编写是所有编者积极克服新型冠状病毒感染暴发等所带来的诸多不便而不懈努力的结果。因此，我要衷心感谢全体参编人员的辛勤劳动！此外，我还想特别感谢本书的秘书鲁亚成讲师和第四军医大学出版社对本书在编写各个阶段的付出、支持和帮助！

　　在本书即将付梓之际，我想强调的是由于我们才疏学浅、管窥寡闻、经验不足等原因，书中难免存在不少的缺点和问题，故殷切期望各位老师和同学批评和指正，以便今后补充和修正，为高质量地完成教书育人的艰巨任务服务。

李云庆

空军军医大学人体解剖与组织胚胎学教研室

空军军医大学梁铢琚脑研究中心

2020 年 6 月于西安

第 1 版序言 FOREWORD

在教育部"面向 21 世纪教学内容和课程体系改革计划"的精神鼓舞下，我教研室李云庆主任等一部分中青年教师，在既往 10 年坚持教学改革的基础上，改编并出版了这部《人体解剖学》教材。

解剖学是一门古老学科，是医学基础课程的基础。长期以来，对这门课程如何既能保持作为生物科学的科学体系又可与医学实际密切结合的问题存在着认识上的分歧。焦点在于是以系统解剖为主还是以局部解剖为主设置课程。系统解剖学是古典的解剖学，它按系统描述人体结构和形态，形成完整的科学体系，且与组织学、胚胎学联成一体，与机能学紧密结合，是全面地认识正常人体结构的基础，但它和医学实际应用不易直接联系。局部解剖学按照局部特点分析人体结构，虽与医学实际需要结合紧密，但却打乱了人体结构的系统、不能恰如其分地从理论上认识人体结构。过去几十年中，不同流派、不同国家有的以系统为主，有的以局部为主安排教学，但是在实践中两者存在的弱点逐步为人们所共识，为了克服这些不足，我国近年来在解剖教学中采用了系统、局部并重的教学体系。

20 世纪末叶，以分子生物学为前驱的一些新学科陆续出现，极大地震撼了原来的医学教育体系。新学科增加必须减少原有课程的时数；认识生命现象的基础由细胞水平过渡到分子水平，原有课程也必须"除旧布新"，解剖学教学的进一步改革势在必行。

本教研室于 1989 年开设了神经解剖学课程，将系统解剖的中枢神经系统的内容归于神经科学的范畴并单独授课，以推动神经科学课程的形成和发展；将局部解剖学和学员亲自动手解剖尸体（4 位学员解剖 1 具尸体）的实践统一起来；大力精简了系统解剖中与医学实际无关或关系不密切的烦琐名词。形成了系统解剖密切结合机能、着重描述各系统之间的内在联系，加强整体观并注意与局部解剖中周围神经和器官的衔接；在局部解剖授课及尸体解剖实践中加强局部结构的系统化归纳，加强和深化对系统知识理解的教学模式。因而，正确用"少而精"原则，理论结合实际，局部知识系统化，系统知识指导实际操作，是本教研室多年来课程改革的基本方针，也是教学实践中的亲身体会。

本版教材在总结既往教改实践经验和成果的基础上，对系统解剖学内容进行了润笔，进一步加强对局部解剖内容系统化的指导，并改进了插图的质量。

谨以浅陋的"一家之鸣"向全国兄弟单位同道请教，深望共同在面向21世纪的医学教育改革中携手迈进。

李继硕 谨识

第四军医大学解剖学教研室

第四军医大学梁铢琚脑研究中心

2002 年 8 月于西安

第1版前言 PREFACE

　　人体解剖学是医学基础教育的奠基和支柱课程。学习这门课程的目的是掌握人体的形态和结构特征，为进一步学习后续的医学基础和临床课程打好基础。随着生命科学的飞速发展、相关学科向解剖学的渗透以及教学改革的不断深化，编写一本能满足实际需要的教材、采用先进的教学手段和教学模式，已经成为提高人体解剖学教学质量的关键。本教研室按照"注重素质、面向临床"的培养目标，在人体解剖学的教学内容、教学模式和教材建设等方面进行了富有成效的改革。本教材即是在此前提下，以我们教研室原有教材为蓝本，在总结多年教学实和充分满足当前教学需要的基础上，反复修改后完成的。

　　本书在保留原教材特色的基础上，将以往的系统解剖学和局部解剖学两部分内容融为一体，删减了原教材中的繁冗部分，适当增加了解剖科学进展的新理论和新概念，同时重新绘制了大量插图。全书共分11章，包括绪论（第一章）、系统解剖学（第二、三章）和局部解剖学（第四~十一章）等三部分。第二、三章概要介绍人体解剖学的基础知识；第四~十一章按照局部叙述人体各部位的层次、器官位置、毗邻关系、血液供应、神经支配和淋巴回流等。各局部均配有指导实习操作的解剖步骤，各章之后还附有重点和难点总结。全书共有文字近29万，插图273幅（包括套色图149幅和线条图124幅），可供基础、预防、临床和口腔医学等专业使用。

　　本书的特点是：①在教学内容上，注重整体与局部的统一、结构与功能的统一以及基础知识与临床应用的统一；②在教学安排上，与本教研室策划并拍摄的《人体解剖方法》大型教学电视录像（高等教育出版社出版）相辅相成，科学、严谨地制定了每节课的教学目标；③在编写内容上，力图繁简分明、重点突出、难点清晰和循序渐进，注重图文结合，以提高学生的自学能力、科学性思维能力观察分析能力和综合归纳能力。

　　本书的编写工作得到了本教研室全体教师的大力支持。李继硕教授在百忙之中欣然为本书作序；施际教授不顾病痛的折磨，承担了全书的审阅工作；李辉讲师担任本书的编辑秘书；张洒洒、秦露和李琪同志参与了部分插图的绘制。在此，一并表示衷心的感谢。

　　需要说明的是，由于我们的知识水平有限，此书仍然不免疏漏和错误之处，恳请各位前辈、同行和读者提出宝贵的意见和建议。

李云庆

第四军医大学解剖学教研室

第四军医大学梁铼琚脑研究中心

2002 年 8 月于西安

目录 CONTENTS

第一章 绪 论

1

重点内容提示

1. 掌握人体解剖学的定义、研究对象及其在医学领域中的地位。
2. 了解人体解剖学发展的重要阶段。
3. 掌握解剖学姿势、常用的方位术语以及轴和面的概念与应用。

一、人体解剖学的定义、学习目的及其意义

人体解剖学（human anatomy）是一门研究正常人体形态和结构的科学，隶属于生物科学的形态学范畴。它与医学各科都有密切的联系，是医学科学的一门重要基础课程。只有在充分认识人体形态和结构的基础上，才能正确理解人的生理现象和病理过程，否则就无法判断人体的正常与异常，区别生理与病理状态，更不能对疾病进行正确的诊断和治疗。

学习人体解剖学的目的，就是从医学专业的实际需要出发，掌握正常人体形态和结构的知识，为学习其他基础医学和临床医学课程奠定坚实的基础。

人体解剖学是一门具有古老历史的形态科学。解剖一词含有分割、切开的意思。远在两千多年以前，我国古代医著《灵枢经》中就已经有了"解剖"二字的记载。直到现在这种持刀切割的方法仍是研究人体形态和结构的基本方法之一。由于科学技术和研究方法的进展，解剖学的研究范围逐渐扩大和加深，门类也不断增多。广义的解剖学包括解剖学、人类学、组织学、细胞学和胚胎学。解剖学又可分为**系统解剖学**（systemic anatomy）和**局部解剖学**（regional anatomy）。前者按照组成人体的各系统，研究和叙述各系统和器官的形态与结构；后者按照人体的分部及医疗手术的需要，研究和论述各体部内诸结构的形态、位置和毗邻关系。为了适应绘画和雕塑、研究人体器官和结构在体育运动与训练中其形态构造和功能的关系、阐述临床各种手术层次结构基础、不同动物种类的形态结构差异等专业的要求，分别产生了**艺术解剖学**（artistic anatomy）、**运动解剖学**（sports anatomy）、**应用解剖学**（applied anatomy）、**比较解剖学**（comparative anatomy）等。此外，由于研究手段不同，又有了以肉眼观察和解剖操作为主的**大体（巨视）解剖学**（gross anatomy）、以显微镜及电子显微镜观察组织的**微视（超微）解剖学**（microanatomy）或称**组织学**（histology），以及专门研究个体发生、发育过程和规律的**胚胎学**（embryology）。

虽然**神经科学**（neuroscience）的诞生只有不长的历史，但却取得了飞速发展，已是生物科学的带头学科。早在 20 世纪 80 年代末，我们在参考发达国家医学院校课程设置的基础上，对原来承担的系统解剖学和局部解剖学两门课程进行了改革，设立了大体解剖学和神经解剖学两门课程，即将中枢神经系统单独设课，以适应神经科学的发展潮流，促进教学内容的迅速更新。在 20 世纪 90 年代初，我们又在此基础上增加授课内容和扩大授课范围，将神经解剖学课程变成了神经科学基础课程。其余人体形态结构知识的大部分内容，划归大体解剖学

讲授。大体解剖学的教学分为两个阶段：第一阶段概要介绍人体各系统器官的结构知识,采用以讲课为主,辅以必要的印证性实习,但对组成人体支架的骨骼系统,在此阶段则要求掌握所需的全部内容;第二阶段按组成人体的各个体部,逐一进行解剖观察,基本方式是在教师提示后,学员根据教材独立进行解剖操作,获得人体形态和结构的知识,并逐步培养和提高学员的观察能力、分析判断能力和综合归纳能力,熟悉一般的解剖操作技巧。在此阶段中穿插必要的理论性讲课,主要任务是引导学员将实践中所获得的知识系列化、理论化。另外,请有关临床科室的教师讲授有关结构在临床诊断和治疗中的意义,以开拓学员的眼界和思路,提高学习兴趣,明确学习本门课程的重要性。

二、学习人体解剖学应有的基本观点

1. 进化发展的观点　人类是在一千多万年前由灵长类的古猿进化而来的。虽然现代人与动物有本质的差异,如语言、思维、制造工具等,但在形态结构上还保留着灵长类动物的基本特征,从器官和组织,直到微视的细胞和分子结构,都与脊椎动物有许多共通之处。学习人体解剖学应联系种系发生和个体发生的知识,在研究人体形态结构的基础上,进一步了解人类的由来及人体的发生、发展规律,从而将分散的、静止的、孤立的形态描述变成有规律的知识,以便加深对人体形态结构的理解。

2. 形态与功能相互制约的观点　人体的每个器官都有其特定的功能,器官的形态结构是功能的物质基础,功能的变化会影响该器官的形态结构,而形态结构的变化又会进一步影响其功能。例如四足动物的前后肢,功能相似,形态结构相仿,但从古猿到人的长期进化过程中前后肢的功能逐渐分化,形态结构也发生了变化。在劳动过程中,人的手从支持体重中解放出来,逐渐成为灵活地执握工具等适于劳动的器官;而人的下肢逐渐发育得粗壮,成为支持身体和维持直立行走的器官。

3. 局部与整体统一的观点　人体是由许多器官系统或众多局部组成的一个有机的统一整体,任何一个器官或局部都不可分割。局部和整体在结构和功能上相互联系、相互影响。例如,脊柱的整体机能体现在各个椎骨的形态上,椎体由上向下逐渐加大以利于支持和负重;颈、腰椎无肋骨连结,椎间盘相对较厚,棘突平直,以利于颈、腰部的弯曲运动;胸椎连结肋骨,组成胸廓以保护心肺,且棘突倾斜呈叠瓦状,以防止胸椎前突等。因此,学习人体解剖学总是要从某个器官或局部着手进行分析,但又必须从整体的角度来认识个别器官或局部。用整体与局部统一的观点来指导学习,防止认识上的片面。

4. 理论与实践相结合的观点　理论与实践相结合是进行科学实验的一项基本原则。学习人体解剖学也不例外,必须结合临床工作的需要和实际应用,把理论知识与实验室的学习、标本观察、活体触摸以及必要的临床应用等联系起来,这样在学习过程中既有用理论知识指导实践,又在实践中验证理论,才能够较好地熟悉和掌握人体解剖学知识。

三、人体解剖学发展简史

解剖学是一门历史悠久的科学,在我国战国时代(公元前500年)的第一部医学著作《灵枢经》中,就已明确提出了"解剖"的认识方法和一直沿用至今的脏器的名称。在西欧古希腊时代(公元前500—公元前300年),著名的哲学家希波克拉底(Hippocrates)和亚里士多德(Aristotle)都进行过动物实地解剖,并有论著。

第一部比较完整的解剖学著作当推盖伦(Galen,公元130—201年)的《医经》。其中对血液运行、神经分布及诸多脏器已有较详细而具体的记叙,但由于当时西欧正处于宗教统治的黑暗时期,禁止解剖人体,该书主要资料均来自动物解剖观察所得,故错误之处甚多。宗教统治在一千多年中严重地阻碍了科学文化的进步,也严重束缚了医学和解剖学的发展。

文艺复兴是欧洲历史上一场伟大的革命,资本主义萌芽,教会黑暗统治的桎梏开始被摧毁,"是一个产生学问上、精神上和性格上的巨人时代"(恩格斯语)。在此时期,人民的聪明智慧在科学和艺术的创作中得到了较

充分的体现,达·芬奇(Leonardo da Vinci)堪称那个时代的代表人物,他不但以不朽的绘画流传后世,而且他所绘的解剖学图谱,其精确细致程度即使今日也令人叹为观止。此时,解剖学也涌现出一位巨匠——维扎里(Andress Vesalius,1514—1564 年),他从学生时代就冒着被宗教迫害的危险,执著地从事人体解剖实验,终于完成了《人体构造》巨著。全套共七册,不仅较系统完善地记叙了人体各系统和器官的形态和构造,还勇敢地摆脱了盖伦的权威束缚,纠正了盖伦的许多错误论点,维扎里因此成为现代人体解剖学的奠基人。与维扎里同时期,一批解剖学者和医生也发现了一些人体的结构,如欧斯达丘司(Eustachius)、习尔维(Sylvius)、瓦罗留(Varolio)、阿兰契(Aranti)、保塔罗(Botallo)等,以他们名字命名的结构至今仍保留在解剖学的教科书中。嗣后,英国学者哈维(William Harvey,1578—1657 年)提出了心血管系统是封闭的管道系统的概念,创建了血流循环学说,从而使生理学从解剖学中分立出去。继显微镜发明之后,意大利人马尔匹基(Malcell Malpighi,1628—1694 年)用之观察了动、植物的微细构造,开拓了组织学分野。18 世纪末,研究个体发生的胚胎学开始起步。19 世纪意大利学者高尔基(Camello Golgi,1843—1926 年)首创镀银浸染神经元技术,西班牙学者卡哈(Ramón y Cajal,1852—1934 年)建立了镀银浸染神经原纤维法,从而成为神经解剖学公认的两位创始人,两人于 1906 年一同获得诺贝尔生理学或医学奖。

19 世纪末叶和 20 世纪初,由于唯心主义和形而上学思想的影响,人体解剖学走上了烦琐地、孤立地、静止地描述人体形态结构的境地,部分学者对此感到彷徨和失望,他们认为解剖学已经成为"化石",到了山穷水尽的地步,完全看不到发展的前景。而另一部分学者从辩证的自然观出发,开始从机能解剖学、进化形态学、实验形态学等方面,寻求开拓的路径。

随着技术方法进步的推动,近些年来,生物力学、免疫学、组织化学、分子生物学等向解剖学领域渗透,在形态学研究中广泛采用了一些新兴技术,如示踪技术、免疫组织化学技术、细胞培养技术、原位分子杂交技术、转基因技术、化学遗传学和光遗传学技术、影像学技术等,使这个古老的学科焕发了青春,尤其是神经解剖学有了突飞猛进的发展。新中国成立 70 多年来,由于执行"百家争鸣"繁荣科学技术的方针,实施改革开放、尊重知识、尊重人才的政策,创建了良好的学术环境,医学教育和人体解剖学事业都取得了前所未有的长足进步,为我国解剖学工作者开创了学习和追赶发达国家先进科学技术的条件和可能,设备不断完善和更新,条件逐步改善和提高,最为可喜的是一大批中青年解剖学工作者茁壮成长,我们已经以崭新的面貌立足于世界解剖学界,并争得了难得的一席之地。

四、解剖学姿势和常用的方位术语

为了正确描述人体结构的形态、位置以及它们之间的相互关系,必须制定公认的统一标准,即解剖学姿势和方位术语,初学者必须准确掌握这项基本知识,以利于学习、交流而避免误解。

1. 解剖学姿势 为了阐明人体各部和诸结构的形态、位置及相互关系,首先必须确立一个标准姿势,在描述任何体位时,均以此标准姿势为准。这一标准姿势叫作**解剖学姿势**(anatomical position),即身体直立,两眼平视前方;双足并立,足尖朝前;上肢垂于躯干两侧,手掌朝向前方(拇指在外侧)(图 1-1)。

2. 常用的方位术语

(1)上(superior)和下(inferior) 按解剖学姿势,头居上,足在下。在比较解剖学或胚胎学,由于动物和胚胎体位的关系,常用**颅侧**(cranial)代替上,用**尾侧**(caudal)代替下。在四肢则常用**近侧**(proximal)和**远侧**(distal)描述部位间的关系,即靠近躯干的根部为近侧,而相对距离较远或末端的部位为远侧。

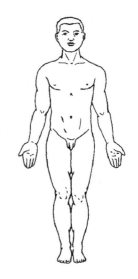

图 1-1 解剖学姿势

（2）**前**（anterior）和**后**（posterior）　靠身体腹面者为前，而靠背面者为后。在比较解剖学上通常称为**腹侧**（ventral）和**背侧**（dorsal）。在描述手时则常用**掌侧**（palmar）和背侧。

（3）**内侧**（medial）和**外侧**（lateral）　以身体的中线为准，距中线近者为内侧，离中线相对远者为外侧。如手的拇指在外侧而小指在内侧。在描述上肢的结构时，由于前臂尺、桡骨并列，尺骨在内侧，桡骨在外侧，故可以用**尺侧**（ulnar）代替内侧，用**桡侧**（radial）代替外侧。下肢小腿部有胫、腓骨并列，胫骨在内侧，腓骨居外侧，故又可用**胫侧**（tibial）和**腓侧**（fibular）称之。

（4）**内**（interior）和**外**（exterior）　用以表示某些结构和腔的关系，在腔里者为内，在腔外者为外，应注意与内侧和外侧区分。

（5）**浅**（superficial）和**深**（deep）　靠近体表的部分叫浅，相对深入潜居于内部的部分叫深。

3.轴和面（图1－2）

（1）**轴**（axis）　以解剖学姿势为准，可将人体设三个典型的互相垂直的轴。①**矢状轴**（sagittal axis）：前后方向的水平线；②**冠状（额状）轴**（coronal axis）：左右方向的水平线；③**垂直轴**（vertical axis）：上下方向与水平线互相垂直的垂线。这些轴多用于表达关节运动时骨的位移轨迹所沿的轴线。

（2）**面**（plane）　按照轴线可将人体或器官切成不同的切面，以便从不同角度观察某些结构。典型的切面有：①**矢状面**（sagittal plane），是沿矢状轴方向所做的切面，它是将人体分为左右两部分的纵切面，如该切面恰通过人体的正中线，则叫作**正中矢状面**（median sagittal plane）；②**冠状面**（coronal plane）或**额状面**（frontal plane），是沿冠状轴方向所做的切面，它是将人体分为前后两部的纵切面，与矢状面和水平面相垂直；③**水平面**（horizontal plane）或**横切面**（transverse plane），为沿水平线所做的横切面，它将人体分为上下两部，与上述两个纵切面相垂直。需要注意的是，器官的切面一般不以人体的长轴为准，而是以其本身的长轴为准，即沿其长轴所做的切面叫**纵切面**（longitudinal section），而与长轴垂直的切面叫横切面。

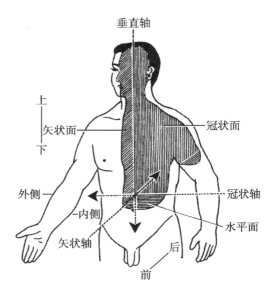

图1－2　人体的轴和面

五、人体器官的变异和异常

人体结构虽然基本相同，但由于受个人的家族遗传、发育状况、生活环境影响（营养、职业、锻炼等）、体质的不同等因素的影响，致使每个人的高矮、胖瘦及器官的形态都有一定的特点，甚至少数或一部分人会出现变异和异常现象。

正常人体解剖学记载的数据（器官形态、结构、大小、位置、距离及其神经、血管的分支、配布等）均为**正常**（normal），这在统计学上约占50%以上的多数或大多数，所谓正常值也并非100%全然一样。其中有些与大多数有所不同，离开正常范围，但差别尚不显著者，称为**变异**（variation），这在统计学上约占50%以下；另一种属于常规中罕见，离开正常范围较远，统计学上出现率极低的，称为**异常**（abnormal）或**畸形**（malformation）。在医学和生物科学领域中，分清这些概念是非常必要的。

六、人体结构概况与人体组织

1. 人体结构概况 构成人体基本的结构和功能单位是**细胞**（cell），细胞与细胞之间存在着**细胞间质**（intercellular substance）。细胞间质是由细胞产生的不具有细胞形态和结构的物质，它包括纤维、基质和流体物质（组织液、淋巴液、血浆等），对细胞起着支持、保护、连接和营养的作用，参与构成细胞生存的**微环境**（microenvironment）。众多形态相似、功能相近的细胞和细胞间质组合成的细胞群体叫作**组织**（tissue）。人体组织有多种类型，以一种组织为主体，几种组织有机地结合在一起，形成具有一定形态、结构和功能特点的**器官**（organ）。一系列执行某种同一功能的器官有机地联系在一起，形成具有特定功能的**系统**（system）。构成人体的系统有**运动系统**（locomotive system）——包括骨、骨连结和肌，是人进行劳动、位移、维持姿势等各项活动的结构基础。内脏诸器官分别组成了**消化系统**（alimentary system）——担负摄入食物的消化、吸收和残渣排出；**呼吸系统**（respiratory system）——进行气体交换；**泌尿系统**（urinary system）——排出组织细胞代谢产生的终极产物；**生殖系统**（reproductive system）——产生生殖细胞并形成新个体以延续种族，以及将上述执行新陈代谢的各系统联系起来，为它们提供营养物质并运输代谢产物的**循环系统**（circulatory system）。**神经系统**（nervous system）——包括中枢部分的脑、脊髓和遍布全身的周围神经，以及作为特殊感受装置的**感觉器官**（sensory organ），它们感受人体内外环境的各种刺激，并产生适当的应答。此外，还有散在于身体中功能各异的**内分泌腺**（endocrine gland）。人体各系统既具有本身独特的形态、结构和功能，又在神经系统的统一支配下和神经体液的调节下，相互联系、相互制约、协同配合，共同完成统一的整体活动和高级的意识活动，以实现与瞬息万变的内外环境的高度统一。

2. 人体组织 为了在解剖实践中对所观察到的结构有比较深刻的理解，下面概要介绍人体组织。人体组织可分为四种基本类型，即上皮组织、结缔组织、肌组织和神经组织（图 1-3）。

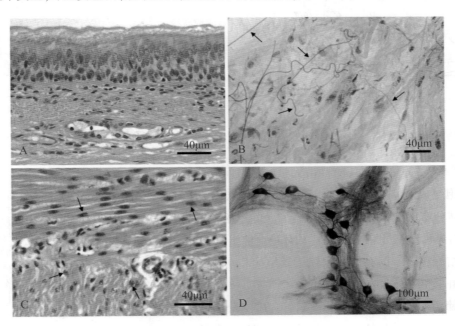

图 1-3　人体组织的四种基本类型

A：上皮组织（气管的假复层柱状纤毛上皮；HE 染色）；B：结缔组织（兔皮下疏松结缔组织铺片；台盼蓝活体注射，
HE 染色，醛复红复染；箭头示弹性纤维）；C：肌组织〔小肠的内环（下方）外纵（上方）平滑肌；HE 染色；箭头示细胞核〕；
D：神经组织（小肠的肌间神经丛；镀银染色）

（1）**上皮组织**（epithelial tissue） 由密集的上皮细胞组成，细胞间质很少，具有保护、吸收、分泌和排泄等功能。上皮组织内无血管。一般将其从功能上分为被覆上皮和腺上皮，前者覆盖于身体表面或衬于体腔或管腔的腔面(图1-3A),后者是构成腺器官(如肝脏、胰腺)的主体组织。

被覆上皮按其组成细胞的层次分为单层上皮和复层上皮,后者由多层细胞构成;又可依构成细胞的形态分为扁平上皮、立方上皮和柱状上皮。被覆上皮的分类和分布见表1-1。

表1-1 被覆上皮的分类和分布

分 类		分 布
单层上皮	单层扁平上皮(图1-4)	心、血管、淋巴管内腔腔面,胸膜、腹膜、心包膜、关节腔的表面,肺泡壁、肾小囊壁等
	单层立方上皮	肾小管管壁
	单层柱状上皮(图1-5)	胃肠道的膜上皮、子宫内腔腔面等
	假复层柱状纤毛上皮(图1-3A)	呼吸管道的腔面等
复层上皮	复层扁平上皮(图1-6)	皮肤的表皮(含角化层、指甲、毛发),口腔、食管、阴道等腔面
	复层柱状上皮	眼睑结膜、男性尿道的腔面等
	变移上皮(图1-7)	肾盏、肾盂、输尿管、膀胱的腔面

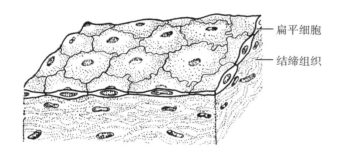

图1-4 单层扁平上皮

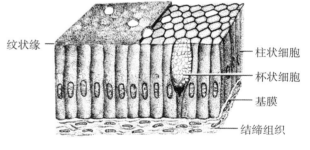

图1-5 单层柱状上皮

(2)**结缔组织**(connective tissue) 由大量的细胞间质和散在于其中的细胞组成。细胞间质包含基质、纤维和组织液等。结缔组织在人体分布广泛,几乎遍布所有器官。除了松软的起连结作用的固有结缔组织(图1-3B)外,人体的血液组织、骨和软骨组织均属结缔组织。固有结缔组织依其结构和功能又可分为疏松结缔组织和致密结缔组织。

①**疏松结缔组织**(loose connective tissue):广泛分布于器官、组织和细胞之间,其结构特点是大量的细胞间质中基质较多而纤维较少,纤维主要有粗的胶原纤维和细的弹性纤维(图1-3B),细胞少而种类甚多,主要有成纤维细胞和脂肪细胞以

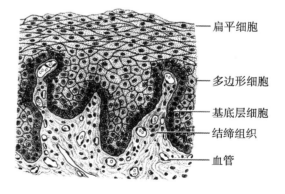

图1-6 复层扁平上皮

及能够游走的巨噬细胞、浆细胞、肥大细胞等。由于它结构疏松,呈蜂窝状,所以又称为蜂窝组织。其分布于皮下组织(浅筋膜)、筋膜间隙、器官之间和血管神经束的周围,具有连接、支持、防御、营养和创伤修复等功能。

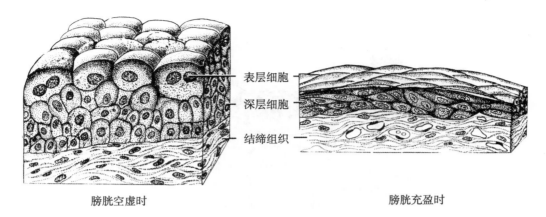

表层细胞
深层细胞
结缔组织

膀胱空虚时   膀胱充盈时

图1-7 变移上皮

疏松结缔组织中如有大量脂肪细胞聚集,形成脂肪细胞团,并被疏松结缔组织分隔成小叶,称为**脂肪组织**（adipose tissue）。脂肪组织分布于皮下组织、黄骨髓、大网膜、腹膜外以及肾被囊中,约占成人体重的10%,具有贮存、保持体温、缓冲震荡、参与脂肪代谢产生热能等作用(图1-8)。

②**致密结缔组织**（dense connective tissue）：其特点是间质中纤维粗大,排列致密,但基质量少,细胞成分也很少。人体的肌腱和腱膜就是由致密结缔组织构成的,腱的结构特点是粗大的胶原纤维束沿着受力的方向排列,致密且互相平行,中间夹有成行排列并特化的成纤维细胞——腱细胞(图1-9)。构成真皮、深筋膜、脏器被膜、骨膜、关节囊纤维层和韧带以及纤维心包等的组织是另一种致密结缔组织,其特点是粗大的胶原纤维交织成致密的板层结构,仅有少许的基质和成纤维细胞散在其间,主要起支持、保护和连接作用。此外,尚有以弹性纤维为主体构成的**弹性结缔组织**（elastic connective tissue）,如项韧带和椎弓之间的黄韧带,主要由粗大的弹性纤维平行排列成束而构成,以适应脊柱运动弹性和柔韧的需要。

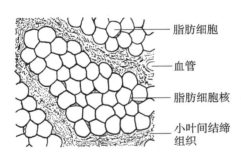

脂肪细胞
血管
脂肪细胞核
小叶间结缔组织

图1-8 脂肪组织

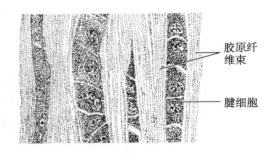

胶原纤维束

腱细胞

图1-9 肌腱(致密结缔组织)

（3）**肌组织**（muscle tissue）：由**肌细胞**（muscle cell）或称**肌纤维**（muscle fiber）组成。按其存在部位、结构和功能不同,可分为骨骼肌、平滑肌和心肌三种。

①**骨骼肌**（skeletal muscle）：是位于躯干、四肢的随意肌,肌纤维呈细长圆柱状(长1~30 mm,直径10~100 μm),有多个直至数百个细胞核,位于纤维的周缘部。肌的外面包有由结缔组织构成的**肌外膜**（epimysium）,肌外膜内含血管和神经,伸入肌内将肌分隔为若干肌束,本身构成包裹肌束的**肌束膜**（perimysium）,并进而又伸入每条肌纤维的周围,构成富含毛细血管和神经纤维的**肌内膜**（endomysium）。这些结缔组织除对肌组织具有支持、保护和营养作用外,还可调整单个肌纤维和肌束的活动。肌纤维的肌浆内含许多与细胞长轴平行排列的**肌原纤维**（myofibril）,每条肌原纤维均由明带和暗带相间的结构构成,各条肌原纤维的明带和暗带又排列于同一水平上,因而肌纤维显示出明暗交替的横纹,所以又称**横纹肌**（striated muscle）,肌纤维收缩时,肌原纤维暗带的长度不变,与暗带两端相邻的明带变短。骨骼肌受躯体神经支配,受意识控制,属随意肌,收缩快速、有力,但易疲劳

（图 1-10）。

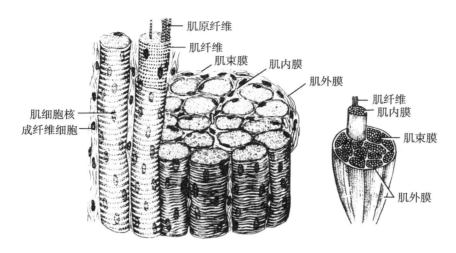

图 1-10　横纹肌组织

②**平滑肌**（smooth muscle）：主要分布于内脏和血管的壁,所以又叫**内脏肌**（visceral muscle）。平滑肌纤维呈梭形,无横纹,细胞核位于肌纤维中央（图 1-3C）。纤维的长短不一,长者可达 200 μm,短者仅 20 μm,前者见于肠壁肌层,后者见于小血管壁,一些生理上伸缩幅度大的器官,如妊娠子宫,其肌纤维可长达 600 μm。平滑肌受内脏神经支配,不受意识控制,属于不随意肌。内脏平滑肌的特点是具有自动性,即肌纤维在脱离神经支配或离体培养的情况下,也能自动地产生兴奋和收缩。

③**心肌**（cardiac muscle）：主要分布于心脏壁,也存在于大血管的近心端。心肌纤维呈短柱状,也分支并互相吻合成网,核呈卵圆形,位于肌纤维中央,可见双核并偶见多核。肌原纤维也有明带和暗带,因而也具有横纹。但心肌受内脏神经支配,属不随意肌,心肌收缩慢、有节律而持久,不易疲劳（图 1-11）。

（4）**神经组织**（nerve tissue）（图 1-3D）　详见第二章第八节。

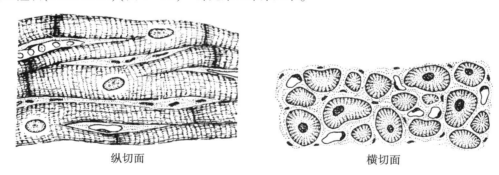

纵切面　　　　　　　　　横切面

图 1-11　心肌纤维纵、横切面

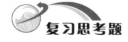复习思考题

简答题

1. 什么是解剖学姿势?

2. 人体解剖学的方位术语有哪些?

3. 人体的轴有哪几种?它们在解剖学上有何意义?

（李云庆）

第二章

2

人体各系统概要

第一节　运动系统

📁 **重点内容提示**

1. 骨的形状和构造。
2. 关节的基本构造和辅助结构,关节的类型、运动轴和运动方式。
3. 骨骼肌的形态、构造和肌的辅助装置。

　　运动系统由骨、骨连结和骨骼肌三种器官组成。骨以不同形式(不动、微动或可动)的骨连结联结在一起,构成**骨骼**(skeleton),形成了人体体形的基础,并为肌肉提供了广阔的附着点。肌肉是运动系统的主动动力装置,在神经支配下,肌肉收缩,牵拉其所附着的骨,以可动的骨连结为枢纽,产生杠杆运动。

　　运动系统的首要功能是运动。人的运动是很复杂的,包括简单的移位和高级活动如语言、书写等,都是在神经系统支配下,通过肌肉收缩而实现的。即使是一个简单的运动往往也有多数肌肉参加,一些肌肉收缩,承担完成运动预期目的的角色,而另一些肌肉则予以协同配合,甚或有些处于对抗地位的肌肉此时则适度放松并保持一定的紧张度,以便使动作平稳、准确,起着相反相成的作用。运动系统的第二个功能是支持,包括构成人体体形、支撑体重和内部器官以及维持体姿。人体姿势的维持除了骨和骨连结的支架作用外,主要靠肌肉的紧张度来维持。骨骼肌经常处于不随意的紧张状态中,即通过神经系统反射性地维持一定的紧张度,在静止姿态,需要互相对抗的肌群各自保持一定的紧张度,取得动态平衡。运动系统的第三个功能是保护。众所周知,脑颅保护支持着脑髓和感觉器官,胸腔保护支持着心、大血管、肺等重要脏器,腹腔和盆腔保护支持着消化、泌尿、生殖系统的众多脏器。这些体腔由骨和骨连结构成完整的壁或大部分骨性壁;肌肉也构成某些体腔壁的一部分,如腹前、外侧壁,胸廓的肋间隙等,或围在骨性体腔壁的周围,形成颇具弹性和韧度的保护层,当受外力冲击时,肌肉反射性地收缩,起着缓冲打击和震荡的重要作用。

一、骨

　　骨(bone)是以骨组织为主体构成的器官,是在结缔组织或软骨基础上经过较长时间的发育过程(骨化)而形成的。成人骨共 206 块,依其存在部位可分为颅骨、躯干骨、四肢骨和听小骨,颅骨和躯干骨合称为中轴骨。各部分骨的名称和数目见表 2-1。

表 2 - 1　骨的名称和数目

名　称			数　目
颅骨	脑颅骨 6 种(额、顶、枕、筛、颞、蝶骨)		8
	面颅骨 9 种(上颌、下颌、鼻、泪、颧、犁、下鼻甲、腭、舌骨)		15
躯干骨	椎骨(颈椎 7、胸椎 12、腰椎 5、骶骨 1、尾骨 1)		26
	肋骨		24
	胸骨		1
上肢骨	上肢带骨	肩胛骨	2
		锁骨	2
	自由上肢骨	肱骨	2
		尺骨	2
		桡骨	2
		腕骨	16
		掌骨	10
		指骨	28
下肢骨	下肢带骨	髋骨	2
	自由下肢骨	股骨	2
		髌骨	2
		胫骨	2
		腓骨	2
		跗骨	14
		跖骨	10
		趾骨	28
听小骨		锤骨、镫骨、砧骨	6

(一)骨的形状

人体的骨由于存在部位和功能不同,形态也各异。按其形态特点可概括为下列五种(图 2 - 1)。

1. 长骨(long bone)　主要存在于四肢,呈长管状,可分为一体两端。体又叫**骨干**(shaft),其外周部骨质致密,中央为容纳骨髓的**骨髓腔**(medullary cavity)。两端较膨大,称为**骺**(epiphysis)。骺的表面有关节软骨附着,形成关节面,与相邻骨的关节面构成灵活运动的关节,以完成较大范围的运动。

2. 短骨(short bone)　为形状各异的短柱状或

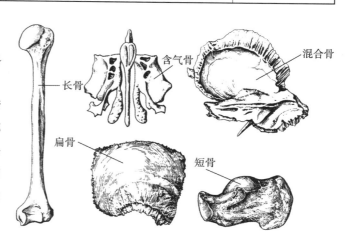

图 2 - 1　骨的形态

立方形骨块,多成群分布于手腕、足的后半部和脊柱等处。短骨能承受较大的压力,常具有多个关节面,与相邻的骨形成微动关节,并常辅以坚韧的韧带,构成适于支撑的弹性结构。

3.扁骨(flat bone) 呈板状,主要构成颅腔和胸腔的壁,以保护内部的脏器,扁骨还为肌肉附着提供宽阔的骨面,如肢带骨的肩胛骨和髋骨。

4.不规则骨(irregular bone) 形状不规则且功能多样,有些骨内还生有含气的腔洞,称为**含气骨**(pneumatic bone),如构成鼻旁窦的上颌骨和蝶骨等。

5.混合骨(mixed bone) 形状也不规则,由上述两种以上不同形态的骨组成,如由扁骨和不规则骨形成的颞骨等。

(二)骨的构造

骨以骨质为基础,表面覆以骨膜,内部充以骨髓。分布于骨的血管、神经,先进入骨膜,然后穿入骨质再进入骨髓(图2-2)。

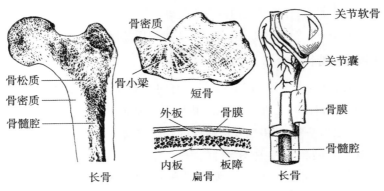

图 2-2 骨的构造

1.骨质(bone substance) 由骨组织构成。**骨组织**(bony tissue)含大量钙化的细胞间质和多种细胞,即骨细胞、骨原细胞、成骨细胞和破骨细胞。骨细胞数量最多,位于骨质内,其余的则位于骨质靠近骨膜的边缘部。骨质由于结构不同可分为两种:一种由多层紧密排列的骨板构成,称为**骨密质**(compact bone substance);另一种由薄骨板即骨小梁互相交织构成立体的网,呈海绵状,称为**骨松质**(spongy bone substance)。骨密质质地致密,抗压抗扭曲性强;骨松质则按力的一定方向排列,虽质地疏松但却表现出既轻便又坚固的性能,符合以最少的原料发挥最大功效的构筑原则。不同形态的骨,由于其功能侧重点不同,在骨密质和骨松质的配布上也呈现出各自的特色。以保护功能为主的扁骨,其内外两面是薄层的骨密质,称为内板和外板,中间镶夹着少量的骨松质,称为**板障**(diploë),骨髓即充填于骨松质的网眼中。以支持功能为主的短骨和长骨的骨骺,外周是薄层的骨密质,内部为大量的骨松质,形成骨小梁(图2-2)。骨小梁的排列显示两个基本方向,一是与重力线方向一致,称压力曲线,另一则与重力线相对抗而适应于肌肉的拉力,称张力曲线,二者构成最有效的承担重力的力学系统(图2-3)。以运动功能为主的长骨骨干,则有较厚的骨密质,向两端逐渐变薄而与骺的薄层骨密质相续,在靠近骨骺处,内部有骨松质充填,但骨干大部分的骨松质甚少,中央形成大的骨髓腔。在承力过程中,长骨骨干的骨密质与骨骺的骨松质和相邻骨的压力曲线,共同构成与压力方向一致的统一功能系统。

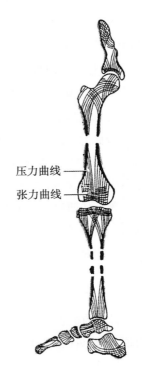

图 2-3 骨小梁模式图

在生活过程中,由于劳动、训练、疾病等各种因素的影响,骨质表现出很大的可塑性,如芭蕾舞演员的足跖骨骨干增粗,骨密质变厚;卡车司机的掌骨和指骨骨干增粗;长期卧床的患者,其下肢骨小梁压力曲线系统变得不明显等。

2. 骨膜(periosteum) 由致密结缔组织构成,被覆于除关节面以外的骨质表面,有许多纤维束伸入骨质内。此外,附着于骨的肌腱、韧带在附着部位可与骨膜编织在一起。因而骨膜与骨质结合甚为牢固。骨膜富含血管、神经,通过骨质的滋养孔分布于骨质和骨髓。骨髓腔和骨松质的网眼也衬着一层菲薄的结缔组织膜,称为**骨内膜**(endosteum)。骨膜的内层和骨内膜有分化为成骨细胞和破骨细胞的能力,可以形成新骨质和破坏、改造已生成的骨质,所以对骨的发生、生长、修复等具有重要意义。老年人骨膜变薄,成骨细胞和破骨细胞的分化能力减弱,使骨的修复功能减退。

3. 骨髓(bone marrow) 是柔软且富于血管的造血组织,隶属于结缔组织。存在于长骨骨髓腔及各种骨的骨松质网眼中,在胚胎时期和婴幼儿,所有骨髓均有造血功能,由于含有丰富的血液,肉眼观呈红色,故名**红骨髓**(red bone marrow)。约从六岁起,长骨骨髓腔内的骨髓逐渐为脂肪组织所代替,变为黄红色且失去了造血功能,称为**黄骨髓**(yellow bone marrow)。成人的红骨髓仅存于骨松质的网眼内(图2-2)。

(三)骨的化学成分和物理特征

骨不仅坚硬且具一定弹性,抗压力约为15 kg/mm²,并有同等的抗张力。这些物理特性是由其化学成分所决定的。骨组织的细胞间质由有机质和无机质构成,有机质由骨细胞分泌产生,约占骨重的1/3,其中绝大部分(95%)是胶原纤维,其余是无定形基质,即中性或弱酸性的硫胺多糖组成的凝胶。无机质主要是钙盐,约占骨重的2/3,主要成分为羟基磷灰石结晶,是一种不溶性的中性盐,呈细针状,沿胶原纤维的长轴排列。将骨煅烧,去除有机质,虽然仍可保持原形,但变得脆而易碎。如将骨置于强酸中浸泡,脱除其无机质(脱钙),该骨虽仍具原形,但变得柔软而有弹性,可以弯曲甚至打结,松开后仍可恢复原状。

有机质与无机质的比例随年龄增长而逐渐变化,幼儿骨的有机质较多,柔韧性和弹性大,易变形,遇暴力打击时不易完全折断,常发生青枝骨折。老年人有机质渐少,胶原纤维老化,无机盐增多,因而骨质变脆,稍受暴力则易发生骨折。

(四)骨的表面标志

骨的表面由于有肌腱、肌肉、韧带的附着和牵拉,血管、神经通过等因素的影响,形成了各种形态的标志,有些标志可以从体表清楚地看到或摸到,成为临床诊断和治疗中判断人体结构位置的重要依据。

1. 骨面的突起 由于肌腱或韧带的牵拉,骨的表面生有程度不同的隆起,其中明显突出于骨面的叫**突**(process);末端尖的叫**棘**(spine);基底部较广逐渐凸隆的叫**隆起**(eminence),其表面粗糙不平的叫**粗隆**(tuberosity)或**结节**(tubercle),有方向扭转的粗隆叫**转子**(trochanter);长线形的高隆起叫**嵴**(crest);低而粗涩的叫**线**(line)。

2. 骨面的凹陷 由于与邻位器官、结构相接触或肌肉附着而形成。大而浅的光滑凹面叫**窝**(fossa),略小的叫**凹**(fovea)或**小凹**(foveola);长的叫**沟**(sulcus),浅的如手指的压痕叫**压迹**(impression)。

3. 骨的腔洞 由于容纳某些结构或空气,或由于某些结构穿行而形成。一般将较大的空间称为**腔**(cavity)、**窦**(sinus)或**房**(antrum),较小者叫**小房**(cellules);长的骨性通道叫**管**(canal)或**道**(meatus);腔或管的开口叫**口**(aperture)或**孔**(foramen),边缘不完整的孔叫**裂孔**(hiatus)。

4. 骨端的标志 骨端圆形的膨大叫**头**(head)或**小头**(capitulum),多为被覆着软骨的关节面,头下方较狭细处叫**颈**(neck);椭圆形的膨大叫**髁**(candyle);髁的最突出部分叫**上髁**(epicondyle)。

此外,较平滑的骨面叫**面**(surface),是肌肉的附着处;骨的边缘称**缘**(boder),缘的缺口或凹入都叫**切迹**(notch),是血管、神经或肌腱的通过处。

（五）骨的发生和发育概况

骨发生于胚胎时的间充质。约在胎龄第 8 周,脊索的周围以及其他部分由间充质分化出胚性结缔组织,形成膜性骨。以后膜性骨的大部分被软骨所取代,再由软骨发展成骨;小部分则直接从膜性骨衍化为骨。由结缔组织膜或软骨衍化为骨的过程叫骨化。这一过程从胚胎时期开始,直至出生后骨的发育完成为止。由膜性骨衍化的骨叫原骨;由软骨衍化的骨叫次骨。

1．膜化骨 颅顶骨和面颅骨属于此型。胚胎时期膜性骨的一定部位的细胞,分化出成团的成骨细胞,成骨细胞产生胶原纤维和基质,基质内钙盐渐沉积,形成骨组织小岛,称为骨化中心。再由此中心向周围生成辐射状的骨梁,骨梁再生成骨小梁并互相结合成网,网眼内充以胚性造血组织。膜性骨的表层部分形成骨膜,骨膜下还分化出一种破骨细胞,在成骨细胞不断造骨的同时,破骨细胞破坏已建成的骨质并将之吸收,在这样不断造骨又不断破坏骨的相反相成的矛盾运动中,骨不断生长的同时被改建和重建,使骨达到成体的形态。颅骨一般均由几个骨化点骨化然后愈合成一骨,其骨质的外层不断生成,内层不断破坏、吸收和改建,使颅腔的容积不断扩大。

2．软骨化骨 四肢骨(锁骨除外)和颅底骨属于此型。胚胎早期在膜性骨的基础上形成与成体骨形状相似的软骨性骨,表面覆以软骨膜。软骨化骨在软骨膜和软骨内同时进行。软骨膜化骨形成骨密质及其外层的骨膜;软骨内化骨形成骨松质及充填于其内的骨髓。长管状骨的骨化,首先是软骨体中间部的软骨膜内层分化出成骨细胞,由它产生细胞间质并有钙盐沉积,形成圆筒状的骨领。此时,间充质和血管侵入软骨体中央,分化出造骨与破骨细胞,形成初级骨化中心,并由此向两端不断发展,在最初骨化中心部位由于破骨细胞将骨质破坏、吸收而产生空腔,即骨髓腔,侵入的间充质转化为红骨髓(图 2-4)。到降生前后,软骨的两端也出现骨化中心,叫次级骨化中心,先进行软骨内化骨,然后进行软骨膜化骨,形成骨骺。当骨干和骨骺的骨化都接近完成时,中间仍保留一层软骨,称为骺软骨。骨的发育基于两种机制:一种是骺软骨不断增生,骨干端不断骨化,使骨得以不断增长,直至 20 岁左右,骺软骨不再增长也被骨化,骨干与骨骺相连,二者的嵌接处形成一条粗糙的骺线;另一种是骨膜内层不断地层层造骨与改建,其内部骨髓腔也不断造骨、破骨与改建,从而使骨干不断增粗、骨髓腔也不断扩大。由于造骨和破骨互相矛盾、互相制约的作用,使骨在长长变粗的同时,依据内、外环境诸多因素的影响,骨质的构筑不断得到改建,使骨达到了以最少的原料而具有高度的韧性和硬度统一体的效能。

短骨的骨化过程与长骨骨骺相似,但首先从软骨膜开始化骨,然后再进行软骨内化骨。

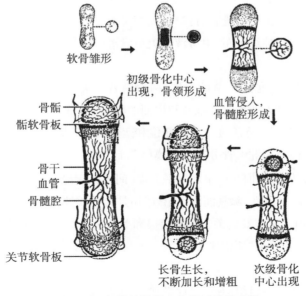

图 2-4 长骨的软骨内化骨过程模式图

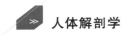

二、骨连结

人体骨和骨之间借助结缔组织、软骨或骨连结起来。从连结形式上可分为直接连结(不动连结)和间接连结(可动连结,关节)两种。

(一)直接连结

1. 韧带连结　两骨之间靠结缔组织直接连结的叫韧带连结。**韧带**(ligament)多呈膜状、扁带状或束状,由致密结缔组织构成。肉眼观呈白色,有光泽,附着于骨的地方与骨膜编织在一起,很难剥除,有的韧带由弹性结缔组织构成,如项部的项韧带。一般的韧带连结允许两骨间有极微的动度。但有些骨与骨之间,两直线缘相对或互以齿状缘相嵌,中间有少量结缔组织纤维穿入两侧的骨质中,使连结极为紧密,称为**缝**(suture),如颅骨的冠状缝和人字缝。

2. 软骨连结　相邻两骨之间以软骨相连结叫软骨连结。软骨组织属结缔组织的一种,呈固态,有弹性,由大量的软骨细胞和间质构成,由于间质的成分不同,又有透明软骨、纤维软骨和弹力软骨的区分。第1肋骨连于胸骨的软骨属透明软骨,而相邻椎骨椎体之间的椎间盘则由纤维软骨构成。由于软骨具有一定弹性,所以能做轻微的活动。有的软骨连结保持终生,而大部分软骨连结在发育过程中骨化变为骨结合。

3. 骨结合　由软骨连结经骨化演变而成,完全不能活动,如五块骶椎以骨结合融为一块骶骨。

(二)间接连结——关节

关节(joint)一般由相邻接的两骨相对形成,而有三个及以上的骨参加构成的称为复关节。

1. 关节的基本构造　构成关节的两骨相对的骨面上,被覆以软骨,形成关节面。周围包以结缔组织的被囊——关节囊,囊腔内含有少量滑液(图2-5)。

(1)**关节面**(articular face)　构成关节两骨的相对面称为关节面。一般是一凸一凹互相适应,凸的称为关节头,凹的称为关节窝。关节面为**关节软骨**(articular cartilage)所被覆,除少数关节(胸锁关节、下颌关节)的关节软骨是纤维软骨外,其余均为透明软骨。关节软骨使关节头和关节窝的形态更为适应,其表面光滑,面间有少许滑液,摩擦系数小于冰面,故使运动更加灵活,且由于软骨具有弹性,因而可承受负荷和减缓震荡。关节软骨无血管和神经分布,由滑液和关节囊滑膜层血管渗透供给营养。

(2)**关节囊**(articular capsule)　包在关节的周围,两端附着于关节面周缘相邻的骨面。关节囊可分为外表的纤维层和内面的滑膜层。纤维层由致密结缔组织构成,其厚薄、松紧随关节的部位和运动的情况而不同,此层有丰富的血管、神经和淋巴管分布。滑膜层薄而柔润,

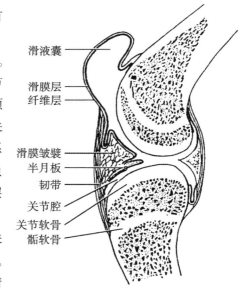

滑液囊
滑膜层
纤维层
滑膜皱襞
半月板
韧带
关节腔
关节软骨
骺软骨

图2-5　关节的构造模式图

其构成以薄层疏松结缔组织为基础,内面衬以单层扁平上皮(间皮),周缘与关节软骨相连续。滑膜上皮可分泌滑液,滑液是透明蛋清样液体,略呈碱性,除具润滑作用外,还是关节软骨和关节盘等进行物质代谢的媒介。

(3)**关节腔**(articular cavity)　关节腔由关节囊滑膜层和关节软骨共同围成,含少量滑液,呈密闭的负压状态,这种结构也体现了关节运动灵活性与稳固性的统一。

2. 关节的辅助结构

(1)**韧带**(ligament)　由致密结缔组织构成,呈扁带状、圆束状或膜状,一般多与关节囊相连,形成关节囊局部特别增厚的部分,有的则独立存在。韧带的附着部与骨膜或关节囊相编织。韧带的功能是限制关节的运动

幅度、增强关节的稳固性,其次是为肌肉或肌腱提供附着点,有的韧带(如膝关节的髌韧带)本身就是由肌腱延续而成的。此外,尚有一些韧带位于关节内,叫关节(囊)内韧带,如股骨头圆韧带、膝交叉韧带等,它们的周围都围以滑膜层。

(2)**关节盘**(articular disc) 是指生于一些关节的关节腔内的纤维软骨板。盘的周缘附着于关节囊,关节盘将关节腔分隔为上、下两部。它的作用是使关节头和关节窝更加适应,关节运动可分别在上、下关节腔进行,从而增加了运动的灵活性和多样化。此外,它还具有缓冲震荡的作用。膝关节内的关节盘不完整,是两片半月形的软骨片,称为半月板,其功能与关节盘相似。

(3)**关节唇**(articular labrum) 是由纤维软骨构成的环,围在关节窝的周缘,以加深关节窝,增加关节的稳固性,如肩关节的盂唇和髋关节的髋臼唇。

(4)**滑膜襞**(synovial plica) 是滑膜层突入关节腔所形成的皱襞。如襞内含脂肪组织则形成滑膜脂肪襞或脂垫。滑膜襞增大了滑膜的表面积,利于滑液的分泌和吸收,另外,在关节(尤其是负重较大的关节)运动时,起缓冲震荡的作用。

3.关节的类型及其运动轴和运动方式 在肌肉收缩的牵拉下,骨沿着关节轴所规定的轨迹进行移位运动,关节起着枢纽的作用。关节的运动轴取决于关节面的形态,一般通过关节头的中心,假设三个互相垂直的水平冠状轴、水平矢状轴和垂直轴,关节头的形态是以一定形态的线段围绕某个轴旋转所产生的轨迹,因此,根据关节头的形态可将关节分为下列几种类型(图2-6)。

(1)单轴关节

①滑车关节(屈戌关节):关节头呈滑车状,关节窝正中生有矢状方向的嵴,与关节头的沟相对应。仅能沿水平冠状轴做屈、伸运动,手的指间关节属于此型。屈(flexion)时两骨互相靠拢,角度变小;伸(extension)时两骨离开,角度增大。有的滑车关节的滑车状关节头两端大小不一,关节窝上的嵴呈螺旋线状,称为蜗状(螺旋)关节,其运动轴为斜冠状轴,运动方向为从外下向内上的斜线,即屈时偏向内侧,伸时偏向外侧,肘关节属此类型。

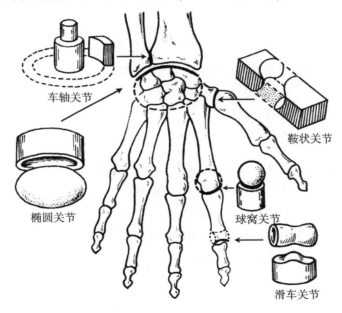

图2-6 关节的类型

②车轴关节:关节头呈圆形面,关节窝常与韧带相连形成环形,形同车轴与轴承,寰枢正中关节和桡尺近侧关节属之。它仅能循长轴(垂直轴)做旋转(回旋)运动,**旋内**(medial rotation)时骨的前面转向内侧,反之骨的前面转向外侧称为**旋外**(lateral rotation)。在上肢手背转向前方叫旋前,反之手背转向后方恢复标准姿势时叫

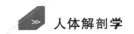

旋后。

（2）双轴关节

①椭圆关节：关节头为椭圆球面，关节窝为椭圆形凹面，如桡腕关节。此关节既可沿水平冠状轴（长轴）做屈伸运动，又可沿水平矢状轴（短轴）做收展运动。**内收**（adduction）时向正中面靠拢，**外展**（abduction）时则远离正中面。此外，还可进行两轴交替的环转运动，即运动整体呈圆锥形轨迹。

②鞍状关节：相对两骨的关节面都是马鞍形，二者互为关节头和关节窝，可沿水平冠状轴做屈伸运动和水平矢状轴做收展运动。

（3）多轴关节

①球窝关节：关节头为球面，关节窝为球形凹面，可以通过球心设无数个轴（直径），因此能做任何方向的运动。一般以三个互相垂直的典型轴来理解它的运动，即沿水平冠状轴的屈伸活动、沿水平矢状轴的收展运动以及沿垂直轴的旋内和旋外运动。一般的球窝关节的关节头大而关节窝浅（如肩关节），其运动幅度较大；如果关节窝深，包绕关节头的1/2以上时，则其运动度受限，称为杵臼关节（如髋关节）。

②平面关节：相对两骨的关节面接近于平面，实际可理解为巨大球体或球窝的一小部分，故也属多轴关节。但一般它们的关节囊坚固且紧张，只能做范围很小的微动。腕骨间、跗骨间和椎间关节属于此型。

此外，两个或两个以上结构独立的关节，运动时必须互相配合才能完成的，称为联合关节，如两侧的下颌关节和椎间关节等。

4.关节的灵活性和稳固性因素　关节的结构体现出关节既具有灵活性因素又具有稳固性因素，二者在保证关节运动功能的实现中统一起来。在观察关节的各种结构时，要注意分析它们对关节运动的影响。首先，关节面的形态是决定关节运动轴和运动方式的结构基础，运动轴愈多，运动形式就愈多样化、愈灵活。其次，关节头和关节窝的面积差，也反映出运动的灵活与否。同类关节，两者的面积差愈大，运动幅度也愈大；反之面积差越小，则趋于稳固。如同为球窝关节，肩关节以运动幅度大而灵活见长，而髋关节与之相比则以稳固性著称。第三，关节囊的厚薄、松紧，周围韧带和肌腱的状况也明显影响着关节的运动。关节囊坚韧、紧张，周围韧带和肌腱坚固，则使关节运动受限，从而增强其稳固性；反之，关节囊薄弱、松弛，周围韧带或肌腱较少，则运动幅度大，从而增加了灵活性，且此部位往往是关节易发生脱位之处。此外，关节内结构对关节运动也有明显的影响，如关节盘、半月板和滑液均可提高关节的灵活性，而关节内韧带则对运动有明显的制约，从而提高关节的稳固性。关节腔负压也能对周围的肌肉发挥稳固作用。

三、骨骼肌

运动系统的**肌肉**（muscle）属于横纹肌，由于绝大部分附着于骨，故又名**骨骼肌**（skeleton muscle）。每块肌肉都有丰富的血管、淋巴分布，可视为一个具有一定形态、结构和功能的器官。人体内有600多块肌肉，约占体重的40%。它们在躯体神经支配下收缩或舒张，进行随意运动，故又称为随意肌。肌肉具有一定的弹性，被拉长后，当拉力解除时可自动恢复到原来的程度。肌肉的弹性可以减缓外力对人体的冲击。肌肉内还有感受本身体位和状态的感受器，感受器不断将冲动传向中枢，反射性地保持肌肉的紧张度，以维持体姿和保障运动时的协调。

1.肌的构造和形态　人体肌肉众多，但基本结构相似。一块典型的肌肉，可分为中间部的肌腹和两端的肌腱。**肌腹**（muscle belly）是肌的主体部分，由横纹肌纤维组成的肌束聚集构成，色红，柔软有收缩能力。**肌腱**（tendon）呈索条或扁带状，由平行的胶原纤维束构成，色白，有光泽，但无收缩能力，腱附着于骨处与骨膜牢固地编织在一起。阔肌的肌腹和肌腱都呈膜状，其肌腱称为**腱膜**（aponeurosis）。肌腹的表面包以结缔组织性外膜，向两端则与肌腱组织融合在一起。

肌的形态多样,按其外形大致可分为长肌、短肌、阔肌和轮匝肌4种。**长肌**的肌束通常与肌的长轴平行,收缩时肌显著缩短,可引起大幅度运动,多见于四肢。有些长肌的起端有两个以上的头,以后聚成一个肌腹,称为二头肌、三头肌或四头肌;有些长肌肌腹被中间腱划分成两个肌腹,称二腹肌;有的由多个肌腹融合而成,中间隔以腱划,如腹直肌。**短肌**小而短,具有明显的节段性,收缩幅度较小,多见于躯干深层。**阔肌**宽扁呈薄片状,多见于胸腹壁,除运动功能外还兼有保护内脏的作用。**轮匝肌**主要由环形的肌纤维构成,位于孔裂的周围,收缩时可以关闭孔裂。

另外,根据肌束方向与肌长轴的关系可将肌分为与肌束平行排列的梭形肌或菱形肌,如缝匠肌、肱二头肌;半羽状排列的,如半膜肌、指伸肌;羽状排列的,如股直肌;多羽状排列的,如三角肌、肩胛下肌;还有放射状排列的,如斜方肌等(图2－7)。

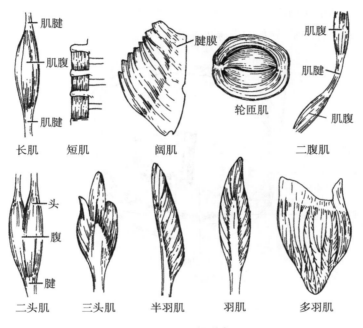

图 2－7 肌的形态

2. **肌肉的命名原则** 肌肉可根据其形状、大小、位置、起止点、纤维方向和作用等命名。依形态命名的有斜方肌、菱形肌、三角肌、梨状肌等,依位置命名的有肩胛下肌、冈上肌、冈下肌、肱肌等,依位置和大小综合命名的有胸大肌、胸小肌、臀大肌等,依起止点命名的有胸锁乳突肌、肩胛舌骨肌等,依纤维方向和部位综合命名的有腹外斜肌、肋间外肌等,依作用命名的有旋后肌、咬肌等,依作用并结合其他因素综合命名的有旋前圆肌、长收肌、指浅屈肌等。了解肌的命名原则有助于对肌的理解和记忆。

3. **肌的配布规律和运动时的相互关系** 人体肌肉中,除部分止于皮肤的皮肌和止于关节囊的关节肌外,绝大部分肌肉均起于一骨,止于另一骨,中间跨过一个或几个关节。它们的排列规律是,以所跨越关节的运动轴为准,形成与该轴线相交叉的两群互相对抗的肌肉。如纵行跨越水平冠状轴前方的屈肌群和后方的伸肌群;分别从内侧和外侧与水平矢状轴交叉的内收肌群和具有外展功能的肌群;横行或斜行跨越垂直轴,从前方跨越的旋内(旋前)肌群和从后方跨越的旋外(旋后)肌群。一般情况下,几轴性关节就具有与几个运动轴相对应的对抗肌群,但也有个别关节,有的运动轴没有相应肌肉配布,如手的掌指关节,从关节面的形态看属于球窝关节,却只生有屈伸和收展两组对抗的肌肉,而没有与垂直轴交叉的回旋肌,所以该关节不能做主动的回旋运动,当然它有一定的被动的回旋能力。上述围绕某一个运动轴作用相反的两组肌肉称为**拮抗肌**,但在进行某一运动时,一组肌肉收缩的同时,与其对抗的肌群则适度放松并维持一定的紧张度,二者对立统一,相反相成。另外,在完成一个运动时,除了主要的**运动肌(原动肌)**收缩外,尚需其他肌肉配合共同完成,这些配合原动肌的肌肉叫**协同肌**。当然,肌肉彼此间的关系,往往由于运动轴不同,也是互相转化的。譬如,沿一轴线运动时的两个对抗肌,到沿另一轴线运动时则转化为协同肌。如尺侧伸腕肌和尺侧屈腕肌,在桡腕关节冠状轴屈伸运动中,二者是拮抗肌,而在进行矢状轴的收展运动时,它们都从矢状轴的内侧跨过而共同起内收的作用,此时二者转化为协同肌。此外,还有一些运动,在原动肌收缩时,必须由另一些肌肉固定附近的关节,如握紧拳的动作,需要伸腕肌将腕关节固定在伸的位置上,屈指肌才能使手指充分屈曲将拳握紧,这种不直接参与该动作而为该动作提供先决条件的肌肉称为**共济肌**。

4.肌的辅助装置

(1)**筋膜**(fascia) 分为浅、深两层(图2-8)。**浅筋膜**(superficial fascia)为分布于全身皮下层深部的纤维层,有人将皮下组织全层均列于浅筋膜。它由疏松结缔组织构成,内含浅动、静脉,浅淋巴结和淋巴管,皮神经等。有些部位如面部、颈部生有皮肌,胸部的乳腺也在此层内。

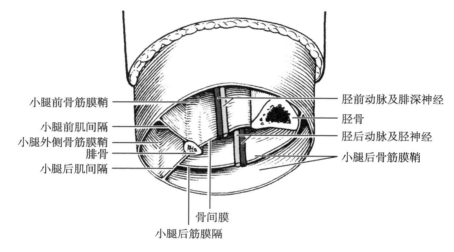

图2-8 右小腿中份的筋膜及肌间隔

深筋膜(deep fascia)又叫**固有筋膜**,由致密结缔组织构成,遍布全身,包裹肌肉、血管神经束和内脏器官。深筋膜除包被于肌肉的表面外,当肌肉分层时,固有筋膜也分层。在四肢,由于运动较剧烈,固有筋膜特别发达、厚而坚韧,并向内伸入直抵骨膜,形成筋膜鞘将作用不同的肌群分隔开,称为肌间隔。在体腔肌肉的内面,也衬以固有筋膜,如胸内、腹内和盆内筋膜等,甚至包在一些器官的周围,构成脏器筋膜。筋膜的发育与肌肉的发达程度相伴行,肌肉越发达,筋膜的发育也愈好,如大腿部股四头肌表面的阔筋膜,厚而坚韧。筋膜除对肌肉具有保护作用外,还对肌肉起约束作用,保证肌群或单块肌的独立活动。在手腕及足踝部,固有筋膜增厚形成韧带并伸入深部分隔成若干隧道,以约束深面通过的肌腱。在筋膜分层的部位,筋膜之间的间隙充以疏松结缔组织,称为筋膜间隙,正常情况下这种疏松的联系能保证肌肉的运动,炎症时,筋膜间隙往往成为脓液的蓄积处,一方面限制了炎症的扩散,另一方面脓液可顺筋膜间隙的交通而蔓延。

(2)**腱鞘**(tendinous sheath) 一些运动剧烈的部位,如手和足部,长肌腱通过骨面时,其表面的深筋膜增厚,并伸向深部与骨膜连结,形成筒状的纤维鞘,其内含由滑膜构成的双层圆筒状套管,套管的内层紧包在肌腱的表面,外层则与纤维鞘相贴(图2-9,2-10),两层之间含有少量滑液。因此肌腱既被固定在一定位置上,又可滑动并减少与骨面的摩擦。在发生中,滑膜鞘的两层在骨面与肌腱间互相移行,称为腱系膜,发育过程中腱系膜大部分消失,仅在一定部位上保留,以引导营养肌腱的血管通过。

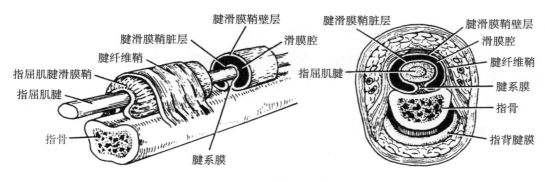

图 2 - 9　腱鞘示意图

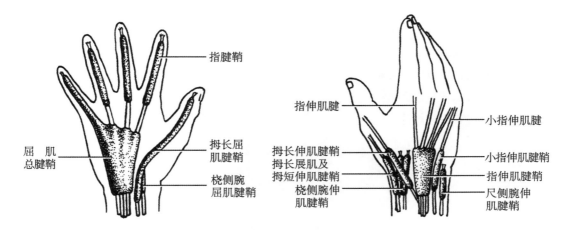

图 2 - 10　右手掌侧(左)和背侧(右)的腱鞘

（3）**滑液囊**（synovial bursa）　在一些肌肉抵止腱和骨面之间,生有结缔组织小囊,壁薄,内含滑液,称为滑液囊,其功能是减少肌腱与骨面的摩擦(图 2 - 5)。滑液囊有的是独立封闭的,有的是与邻近的关节腔相通的,可视为关节囊滑膜层的突出物。

临床应用 知 识 点

知识点 1：骨髓穿刺术

骨髓穿刺术是采集骨髓液的一种常用诊断技术,临床上骨髓穿刺液常用于血细胞形态学检查,也可用于造血干细胞培养、细胞遗传学分析及病原生物学检查等,以协助临床诊断、观察疗效和判断预后等。其穿刺部位可选择髂前上棘、髂后上棘、胸骨柄等处,2 岁以下婴幼儿选择胫骨粗隆前下方。

知识点 2：运动系统畸形

人体运动系统包括骨骼、肌肉、肌腱和骨连结。运动系统畸形是骨科常见病和多发病,包括先天性畸形和姿态性畸形,前者如先天性肌性斜颈,先天性并指、多指畸形以及马蹄内翻足等;后者常见有平足症、脊柱侧凸等。

知识点 3：骨关节炎

骨关节炎是一种以关节软骨退行性变和继发性骨质增生为特征的慢性关节病。病变累及关节软骨或整个关节,多见于中老年人,女性多于男性,好发于负重较大的膝关节、髋关节、脊柱及远侧指间关节。本病也称为退行性关节炎、增生性关节炎等。

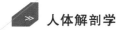
人体解剖学

知识点4：狭窄性腱鞘炎

狭窄性腱鞘炎指腱鞘因机械性摩擦而引起的慢性无菌性炎性改变。这种机械性刺激可使腱鞘在早期发生出血、水肿、渗出等改变。反复创伤或慢性迁延后则发生慢性纤维结缔组织增生、肥厚和粘连等病理变化，表现为局部疼痛、压痛及关节活动受限。

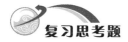复习思考题

简答题

1.试述骨形态分类和基本构造。

2.骨有哪些表面标志？

3.关节的基本结构是什么？

4.关节的辅助结构包括什么？

5.关节在三个轴上各可做什么运动？

6.肌的分类及命名原则是什么？

7.腱鞘的基本结构和功能是什么？

（鲁亚成　李云庆）

第二节　消化系统

📁 **重点内容提示**

1.消化系统的组成。上、下消化道的概念。

2.牙的种类、名称和数目。

3.舌的形态、舌乳头和舌肌。

4.咽的位置、分部、咽淋巴环。

5.食管的位置、分部和狭窄部位。

6.胃的位置、形态和分部。

7.十二指肠的分部和黏膜开口，空肠和回肠的形态结构特点和区别。

8.大肠的分部。盲肠和结肠的形态特点；阑尾的位置，直肠和肛管的形态。

9.肝的位置和形态，肝外胆道的组成；胆囊的位置和形态。

10.胰的位置和分部，胰管的开口。

消化系统（alimentary system）由消化管和消化腺两大部分组成。**消化管**（alimentary canal）是一条自口腔延伸至肛门的肌性管道，包括口腔、咽、食管、胃、小肠（十二指肠、空肠、回肠）和大肠（盲肠、阑尾、结肠、直肠和肛管）等部分。临床上常把口腔至十二指肠末端的这部分称为上消化道，空肠以下的部分称为下消化道。**消化腺**（alimentary gland）是分泌消化液的器官，根据体积和位置可分为小消化腺和大消化腺。小消化腺散在分布于消化管壁内，位于黏膜层或黏膜下层（如胃腺、肠腺等）；大消化腺位于消化管壁之外，是独立的腺器官，包含三对

唾液腺(腮腺、下颌下腺、舌下腺)、肝和胰,它们均借导管将分泌的消化液排入消化管内(图2-11)。

消化系统的功能是消化食物,吸收养料、水分和无机盐并排出残渣(粪便),包括物理性消化和化学性消化。物理性消化是指消化管对食物的机械作用,包括咀嚼、吞咽和各种形式的蠕动运动,以便磨碎食物,使消化液与食物充分混合,并推动食团或食糜下移等。化学性消化是指消化腺分泌的消化液对食物进行化学分解,如把蛋白质分解为氨基酸、淀粉分解为葡萄糖、脂肪分解为脂肪酸和甘油等,这些分解后的营养物质被小肠(主要是空肠)吸收,进入血液和淋巴,残渣则通过大肠排出体外。此外,口腔、咽等还与呼吸、发音和语言活动有关。

一、口腔

口腔(oral cavity)是消化管的起始部,是以骨性口腔为基础形成的。前方的开口叫口裂,由上、下唇围成;后方以咽峡和咽交通;上壁(顶)是腭;下壁是口底;两侧壁叫颊。整个口腔被上、下牙弓(包括牙槽突、牙龈和牙列)分为两部,前部叫**口腔前庭**(oral vestibule),后部叫**固有口腔**(oral cavity proper)。在上、下牙列咬合时,两部可通过两侧第三磨牙后方的间隙相通,在牙关紧闭时可经此间隙插管或注入营养物质。口腔内有牙齿和舌,并有三对唾液腺开口于口腔黏膜表面。

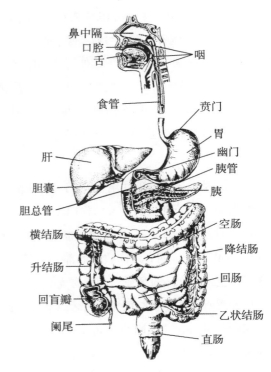

图 2-11 消化系统全貌

(一)口腔各壁

口唇(oral lip)和**颊**(cheek)互相连续,都是以肌肉为基础,外面覆以皮肤,内面衬以口腔黏膜构成的。口唇内的肌肉是环绕口裂的口轮匝肌,颊的基础是颊肌,都属于面部的表情肌。上、下唇两端的结合部叫口角,口角外方和鼻翼外侧之间的皮沟叫鼻唇沟,为上唇和颊的分界线。上唇外面正中的纵行浅沟叫人中,是人类所特有的结构,急救时常在此处指压或针刺。口底是以舌骨上肌群(下颌舌骨肌和颏舌骨肌)为基础构成的。内面覆以黏膜,口底黏膜薄而松软,黏膜下有大量的疏松结缔组织,所以黏膜容易移动。在口底正中线上有一黏膜皱襞叫**舌系带**(frenulum of tongue),连于下颌牙龈内面和舌下面之间。系带的两侧各有一黏膜隆起叫**舌下阜**(sublingual caruncle),是下颌下腺和舌下腺导管的开口处(图2-12)。

腭(palate)构成口腔的顶壁,包括硬腭(前2/3)和软腭(后1/3)两部分。**硬腭**(hard palate)分隔口腔和鼻腔,由上颌骨腭突和腭骨水平部覆以黏膜构成,黏膜和骨膜结合紧密。**软腭**(soft palate)是硬腭向后下方延伸的软组织部分,由一些小横纹肌覆以黏膜构成,其后缘游

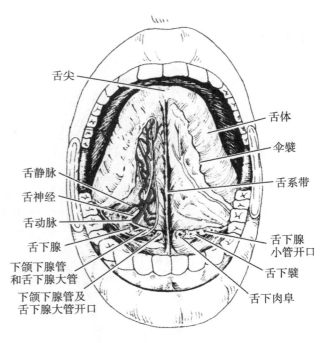

图 2-12 口腔底和舌下面

离,垂向后下方呈帆状,故又叫作**腭帆**(velum palatinum),软腭后缘中央有一乳头样突起叫腭垂或**悬雍垂**(uvula)。悬雍垂两侧各有两条弓状皱襞,前方的叫**腭舌弓**(palatoglossal arch),延伸至舌根的侧缘;后方的叫**腭咽弓**(palatopharyngeal arch),向下延伸至咽的侧壁。两弓之间的隐窝称**扁桃体窝**(tonsillar fossa),容纳**腭扁桃体**(palatine tonsil)。软腭后缘、两侧腭舌弓和舌根共同围成的空间叫**咽峡**(isthmus of fauces),是口腔通向咽的门户(图2-13)。咽峡的大小经常改变,吸气时腭帆下降;吞咽食物时腭帆提向上方,其后缘接触咽后壁,暂时阻断咽腔鼻部和口部的交通,此时咽峡特别扩大。

(二)牙

牙(teeth)是人体最坚硬的结构,嵌于上、下颌骨的牙槽内。呈弓状排列成上牙弓和下牙弓。牙具有咀嚼食物(咬切、撕裂、磨碎)和辅助发音的作用。

牙在外形上可分为牙冠、牙颈和牙根三部分。暴露于口腔内的叫**牙冠**(crown of tooth),嵌于牙槽内的叫**牙根**(root of tooth),介于两者之间狭细的部分叫**牙颈**(neck of tooth)。牙由牙质、釉质、牙骨质和牙髓构成,其中牙质构成牙的主体。在牙冠牙质外面覆有光亮坚硬的釉质,是人体内最坚硬的组织。正常所见的釉质呈淡黄色,这是透过釉质所见的牙质的色泽。在牙颈和牙根的牙质外面覆有牙骨质,其结构与骨组织类似。牙内部的空腔叫**牙腔**(dental cavity)或**髓腔**(pulp cavity),其中牙根的内部空腔叫作**牙根管**(root canal),牙根管末端的小孔叫**牙根尖孔**(apical foramen)。牙的神经、血管通过根尖孔和牙根管至牙腔,与结缔组织共同组成**牙髓**(dental pulp),当牙髓发炎时常引起剧烈疼痛(图2-14)。

牙周组织包括**牙周膜**(periodontal membrane)、**牙槽骨**(alveolar bone)和**牙龈**(gingiva)三部分。牙周膜是介于牙根和牙槽骨之间的致密结缔组织,借之将牙和牙槽骨紧密结合,固定牙根,并能缓解咀嚼时的压力。牙槽骨是牙根周围牙槽突的骨质。牙龈是紧贴牙颈和牙槽骨外面的口腔黏膜,富含血管,坚韧而有弹性,直接与骨膜紧密相连,其游离缘附于牙颈(图2-14)。牙周组织对牙起保护、固定和支持作用,一旦牙周组织患病,即使牙体完整,牙也会松动脱落,丧失咀嚼能力。

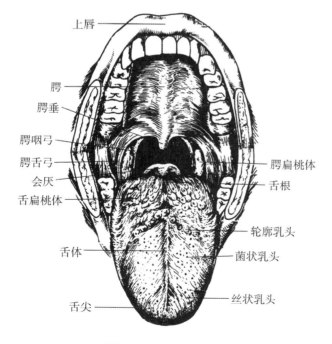

图2-13　口腔前面观

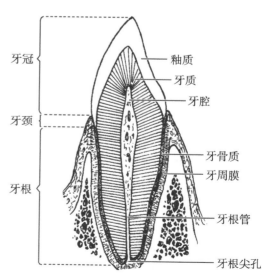

图2-14　牙的构造模式图

人类的牙由于杂食而具有不同的特点,根据形状和功能可分为切牙、尖牙、前磨牙和磨牙。切牙的牙冠呈扁平凿子形;尖牙的牙冠呈锥形;前磨牙的牙冠呈立方形,咬合面上有 2~3 个结节,以上各牙均各有 1 个牙根;磨牙的牙冠大,也为立方形,咬合面上有 4~5 个结节,下颌磨牙有 2 个或 3 个牙根,上颌磨牙有 3 个牙根。其中切牙和尖牙用于咬切和撕扯食物,而前磨牙和磨牙用于研磨和粉碎食物。

人的一生中先后有两组牙萌出。第一次萌出的叫**乳牙**(deciduous tooth),一般自出生后 6 个月开始长出,3 岁左右出齐,6~7 岁开始脱落;第二次萌出的叫**恒牙**(permanent tooth),6~7 岁起开始长出第一磨牙,13~14 岁出齐并替换乳牙,只有第三磨牙一般在 17~25 岁或更晚时长出,叫作智牙或**迟牙**(wisdom tooth),也有终生不萌出者(表 2-2)。

表 2-2 乳牙和恒牙的萌出时间表

名称	时间	
	乳牙	恒牙
中切牙	6~8 个月	6~8 岁
侧切牙	6~10 个月	7~9 岁
尖牙	16~20 个月	9~12 岁
第一(前)磨牙	12~16 个月	10~12 岁
第二(前)磨牙	20~30 个月	10~12 岁
第一磨牙		6~7 岁
第二磨牙		11~13 岁
第三磨牙		17~25 岁或更晚

乳牙(图 2-15)共 20 个,上、下颌左右各 5 个。恒牙(图 2-16)共 32 个,上、下颌左右各 8 个。临床上为了便于记录病牙的位置,常以"十"符号划分四区表示上、下颌左右侧的牙位,并以罗马数字(乳牙)或阿拉伯数字(恒牙)分别表示从中切牙至最后磨牙的序号,如"Ⅲ⌋"代表右上颌的乳尖牙;"⌐6"代表左下颌第一恒磨牙。

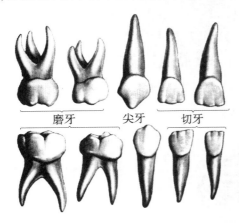

图 2-15 乳牙的形态、名称

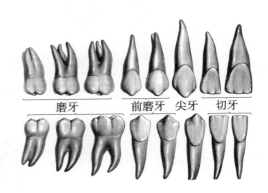

图 2-16 恒牙的形态、名称

(三)舌

舌(tongue)位于口腔底,以骨骼肌为基础,表面覆以黏膜构成,具有搅拌食物、协助吞咽、感受味觉和辅助发音等功能。舌分为上、下两面。上面叫舌背,舌背上有一向前开放的"V"形沟叫**界沟**(terminal sulcus),将舌分

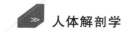

为前2/3的**舌体**(body of tongue)和后1/3的**舌根**(tongue root)。舌体的前端叫**舌尖**(apex of tongue),舌根对向口咽部(图2－13)。舌下面较舌背短,黏膜光滑而松软,与口底黏膜相续,在正中线上的黏膜皱襞称舌系带(图2－12)。

舌黏膜上有密集的小突起叫**舌乳头**(papilla of tongue),根据其形态可将舌乳头分为4类。①**丝状乳头**:细而长,呈白色丝绒状,遍布舌体表面,由于其浅层上皮细胞不断角化脱落,并和食物残渣共同附着在舌黏膜的表面形成舌苔,健康人舌苔很淡薄。②**菌状乳头**:散在于丝状乳头之间,顶端稍膨大而钝圆,肉眼看呈红色点状。③**叶状乳头**:位于舌侧缘后部,呈皱襞状,人类不发达。④**轮廓乳头**:最大,约有7～11个,排列在界沟的前方,乳头顶端特别膨大,呈圆盘状,周围有环状沟环绕。轮廓乳头、菌状乳头、叶状乳头以及软腭、会厌等处的黏膜上皮中有味觉感受器——**味蕾**(taste bud),具有感受酸、甜、苦、咸等味觉功能。由于丝状乳头中无味蕾,故只有一般感觉,而无味觉功能。舌根部的黏膜内含有许多淋巴组织,使黏膜表面形成许多隆起叫**舌扁桃体**(lingual tonsil)。

舌肌可分为舌内肌和舌外肌两类。舌内肌(图2－17)的起、止都在舌内,由上下垂直、前后纵行和左右横行等不同方向的肌纤维束组成,且互相交错,收缩时可改变舌的形状。舌外肌(图2－18)是指起于舌外、止于舌的肌肉,包括三种。①**颏舌肌**:是一对强而有力的肌,起于下颌骨体内面中点两侧的颏棘,肌纤维呈扇形向后上方辐射进入舌内,止于舌正中线两侧。两侧颏舌肌同时收缩时,拉舌向前下方,即伸舌;单侧收缩,舌伸出时舌尖偏向对侧。②**舌骨舌肌**:起于舌骨,收缩时拉舌向后下外侧。③**茎突舌肌**:起于颞骨茎突,可拉舌向后上方。舌内、外肌共同协调活动,使舌能向各方灵活运动(表2－3)。

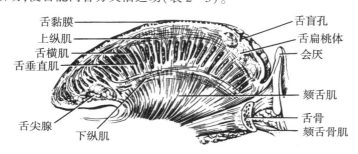

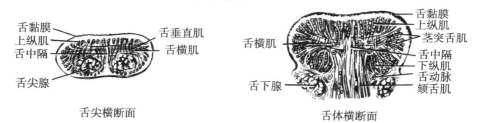

图2－17　舌的纵、横断面

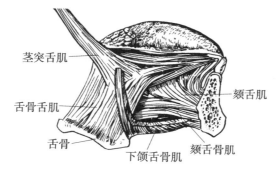

图2－18　舌外肌

表 2 - 3　舌肌的起止点和作用

名称	分类	起点	止点	作用
舌内肌	舌纵肌	舌内	舌内	使舌变短卷曲
	舌横肌	舌内	舌内	使舌变窄变厚
	舌垂直肌	舌内	舌内	使舌变宽变薄
舌外肌	颏舌肌	颏棘	舌体中线两侧	引舌向前下
	舌骨舌肌	舌骨大角	舌的侧部	引舌向后下
	茎突舌肌	茎突	舌旁和舌底	引舌向后上

(四)唾液腺

口腔内有大、小两种**唾液腺**(salivary glands)。小唾液腺散在分布于口腔黏膜内(如唇腺、颊腺、腭腺、舌腺)。大唾液腺包括腮腺、下颌下腺和舌下腺三对(图 2 - 19),它们是位于口腔周围的独立的器官,但其导管均开口于口腔黏膜。

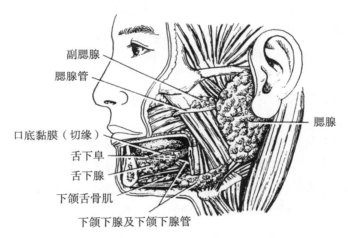

图 2 - 19　唾液腺

腮腺(parotid gland)最大,略呈三角楔形,位于外耳道前下方,咬肌后部的表面,腺的后部特别肥厚,深入下颌后窝内。由腺的前端靠近上缘处发出**腮腺管**(parotid duct),在距颧弓下方约一横指处经咬肌表面前行,绕过咬肌前缘转向深部,穿过颊肌开口于平对上颌第二磨牙相对的颊部黏膜,开口处形成一个黏膜乳头,称腮腺管乳头。

下颌下腺(submandibular gland)略呈卵圆形,位于下颌下三角内,下颌骨体和舌骨舌肌之间。由腺的内面发出**下颌下腺管**(submandibular duct),沿口底黏膜深面前行,开口于舌下阜。

舌下腺(sublingual gland)最小,细长而略扁,位于口底黏膜深面。其排泄管有大、小两种,小管约 5 ~ 15 条,直接开口于口底黏膜;大管只有 1 条,常与下颌下腺管汇合或单独开口于舌下阜。

唾液腺分泌唾液,可湿润口腔,便于吞咽和说话。此外,唾液中含有淀粉酶,可初步分解食物中的淀粉。

二、咽

咽(pharynx)是一个上宽下窄、前后略扁的漏斗形肌性管道(图 2 - 20),上端附着于颅底,下端平环状软骨弓(第6颈椎下缘平面)续于食管,全长约12 cm。后壁平整,前壁不完整,与鼻腔、口腔和喉腔相通。据此,以软腭和会厌上缘平面为界,咽可分为鼻咽、口咽和喉咽。口咽和喉咽是呼吸道和消化道的共同通道。

鼻咽(nasopharynx)是咽的上部,位于鼻腔后方,介于颅底与软腭之间,向前经鼻后孔与鼻腔相通。顶壁后部黏膜下有丰富的淋巴组织,称**咽扁桃体**(pharyngeal tonsil),在婴幼儿时期较发达,6~7岁后开始萎缩,至10岁后完全退化。

鼻咽部的两侧壁相当于下鼻甲后方约1 cm处,各有一个咽鼓管咽口,经咽鼓管与中耳鼓室相通。咽鼓管咽口平时是关闭的,当吞咽时,空气可通过咽鼓管进入鼓室,以维持鼓膜两侧的气压平衡。咽部感染时,细菌可经咽鼓管波及中耳,引起中耳炎。咽鼓管咽口的前、上和后方有明显的半环形隆起,称**咽鼓管圆枕**(tubal torus),是咽鼓管手术时寻找咽鼓管咽口的标志。咽鼓管圆枕的后上方有一凹陷称**咽隐窝**(pharyngeal recess),是鼻咽癌的好发部位。位于咽鼓管咽口附近黏膜内的淋巴组织称**咽鼓管扁桃体**(tubal tonsil)。

口咽(oropharynx)位于口腔的后方,介于软腭与会厌上缘之间,向上通鼻咽,向下通喉咽,向前经咽峡通口腔。口咽的前壁主要为舌根后部,此处有一呈矢状位的黏膜皱襞称**舌会厌正中襞**(median glossoepiglottic fold),襞两侧的凹陷称会厌谷,为异物易停留处。在腭舌弓与腭咽弓之间的凹陷称腭扁桃体窝,容纳**腭扁桃体**(palatine tonsil)。

咽后上方的咽扁桃体、两侧的咽鼓管扁桃体、腭扁桃体和下方的舌扁桃体共同围成咽淋巴环,是消化道和呼吸道的第一道防御结构。

喉咽(laryngopharynx)是咽的最下部,上起会厌上缘,下至第6颈椎体下缘平面与食管相续,向前经喉口通喉腔。在喉口的两侧各有一个深窝,称**梨状隐窝**(piriform recess),为异物易滞留部位。

咽壁由黏膜层、黏膜下层、肌层和外膜组成。肌层由属于横纹肌的咽缩肌和咽提肌互相交织而成,各咽缩肌自上而下依次收缩,将食团推向食管。咽提肌收缩时可使咽、喉上提,协助吞咽(图2-21)。

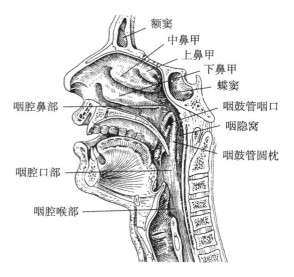

图2-20 头正中矢状断面(左侧面观)

三、食管

食管(esophagus)是一个前后扁平的肌性管道,位于脊柱前方,上端在第6颈椎下缘平面与咽相续,下端续于胃的贲门,全长约25 cm,依其行程可分为颈部、胸部和腹部三段。食管全程有三处较狭窄:第一个狭窄位于食管和咽的连接处,距中切牙约15 cm;第二个狭窄位于食管与左支气管交叉处,距中切牙约25 cm;第三个狭窄为穿经膈肌裂孔处,距中切牙约40 cm(图2-22)。这些狭窄处是异物容易滞留和食管癌的好发部位。

食管具有消化管典型的四层结构,由黏膜、黏膜下层、肌层和外膜组成。食管空虚时,前后壁贴近,黏膜表面形成7~10条纵行皱襞;当食团通过时,肌层松弛,皱襞平展。食管肌层由外层纵行、内层环行的肌纤维组成。肌层上1/3为横纹肌,下

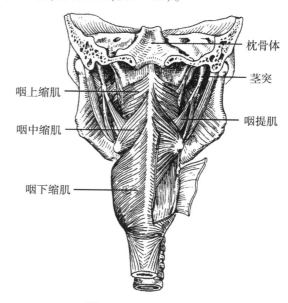

图2-21 咽肌后面观

1/3 为平滑肌,中 1/3 为横纹肌和平滑肌相混杂的混合肌。食管起始处环行肌纤维较厚,可起到括约肌作用。
外膜为疏松结缔组织。整个食管管壁较薄,仅 3～6 mm 厚,容易穿孔。

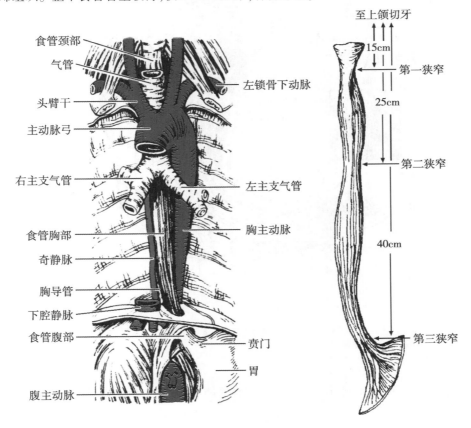

图 2-22　食管的位置及三个狭窄

四、胃

　　胃(stomach)是消化管最膨大部分,由食管送来的食团暂时贮存于胃内,进行部分消化后再送入十二指肠。
成人胃的容量约 1500 ml。胃除具有容纳食物和分泌胃液的作用之外,还具有内分泌的功能。胃壁可吸收酒精
和少量水分,但对食物的吸收则较少。胃大部分位于腹上部的左季肋区,小部分位于腹上区,但其位置、大小和
形态可随充盈程度和体位变化而改变。胃上端与食管相续的入口处称**贲门**(cardia),约位于第 11 胸椎体左侧,
胃下端连接十二指肠的出口处称**幽门**(pylorus),约位于第 1 腰椎体右侧。上缘凹向右上方称**胃小弯**(lesser
curvature of stomach),其最低点弯度明显折转处,称**角切迹**(angular incisure),是胃体与幽门部在胃小弯的分界。
下缘凸向左下方称**胃大弯**(greater curvature of stomach)。通常将胃分成四部:贲门附近的部分称贲门部,贲门平
面以上向左上方膨出的部分称胃底,自胃底向下至角切迹处的中间大部分称胃体,胃体下界与幽门之间的部分
称幽门部。在幽门部大弯侧有一不甚明显的浅沟称中间沟,此沟将幽门部分为右侧的**幽门管**(pyloric canal)和
左侧的**幽门窦**(pyloric artrum)(图 2-23)。临床上胃溃疡和胃癌多发生于胃的幽门窦近胃小弯处。

　　胃壁由黏膜、黏膜下层、肌层和浆膜四层构成。黏膜上皮为柱状上皮。上皮向黏膜深部下陷构成大量腺体
(胃底腺、贲门腺、幽门腺),它们的分泌物混合形成胃液,对食物进行化学性消化。黏膜皱襞在胃小弯处呈纵行
方向,有 4～5 条比较恒定。黏膜在幽门处由于覆盖幽门括约肌的表面而形成环状的皱襞叫幽门瓣。胃肌层由
三层平滑肌构成,外层纵行、中层环行、内层斜行,其中环行肌最发达,在幽门处特别增厚形成幽门括约肌。幽
门括约肌和幽门瓣有延缓胃内容物排空以及防止肠内容物逆流至胃的作用。浆膜被覆胃的表面,由腹膜构成。

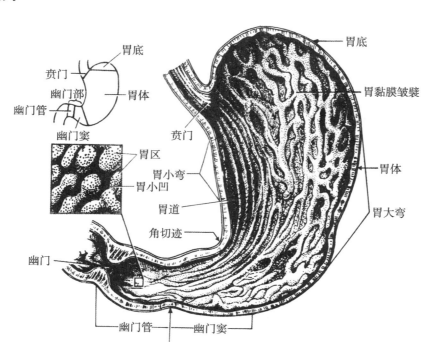

图 2 - 23　胃的形态、分部及黏膜

五、小肠

小肠(small intestine)是消化管中最长的一段,成人全长约 5 ~ 7 m。上端起自幽门,下端在右髂窝与盲肠相接,可分为十二指肠、空肠和回肠三部分。十二指肠固定在腹后壁,空肠和回肠形成很多肠袢,盘曲于腹腔下部,被小肠系膜系于腹后壁,故合称为系膜小肠。小肠是对食物进行消化、吸收的主要部位,并具有某些内分泌功能。

十二指肠(duodenum)介于胃和空肠之间,上端起自幽门,下端在第 2 腰椎体左侧续于空肠,长约 25 ~ 30 cm,呈"C"形包绕胰头。按其部位不同,十二指肠可分为上部、降部、水平部和升部四部。其中上部近侧与幽门相连接的一段肠管,由于其肠壁薄,管径大,黏膜面光滑平坦无环状襞,故临床上常称此段为**十二指肠球部**(duodenal bulb),是十二指肠溃疡的好发部位。十二指肠降部内面黏膜环状皱襞发达,在其后内侧壁上有一纵行皱襞,皱襞下端有一突起称**十二指肠大乳头**(major duodenal papilla),是胆总管和胰管的共同开口处,胆汁和胰液由此流入小肠。十二指肠水平部自右向左横行,经下腔静脉、腹主动脉前方,至第 3 腰椎体左侧移行为升部。十二指肠升部自水平部末端起始,斜向左上方,至第 2 腰椎体左侧转向下移行为空肠。十二指肠与空肠转折处形成的弯曲,称**十二指肠空肠曲**(duodenojejunal flexure)。十二指肠空肠曲的上后壁被十二指肠悬肌固定于右膈角上。十二指肠悬肌和包绕于其下端表面的腹膜皱襞共同构成**十二指肠悬韧带**(suspensory ligament of duodenum),又称 Treitz **韧带**(ligament of Treitz),是手术中确认空肠起始部的重要标志。

空肠(jejunum)上接十二指肠空肠区,位于腹腔的左上部,约占小肠全长的 2/5;回肠(ileum)上接空肠,位于腹腔的右下部,约占小肠全长的 3/5。空肠和回肠之间并无明显界限,在形态和结构上的变化是逐渐改变的。一般来说,空肠的管径大,管壁厚,环状皱襞上的绒毛密而高,具有散在的孤立淋巴滤泡,血管丰富,因而活体外观呈粉红色;而回肠的管径小,管壁薄,环状皱襞上的绒毛疏而低,具有孤立淋巴滤泡和集合淋巴滤泡,血管不如空肠的丰富,故颜色比空肠浅。此外两者的肠系膜血管的分布亦有区别,空肠的动脉弓级数较少,而直血管较长;回肠的动脉弓级数较多,而直血管较短(图 2 - 24)。

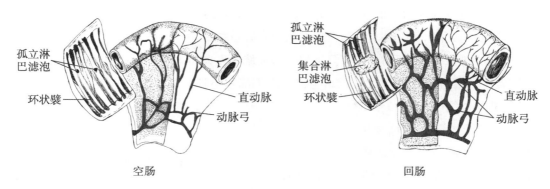

图 2-24 空肠与回肠(尚士杰供图)

小肠壁由黏膜、黏膜下层、肌层和浆膜四层构成。小肠黏膜,特别是空肠黏膜,具有许多环状皱襞和绒毛,大大扩大了黏膜的表面积,有利于营养物质的消化和吸收。黏膜下层中有由上皮下陷而形成的肠腺,开口于黏膜表面,分泌肠液。胰液和肠液中含有多种消化酶,借以分解蛋白质、糖和脂肪;胆汁有助于脂肪的消化和吸收。蛋白质、糖和脂肪必须分解为结构简单的物质,方能通过小肠绒毛的柱状上皮细胞进入血液和淋巴,也可通过上皮细胞间隙进入毛细血管和毛细淋巴管。肌层由内环、外纵两层平滑肌组成,在回肠末端突入大肠处的环行肌增厚,外覆黏膜形成两个半月形的皱襞叫回盲瓣,具有括约肌的作用。外膜由结缔组织构成,空回肠表面覆以腹膜脏层,故称作浆膜。

六、大肠

大肠(large intestine)是消化管的下段,长约 1.5 m,起自右髂窝,终于肛门,可分为盲肠、阑尾、结肠、直肠和肛管五部分。大肠的主要功能是吸收水分、维生素和无机盐,并将不消化的食物残渣以粪便的形式排出体外。

除阑尾、直肠和肛管外,结肠和盲肠具有三种特征性结构,即结肠带、结肠袋和肠脂垂。**结肠带**(colic bands)有三条,由肠壁的纵行肌增厚而形成,沿大肠的纵轴平行排列,三条结肠带汇集于阑尾根部,为阑尾切除术中寻找阑尾的重要标志。**结肠袋**(haustra of colon)是肠管上由横沟隔开并向外膨出的囊状突起,是由于结肠带短于肠管,从而使肠管皱褶而形成的结构。**肠脂垂**(epiploicae appendices)是沿结肠带两侧分布的许多脂肪突起。以上三个特征是在腹部手术中鉴别大肠和小肠的主要标志。

盲肠(aecumc)是大肠的起始部,位于右髂窝内,左接回肠,上通升结肠,长约 6~8 cm。回肠末端开口于盲肠处的肠壁内的环形肌增厚形成上、下两片唇样黏膜皱襞,称**回盲瓣**(ileocecal valve)。此瓣具有括约肌的功能,既可防止内容物逆流回小肠,又可控制小肠内容物进入盲肠的速度,使食物在小肠内充分被消化和吸收。在回盲瓣下方约 2 cm 处,有阑尾的开口(图 2-25)。

阑尾(vermiform appendix)为一蚓状突起,其根部连于盲肠后内侧壁,并经阑尾孔通盲肠腔,远端游离,长约 6~8 cm。阑尾常与盲肠一起位于右髂窝内,但通常位置变化较大,可位于盲肠后、盲肠下、回肠前、回肠后,甚至向下伸至骨盆入口处(回肠下)等,以回肠下位和盲肠后位最为多见。由于阑尾位置差异较大,

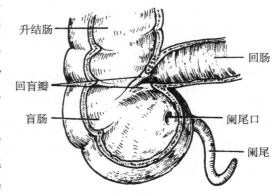

图 2-25 盲肠内腔及阑尾

临床手术有时难以寻找,可沿结肠带向下寻找。阑尾根部的体表投影通常在脐与右髂前上棘连线的中、外 1/3 交点处,称**麦氏点**(McBurney point)。急性阑尾炎时,在此点附近常有明显压痛,对诊断具有一定帮助。

结肠(colon)围绕在空回肠的周围,可分为升结肠、横结肠、降结肠和乙状结肠四部分。**升结肠**(ascending colon)是盲肠向上延续的部分,至肝右叶下方弯向左侧形成**结肠右曲**(right colic flexure)或称肝曲,移行于**横结肠**(transverse colon)。横结肠左端到脾的下部,折向下形成**结肠左曲**(left colic flexure)或称脾曲,续于**降结肠**(descending colon)。左髂嵴平面以下的一段结肠位于腹下部和小骨盆腔内,肠管弯曲,称**乙状结肠**(sigmoid colon),在第3骶椎平面续于直肠。

直肠(rectum)位于盆腔内,全长约10~14 cm,从第3骶椎平面贴骶尾骨前面下行,穿盆膈移行于肛管。直肠并非笔直,在矢状面上形成两个弯曲,即**直肠骶曲**(sacral flexure of rectum)和**直肠会阴曲**(perineal flexure of rectum)。直肠骶曲凸向后,与骶骨盆面弯曲一致。直肠会阴曲是直肠绕过尾骨尖形成凸向前的弯曲。当临床进行直肠镜或乙状结肠镜检查时,应注意这些弯曲,以免损伤肠壁。直肠下段肠腔膨大,称**直肠壶腹**(ampulla of rectum)。直肠内面常有三个**直肠横襞**(transverse fold of rectum),由黏膜及环行肌构成,具有阻挡粪便下移的作用。其中间的直肠横襞最大而明显,位于直肠右侧壁,距肛门约7 cm,相当于直肠前壁腹膜返折的水平,因此可作为直肠镜检时的定位标志(图2-26)。

肛管(anal canal)是盆膈以下的消化管,长约3~4 cm,上续直肠,末端终于肛门。肛管内面有6~10条纵行的黏膜皱襞,称**肛柱**(anal columns),内有血管和纵行肌。肛柱下端之间有半月形的黏膜皱襞相连,称**肛瓣**(anal

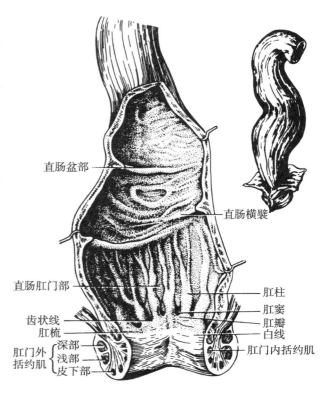

图2-26 直肠和肛管

valves)。每一肛瓣与其相邻的两个肛柱下端之间形成开口向上的小隐窝,称**肛窦**(anal sinuses),其底部有肛腺的开口。粪屑易积存在肛窦内,如发生感染可引起肛窦炎。

通常将肛柱上端的连线称肛直肠线,为直肠和肛管的分界线。将连接各肛柱下端与肛瓣边缘的锯齿状环形线称**齿状线**(dentate line)或称**肛皮线**(anocutaneous line),为黏膜与皮肤的分界线。齿状线以上的肛管内表面为黏膜,来源于内胚层,为单层柱状上皮;以下的肛管内表面为皮肤,来源于外胚层,为复层扁平上皮。在齿状线的下方有一宽约1 cm的环形区域,称**肛梳**(anal pecten)或称痔环,表面光滑,呈浅蓝色,深部为静脉丛。肛梳下缘有一不甚明显的环形线,称**白线**(white line)或称Hilton线,此处恰为肛门内、外括约肌的分界处,活体肛诊时可触得一环行浅沟。在肛梳部的皮下组织和肛柱部的黏膜下层内含有丰富的静脉丛,病理情况下静脉曲张,并向肛管腔内突起,称为痔。发生在齿状线以上的称为内痔,发生在齿状线以下的称为外痔,跨越齿状线上、下的称为混合痔。

肛管周围有内、外括约肌环绕。肛门内括约肌属平滑肌,是肠壁环行肌增厚而成的,有协助排便的作用,但无括约肛门的功能。肛门外括约肌为骨骼肌,围绕在肛门内括约肌的外下方。肛门外括约肌有较强的控制排便的功能,括约肌收缩可阻止粪便的排出。肛门内括约肌、直肠壁的纵行肌、肛门外括约肌以及肛提肌共同构成一围绕肛管的肌环,称为肛直肠环,对肛管具有重要的括约作用,如损伤会导致大便失禁。

七、肝

肝(liver)是人体最大的腺体,成人的肝约重 1.2 ~ 1.4 kg,位于右季肋部和腹上部。肝具有分泌胆汁、贮存糖原、解毒和吞噬防御等功能,在胚胎时期还有造血功能。肝质软而脆,呈红褐色,受到暴力打击时容易破裂引起大出血。

肝呈楔形,其上面膨隆,与膈相接触的,称**膈面**(diaphragmatic surface)。膈面的前部借镰状韧带将肝分为左、右两叶,右叶大而厚,左叶小而薄。膈面的后部没有腹膜被覆的部分称**裸区**(bare area)(图 2 - 27)。

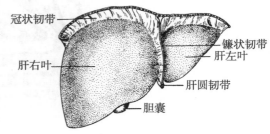

图 2 - 27 肝的上面观

肝的下面朝向左下方,凹凸不平,邻接腹腔一些重要脏器,故又称**脏面**(visceral surface)。脏面的中部有一近似"H"形的 3 条沟。其中央的横沟称为**肝门**(porta hepatis),是肝左、右管,肝固有动脉左、右支,肝门静脉左、右支以及神经和淋巴管出入的门户,这些结构被结缔组织包绕,构成肝蒂。左纵沟较窄而深,沟的前部有**肝圆韧带**(round ligament of liver),是胎儿时期脐静脉闭锁后的遗迹;后部有**静脉韧带**(ligamentum venosum),是胎儿时期静脉导管萎缩形成的。右纵沟较宽而浅,沟的前部为一浅窝,称**胆囊窝**(fossa for gallbladder),容纳胆囊;后部为**腔静脉沟**(sulcus for vena cava),有下腔静脉经过。在腔静脉沟的上端处,肝左、中、右静脉出肝后立即注入下腔静脉,故临床上常称此沟上端为**第二肝门**(secondary porta of liver)。肝的脏面借"H"形沟将肝分为四叶:左纵沟左侧为肝左叶,右纵沟右侧为肝右叶,左、右纵沟之间在横沟前方为方叶,横沟后方为尾状叶(图 2 - 28)。

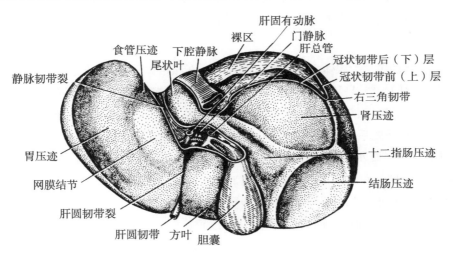

图 2 - 28 肝的下面观

肝是由 50 万 ~ 100 万个基本结构单位——肝小叶构成的(图 2 - 29)。肝小叶呈六角柱状,中央有一中央静脉,中央静脉的周围有大致呈放射状排列的肝细胞板(肝板),肝板之间为肝血窦,相邻肝细胞之间有微细的胆小管。胆小管汇集成稍大的管道,再逐级汇集成更大的管道,最后形成左、右肝管经肝门出肝。肝细胞分泌的胆汁进入胆小管,经各级胆管和肝管流出。门静脉和肝动脉入肝后反复分支,最终与肝血窦相连接,在此与肝细胞进行物质代谢。肝血窦中的血液经中央静脉及各级静脉,最后由肝静脉出肝,汇入下腔静脉。

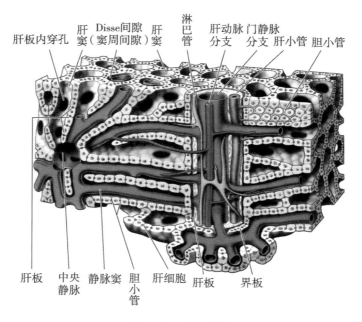

图 2 - 29 肝的结构

胆汁从肝管出肝后并不立即流入十二指肠,而是首先贮存于胆囊内,间断性地排放入十二指肠。胆汁流入十二指肠前在肝外流经的管道总称为肝外胆道系统,包括肝管、肝总管、胆囊管、胆囊和胆总管(图 2 - 30)。胆总管由肝总管和胆囊管汇合而成,向下与胰管汇合后,共同斜穿十二指肠降部的后内侧壁,两者汇合处形成略膨大的肝胰壶腹(Vater 壶腹),开口于十二指肠大乳头。肝胰壶腹周围有增厚的环行平滑肌环绕,称肝胰壶腹括约肌,在胆总管和胰管末端亦有少量平滑肌形成括约肌,这些括约肌统称 Oddi **括约肌**(Oddi sphincter)。

八、胰

胰(pancreas)是人体的第二大腺体(图 2 - 30),横跨第 1、2 腰椎体的前面,质地柔软,呈灰红色,可分为头、颈、体、尾四部分,各部之间无明显界限。**胰头**(head of pancreas)较膨大,被十二指肠包绕。其右后方与十二指肠降部之间常有胆总管经过。胰头的下份向左后上方伸出**钩突**(uncinate process of pancreas),肠系膜上动、静脉夹在胰头与钩突之间。由于肠系膜上静脉和脾静脉在胰头后方合成肝门静脉,因此胰头肿大时还可压迫肝门静脉,影响其血液回流,出现腹水、脾大等症状,也可因压迫胆总管而影响胆汁排出,出现阻塞性黄疸。**胰颈**(neck of pancreas)是位于胰头和胰体之间的狭窄扁薄部分,前上方紧邻胃幽门,后方有肠系膜上静脉和肝门静脉起始部通过。**胰体**(body of pancreas)位于胰颈和胰尾之间,占胰的大部分,略呈三棱柱形,胰体前面隔网膜囊与胃相邻,故胃后壁的溃疡穿孔或癌肿常与胰体粘连。**胰尾**(tail of pancreas)为伸向左上方较细的部分,紧贴脾门。

胰由外分泌部和内分泌部两部分组成。外分泌部的腺细胞分泌胰液,经各级导管流入胰管,胰管与胆总管汇合后共同开口于十二指肠大乳头。在胰头上部,位于胰管上方常有一条副胰管,开口于十二指肠小乳头。胰液中含有多种消化酶,包括胰蛋白酶、胰脂肪酶和胰淀粉酶,对分解和消化食物中的蛋白质、脂肪和糖类起到重要作用。内分泌部是指散在于外分泌部之间的细胞团——胰岛,其主要分泌的激素胰岛素可直接进入血液和淋巴液,参与血糖浓度的调节。

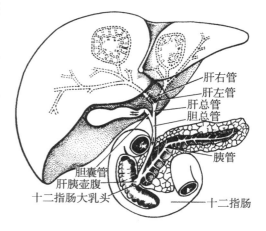

图 2 - 30 胰、胆囊及胆道系统

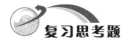

知识点 1：吞咽动作

吞咽动作是指食团由舌背经咽和食管进入胃的过程。舌背上的食团由于舌肌收缩而靠近硬腭,进而经咽峡被推向咽腔。此时软腭抬起,咽后壁向前,阻断口咽部和鼻咽部的交通,防止食团进入鼻咽部;同时舌肌收缩舌骨上提从而带动喉向前上方移动,而舌根被提向后上方,会厌下落遮盖喉口。因此,当食团经过咽腔的一瞬间呼吸停止。当食团进入咽和食管后,肌肉自上向下依次收缩,从而推动食团下行,最后通过贲门进入胃。整个吞咽过程包括两个阶段:第一阶段是舌、腭肌肉有意识地收缩挤压食团经咽峡入咽腔,第二阶段是食团由咽经食管入胃,完全是反射性活动。

知识点 2：食管下括约肌

食管下括约肌(low esophageal sphincter,LES)指食管末端 3～4 cm 长的环形肌束,其收缩时在食管与胃连接处产生高压带,可阻止胃内容物逆流入食管。正常人静息时 LES 压为 10～30 mmHg,比胃内压高 5～10 mmHg,成为阻止胃内容物逆流入食管的一道屏障,起到生理性括约肌的作用。当食物进入食管后,可通过刺激食管壁上的机械性感受器,反射性地引起 LES 舒张,从而允许食物进入胃内。当食团进入胃后,LES 收缩,恢复其静息时的张力,可防止胃内容物反流入食管。在食管与胃交界部存在食管-胃抗反流屏障,包括 LES、膈肌脚、膈食管韧带以及食管与胃底间的锐角(His 角)等,上述各部分的结构和功能上的缺陷均可造成胃食管反流,其中最主要的是 LES 的功能状态。LES 的结构或功能异常常引起以反流和胃灼热为主要症状的胃食管反流病。

知识点 3：Meckel 憩室

Meckel 憩室是距回肠末端 0.3～1 m 处回肠壁上的囊状突起,长 2～5 cm,为卵黄囊管部分未闭所遗留下来的一种先天性畸形,约 2% 的成人可见该结构。Meckel 于 1809 年首先对该病做了比较完整的描述,故将该病称为 Meckel 憩室。在胚胎早期,中肠与卵黄囊之间原有卵黄囊管相连接,于胚胎第 5～6 周,近脐端卵黄囊管先闭合,形成纤维条索后逐渐消失,中肠与脐完全分离。若卵黄囊管未完全闭合,与回肠相通,则形成回肠远端憩室,即 Meckel 憩室。Meckel 憩室易发炎或合并溃疡出血及穿孔,因其位置靠近阑尾,故症状与阑尾炎相似,临床需要注意鉴别。

复习思考题

简答题

1. 简述咽的分布及各部的重要结构。

2. 简述食管的分布及狭窄所在位置。

3. 列表比较空肠和回肠的形态结构特点。

4. 简述肝的形态结构、输胆管道的组成,并具体说明胆汁是如何被输送到消化道的。

(李金莲　陈　晶)

第三节 呼吸系统

呼吸系统(respiratory system)是执行机体和外界进行气体交换的器官,由呼吸道和肺两大部分组成(图2-31)。**呼吸道**(respiratory tract)包括鼻、咽、喉、气管和各级支气管,临床上将鼻、咽、喉称为**上呼吸道**(upper respiratory tract),将气管和各级支气管称为**下呼吸道**(lower respiratory tract)。呼吸道的壁内有骨或软骨支持以保证气流的畅通。肺主要由支气管反复分支及其末端形成的肺泡与血管、淋巴管、神经和结缔组织共同构成。呼吸系统的主要功能是进行气体交换,即吸入空气中的氧气,透过肺泡进入毛细血管,通过血液循环,将氧气输送到全身各个器官组织,供给各器官氧化过程的所需;由各器官组织产生的代谢产物,如 CO_2 再经过血液循环运送到肺,透过毛细血管进入肺泡,然后经呼吸道呼出体外。此外,还有发音、嗅觉、内分泌、协助静脉血回流入心等功能。

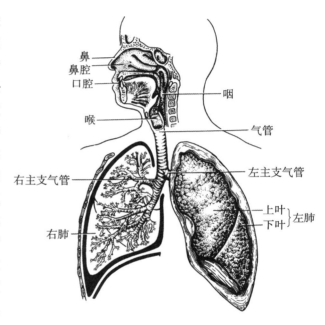

图2-31 呼吸系统全貌

一、鼻

鼻(nose)是呼吸道的起始部分,能净化吸入的空气并调节其温度和湿度,也是嗅觉器官,还可辅助发音。鼻包括外鼻、鼻腔和鼻旁窦三部分。

1. 外鼻(external nose) 是指突出于面部的部分,以骨和软骨为支架,外面覆以皮肤构成。上端较窄,位于两眼之间的部分叫鼻根,下端高突的部分叫鼻尖,中央的隆起部叫鼻背,鼻尖两侧向外方膨隆的部分叫鼻翼。

鼻尖和鼻翼处的皮肤较厚,富含皮脂腺和汗腺,与深部皮下组织和软骨膜紧密连接,容易发生疖肿,故发炎时,局部肿胀压迫神经末梢,可引起较剧烈的疼痛。

2. 鼻腔(nasal cavity) 是以骨性鼻腔和软骨为基础,表面衬以黏膜和皮肤而围成的腔。鼻腔由鼻中隔分为左、右两腔,前方经鼻孔通外界,后方经鼻后孔通咽腔。每侧鼻腔可分为鼻前庭和固有鼻腔两个部分。

鼻前庭(nasal vestibule)是指由鼻翼所围成的扩大的空间,内面衬以皮肤,生有鼻毛,有滤过尘埃和净化吸入空气的作用。鼻前庭富含皮脂腺和汗腺,是疖肿的好发部位,此外皮肤与软骨膜紧密相贴,发生疖肿时疼痛剧烈。**固有鼻腔**(nasal cavity proper)是指鼻前庭以后的部分,后经鼻后孔通咽,其形态与骨性鼻腔基本一致,由骨和软骨覆以黏膜而成。

每侧鼻腔有上、下、内、外四个壁。上壁（顶）较狭窄，与颅前窝相邻，由鼻骨、额骨、筛骨筛板和蝶骨构成，筛板的筛孔有嗅神经穿过。下壁（底）即口腔顶，由硬腭构成。内侧壁为**鼻中隔**（nasal septum），由骨性鼻中隔和鼻中隔软骨共同构成（图 2−32）。鼻中隔多偏向一侧，偏向左侧者多见。在鼻中隔前下部的黏膜内有丰富的血管吻合丛，约 90% 的鼻出血（鼻衄）发生于此，临床上叫易出血区，即**利特尔区**（Little area）。外侧壁可见三个突出的**鼻甲**（nasal concha），自上而下依次称为上鼻甲、中鼻甲和下鼻甲，各鼻甲下方的间隙分别称为上鼻道、中鼻道和下鼻道，各鼻

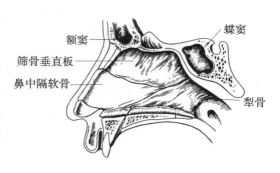

图 2−32 鼻中隔

甲与鼻中隔之间的间隙称为总鼻道（图 2−33）。上鼻甲后上方的凹陷称为**蝶筛隐窝**（sphenoethmoidal recess）。切除中鼻甲后，在中鼻道中部可见一个凹向上的弧形裂隙称为**半月裂孔**（semilunar hiatus），裂孔上方的圆枕形隆起称为**筛泡**（ethmoidal bulla）。在中、上鼻道和蝶筛隐窝处分别有鼻旁窦的开口，下鼻道有鼻泪管的开口。

固有鼻腔黏膜按其性质可分为嗅部和呼吸部。嗅部黏膜覆于上鼻甲以上及其相对的鼻中隔部分，呈淡黄色或苍白色，内含嗅细胞，能感受气味的刺激。其余部分覆以粉红色的呼吸部黏膜，黏膜内含丰富的毛细血管和黏液腺，上皮有纤毛，可净化空气并提高吸入空气的温度和湿度。

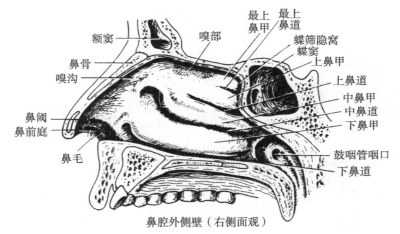

鼻腔外侧壁（右侧面观）

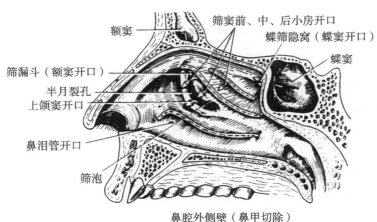

鼻腔外侧壁（鼻甲切除）

图 2−33 鼻腔外侧壁

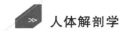

3. 鼻旁窦(paranasal sinuses) 由骨性鼻旁窦表面衬以黏膜构成,鼻旁窦黏膜通过各窦开口与鼻腔黏膜相续。鼻旁窦对发音有共鸣作用,也能协助调节吸入空气的温度和湿度。由于鼻腔和鼻旁窦的黏膜相延续,鼻腔炎症可引起鼻旁窦发炎。

四对鼻旁窦中**上颌窦**(maxillary sinus)最大,位于上颌骨体内,上壁是眶下壁,较薄,当上颌窦炎或肿瘤时,常可破坏骨质侵入眶内;下壁邻近上颌磨牙,紧邻骨质菲薄的牙根,故牙根感染常波及上颌窦;前壁在眶下孔下方处较薄,进行上颌窦手术时即由此处凿开;内侧壁为鼻腔外侧壁,邻近中、下鼻道,下鼻道前上部骨质较薄,行上颌窦穿刺即由此处刺入。上颌窦开口于半月裂孔的后部,由于开口位置较高,所以上颌窦发炎化脓时引流不畅,易造成窦内积脓。**额窦**(frontal sinus)开口于半月裂孔前端,**筛窦**(ethmoidal sinus)开口于中鼻道和上鼻道,**蝶窦**(sphenoidal sinus)开口于蝶筛隐窝(图2-33)。

二、喉

喉(larynx)是呼吸的管道,也是发音的器官。位于颈前部相当于第4~6颈椎体范围,女性略高于男性、小儿略高于成人。上方以韧带和肌肉系于舌骨;下方续于气管,故吞咽时喉可向上移动;前面覆以皮肤、颈筋膜和舌骨下肌群;后方与咽紧密相连,其后壁即喉咽腔前壁;两侧有颈部血管、神经和甲状腺侧叶。

由于发声机能的分化,喉的结构比较复杂,它是以软骨支架为基础,贴附肌肉,内面衬以黏膜构成的(详细结构见后述)。软骨支架围成喉腔,向上经喉口与咽相通,向下与气管内腔相续(图2-34)。喉腔的中部,有上、下两对自外侧壁突入腔内的黏膜皱襞,下面的一对叫**声襞**(声带,vocal fold),两侧声襞之间的窄隙叫**声门裂**(fissure of glottis)。当两侧声襞并拢,由于气流冲击引起声襞振动而发声。

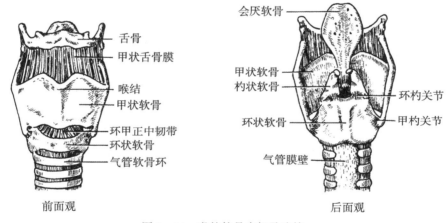

图2-34 喉的软骨支架及连接

三、气管和支气管

气管(trachea)和**支气管**(bronchi)均以软骨、肌肉、结缔组织和黏膜构成。软骨为"C"字形的软骨环,缺口向后,各软骨环以韧带连接起来,环后方缺口处由平滑肌和致密结缔组织连接,保持了持续张开状态。管腔衬以黏膜,表面覆盖纤毛上皮,黏膜分泌的黏液可黏附吸入空气中的灰尘颗粒,纤毛不断向咽部摆动而将黏液与灰尘排出,以净化吸入的气体。

气管上端平第6颈椎体下缘与喉相连,向下至胸骨角平面分为左、右支气管。成人气管全长约10~13 cm,含15~20个软骨环,气管分叉结构叫气管杈。根据行程,气管可分为颈、胸两段,颈段较浅表,在胸骨颈静脉切迹上方可以摸到。

左、右支气管从气管分出后,斜向下外方进入肺门。两支气管之间的夹角约为65°~85°。左支气管细而长,比较倾斜;右支气管短而粗,较为陡直,因而异物易落入右支气管(图2-35)。

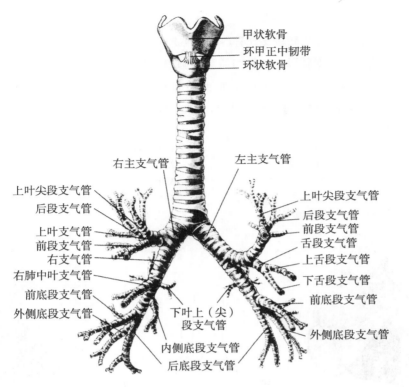

图 2-35　气管和支气管

四、肺

肺(lungs)是进行气体交换的器官,位于胸腔内纵隔的两侧,左右各一。肺呈圆锥形,包括一尖、一底、三面、三缘。上端钝圆,称**肺尖**(apex of lung),向上经胸廓上口突入颈根部;下端向上凹陷,称**肺底**(base of lung)。肺底位于膈上面,称**膈面**(diaphragmatic surface of lung);外侧面对向肋和肋间隙,称**肋面**(costal surface of lung);内侧面朝向纵隔,称**纵隔面**(mediastinal surface of lung)。纵隔面中央凹陷,是支气管、血管、淋巴管和神经出入的门户,称**肺门**(hilumof lung);这些出入肺门的结构,被结缔组织包裹在一起,称**肺根**(root of lung)。左肺由**斜裂**(oblique fissure of lung)分为上、下两个**肺叶**(lobe of lung);右肺除斜裂外,还有一**水平裂**(horizontal fissure of right lung)将其分为上、中、下三个肺叶(图 2-36)。

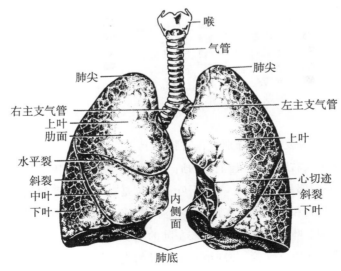

图 2-36　肺

肺是以支气管反复分支形成的支气管树为基础构成的。左、右支气管先在肺门处分出**肺叶支气管**（lobar bronchi），各肺叶支气管入肺后再分出**肺段支气管**（segmental bronchi，为第三级支气管），以后再反复分支，越分越细，呈树状，故称支气管树。每支肺段支气管与所属的肺组织称为**支气管肺段**（bronchopulmonary segments），简称肺段。肺段呈圆锥形，尖向肺门，底位于肺表面，肺段间有少量结缔组织分隔。肺段在形态和功能上具有一定的独立性，临床上常以肺段为单位进行手术切除（图2-37）。

（一）右肺

1. 尖段支气管	6. 尖（上）段支气管
2. 后段支气管	7. 内侧底段支气管
3. 前段支气管	8. 前底段支气管
4. 外段支气管	9. 外侧底段支气管
5. 内段支气管	10. 后底段支气管

（二）左肺

1. 尖后段支气管	6. 内侧底段支气管
2. 前段支气管	7. 前底段支气管
3. 上舌段支气管	8. 外侧底段支气管
4. 下舌段支气管	9. 后底段支气管
5. 尖（上）段支气管	

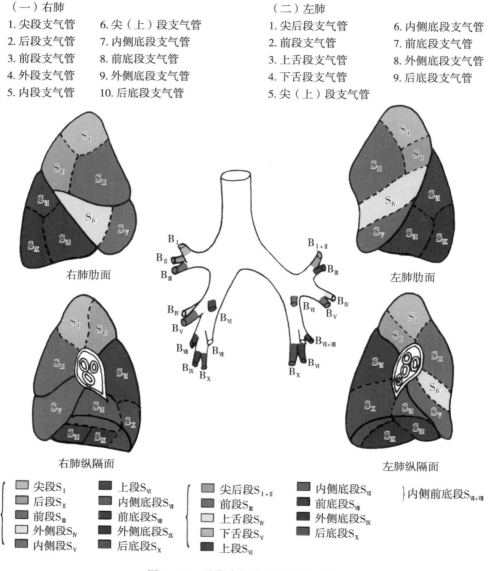

图2-37 肺段支气管和支气管肺段

右主支气管分出上、中和下叶支气管，分别进入右肺的上、中、下三叶。右肺上叶支气管指向外上方向，分出尖、后和前段支气管，分别进入右肺尖、右肺上叶的后下部和前下部。右肺中叶支气管分为外侧段和内侧段支气管，分布于右肺中叶的外侧部和内侧部。右肺下叶支气管是右主支气管的直接延续，先发出上段支气管，而后又发出内侧底、前底、外侧底和后底段支气管，分别至右肺下叶的上部、内侧、前外侧、后外侧和后部。

左主支气管分出肺上叶和下叶支气管，分别进入左肺的上、下两叶。左肺上叶支气管又分成上支和下支。上支甚短立即又分为尖后段和前段支气管，分别至左肺上叶的尖、后上部和前部。下支走向前下方，分出上舌段和下舌段支气管，分别进入肺小叶的上部和下部。左肺下叶支气管分支和分布区与右肺下叶支气管基本一致。

按上述肺段支气管的分支和分布,通常将右肺分为 10 个肺段,即上叶分 3 段,中叶分 2 段,下叶分 5 段。左肺分为 9 个肺段,上叶的前段以及由尖段和后段合并而成的尖后段;上、下舌段与右肺中叶的外侧和内侧段相当,其余与右肺相同。临床上可根据病变的范围,施行肺段切除术。

支气管在肺内反复分支可达 23 ~ 25 级,最后形成**肺泡**(pulmonary alveoli),如图 2 - 38 所示。支气管各级分支之间以及肺泡之间都由结缔组织所填充,血管、淋巴管、神经等随支气管的分支分布在结缔组织内。肺泡之间的间质内含有丰富的毛细血管网,是血液和肺泡内气体进行气体交换的场所。肺表面被覆一层光滑的浆膜,即胸膜脏层。胎儿降生前,肺无呼吸功能,构造致密,比重大于 1(1.045 ~ 1.056),入水则下沉。降生后开始呼吸,肺泡内充满空气,呈海绵状,比重小于 1(0.345 ~ 0.746),故可浮于水中。法医常利用这一点,鉴定胎儿死亡的时间。

肺有两套血管系统:一套是循环于心和肺之间的肺动脉和肺静脉,属肺的功能性血管。肺动脉从右心室发出伴支气管入肺,随支气管反复分支,最后形成毛细血管网包绕在肺泡周围,之后逐渐汇集成肺静脉,流回左心房。另一套是营养性血管叫支气管动、静脉,发自胸主动脉,攀附于支气管壁,随支气管分支而分布,营养肺内支气管的壁、肺血管壁和脏胸膜。

五、胸膜

胸膜(pleura)是一层光滑的浆膜,分别被覆于左、右肺的表面,胸廓内表面,膈上面和纵隔外侧面。贴在肺表面的胸膜叫**脏胸膜**(visceral pleura),贴在胸廓内表面,膈上面和纵隔外侧面的胸膜叫**壁胸膜**(parietal pleura),脏胸膜和壁胸膜在肺根处互相延续,形成左、右侧两个完全封闭的**胸膜腔**(pleural cavity)。腔内含少量浆液,其内压低于大气压(负压),由于腔内负压和浆液吸附,使脏、壁胸膜紧紧贴在一起,实际上胸膜腔只是一个潜在性的腔隙(图 2 - 39)。

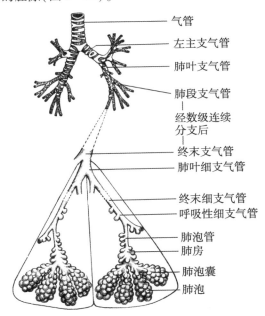

气管
左主支气管
肺叶支气管
肺段支气管
经数级连续分支后
终末支气管
肺叶细支气管
终末细支气管
呼吸性细支气管
肺泡管
肺房
肺泡囊
肺泡

图 2 - 38 肺泡模式图

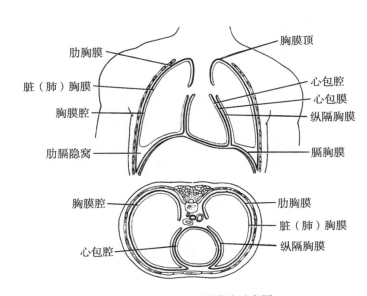

肋胸膜
脏(肺)胸膜
胸膜腔
肋膈隐窝
胸膜顶
心包腔
心包膜
纵隔胸膜
膈胸膜

胸膜腔
心包腔
肋胸膜
脏(肺)胸膜
纵隔胸膜

图 2 - 39 胸膜和胸膜腔示意图

壁胸膜依其衬覆部位不同分为四部分:①**膈胸膜**(diaphragmatic pleura)贴附于膈的上面,与膈紧密相贴,不易剥离。②**肋胸膜**(costal pleura)衬覆于肋骨、胸骨、肋间肌及胸内筋膜等诸结构的内面。③**纵隔胸膜**(mediastinal pleura)衬覆于纵隔两侧面,其中部包绕肺根移行于脏胸膜,并在肺根下方前后两层胸膜重叠形成三角形皱襞,

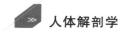

称肺韧带。④**胸膜顶**(cupula of pleura)是肋胸膜和纵隔胸膜向上的延续,突出胸廓上口,伸向颈根部,包被肺尖上方,高出锁骨内侧1/3上方2~3 cm。因此在做臂丛神经麻醉或针刺时,应注意胸膜顶的位置,以防刺破胸膜顶造成气胸。

壁胸膜相互移行转折处的胸膜腔,即使在深吸气时,肺缘也不能伸入其内,称为**胸膜隐窝**(pleural recess)。其中由肋胸膜与膈胸膜返折形成的**肋膈隐窝**(costodiaphragmatic recess),是胸膜腔的最低部位,也是容量最大的隐窝,其深度一般可达两个肋间隙,胸膜腔积液首先积聚于此处。

呼吸时,随着胸腔容积的变化,肺容积也在不断改变,从而完成肺和外界的气体交换。外界气体一旦进入胸膜腔(气胸)而使脏、壁胸膜分开,肺容积变小,则影响呼吸。

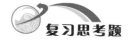临床应用**知识点**▶

知识点1:环甲膜穿刺

环甲膜穿刺是临床上对于有呼吸道梗阻、严重呼吸困难的患者采用的急救方法之一。其可为气管切开术赢得时间,是现场急救的重要组成部分。广义的环甲膜指弹性圆锥,弹性圆锥中部弹性纤维增厚称环甲正中韧带,位于甲状软骨和环状软骨之间,前无坚硬遮挡组织,后通气管,周围无要害部位,利于穿刺。穿刺时患者仰卧位,头后仰,局部消毒后术者用示指和中指固定环状软骨两侧,以一粗注射针垂直刺入环甲膜。刺穿后有落空感,之后回抽有空气抽出,则穿刺成功。穿刺针由浅入深穿经皮肤、浅筋膜、深筋膜、环甲膜和喉黏膜,进入声门下腔。

知识点2:胸腔穿刺术

胸腔穿刺术简称胸穿,是临床常用的诊疗技术,用于检查胸腔积液的性质、抽吸减压或给药。胸膜腔积气时,穿刺点选在锁骨中线第2或第3肋间隙之上、下肋之间进针;胸膜腔积液时,穿刺点可行超声波定位,或选在胸部叩诊实音最明显部位进行,一般取肩胛下角线第7~9肋间隙或腋中线第5~7肋间隙。穿刺针由浅入深穿经皮肤、浅筋膜、深筋膜、肌肉、胸内筋膜和壁胸膜。

复习思考题

简答题

1. 简述鼻旁窦的位置、名称及各窦的开口与临床意义。
2. 简述气体自外界进入肺泡所经过的途径。
4. 简述肺段支气管和支气管肺段的区别。
3. 简述壁胸膜的分部,胸膜腔和胸膜隐窝的概念。

(李金莲 陈 晶)

第四节　泌尿系统

重点内容提示

1. 肾的形态、位置、构造和功能。
2. 肾的被膜分层,肾段的概念和意义。
3. 输尿管的形态、位置和分段。
4. 输尿管的行程和三个狭窄,以及临床意义。
5. 膀胱的形态、位置和分部。
6. 膀胱三角的位置、特点和临床意义。
7. 女性尿道的形态结构特点及开口位置。

泌尿系统(urinary system)由肾、输尿管、膀胱和尿道组成(图 2-40)。机体在新陈代谢过程中所产生的代谢产物(尿素、尿酸等)及多余的无机盐和水分,需要不断地经血液循环运送到排泄器官继而排出体外。这些物质的排泄主要通过两种途径:少量的经皮肤汗腺形成汗液排出,大量的则是通过肾形成尿液,经排尿管道排出体外。泌尿系统通过排泄代谢产物、过剩的无机盐和水分,在调节体内水、电解质和酸碱平衡,以及维持机体内环境的相对稳定方面起重要作用。如果肾功能障碍,代谢产物因不能及时排出体外而蓄积在体内,破坏机体内环境的稳定,从而影响机体新陈代谢的正常进行,甚至引发尿毒症,危及生命。

一、肾

1. 肾的形态　**肾**(kidney)是成对的实质性器官,位于腹后壁的脊柱两侧,呈前后略扁的蚕豆状。成年男性正常肾长约 10 cm,宽 5 cm,厚 4 cm,平均重约 134~148 g,女性的肾略小于男性的。肾可分为上、下两端,前、后两面和内、外两缘。上端宽而薄,下端窄而厚;前面微凸,后面较平;外侧缘凸隆,内侧缘中部凹陷,是血管、淋巴管和神经等出入肾的门户,称为**肾门**(renal hilum)。进出肾门的结构合称为**肾蒂**(renal pedicle)。肾门向肾内续于**肾窦**(renal sinus)。肾

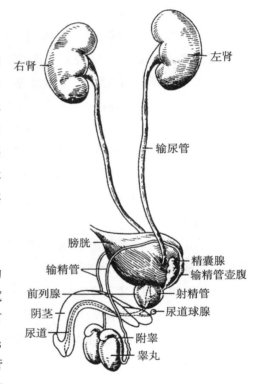

图 2-40　男性泌尿生殖系统

窦是由肾实质围成的一个较大的空腔,内有肾动、静脉的主要分支和属支,肾大盏,肾小盏,肾盂和脂肪组织等(图 2-41)。

2. 肾的构造　在肾的额状或冠状剖面上可见肾实质分为浅部的**肾皮质**(renal cortex)和深部的**肾髓质**(renal medulla)。肾皮质富含血管,新鲜标本呈红褐色,主要由**肾小体**(renal corpuscle,是肾滤出原尿液的最小结构和功能单位)构成。肾皮质伸入肾髓质的部分是**肾柱**(renal columns)。被肾柱分隔的髓质部分为**肾锥体**(renal pyramids),色略淡。肾锥体的基底部朝向肾皮质,钝圆的尖端朝向肾窦方向,称为**肾乳头**(renal papillae),有时 2~3 个肾锥体合成一个肾乳头。肾乳头的尖端有许多小孔,为**乳头孔**(papillary foramina)。肾乳头被漏斗状的

肾小盏(minor renal calices)包绕,以承接由乳头孔排出的尿液。肾小盏约7~8个,一般2~3个肾小盏汇合成为一个**肾大盏**(major renal calices),最后由2~3个肾大盏汇合形成**肾盂**(renal pelvis)。肾盂呈前后略扁的漏斗状结构,出肾门后向下弯行,逐渐变细移行为输尿管(图2-41)。

3.肾的位置和被膜

(1)肾的位置 肾位于腹膜后间隙的脊柱两侧,紧贴腹后壁的上部。两肾上端相距较近,下端稍分开,呈"八"字形。左肾上端平第11胸椎体下缘,下端平第2腰椎体下缘。由于右侧上方有肝脏,右肾略低于左肾。第12肋斜跨过左肾后面的中部和右肾后面的上部(第八章第五节)。在竖脊肌的外缘与第12肋之间的部位称为**肾区**(renal region,也称**脊肋角**)。有些肾病患者,叩击此区域往往会感到疼痛。

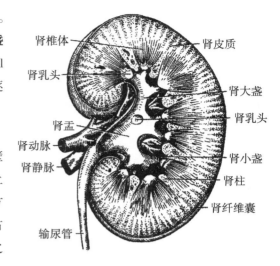

图2-41 右肾额状切面(后面观)

(2)肾的被膜 肾包被有三层被膜,由内向外分别是纤维囊、脂肪囊和肾筋膜。

纤维囊(fibrous capsule)是紧贴肾实质表面的一层致密结缔组织膜,含少量弹性纤维,薄而坚韧。纤维囊易与肾剥离,但在某些病理情况下如发生粘连,则不易剥离。肾破裂或肾部分切除时,需缝合纤维囊。

脂肪囊(adipose capsule)为纤维囊外面的囊状脂肪层。在肾的内、外边缘处脂肪较厚,在内侧缘与肾窦内的脂肪相续。脂肪囊可对肾起弹性垫样的保护作用。临床上的肾囊封闭,即是将药物注入此囊。

肾筋膜(renal fascia)为腹膜外组织衍变生成的纤维膜,裂为前、后两层包被肾、肾上腺及脂肪囊。上、外侧方向两层融合。而下、内侧则不融合。向下两层间有输尿管通过。向内侧,其前层经腹主动脉、下腔静脉前面与对侧肾筋膜前层相续;后层与腰大肌筋膜融合。肾筋膜向深面发出许多结缔组织小束,穿脂肪囊连于纤维囊,对肾起固定作用。

肾的正常位置靠肾被膜、肾血管、肾周围的器官、腹膜和腹压等共同维持。如果固定装置有缺陷,肾往往向下位移形成肾下垂或"游走"肾。

4.肾的动脉和肾段 **肾动脉**(renal artery)由腹主动脉发出,至肾门处一般分为前、后两干。前干再分为上、上前、下前和下肾段动脉;后干则为后段动脉。一个段动脉在一定的肾组织内分布,这部分肾组织则称为一个**肾段**(renal segment)。肾以相应的动脉分成同名肾段(图2-42)。肾段动脉在肾段之间缺乏吻合,如一个段动脉发生血流障碍,可致相应肾段组织因缺血而坏死。临床上亦可根据需要行肾段切除。

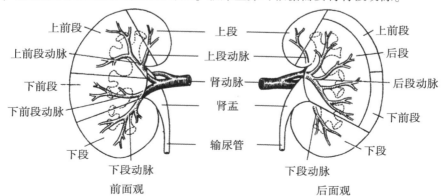

图2-42 肾段动脉和肾段(右肾)

二、输尿管

输尿管(ureter)是细长的肌性管道,起自肾盂,终于膀胱,长约25～30 cm,其管径约0.5～0.7 cm。输尿管壁有较厚的平滑肌层,可节律性地收缩蠕动,促使尿液不断流向膀胱。根据行程不同可将输尿管分为腹段、盆段和壁内段三段:**腹段**上接肾盂,在腰大肌前面和腹后壁腹膜之间下降。在小骨盆入口处,左侧者越过左髂总动脉末端,右侧者越过髂外动脉起始部向下进入骨盆。**盆段**是髂血管和膀胱壁之间的输尿管,先沿盆侧壁下行,继而向前、内方走行达膀胱底。在女性子宫颈外侧,有子宫动脉由外向内走行越过盆段输尿管的前方。**壁内段**是斜穿膀胱壁的输尿管部分,长约1.5～2 cm,开口在膀胱底的内面。

输尿管有三个狭窄部位,即初始段的肾盂输尿管移行处、终末段的输尿管膀胱壁内部以及中段的输尿管跨越髂血管处。输尿管结石常会滞留在狭窄部位。

三、膀胱

膀胱(urinary bladder)是贮存尿液的肌性囊状器官,其形状、大小、位置随年龄、性别和充盈程度等因素而异。正常成年男性膀胱的容量约300～500 ml,最大可达800 ml。排空的膀胱呈三棱锥体形。顶端朝向前上方,称**膀胱尖**(apex of bladder)。底部朝向后下,为**膀胱底**(fundus of bladder)。尖和底部之间的大部分为**膀胱体**(body of bladder)。膀胱的最下部是**膀胱颈**(neck of bladder),在男性与前列腺相接触,以尿道内口通尿道。膀胱各部之间无明显界线(图2-43)。膀胱的黏膜由于肌层的收缩而出现许多皱襞,其随膀胱内尿液

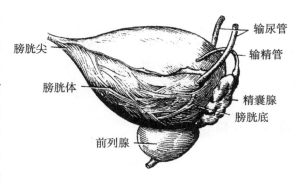

图2-43 男性膀胱侧面观(左侧面观)

的排空变矮或消失。在两输尿管内口和尿道内口之间的膀胱黏膜区,由于缺少黏膜下层,黏膜与肌层紧密相连,所以,无论膀胱是充盈还是空虚,均无皱襞形成,此区称为**膀胱三角**(trigone of bladder)。在两输尿管口之间,有一横行的黏膜皱襞,称为**输尿管间襞**(interureteric fold)。膀胱镜检查时可将其作为寻找输尿管口的标志(图2-44)。膀胱三角是肿瘤和炎症的好发部位。膀胱的肌层成自平滑肌,整个肌层构成**膀胱逼尿肌**(detrusor of bladder),对排尿起重要作用。平滑肌在尿道内口周围呈环形排列,形成**膀胱括约肌**(vesical sphincter)。

成年人的膀胱位于盆腔的前部,前为耻骨联合,后方在男性有精囊腺、输精管壶腹和直肠,在女性是子宫和阴道。膀胱空虚时,膀胱尖不超过耻骨联合上缘。当充盈时,尖可高出耻骨联合以上,覆盖在膀胱上的腹膜亦随之上移,此时在耻骨联合上缘做膀胱穿刺可不伤及腹膜。新生儿的膀胱位置较高,老年人因盆底肌肉松弛,膀胱位置下降。

四、尿道

尿道(urethra)为膀胱向体外排尿的通道(男性尿道另见男性生殖系统)。女性尿道短而直,是独立的肌性管道,长约4～5 cm,起自膀胱的尿道内口,向前下方,穿过盆底的**尿生殖膈**(urogenital diaphragm),以尿道外口开口于阴道前庭。尿道穿过尿生殖膈时,有括约肌环绕(图2-45)。因女性尿道短、宽且直,易患逆行尿路感染。

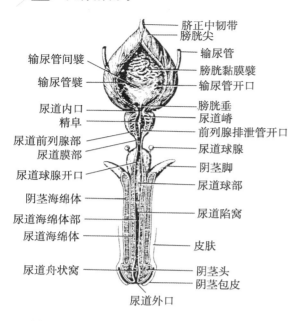

图 2-44　男性膀胱和尿道额状断面(前面观)

左侧标注（从上到下）：
脐正中韧带
膀胱尖
输尿管间襞
输尿管襞
尿道内口
精阜
尿道前列腺部
尿道膜部
尿道球腺开口
阴茎海绵体
尿道海绵体部
尿道海绵体
尿道舟状窝

右侧标注（从上到下）：
输尿管
膀胱黏膜襞
输尿管开口
膀胱垂
尿道嵴
前列腺排泄管开口
尿道球腺
阴茎脚
尿道球部
尿道陷窝
皮肤
阴茎头
阴茎包皮
尿道外口

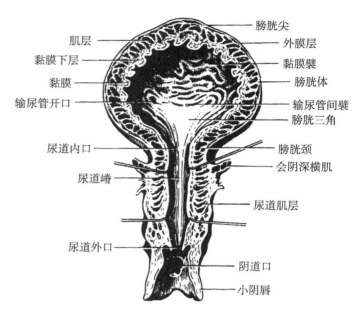

图 2-45　女性膀胱和尿道额状断面(前面观)

左侧标注（从上到下）：
肌层
黏膜下层
黏膜
输尿管开口
尿道内口
尿道嵴
尿道外口

右侧标注（从上到下）：
膀胱尖
外膜层
黏膜襞
膀胱体
输尿管间襞
膀胱三角
膀胱颈
会阴深横肌
尿道肌层
阴道口
小阴唇

临床应用知识点

知识点 1:肾的常见畸形

马蹄肾:两侧肾脏的上极或下极相融合而成,下极融合占90%以上。马蹄肾发生在胚胎早期,是两侧肾脏胚胎在脐动脉之间被紧挤而融合的结果。主要症状是因神经丛或输尿管受压迫而出现脐周痛或胃肠道症状,有时可并发肾盂肾炎、肾结石和肾积水。马蹄肾无症状者不必治疗,有压迫症状者可行手术切断峡部。

多囊肾:是一种累及双侧肾脏的遗传性疾病。多囊肾多在中老年时期发病,其肾内布满大小不等的囊肿,使肾脏体积增大并压迫肾实质,使其萎缩造成功能损害。仅30%的患者出现肾衰竭。目前,对于多囊肾的治疗缺乏特效的方法,一般为对症和支持治疗,主要是控制血压和预防感染。

肾下垂:女性多见,发病率可达18%,先天可发生,但大多是后天性的。多见于体重显著减轻者或多产妇,由于肾周围脂肪减少及维持肾脏于正常位置的软组织乏力所致。当患者于直立位时肾下垂。一般以右肾多见,多无临床症状,下垂严重者(静脉肾盂造影可发现肾盂平第 4 腰椎或以下)偶可引起肾静脉及输尿管折曲,发生暂时性肾瘀血或肾积水。只有肾下垂十分严重的患者(肾盂平第 5 腰椎或以下)才会发生轻度蛋白尿和镜下血尿。血尿在站立位时和运动后加重,卧床后可消失。严重肾下垂时,会引起腹痛和体位性低血压。偶可发生肾绞痛、短暂无尿,伴有癔症症状,称为狄特尔(Dietl)危象。肾下垂患者还易并发尿路感染。

肾血管异常:肾动脉及静脉分支异常最常见;肾动脉异位可引起输尿管肾盂连接处梗阻,引起肾盂积液;肾血管异常有时可导致肾血液灌注不足及肾发育障碍;肾动脉瘤常位于肾动脉分支处,可引起高血压,可自发性穿破,在妊娠时易发生;先天性动静脉瘘较罕见,可引起高血压。行肾手术时,了解肾血管异常有重要意义。

知识点 2:尿路造影技术

静脉尿路造影,又称排泄性尿路造影,其主要原理是:由静脉注入含碘造影剂,造影剂主要通过肾脏排泄,经过肾小球过滤、肾小管浓缩后,自集合管排出,因此含有造影剂的尿液自肾盏排到肾盂、输尿管及膀胱时均可显影。注射造影剂后,在不同时间间隔拍摄腹部、盆部或排尿后的 X 线照片,以诊断泌尿系统(包括肾脏、输尿管、膀胱、前列腺)疾病,如结石、肿瘤、结核以及各种先天性畸形等。

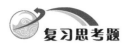复习思考题

简答题

1. 简述肾的位置和形态结构。

2. 总结肾的三层被膜。

3. 简述输尿管的三个狭窄的位置和临床意义。

4. 简述膀胱的位置和形态结构。

（张明明）

第五节　男性生殖系统

重点内容提示

1. 男性生殖系统的构成。

2. 睾丸的形态、结构、位置和功能。

3. 输精管的行程和分部。

4. 射精管的合成和开口。

5. 阴囊的位置、形态、构造和功能。

6. 前列腺的形态、位置、分叶和功能。

7. 男性尿道的三个狭窄、三个扩大和两个弯曲。

8. 附属腺的位置、构成和功能。

男性生殖系统（male genital system）包括内生殖器官和外生殖器官。内生殖器官由生殖腺（睾丸）、输精管道（附睾、输精管、射精管和尿道）和附属腺（精囊腺、前列腺和尿道球腺）组成；外生殖器官包括阴囊和阴茎（图 2 - 46）。睾丸是产生精子和分泌男性激素的器官。睾丸产生的精子，贮存于附睾和输精管内，当射精时经射精管和尿道排出体外。附属腺分泌的液体供给精子营养并促进其活动，其与精子共同构成精液。

一、内生殖器官

1. **睾丸**（testis）　呈微扁的椭圆球体，位于阴囊内，左右各一。睾丸的表面光滑，包被一层致密结缔组织膜，称为**白膜**（tunica albuginea）。在睾丸后缘，白膜增厚并突入睾丸实质内形成放射状的小隔，把睾丸实质分隔成许多锥体形的**睾丸小叶**（lobules of testis）。小叶内含 2～3 条**精曲小管**（seminiferous tubule），其上皮是产生精子的场所。精曲小管之间的结缔组织内有间质细胞，可分泌男性激素。精曲小管在呈锥体形的睾丸小叶尖端处形成**精直小管**（straight tubule），再互相交织成睾丸网，最后在睾丸后缘发出十多条**输出小管**（efferent ductules）进入附睾。**睾丸鞘膜**（tunica vaginalis of testis）来源于腹膜，分为壁、脏两层。壁层包绕睾丸至后缘处移行为脏层。壁、脏两层之间为**鞘膜腔**（cavity of tunica vaginalis），内有少量液体（图 2 - 46,2 - 47）。因炎症或其他原因可能会导致鞘内液体增多，形成鞘膜积液。

2. 附睾(epididymis) 为紧贴睾丸上端和后缘的新月形结构,可分为头、体、尾三部。膨大的头部由输出小管盘绕而成,输出小管的末端汇合成一条**附睾管**(duct of epididymis),长可达4~5 m,迂回盘曲构成附睾体部和尾部。附睾管末端急转向上续为输精管(图2-46,2-47)。附睾管除贮存精子外,还能分泌附睾液,其中含有某些激素、酶和特异的营养物质,有助于精子的进一步成熟。

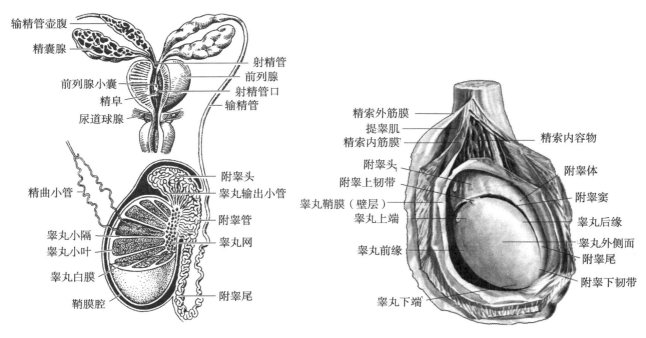

图2-46 睾丸和附睾的结构及排精径路　　　　图2-47 左侧睾丸和附睾(外侧面观)

3. 输精管和射精管 **输精管**(deferent duct)是附睾的直接延续,从阴囊到外阴部皮下,再通过腹股沟管入盆腔,长约40 cm。输精管具壁厚、腔小和肌层发达的特征。活体触摸时,有坚硬的索条状感觉。输精管按行程分为四部,即睾丸部、精索部、腹股沟部和盆部。睾丸部自附睾尾至睾丸上端;精索部介于睾丸上端和腹股沟管皮下环之间,位于精索内诸结构的后方,是输精管结扎的理想部位;腹股沟部位于腹股沟管内;盆部自腹股沟管腹环起始,沿盆壁向后下走行,经输尿管末端前方至膀胱底部并逐渐扩大形成**输精管壶腹**(ampulla of deferent duct)。壶腹末端变细,与精囊腺排泄管汇合成**射精管**(ejaculatory duct)。射精管全长约4 cm,斜行穿过前列腺实质,开口于尿道前列腺部(图2-49,详见第九章第一节中的盆腔脏器)。

精索(spermatic cord)是腹股沟管腹环和睾丸上端之间的索状物。其质地柔软,由输精管、睾丸动脉、蔓状静脉丛、神经、淋巴管和腹膜鞘突的残余物等共同组成。自腹股沟管皮下环以下,精索包被三层被膜,从外向内是**精索外筋膜**(external spermatic fascia)、**提睾肌**(cremaster)和**精索内筋膜**(internal spermatic fascia)(图2-48)。

4. 精囊腺(seminal vesicle) 为椭圆形的囊状器官,位于膀胱底的后面,输精管壶腹的外侧。精囊腺表面凹凸不平,内部主要由迂曲的小管构成。其排泄管与输

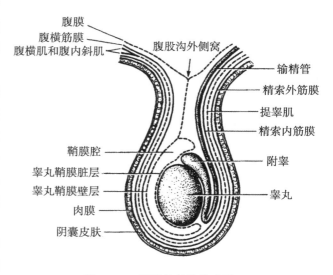

图2-48 阴囊的结构模式图

精管壶腹末端汇合成射精管(图 2 - 46,详见第九章第一节中的盆腔脏器)。精囊腺的分泌物参与组成精液。

5. 前列腺(prostate) 是不成对的实质性器官,由腺和肌组织构成,呈前后稍扁的栗子形状。底朝上,与膀胱颈邻接。尖朝下,紧贴尿生殖膈上面。表面包被**前列腺囊**(prostatic vesicle),囊与前列腺之间有前列腺静脉丛。腺体的后面平坦,在正中线上有一浅沟,称为**前列腺沟**(prostatic groove)。男性尿道在腺底部近前缘处穿入前列腺,经由前列腺实质前部,于前列腺尖穿出。腺底部的后缘处,一对射精管穿入前列腺,开口在**尿道前列腺部**(prostaic urethra)(图 2 - 46,2 - 49)。前列腺的排泄管开口于尿道前列腺部的后壁。前列腺可分为五个叶,即前、中、后叶和两个侧叶。中叶呈楔形,位于尿道和射精管之间。老年人的此叶常肥大,压迫尿道引起排尿困难(图 2 - 49)。前列腺的分泌物是精液的主要组成成分。

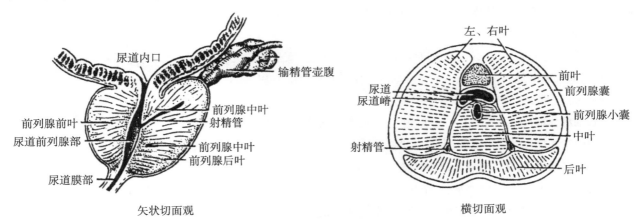

图 2 - 49 前列腺的形态和分叶

6. 尿道球腺(bulbourethral gland) 位于会阴深横肌内,形状和大小与豌豆相同,连有细长的排泄管,开口于**尿道球部**。其分泌液参与精液的组成(图 2 - 46)。

二、外生殖器官

1. 阴囊(scrotum) 是位于阴茎后面的皮肤囊袋。皮肤薄而柔软,色素沉着明显。皮肤深面的浅筋膜由致密结缔组织和少量平滑肌组成,称为**肉膜**(dartos coat)。平滑肌可随外界温度变化而反射性地收缩和舒张,调节阴囊内的温度,以利于精子的生存和发育。肉膜在正中有阴囊隔将阴囊腔分为两部,分别容纳两侧的睾丸和附睾等(图 2 - 48)。

2. 阴茎(penis) 可分为头、体和根三部分。阴茎头为阴茎前端的膨大部,尖端处有矢状位的尿道外口,头后稍细的部分为阴茎颈。阴茎根藏于阴囊和会阴部的皮肤深面,固定于耻骨下支和坐骨支上。根、颈之间的部分为圆柱形的阴茎体。

阴茎以两条**阴茎海绵体**(cavernosus body of penis)和一条**尿道海绵体**(cavernosus body of urethra)为基础,外面包以筋膜和皮肤而构成。左、右两条阴茎海绵体并列于阴茎的背侧部,紧密相连,前端嵌入阴茎头后面的凹窝中。后段分离,形成阴茎根,分别附着于两侧的耻骨下支和坐骨支。尿道海绵体位于两条阴茎海绵体的腹侧中央,尿道贯穿其全长。尿道海绵体的两端均膨大,前端的膨大形成**阴茎头**(glans);后端的膨大为**尿道球**(urethral bulb),固定于尿生殖膈下面(图 2 - 50,详见第九章第二节中的会阴部的器官)。

海绵体外面包有坚厚的白膜,内部由结缔组织和平滑肌组成海绵状支架,其腔隙与血管相通,当腔隙内充满血液时,阴茎变粗变硬而勃起。阴茎皮肤薄而柔软,皮下组织疏松,易于伸展(第九章第二节会阴部的器官)。但阴茎头的皮肤无皮下组织,不能活动。阴茎体部的皮肤至阴茎颈游离向前,继而返折,形成包绕阴茎头的环形皱襞称为**阴茎包皮**(prepuce of penis)。在阴茎头腹侧正中线上,包皮与尿道外口相连的皮肤皱襞叫作**包皮系**

带(frenulum of prepuce),进行包皮环切术时应注意勿损伤该系带。

3.男性尿道(male urethra) 为排尿和排精的共同通道。起于尿道内口,止于阴茎头尖端的尿道外口,成人长约16~22 cm,管径5~7 mm。全程可分为三部,即前列腺部、膜部和海绵体部。临床上把前列腺部和膜部合称为后尿道,海绵体部为前尿道。

尿道前列腺部(prostatic part)是尿道穿过前列腺的部分,管径最宽。后壁中央的纵行隆起称为尿道嵴(urethral crest),嵴中部是精阜(seminal colliculus),精阜上有一小凹窝,称前列腺小囊(prostatic sinus),其两侧有一对射精管开口。精阜两侧还有许多小的前列腺排泄管开口(图2-46)。

尿道膜部(membranous part)为尿道穿过尿生殖膈的部分,管腔狭窄,且是三部尿道中最短的一段,长仅1.2 cm左右。膜部周围有尿道括约肌环绕(图2-51)。

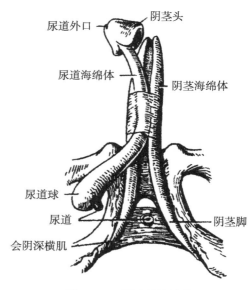

图2-50 阴茎的海绵体

尿道海绵体部(cavernous part)是尿道穿过尿道海绵体的部分。尿道球内的宽阔部称为尿道球部,有尿道球腺开口于此。阴茎头内的尿道扩大成舟状窝(navicular fossa)。尿道黏膜下层有许多尿道腺,其排泄管开口于黏膜。

男性尿道全程中有三处狭窄、三个扩大和两个弯曲。三个狭窄分别在尿道内口、膜部和尿道外口;三个扩大分别位于前列腺部、尿道球部和舟状窝;两个弯曲是耻骨下弯和耻骨前弯。耻骨下弯位于耻骨联合下方,弯度恒定,凹向上,由前列腺部、膜部和海绵体部的后段形成;耻骨前弯位于耻骨联合前下方,凹向下,由海绵体部的前、中段形成。如将阴茎向上提起,此弯即消失(图2-51)。临床上需插入导尿管或其他器械时,应注意男性尿道两个弯曲的方向和特点。

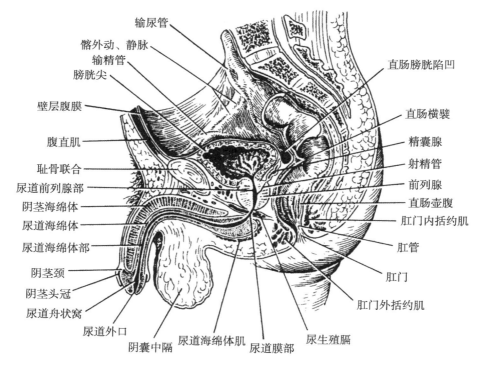

图2-51 男性骨盆正中矢状断面

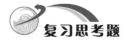

知识点 1：男性导尿术

消毒后，左手用无菌纱布固定阴茎并向上提起，与腹壁成 90°，将弯盘置于孔巾口旁，嘱患者张口呼吸。用另一把镊子夹持导尿管，对准尿道口轻轻插入 20～22 cm，见尿液流出后再插入 5～7 cm（基本插到导尿管分叉处），将尿液引流至集尿袋内。夹闭导尿管，连接注射器，根据导尿管上注明的气囊容积向气囊注入等量的无菌溶液，轻拉导尿管有阻力感，即证明导尿管固定于膀胱内。导尿成功后将包皮复位，撤下孔巾，擦净外阴。集尿袋固定于床旁，安置妥当后放开夹闭的导尿管，保持引流通畅。

知识点 2：睾丸扭转

睾丸通过睾丸系膜与阴囊相连，由睾丸系膜将睾丸固定于阴囊。有的胎儿在发育时会出现一侧或两侧睾丸系膜过长，出生后，睾丸与精索的活动度就很大，如果突然遇上用力或猛烈震荡等情况，睾丸与精索就会发生一定程度的扭转，也叫精索扭转。

知识点 3：睾丸鞘膜积液

睾丸鞘膜积液是围绕睾丸的鞘膜腔内液体积聚超过正常量，而形成囊肿的病变，可见于各种年龄，是一种临床常见疾病。临床上按鞘膜积液所在部位及鞘膜突闭锁程度，把鞘膜积液分为四种类型：阳性睾丸鞘膜积液、交通性睾丸鞘膜积液、精阜睾丸鞘膜积液、混合型睾丸鞘膜积液。患者的主要临床症状为：阴囊内有囊性肿块，积液量少时无任何不适，量较多时于直立位时牵引精索引起钝痛和睾丸热感，严重者可影响排尿及正常的日常生活，如巨大睾丸鞘膜积液。

复习思考题

简答题

1. 简述男性尿道的三个狭窄、三个扩大和两个弯曲的位置和临床意义。

2. 解释精子、精液的产生和排出路径。

（张明明）

第六节　女性生殖系统

重点内容提示

1. 输卵管的结构和分部。

2. 卵巢的结构。

3. 子宫的结构和分部。

4. 子宫内膜的周期性变化。

女性生殖系统（female genital system）包括内生殖器官和外生殖器官两个部分。内生殖器官（图 2-52）由生殖腺（卵巢）、生殖管道（输卵管、子宫、阴道）和附属腺（前庭大腺）组成。外生殖器官即女阴。

卵巢是产生卵细胞和分泌女性激素的器官。成熟的卵细胞从卵巢表面排出，经腹膜腔进入输卵管，在管内受精后移至子宫内膜发育生长,成熟的胎儿于分娩时经阴道娩出。

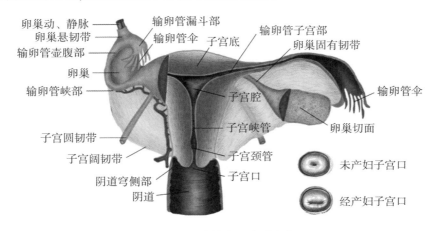

图2-52 女性内生殖器全貌

一、卵巢

卵巢(ovary)呈扁椭圆形,左右成对。在小骨盆上口平面,贴靠骨盆侧壁。卵巢是实质性器官,可分为浅层的皮质和深层的髓质。皮质内藏有胚胎时期已生成的数以万计的原始卵泡,性成熟期之后,成熟的卵泡破溃后将卵细胞排出。一般在每个月经周期(28天)排出一个卵细胞。

卵巢的形状、大小因年龄而异。幼年卵巢小而光滑,成年后卵巢增大并由于每次排卵后在卵巢表面留有瘢痕而显得凹凸不平,更年期后卵巢萎缩。

二、输卵管

输卵管(uterine tube)是一对弯曲的喇叭状的肌性管道,长约10~14 m,内端连接子宫,外端开口于腹膜腔,在开口的游离缘有许多指状突起叫**输卵管伞**(fimbriae tubae),覆盖于卵巢表面。卵细胞从卵巢表面排入腹膜腔,再经输卵管腹腔口进入输卵管。

三、子宫

子宫(uterus)是孕育胎儿的器官,呈倒置梨形,前后略扁,可分为底、体、颈三部分。上端向上隆凸的部分叫子宫底,在输卵管入口平面上方;下部变细呈圆筒状叫**子宫颈**(neck of uterus),底和颈之间的部分叫**子宫体**(body of uterus)。底、体部的内腔呈前后压扁的、尖端向下的三角形叫**子宫腔**(cavity of uterus);子宫颈的内腔叫**子宫颈管**(canal of cervix of uterus),呈梭形,上口叫子宫内口,通子宫腔;下口叫子宫外口,通阴道。

子宫壁自内向外由黏膜、肌膜和浆膜三层构成。子宫黏膜叫**子宫内膜**(endometrium),子宫底和体的内膜随**月经周期**(menstrual cycle,约28天)而变化,呈周期性的增生和脱落,颈部黏膜较厚而坚实,无周期性变化。肌膜是很厚的纵横交错的平滑肌层,怀孕时肌纤维的长度和数量都增加。浆膜即包绕子宫的腹膜脏层。

子宫位于小骨盆腔中央,在膀胱和直肠之间,下端接阴道,两侧有输卵管和卵巢。成年女性子宫的正常位置呈轻度前倾前屈位(图2-53),子宫体趴伏于膀胱上,可随膀胱和直肠的虚盈而移动。

四、阴道

阴道(vagina)是一个前后压扁的肌性管道,由黏膜、肌膜和外膜构成,大部位于小骨盆腔内,后方以结缔组织和直肠紧密粘连,前方与尿道也以结缔组织牢固连结,上端连接子宫颈,下部穿过尿生殖膈,开口于阴道前庭。在处女阴道口周围有**处女膜**(hymen)附着。阴道具有较大的伸展性,分娩时高度扩张,成为胎儿娩出的产道。

五、附属腺和女阴

女性外生殖器官(女阴)包括阴阜、大阴唇、小阴唇、阴蒂、阴道前庭、前庭球等结构(图2-54,详见第九章第二节）。**前庭大腺**（greater vestibular gland）相当于男性尿道球腺,形如豌豆,位于前庭球两侧部的后方,阴道口的两侧,导管开口于阴道前庭。

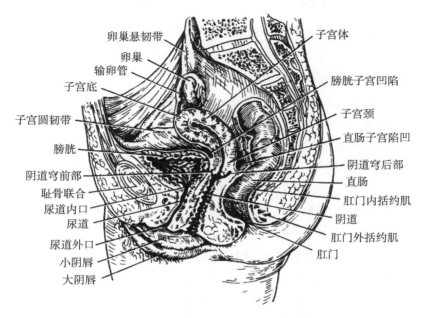

卵巢悬韧带
卵巢
输卵管
子宫底
子宫圆韧带
膀胱
阴道穹前部
耻骨联合
尿道内口
尿道
尿道外口
小阴唇
大阴唇

子宫体
膀胱子宫凹陷
子宫颈
直肠子宫陷凹
阴道穹后部
直肠
肛门内括约肌
阴道
肛门外括约肌
肛门

图2-53　女性盆腔正中矢状切面(右侧面观)

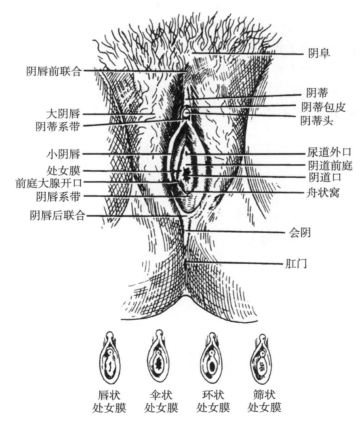

阴唇前联合
大阴唇
阴蒂系带
小阴唇
处女膜
前庭大腺开口
阴唇系带
阴唇后联合

阴阜
阴蒂
阴蒂包皮
阴蒂头
尿道外口
阴道前庭
阴道口
舟状窝
会阴
肛门

唇状
处女膜
伞状
处女膜
环状
处女膜
筛状
处女膜

图2-54　女性外生殖器

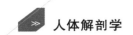

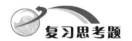

知识点1:医学辅助生殖技术

医学辅助生殖技术是人类采用医疗辅助手段使不育夫妇妊娠的技术,包括人工授精和体外受精胚胎移植术及其衍生技术两大类。人工授精是以非性交方式将精子置入女性生殖管道内,使精子与卵子自然结合,实现受孕的方法;体外受精胚胎移植术是将从母体取出的卵子置于培养皿内,加入经优选诱导获能处理的精子,使精子和卵子在体外受精,并发育成前期胚胎后移植回母体子宫内,经妊娠后分娩婴儿。由于胚胎最初2天在试管内发育,故称试管婴儿技术。

知识点2:月经周期的激素调节

女性的月经周期指两次月经第一天的间隔时间,多在28～30天,提前或延后3日左右属正常范围。周期长短因人而异,但每个妇女的月经周期必须有自己的规律性,否则应视为异常。月经周期是由下丘脑-垂体-卵巢三者之间的相互作用来调节的。下丘脑调节垂体的功能,而垂体又调节卵巢的功能。子宫内膜则在卵巢激素的作用下发生周期性变化。卵巢产生的性激素反过来又作用于下丘脑和垂体,影响促性腺激素释放激素、促卵泡激素和促黄体生成激素的释放,即反馈作用。抑制其释放时称负反馈,促使其释放时称正反馈。

在每次月经周期黄体萎缩后,雌激素和孕激素的分泌量随之下降,解除了对下丘脑及垂体的抑制。下丘脑产生的促性腺激素释放激素,促使促卵泡激素和促黄体生成激素的分泌及释放。在促卵泡激素和促黄体生成激素的协同作用下,卵巢中的卵泡逐渐发育成熟,并产生雌激素使子宫内膜发生增生期变化。卵泡成熟后,体内雌激素出现第一个高峰。雌激素分泌量增多,抑制促卵泡激素的产生,促进促黄体生成激素分泌增多,出现促黄体生成激素高峰,触发了排卵。排卵后黄体形成,分泌雌激素和孕激素,在其共同作用下,子宫内膜发生典型的分泌期变化。排卵后雌激素水平暂时降低,随后又出现第二个较低的高峰。黄体分泌的大量雌激素和孕激素,通过负反馈作用,使促卵泡激素和促黄体生成激素分泌减少,黄体开始萎缩。其后雌激素和孕激素分泌随之下降,子宫内膜得不到性激素的支持,发生坏死、脱落而月经来潮。黄体萎缩后解除了对下丘脑、垂体的抑制,促性腺激素释放激素再分泌而开始另一个月经周期。

复习思考题

简答题

1.简述子宫内膜周期性变化及其与排卵周期的关系。

2.列表比较男性与女性生殖系统的构成。

3.简述受精卵的形成过程。

(张明明)

第七节 循环系统

重点内容提示

1. 循环系统的组成。

2. 心脏的形态和位置。

3. 心腔的结构特点、心脏的瓣膜。

4. 动脉、静脉和毛细血管的结构特点。

5. 小循环的组成和作用。

6. 大循环的组成和作用。

7. 血管吻合及其功能意义。

8. 淋巴系统的组成。

循环系统(circulatory system)是封闭的管道系统,包括心血管系统和淋巴管系统两部分。心血管系统是一个完整的循环管道,以心脏为中心通过血管与全身各器官、组织相连,血液在其中循环流动;淋巴管系统则是一个单向的回流管道,以毛细淋巴管盲端起源于组织细胞间隙,吸收组织液形成淋巴液,淋巴液在淋巴管内向心流动,沿途经过若干淋巴结,并获得淋巴细胞,最后汇集成胸导管和右淋巴导管开口于静脉角。

循环系统的主要功能是:①把机体从外界摄取的氧气和营养物质运送到全身各部,供给组织进行新陈代谢之用,同时把全身各部组织的代谢产物,如二氧化碳、尿素等,分别运送到肺、肾和皮肤等处排出体外,从而维持人体的新陈代谢和内环境的稳定;②将为数众多的与生命活动调节有关的物质(如激素)运送到相应的器官,以调节各器官的活动;③淋巴管系统是组织液回收的第二条渠道,既是静脉系的辅助系统,又是机体防御系统的一环。

一、心

(一)心的位置、外形和毗邻

心(heart)是一个中空的肌性纤维性器官,形似倒置的、前后稍扁的圆锥体(图 2 - 55,2 - 56),周围裹以心包,位于胸腔的中纵隔内,膈肌中心腱的上方,夹在两侧胸膜囊之间。其所在位置相当于第 2 ~ 6 肋软骨或第 5 ~ 8 胸椎之间的范围。整个心脏 2/3 偏在身体正中线的左侧。心大小约相当于本人的拳头,成年男性正常心重约(284 ± 50)g,女性约(258 ± 49)g。

心可分为一尖、一底、两面、三缘。**心尖**(cardiac apex)朝向左前下方,**心底**(cardiac base)朝向右后上方。心底部自右向左有上腔静脉、主动脉和肺动脉与之相连。心脏表面有 4 条浅沟,可作为心脏分界的表面标志。在心底附近有环形的**冠状沟**(coronary sulcus),分隔上方的**心房**(atrium)和下方的**心室**(ventricle)。心室的前、后面各有一条纵沟,分别叫作**前室间沟**(anterior interventricular groove)和**后室间沟**(posterior interventricular groove),是左、右心室表面分界的标志。在心底,右心房与右上、下肺静脉交界处的浅沟称后房间沟,与房间隔后缘一致,是左、右心房在心表面的分界。左、右心房各向前内方伸出三角形的**心耳**(auricle of heart)。

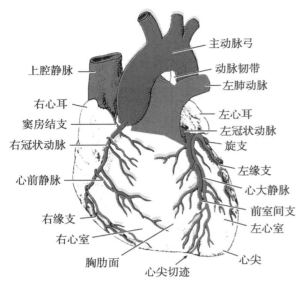

图 2-55　心脏的外形和血管(前面观)

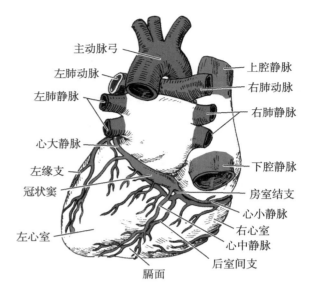

图 2-56　心脏的外形和血管(后下面观)

(二)心腔

成体心内腔被完整的心中隔分为互不相通的左、右两半。每半心在与冠状沟一致的位置上,各有一个房室口,将心脏分为后上方的心房和前下方的心室。因此心脏被分为**右心房、右心室、左心房**和**左心室**。右心房、右心室容纳静脉性血液,左心房、左心室容纳动脉性血液。成体心脏内静脉性血液与动脉性血液完全分流。

右心房通过上、下腔静脉口,接纳全身静脉血液的回流,还有一小的**冠状窦口**(orifice of coronary sinus),是心脏本身静脉血的回流口。右心房内的血液经**右房室口**(right atrioventricular orifice)流入右心室,在右房室口生有**三尖瓣**(tricuspid valve),瓣尖伸向右心室,瓣的游离缘借腱索与右心室壁上的**乳头肌**(papillary muscles)相连。当心室收缩时,瓣膜合拢封闭房室口以防止血液向心房内逆流。右心室的出口叫**肺动脉口**(orifice of pulmonary trunk),通向肺动脉。在肺动脉口的周缘附有 3 片半月形的瓣膜,叫**肺动脉瓣**(pulmonary valve),其作用是当心室舒张时,防止肺动脉的血液反流至右心室(图 2-57,2-58)。

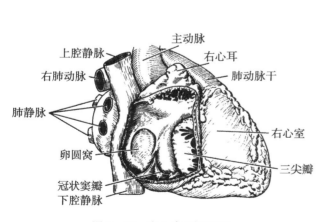

图 2-57　右心房(右面观)

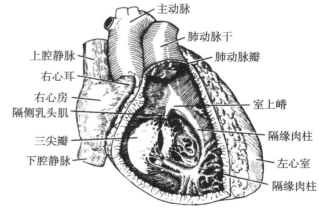

图 2-58　右心室(右面观)

左心房通过 4 个**肺静脉口**(orifices of pulmonary veins)收纳由肺回流的血液,然后经**左房室口**(left atrioventricular orifice)流入左心室,在左房室口处有**二尖瓣**(bicuspid valve)。左心室的出口叫**主动脉口**(aortic orifice),左心室的血液通过此口入主动脉,向全身各组织器官分布,在主动脉口的周缘也附有 3 片半月形的瓣膜,叫主动脉瓣(aortic valve)。二尖瓣和主动脉瓣的形状、结构及作用与三尖瓣和肺动脉瓣基本一致(图2-59)。

房室口和动脉口的瓣膜是保证心腔血液定向流动的装置,当心室肌舒张时,房室瓣(三尖瓣和二尖瓣)开放,而动脉瓣(肺动脉瓣和主动脉瓣)关闭,血液由左、右心房流向左、右心室;心室肌收缩时则相反,房室瓣关闭,动脉瓣开放,血液由左、右心室泵入主动脉和肺动脉。这样便形成了心脏内血液的定向循环,即:上、下腔静脉和冠状静脉窦→右心房→右房室口(三尖瓣开放)→右心室→肺动脉口(肺动脉瓣开放)→肺动脉→肺(经肺泡壁周围的毛细血管进行气体交换)→肺静脉→左心房→左房室口(二尖瓣开放)→左心室→主动脉口(主动脉瓣开放)→主动脉(通过各级动脉分布至全身)。

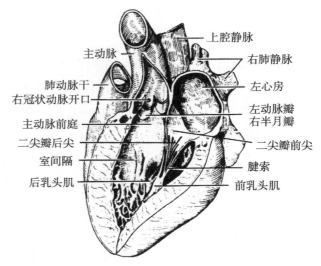

图2-59 左心房与左心室(左面观)

(三)心的构造

1. 心纤维性支架 心纤维性支架,又称为纤维骨骼,位于房室口、肺动脉口和主动脉口周围,由致密结缔组织构成。心纤维性支架包括左、右纤维三角、4个瓣纤维环(肺动脉瓣环、主动脉瓣环、二尖瓣环和三尖瓣环)、圆锥韧带、室间隔膜部和瓣膜间隔等。心纤维性支架质地坚韧而富有弹性,为心肌纤维和心瓣膜提供附着处,在心肌运动中起支持和稳定作用。

2. 心壁 心壁的构成以心肌层为主,其外表面覆以**心外膜**(epicardium,即心包脏层),内面衬以**心内膜**(endocardium),心内膜与血管内膜相续,心房与心室的心外膜和心内膜是分别互相延续的,但心房和心室的**心肌层**(myocardium)却不直接相连,它们分别起止于心房和心室交界处的**纤维支架**(fibrous skeleton),形成各自独立的肌性壁,从而保证心房和心室各自进行独立的收缩和舒张,以推动血液在心脏内的定向流动。心房肌薄弱,心室肌肥厚,其中左室壁肌最发达。

3. 心间隔 心间隔把心分为容纳动脉血的左半心和容纳静脉血的右半心,它们之间互不相通。分隔左、右心房的心中隔叫**房间隔**(interatrial septum),分隔左、右心室的叫**室间隔**(interventricular septum)。

房间隔位于左、右心房之间,向左前方倾斜,由两层心内膜夹心房肌纤维和结缔组织构成,其右侧面中下部有卵圆窝,是房间隔最薄弱处。室间隔位于左、右心室之间,呈45°倾斜,室间隔上方呈斜位,随后向下至心尖呈顺时针方向做螺旋状扭转,前部较弯曲,后部较平直。室间隔可分为肌部和膜部,肌部占室间隔大部分,由肌组织被覆心内膜而成;膜部位于心房与心室交界部位,室间隔缺损多发生于膜部。房室隔为房间隔和室间隔的过渡部分。

(四)心传导系

心传导系是由特殊的心肌细胞构成的,具有自律性和传导性,其主要功能是产生和传导兴奋,控制心的节律性活动。心传导系包括**窦房结**(sinuatrial node)、结间束、房室交界区、房室束、左束支、右束支和Purkinje纤维网。窦房结是心的正常起搏点,位于上腔静脉与右心房交界处的界沟上1/3的心外膜深面,其内的细胞主要有**起搏细胞**(pacemaker cell)和过渡细胞。结间束将窦房结产生的兴奋传至左、右心房和房室结,共有3条,分别是前结间束、中结间束和后结间束。房室交界区是心传导系在心房和心室连接部位的特化心肌结构,位于房间隔内,包括房室结、房室结的心房扩展部和房室束近侧部。房室束起自房室结前端,穿中心纤维体,继而行走在室间隔肌性部与中心纤维体之间,向前下行于室间隔膜部的后下缘,最后分为左束支和右束支。左、右束支的分

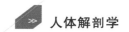
支在心内膜下交织成心内膜下 Purkinje 纤维网,主要分布在室间隔中下部、心尖、乳头肌的下部和游离室壁的下部。

(五)心的血管

心的血液供应来自左、右冠状动脉,两条动脉均发自升主动脉,发出各级分支分布到心房与心室,回流的静脉血绝大部分经冠状窦汇入右心房,剩余的一部分直接流入右心房,极少部分流入左心房和左、右心室。供给心脏本身的血液循环叫**冠状循环**(coronary circulation)。

(六)心的神经

心的神经包括交感神经、副交感神经和感觉神经。心肌组织内有降钙素基因相关肽、神经降压素和 P 物质等多种肽能神经纤维,它们可能参与对心各种复杂功能的调节。

(七)心包

心包(pericardium)是包裹心和出入心的大血管根部的圆锥形纤维浆膜囊,分为内、外两层,外层是纤维心包,内层是浆膜心包,浆膜心包又分脏、壁两层。壁层衬贴于纤维心包的内面,脏层包于心肌的表面,形成心外膜。脏、壁两层在出入心的大血管根部相互移行,两层之间的潜在腔隙称**心包腔**(pericardial cavity),内含少量浆液,起润滑作用。在心包腔内,浆膜心包脏、壁两层反折处的间隙称为心包窦,主要有心包横窦、心包斜窦和心包前下窦。

二、血管系

血管系由起于心室的动脉系和回流于心房的静脉系以及连接于动、静脉之间的网状的毛细血管所组成。血液由心室射出,经动脉、毛细血管、静脉再环流入心房,循环不已。根据循环途径的不同,可分为**大(体)循环**和**小(肺)循环**两种。大循环起始于左心室。左心室收缩将富含氧气和营养物质的动脉血泵入主动脉,经各级动脉分支到达全身各部组织的毛细血管,与组织细胞进行物质交换,即血中的氧气和营养物质为组织细胞所吸收,组织细胞的代谢产物和二氧化碳等进入血液,形成静脉血,再经各级静脉,最后汇合成上、下腔静脉注入右心房。而小循环则起于右心室。右心室收缩时,将大循环回流的血液(含代谢产物及二氧化碳的静脉血)泵入肺动脉,经肺动脉的各级分支到达肺泡周围的毛细血管网,通过毛细血管壁和肺泡壁与肺泡内的空气进行气体交换,即排出二氧化碳,摄入氧气,使血液变为富含氧气的动脉血,再经肺静脉回流于左心房(图 2-60)。

上述可见,**动脉**(artery)是由心室发出的血管,在行程中不断分支,形成大、中、小

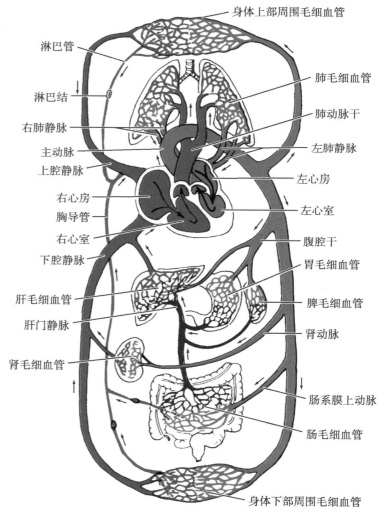

图 2-60 血液循环示意图

动脉。动脉由于承受较大的压力,管壁较厚,管腔断面呈圆形。动脉壁由内膜、中膜和外膜构成,内膜的表面,由单层扁平上皮(内皮)构成光滑的腔面,外膜为结缔组织。大动脉的中膜富含弹力纤维,当心脏收缩射血时,大动脉管壁扩张,当心室舒张时,管壁弹性回缩,继续推动血液;中、小动脉,特别是小动脉的中膜,平滑肌较发达,在神经支配下收缩和舒张,以维持和调节血压以及调节其分布区域的血流量。**静脉**(vein)是引导血液回心的血管,小静脉起于毛细血管网,行程中逐渐汇成中静脉、大静脉,最后开口于心房。静脉因所承受压力小,故管壁薄,平滑肌和弹力纤维均较少,弹性和收缩性均较弱,管腔在断面上呈扁椭圆形。静脉的数目较动脉的数目多,由于走行的部位不同,头颈、躯干、四肢的静脉有深、浅之分,深静脉与同名的动脉伴行,在肢体的中间段及远侧段,一条动脉有两条静脉与之伴行。浅静脉走行于皮下组织中,静脉间的吻合较丰富。静脉壁的结构也可分为内、中、外膜,在大多数的静脉,其内膜反折,形成半月形的静脉瓣(图 2 - 61),以保障血液的向心回流。**毛细血管**(capillaries)是连接于动、静脉之间的极细微的血管网,直径仅 7 ~ 9 μm,管壁菲薄,主要由一层内皮细胞构成,具有一定的通透性,血液在毛细血管网中流速缓慢,有利于组织细胞和血液间的物质交换。

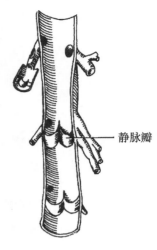

静脉瓣

图 2 - 61　静脉瓣

(一)小循环的血管

1. 肺动脉(pulmonary artery)　起于右心室,为一短干,在主动脉之前向左上后方斜行,在主动脉弓下方分为左、右肺动脉,经肺门入肺,随支气管的分支而分支,在肺泡壁的周围,形成稠密的毛细血管网。

2. 肺静脉(pulmonary vein)　其属支起于肺内毛细血管,逐级汇成较大的静脉,最后左、右肺各汇成两条肺静脉,注入左心房。

(二)大循环的血管

1. 动脉

(1)主动脉　**主动脉**(aorta)是大循环中的动脉主干,全程可分为 3 段,即**升主动脉**(ascending aorta)、**主动脉弓**(aorta arch)和**降主动脉**(descending aorta)。降主动脉又可再分为**胸主动脉**(thoracic aorta)和**腹主动脉**(abdominal aorta)。升主动脉起自左心室,在起始部发出左、右冠状动脉营养心壁。主动脉弓是升主动脉的直接延续,在右侧第 2 胸肋关节后方,呈弓形向左后方弯曲,至第 4 胸椎椎体的左侧移行为胸主动脉。在主动脉弓的凸侧,自右向左发出**头臂干**(brachiocephalic trunk)、**左颈总动脉**(left commom carotid artery)和**左锁骨下动脉**(left subclavian artery)。胸主动脉是主动脉弓的直接延续,沿脊柱前方下降,穿过膈肌主动脉裂孔移行为腹主动脉。腹主动脉是胸主动脉的延续,沿脊柱前方下降,至第 4 腰椎平面分为**左、右髂总动脉**(left and right common iliac artery)而终(图 2 - 62)。

(2)头颈部的动脉　头颈部的动脉主要来源于颈总动脉,少部分的分支从锁骨下动脉发出(见上肢的动脉)。

左侧颈总动脉直接发自主动脉弓,右侧者起于头臂干。起始后沿气管和食管的外侧上升,至甲状软骨上缘平面分为**颈内动脉**(internal carotid artery)和**颈外动脉**(external carotid artery)两支。颈内动脉经颅底的颈动脉管入颅,分布于脑和视器。颈外动脉上行至下颌颈处分为**颞浅动脉**(superficial temporal artery)和**上颌动脉**(maxillary artery)两个终支。沿途的主要分支有**甲状腺上动脉**(superior thyroid artery)、**舌动脉**(lingual artery)和**面动脉**(facial artery)等,分布于甲状腺、喉及头面部的浅、深层结构。

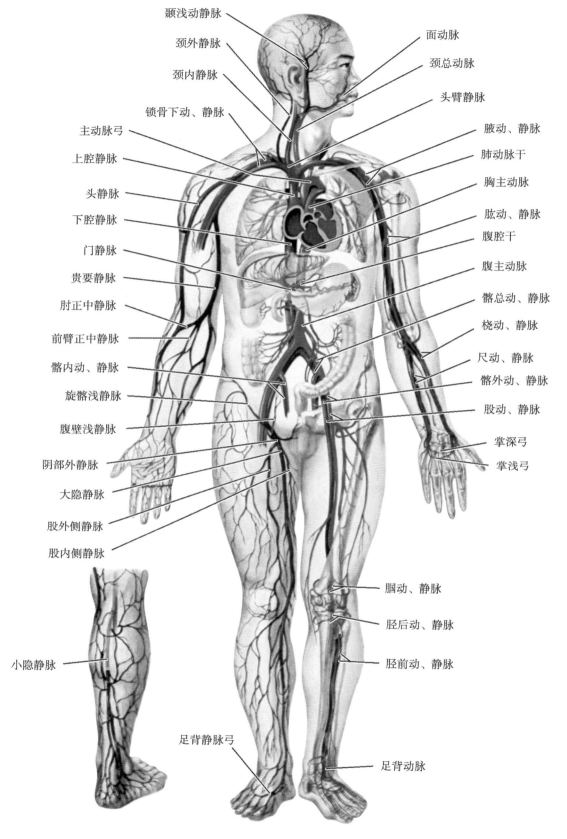

颞浅动静脉
颈外静脉
颈内静脉
锁骨下动、静脉
主动脉弓
上腔静脉
头静脉
下腔静脉
门静脉
贵要静脉
肘正中静脉
前臂正中静脉
髂内动、静脉
旋髂浅静脉
腹壁浅静脉
阴部外静脉
大隐静脉
股外侧静脉
股内侧静脉
小隐静脉
足背静脉弓

面动脉
颈总动脉
头臂静脉
腋动、静脉
肺动脉干
胸主动脉
肱动、静脉
腹腔干
腹主动脉
髂总动、静脉
桡动、静脉
尺动、静脉
髂外动、静脉
股动、静脉
掌深弓
掌浅弓
腘动、静脉
胫后动、静脉
胫前动、静脉
足背动脉

图 2－62　全身血管分布

（3）上肢的动脉　上肢的动脉的主干是锁骨下动脉。左锁骨下动脉直接起于主动脉弓,右锁骨下动脉起于头臂干,起始后经胸廓上口进入颈根部,越过第 1 肋,续于腋动脉。其主要分支有**椎动脉**（vertebral artery）,穿经颈椎的横突孔由枕骨大孔入颅,分布于脑。**甲状颈干**（thyrocervical trunk）分布于甲状腺等。

腋动脉（axillary artery）为锁骨下动脉的延续,穿行于腋窝,至背阔肌下缘,移行于肱动脉。腋动脉的分支分布于腋窝周围结构。

肱动脉（brachial artery）沿臂内侧下行,至肘关节前面,分为**桡动脉**（radial artery）和**尺动脉**（ulnar artery）。桡动脉和尺动脉分别沿前臂的桡侧和尺侧下降。在手掌,两动脉的末端和分支在手掌吻合,形成双层的动脉弓即**掌浅弓**（superficial palmar arch）和**掌深弓**（deep palmar arch）。上述各动脉分支分布于走行部位附近的组织。

（4）胸部的动脉　胸部的动脉主要起源于胸主动脉和胸廓内动脉。胸主动脉分支有壁支和脏支两类。壁支分布于胸壁、腹前外侧壁、背部以及脊髓等处,包括 9 对**肋间后动脉**（posterior intercostal artery）、1 对肋下动脉和 1 对膈上动脉。脏支供给胸腔脏器,如支气管和肺、食管和心包等。

胸廓内动脉（internal thoracic artery）发自锁骨下动脉,发出分支分布于胸腹腔前壁、心包、胸膜和膈。

（5）腹部的动脉　腹部的动脉主要发自腹主动脉,也有壁支和脏支两类。

壁支分布于腹后壁和膈肌,包括 4 对腰动脉、1 对膈下动脉和 1 条骶正中动脉。

脏支供养腹腔脏器和生殖腺,由于腹腔消化器官和脾是不成对器官而泌尿生殖器官是成对器官,所以血管的分支与此相适应可分为成对脏支和不成对脏支。成对的有**肾上腺中动脉**（middle suprarenal artery）、**肾动脉**（renal artery）和生殖腺动脉〔男性的**睾丸动脉**（testicular artery）或女性的**卵巢动脉**（ovarian artery）〕。不成对的分支有**腹腔干**（coeliac trunk）,分布于胃、肝、脾、胰等;**肠系膜上动脉**（superior mesenteric artery）,分布于小肠、盲肠,升结肠和横结肠;**肠系膜下动脉**（inferior mesenteric artery）,分布于降结肠、乙状结肠和直肠上部。

（6）盆部的动脉　腹主动脉在第 4 腰椎椎体的左前方,分为左、右髂总动脉。髂总动脉行至骶髂关节处又分为**髂内动脉**（internal iliac artery）和**髂外动脉**（external iliac artery）。

髂内动脉是盆部动脉的主干,沿小骨盆后外侧壁走行。分支有壁支和脏支之分。壁支分布于盆壁、臀部及股内侧部,脏支分布于盆腔脏器（膀胱、直肠下段、子宫等）。

（7）髂外动脉和下肢的动脉　髂外动脉,是指自起始部至腹股沟韧带深面以上的一段动脉,其分支供养腹前壁下部。

股动脉（femoral artery）在腹股沟韧带中点深面由髂外动脉延续而来,经股前部下行,在股下部穿向后行至腘窝,移行为**腘动脉**（popliteal artery）。腘动脉在腘窝深部下行,在膝关节下方分为**胫后动脉**（posterior tibial artery）和**胫前动脉**（anterior tibial artery）。胫后动脉沿小腿后部深层下行,经内踝后方至足底分为**足底内侧动脉**（medial plantar artery）和**足底外侧动脉**（lateral plantar artery）。胫前动脉起始后经胫腓骨之间穿行向前,至小腿前部下行,越过踝关节前面至足背,移行为**足背动脉**（dorsal artery of foot）,足背动脉在第 1、2 跖骨间穿行至足底与足底外侧动脉吻合形成**足底动脉弓**（plantar arterial arch）。上述各动脉都有分支供养所经部位周围的组织。

2. 静脉　大循环的静脉可分为上腔静脉系、下腔静脉系和心静脉系（图 2-62）。

（1）上腔静脉系　**上腔静脉**（superior vena cava）由**左、右头臂静脉**（left and right brachiocephalic veins）在右侧第 1 胸肋关节后合成,垂直下行,汇入右心房。在其汇入前有**奇静脉**（azygos vein）注入上腔静脉。接纳头颈、上肢和胸部的静脉血。

头臂静脉,左右各一,分别由**颈内静脉**（internal jugular vein）和**锁骨下静脉**（subclavian vein）在胸锁关节后方汇合而成,汇合处所形成的夹角称为**静脉角**（venous angle）。

①头颈部的静脉:头颈部的静脉有深、浅之分。深静脉叫颈内静脉,起自颅底的颈静脉孔,在颈内动脉和颈总动脉的外侧下行。它除接收颅内的血流外,还收纳从咽、舌、喉、甲状腺和头面部来的静脉。浅静脉叫**颈外静**

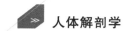

脉(external jugular vein),起始于下颌角处,沿胸锁乳突肌表面下降,注入锁骨下静脉。

②上肢的静脉:上肢的深静脉均与同名动脉伴行。上肢的浅静脉有:**头静脉**(cephalic vein)起自手背静脉网桡侧,沿前臂和臂外侧上行,汇入**腋静脉**(axillary vein)。**贵要静脉**(basilic vein)起自手背静脉网尺侧,沿前臂尺侧上行。在臂内侧中点与**肱静脉**(brachial veins)汇合,或伴随肱静脉向上注入腋静脉。**肘正中静脉**(median cubital vein)在肘部前面连于头静脉和贵要静脉之间。

③胸部的静脉:右侧肋间静脉、支气管静脉和食管静脉汇入奇静脉;而左侧肋间静脉则先汇入**半奇静脉**(hemiazygos vein)或**副半奇静脉**(accessory hemiazygos vein),然后汇入奇静脉。奇静脉沿胸椎体右前方上行,弓形越过右肺根汇入上腔静脉。

(2)下腔静脉系 **下腔静脉**(inferior vena cava)是人体最大的静脉,接收膈以下各体部(下肢、盆部和腹部)的静脉血,由**左、右髂总静脉**(left and right common iliac veins)在第4腰椎下缘处汇合而成,沿腹主动脉右侧上行,穿过膈的腔静脉孔,注入右心房。

①下肢的静脉:下肢的深静脉与同名动脉伴行,由**股静脉**(femoral vein)续于**髂外静脉**(external iliac vein)。下肢的浅静脉有:**大隐静脉**(great saphenous vein)起自足背静脉弓的内侧端,经内踝前方沿下肢内侧上行,在股前部靠上端处汇入股静脉。小隐静脉起自足背静脉弓外侧端,经外踝后方,沿小腿后面上行,在腘窝注入**腘静脉**(popliteal vein)。

②盆部的静脉:有壁支和脏支之分。壁支与同名动脉伴行。脏支起自盆腔脏器周围的静脉丛,包括如**膀胱静脉丛**(vesical venous plexus)、**子宫阴道静脉丛**(uterovaginal venous plexus)和**直肠静脉丛**(rectum venous plexus)等。壁支和脏支均汇入**髂内静脉**(internal iliac vein)。

髂外静脉和髂内静脉在骶髂关节前方汇成髂总静脉。

③腹部的静脉:腹部的静脉有壁支与脏支之分。壁支与同名动脉伴行,注入下腔静脉。脏支与动脉相同,也可分为成对脏支和不成对脏支。成对脏支与动脉同名,大部分直接注入下腔静脉;不成对脏支有起自肠、脾、胰、胃的**肠系膜上静脉**(superior mesenteric vein)、**肠系膜下静脉**(inferior mesenteric vein)和**脾静脉**(splenic vein)等,它们汇合形成一条静脉主干叫**门静脉**(portal vein)。门静脉经肝门入肝,在肝内反复分支,最终与肝动脉的分支共同汇入肝血窦,肝血窦汇成肝内小静脉,最后形成3支肝静脉注入下腔静脉。门静脉是附属于下腔静脉系的一个特殊部分,它将大量由胃、肠道吸收来的物质运送至肝脏,由肝细胞进行合成、解毒和贮存。

(三)血管吻合及其功能意义

人体的血管除经动脉-毛细血管-静脉相连通外,动脉与动脉之间、静脉与静脉之间甚至动脉与静脉之间,可借血管支(吻合支或交通支)彼此连结,形成**血管吻合**(vascular anastomosis)(图2-63)。

1.动脉间吻合 人体内许多部位或器官的两动脉干之间可借交通支相连,如脑底动脉之间。在经常活动或易受压部位,其邻近的多条动脉分支常互相吻合成动脉网,如关节网。在时常改变形态的器官,两动脉末端或其分支可直接吻合形成动脉弓,如掌深弓、掌浅弓和胃小弯动脉弓等。这些吻合都有缩短循环时间和调节血流量的作用。此外,在肾内还存在一种特殊形式的动脉吻合,即动脉性**怪网**(miraculous rete),它不同于一般的动脉、毛细血管、静脉的连接顺序,而是小动脉、动脉性毛细血管,再汇合成小动脉,网内都是动脉血,其功能不明。

2.静脉间吻合 静脉间吻合远比动脉丰富,除具有和动脉相似的吻合形式外,常在脏器周围或脏器壁内形成静脉丛,以保证在脏器扩大或腔壁受压时血流通畅。在肝内可见静脉性怪网,其连接形式是小静脉、静脉性毛细血管和小静脉。

3.动静脉吻合 在体内的许多部位,如指尖、趾端、唇、鼻、外耳皮肤和生殖器勃起组织等处,小动脉和小静脉之间可借血管支直接相连,形成小动静脉吻合。这种吻合具有缩短循环途径、调节局部血流量和体温的作用。

4.**侧支吻合** 有的血管主干在行程中发出与其平行的侧副管。发自主干不同高度的侧副管彼此吻合,称侧支吻合。正常状态下侧副管比较细小,但当主干阻塞时,侧副管逐渐增粗,血流可经扩大的侧支吻合到达阻塞以下的血管主干,使血管受阻区的血液循环得到不同程度的代偿恢复。这种通过侧支建立的循环称**侧支循环**(collateral circulation)或**侧副循环**,侧支循环的建立显示了血管的适应能力和可塑性,对于保证器官在病理状态下的血液供应有重要意义。

体内少数器官内的动脉与相邻动脉之间无吻合,这种动脉称终动脉,终动脉阻塞可导致供血区的组织缺血甚至坏死。视网膜中央动脉被认为是典型的终动脉。如果某一动脉与邻近动脉虽有吻合,但当该动脉阻塞后,邻近动脉不足以代偿其血液供应,这种动脉称功能性终动脉,如脑、肾和脾内的一些动脉分支。

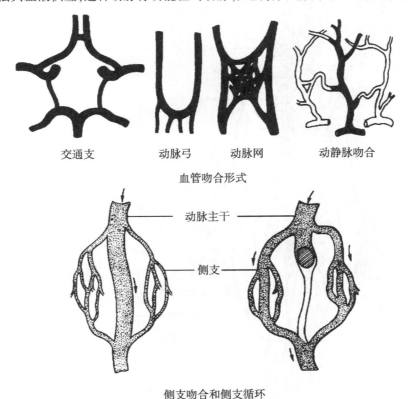

交通支　　　　动脉弓　动脉网　　动静脉吻合

血管吻合形式

动脉主干

侧支

侧支吻合和侧支循环

图 2 - 63　血管吻合和侧支循环示意图

三、淋巴系

淋巴系(lymphatic system)包括淋巴管道、淋巴器官和淋巴组织。在淋巴管道内流动的无色透明液体,称为**淋巴**(lymph)。淋巴结、脾、胸腺、腭扁桃体、舌扁桃体和咽扁桃体等都属于淋巴器官。淋巴组织广泛分布于消化道和呼吸道等器官的黏膜内。

当血液通过毛细血管时,血液中的部分液体和一些物质透过毛细血管壁进入组织间隙,成为组织液。细胞自组织液中直接吸收所需要的物质。同时将代谢产物排入组织液内。组织液内的这些物质的大部分又不断通过毛细血管壁再渗回血液;小部分则进入毛细淋巴管,成为淋巴。淋巴经淋巴管、淋巴结向心流动,最后通过胸导管和右淋巴导管注入静脉角而归入血液中,还流回心脏(图 2 - 64)。因此,淋巴系可以看作是静脉系的辅助部分。

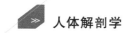

(一)淋巴管道

淋巴管道包括毛细淋巴管、淋巴管、淋巴干和淋巴导管等。

1. 毛细淋巴管(lymphatic capillary) 以盲端起于组织间隙,由一层内皮细胞构成,管腔粗细不一,没有瓣膜,互相吻合成网。上皮、角膜、晶状体、软骨、胎盘、脊髓等处无毛细淋巴管。

2. 淋巴管(lymphatic vessels) 由毛细淋巴管汇合而成,管壁与静脉相似但较薄,瓣膜较多且发达,外形粗细不匀,呈串珠状。淋巴管根据其位置分为浅、深两组,**浅淋巴管**位于皮下与浅静脉伴行,**深淋巴管**与深部血管伴行,浅、深淋巴管之间有较多交通支。淋巴管在行程中通过一个或多个淋巴结,从而把淋巴细胞带入淋巴液(图2-64)。

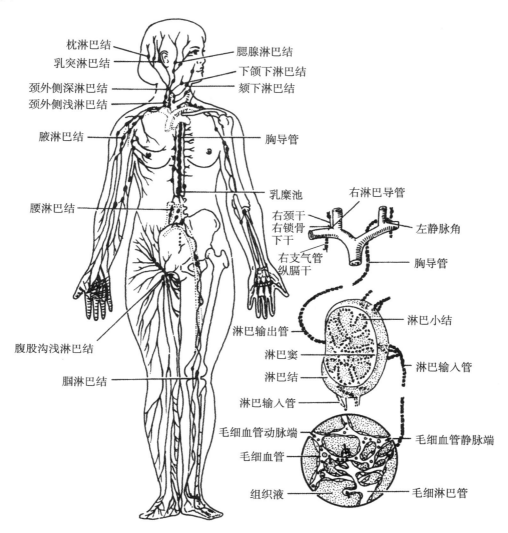

图2-64 全身浅、深淋巴管和淋巴结

3. 淋巴干(lymphatic trunk) 由淋巴管多次汇合而形成。全身淋巴干共有9条:即收集头颈部淋巴的**左、右颈干**(left and right jugular trunks),收集上肢、胸壁淋巴的**左、右锁骨下干**(left and right subclavian trunks),收集胸部淋巴的**左、右支气管纵隔干**(left and right bronchomediastinal trunks),收集下肢、盆部及腹腔淋巴的**左、右腰干**(left and right lumbar trunks)以及收集腹腔脏器淋巴的单个的**肠干**(intestinal trunks)(图2-64,2-65)。

4. 淋巴导管(lymphatic duct) 包括**胸导管**(thoracic duct)和**右淋巴导管**(right lymphatic duct)。胸导管的

起始部膨大叫**乳糜池**(cisterna chyli),位于第11胸椎与第2腰椎之间,乳糜池接受左、右腰干和肠干淋巴的汇入。胸导管穿经膈肌的主动脉裂孔进入胸腔,再上行至颈根部,最终汇入左静脉角,沿途接收左支气管纵隔干、左颈干和左锁骨下干的汇入,收集下半身及左上半身的淋巴。右淋巴导管为一短干,收集右支气管纵隔干、右颈干和右锁骨下干的淋巴,注入右静脉角(图2-64,2-65)。

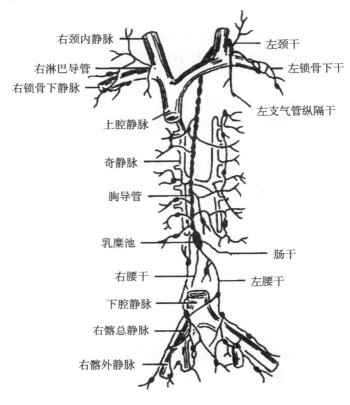

图2-65 淋巴干及淋巴导管

(二)淋巴结

淋巴结(lymph nodes)是灰红色的扁圆形或椭圆形小体,常成群聚集,也有浅、深群之分,多沿血管分布,位于身体屈侧活动较多的部位。胸、腹、盆腔的淋巴结多位于内脏门和大血管的周围(图2-64)。淋巴结的主要功能是滤过淋巴液、产生淋巴细胞和参与机体的免疫反应。有关各部淋巴结的名称和位置,请参阅以后的有关章节。

(三)脾

脾(spleen)是体内最大的淋巴器官,同时又是储血器官,并具有破坏衰老的红细胞、吞噬致病微生物和异物、产生白细胞和抗体的功能。

脾位于腹腔左季肋部,第9~11肋深面,其长轴与第10肋一致,正常情况下在肋弓下缘不能触及。活体脾为暗红色,质软而脆,易因暴力打击而破裂。脾的表面除**脾门**(splenic hilum)以外均被腹膜覆盖。

▶**临床应用知识点**▶

知识点1:卵圆窝

心脏的发育始动于胚胎第18~19天,而心房的分隔起始于胚胎第4~5周,此时,从心房的后上部发生出一个由上皮、胶原纤维和心肌组织构成的薄层隔膜,称为原发隔,此隔朝向位于下方的房室间的心内膜垫呈镰刀状生长。在两个结构融合之前,由于细胞凋亡和组织重构的发生,在原发隔的后上部先后出现一些小孔,并且这些小孔逐渐融合为一个较大的孔,称为第 2 孔(融合以前,原发隔与心内膜垫之间的空隙则称为第 1 孔)。几乎在第 2 孔出现的同时,心房的前上方壁向心腔内折叠并紧贴于原发隔的右侧向后下方生长,此较厚的隔膜被称为继发隔,继发隔于胚胎第 7 周末停止生长并在心房的后下方遗留一个卵圆形区域,称为卵圆窝,左、右心房在此区域仅由原发隔分离。此时,原发隔和继发隔的绝大多数区域互相融合为一体,而仅在卵圆窝的上缘存在一小间隙,称为卵圆孔。胎儿右心房内富含氧气的血液经此间隙及第 2 孔进入到左心房。出生后,由于左心房压力升高,大多数人的卵圆孔逐渐闭合,2 岁以后仍未闭合者则称为卵圆孔未闭。

知识点 2:心动周期

心动周期指从一次心跳的起始到下一次心跳的起始,心血管系统所经历的过程。心脏舒张时内压降低,腔静脉血液回流入心,心脏收缩时内压升高,将血液泵到动脉。心脏每收缩和舒张一次构成一个心动周期。一个心动周期中首先是左、右心房收缩。心房开始舒张后左、右心室收缩。在心室舒张的后期心房又开始收缩。如以成年人平均心率每分钟 75 次计,每一心动周期平均为 0.8 s,其中心房收缩期平均为 0.11 s,舒张期平均为 0.69 s。心室收缩期平均为 0.27 s,舒张期平均为 0.54 s。

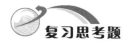 **复习思考题**

简答题

1. 简述心的位置和外形。

2. 简述心的内腔和瓣膜。

3. 简述心的血管。

4. 试述肝门静脉的组成、属支,与上、下腔静脉系的吻合部位和途径,以及临床意义。

5. 试述胸导管的起始、行程、注入静脉的部位和引流范围。

6. 试述保证心腔内血液正常流动的结构。

(张 勇)

第八节 神经系统

重点内容提示

1. 中枢神经系统和周围神经系统的基本组成。

2. 神经元的类型和构造。

3. 灰质、白质、神经核、神经节、神经的概念。

4. 脑的分部和各部主要形态。

5. 脊髓的位置和形态。

6. 脊神经的概念和颈丛、臂丛、腰丛、骶丛的组成及主要神经。

7. 12 对脑神经的名称及出入颅和脑的部位。

8. 交感神经的构成、功能和灰、白交通支的概念。

9. 副交感神经的构成和功能。

神经系统由位于颅腔和椎管内的脑和脊髓以及附于脑和脊髓的周围神经组成。神经系统是人体结构和功能最复杂的系统,由数以亿万计的相互联系的神经细胞组成,是机体内起主导作用的系统。神经系统控制和调节其他系统的活动,使人体成为一个有机的整体。例如,当体育锻炼时,除了肌肉强烈收缩外,同时也出现呼吸加深加快、心跳加速、出汗等一系列变化,这些都是在神经系统的调控下完成的,以适应当时机体代谢活动的需要。神经系统在控制和调节机体活动的过程中,首先借助于感受器接受内、外环境的各种信息,通过周围神经传递到脑和脊髓的各级中枢进行整合,再经周围神经控制和调节机体各系统器官的活动,以维持机体与内、外界环境的相对平衡,保证生命活动的正常进行。

人类神经系统的形态和功能是经过漫长的进化过程而形成的,既有与脊椎动物神经系统的相似之处,也有其独特点。但人类由于生产劳动、语言交流和社会生活的发生和发展,大脑皮质发生了与动物完全不同的质的变化,不仅含有与高等动物相似的感觉和运动中枢,还有了分析语言中枢。因此,人类大脑皮质就成为思维、意识活动的物质基础,远远超越了一般动物的范畴,不仅能被动地适应环境的变化,还能主动地认识世界和改造世界,使自然界为人类服务。

一、神经系统的区分

神经系统分为**中枢神经系统**(central nervous system)和**周围神经系统**(peripheral nervous system)(图 2 - 66)。中枢神经系统包括颅腔内的脑和椎管内的脊髓。周围神经系统是脑、脊髓以外的神经成分,包括脑神经、脊神经和内脏神经。脑神经与脑相连,脊神经与脊髓相连,内脏神经通过脑神经和脊神经附于脑和脊髓。根据周围神经在各器官、系统中所分布的对象不同,又可将其分为**躯体神经**(somatic nerve)和**内脏神经**(visceral nerve)。躯体神经分布于体表、骨、关节和骨骼肌;内脏神经分布于内脏、心血管、平滑肌和腺体。躯体和内脏神经中均含有感觉和运动两种成分,其中内脏神经的运动成分又分为**交感神经**(sympathetic nerve)和**副交感神经**(parasympathetic nerve)。由于**感觉神经**(sensory nerve)的冲动是自感受器传向中枢,故又称**传入神经**(afferent nerve);**运动神经**(motor nerve)的冲动自中枢传向周围,故又称**传出神经**(efferent nerve)。

综上所述,躯体传入神经感受来自外界及本体内的

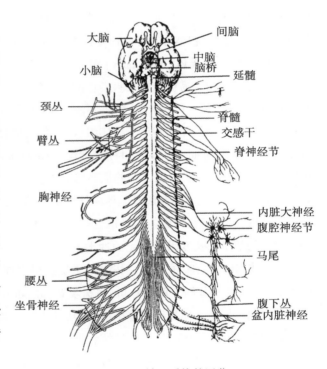

图 2 - 66 神经系统的区分

肌肉、关节运动的情报,内脏传入神经感受来自内脏及心血管等处的情报,在它们的终末部将其转换为神经信号并按一定的通路在中枢内传递。在中枢内进行记录、分析、综合、储存,从而对各种传入信号进行**整合**(integration)。整合后的"指令"传向骨骼肌者使其产生有目的的收缩或调节其紧张度(张力);传向平滑肌、心肌以及腺体者使其发生相应的不随意效应。这种整合机制的最高中枢为大脑皮质;在大脑皮质以下的一些结构,可分别对某些传入信号进行整合而产生一定的效应,这些结构统称为皮质下中枢;脊髓灰质和脑干的某些核团是直接与周围联系的中枢结构,也担负着一定的整合作用,称为低级中枢。

二、神经系统的组成

神经系统的基本组织是神经组织,神经组织由**神经元**(neuron)和**神经胶质**(neuroglia)组成。

(一)神经元

神经元(neuron)是一种高度分化的细胞,是神经系统的基本结构和功能单位,它可以发生冲动和传导冲动,并可合成化学物质(神经激素、神经递质等),经它的轴突输送到特定的部位而释放。

神经元的树突在胞体附近反复分支,同胞体一起构成神经元接受传入信号的部位。轴突从胞体向远处延伸,为传导神经冲动提供通路。轴突的末端与另一神经元相接触,形成**突触**(synapse)。

1.神经元的结构　由胞体(soma)和突起(processes)两部分构成(图2-67)。

(1)胞体　是神经元代谢和信息整合的中心,其形状和大小差异很大,有圆形、星形、梭形和锥形等,直径可由 5 μm 到 135 μm 不等。胞体由细胞膜、细胞质和细胞核三部分组成。神经元的细胞质内含有许多亚微结构,如核糖体、Golgi 复合体、线粒体、内质网、内涵物等,与其他细胞大致相似。还含有神经细胞所特有的**尼氏体**(Nissl body)和**神经原纤维**(neurofibrils)(图2-68)。尼氏体是神经元中容易被碱性染料染色的小块状结构,出现于胞体及树突基部,轴突内无此小体。电镜下观察,尼氏体由许多平行排列并互相联系的粗面内质网及存在于其间的游离核糖体组成,是蛋白质合成的场所。神经原纤维是由**神经微管**(neurotubules)和**神经微丝**(neurofilaments)凝集在一起而形成的,对神经元有支持作用,并与物质运输有关。

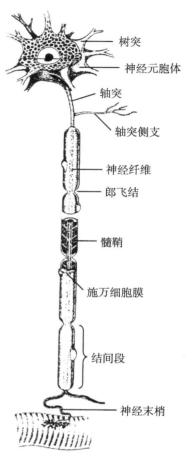

图2-67　神经元模式图

(2)突起　神经元的突起是胞体向外突出的部分,按形态构造分为**树突**(dendrite)和**轴突**(axon)。

①树突:树突可视为胞体向外的延伸,故结构与胞体大致相同。树突的数量和长度因神经元的种类不同而不同,一般较短,可反复分支,逐渐变细,最后形成树突终末支。很多神经元的树突表面发出多种形状的细小突起,称**树突棘**(dendritic spine)。树突的作用是接受其他神经元传来的信号,并将信号传至胞体。树突棘的存在增加了树突接收信号的面积。

②轴突:除个别神经元外,大多数神经元一般都有一条细而均匀的轴突,轴突从胞体发出时常有一锥形隆起,叫**轴丘**(axon hillock),其中不含尼氏体。轴突的大部分表面包以髓鞘,有些细的轴突则无髓鞘。从轴丘到开始包绕髓鞘的部分,为轴突的起

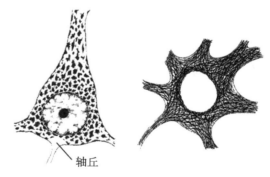

图2-68　神经元胞质内的尼氏体(左)和神经原纤维(右)

始段,叫**初节**(initial segment),是产生动作电位的重要部分。轴突表面光滑,分支很少,其分支常成直角自主干发出,称为**侧支**(collateral)(图2-67)。轴突的末梢部分又失去髓鞘,有的直接终止,但大多数轴突末梢都分为几条细支(终末支),每一支的末端呈纽扣状膨大,叫**终扣**(terminal bouton)。轴突终末构成突触的突触前部分,内含大量突触囊泡,囊泡内含特定的神经活性物质。轴突的功能主要是传导由胞体发出的冲动,将其传递给其他神经元,或传递给肌细胞和腺细胞等效应器。

2. 神经元的类型

（1）根据神经元突起的数目分类　根据神经元突起的数目,可将神经元分为三类(图2-69)。

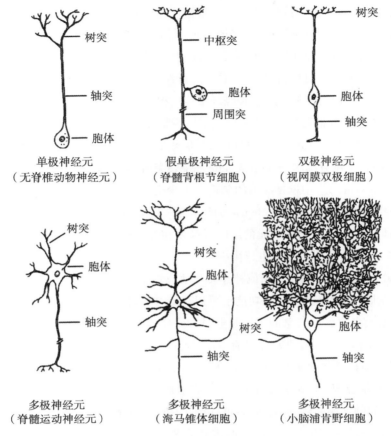

图2-69　神经元的类型

①**单极神经元**(unipolar neuron):从胞体发出的突起只有一条,然后再分叉为至周围感受器的周围突和入脑或脊髓的中枢突。周围突传递来自外周的感觉信息,中枢突将信息传递到位于中枢神经系统的靶区。这种具有单个突起但不久又分叉的神经元,严格说来并不是真正的单极神经元,因而一般称之为**假单极神经元**(pseudounipolar neuron),如背根神经节细胞、三叉神经节细胞等。

②**双极神经元**(bipolar neuron):由胞体两端发出树突及轴突各一条,多位于与感觉有关的脑结构中,如视网膜双极神经元、前庭和耳蜗感觉神经节的细胞等。

③**多极神经元**(multipolar neuron):数目最多,具有多条树突和一条轴突,如脊髓前角运动神经元、海马和大脑皮质的锥体细胞、小脑的浦肯野细胞等。

（2）根据神经元的功能分类　根据神经元的功能,可将神经元分为三类。

①**感觉神经元**(sensory neuron):将内、外环境的各种信息自周围向中枢传递,如背根神经节和脑干中感觉核的神经元。因它们是将冲动传入中枢,故也称**传入神经元**(afferent neuron)。

②**运动神经元**(motor neuron):将冲动自中枢传至周围,支配骨骼肌、平滑肌和腺体等,也称**传出神经元**(efferent neuron),为多极神经元,如大脑皮质的锥体细胞和脊髓前角运动神经元等。

③**中间神经元**(interneuron):位于中枢神经系统的感觉和运动神经元之间的多极神经元,起联络作用,故也称**联络神经元**(association neuron)。脑内大多数的小神经元,如丘脑、脊髓后角的一些神经元为中间神经元。

（3）根据轴突的长短分类　根据轴突的长短,可将中枢神经内的神经元分为两类。

①**Golgi Ⅰ型神经元**:具有一条长的轴突,胞体较大,联接范围较广,如大脑皮质的锥体细胞。

②Golgi Ⅱ型神经元：具有一条短轴突,胞体较小,只与邻近的神经元发生联系,大多数的中间神经元属于此类。

除上述三种分类方法外,还有其他划分方法。如根据神经元的电生理特性,可将神经元分为兴奋性神经元和抑制性神经元;根据神经元所含的神经递质,将神经元分为胆碱能神经元、肾上腺素能神经元、去甲肾上腺素能神经元、多巴胺能神经元、γ-氨基丁酸能神经元、肽能神经元等。

3.神经纤维　神经元的轴突和包被它的结构总称为**神经纤维**(nerve fiber)。在中枢神经系统,神经纤维主要构成**白质**(white matter)。在周围神经系统,神经纤维构成**神经**(nerve)。

中枢和周围神经系的大多数轴突的周围都包有一层以磷脂为主要成分的**髓鞘**(myelin sheath),称为**有髓神经纤维**(myelinated fiber)(图2-67)。也有少数的神经纤维周围未被髓鞘包被,称为**无髓神经纤维**(unmyelinated fiber)。周围神经的髓鞘是由**施万细胞**(Schwann cell)环绕轴突所形成的同心圆板层,而位于表面的施万细胞的核和质膜为**神经膜**(neurilemma)。中枢神经内的髓鞘则由少突胶质细胞的突起所形成。一条轴突周围的髓鞘并不是连续不断的,中间由**郎飞结**(node of Ranvier)所分隔(图2-67),该处轴突裸露。两个结之间的髓鞘节段称为**结间段**(internodal segment),一个神经元的结间段长度相等。神经冲动在有髓纤维中以跳跃的方式传导,纤维越粗,结间段越长,传导电信号的速度也越快。

4.突触(synapse)　突触是神经元之间或神经元与效应细胞之间的接触部。这种接触部在形态上特殊分化,在功能上可以进行神经冲动的传递和情报的整合。绝大多数突触信息的传递是通过神经递质介导的,称**化学突触**(chemical synapse)。在哺乳动物还存在一类极少数的突触,其突触前的电脉冲可直接传递到突触后,称**电突触**(electrical synapse)。化学突触包括三部分:**突触前部**(presynaptic element)、**突触后部**(postsynaptic element)和两者之间的**突触间隙**(synaptic cleft)(图2-70)。突触前部含有大量的突触囊泡,直径在20~70 nm之间,堆积在靠近突触前膜处,内含高浓度的神经活性物质。当神经冲动传到突触前部时,突触囊泡内的神经递质被释放到突触间隙,作用于突触后膜,使突触后膜上的受体

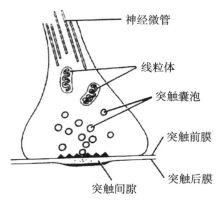

图2-70　化学性突触示意图

蛋白或离子通道构型发生改变,进而引发膜电位变化而产生神经冲动。大多数突触都是一个神经元的轴突与另一个神经元的树突或胞体接触,称轴-树或轴-体突触,但也有轴-轴、树-树、体-体突触等。

(二)神经胶质细胞

神经胶质细胞(neuroglial cell)是神经系统的间质或支持细胞,其数量是神经元的10~50倍,突起无树突、轴突之分,胞体较小,胞浆中无神经原纤维和尼氏体,不具有传导冲动的功能。神经胶质细胞对神经元起着支持、绝缘、营养和保护等作用,并参与构成血脑屏障。神经胶质细胞包括:**星形胶质细胞**(astrocyte)、**小胶质细胞**(microglia)、**少突胶质细胞**(oligodendrocyte)、施万细胞等(图2-71)。

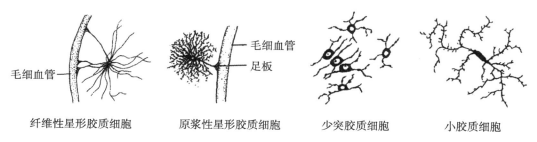

图2-71　神经胶质细胞

三、神经系统常用术语

为便于后一段的学习,在此简介有关的术语。

1. 灰质（gray matter） 神经元的胞体及其树突在中枢的聚集部位,在新鲜标本中色泽灰暗,如脊髓灰质。灰质若在脑表面成层配布,称**皮质**（cortex）,如大、小脑皮质。

2. 神经核（nucleus） 在中枢皮质以外,形态和功能相似的神经元聚集成团或柱,称神经核。

3. 白质（white matter） 神经纤维在中枢的聚集部位,因髓鞘含类脂质,色泽白亮而得名,如脊髓白质。

4. 神经节（ganglion） 神经元胞体在周围的集中部位,外面为结缔组织所包绕,并与一定的神经相联系。根据节内神经元的功能又可分为感觉性神经节和内脏运动性（又称植物性）神经节。感觉性神经节为感觉神经元胞体的聚集,如脊神经节(后根节)、三叉神经半月节等。内脏运动神经节由交感或副交感神经的节后神经元胞体集中所形成。

5. 神经（nerve） 许多神经纤维在周围被结缔组织包绕在一起所形成。

四、神经系统的基本活动方式

神经系统在调节机体的活动中,对内、外环境的刺激所做出的适当反应,叫**反射**（reflex）。反射是神经系统的基本活动方式。

反射活动的形态学基础是**反射弧**（图 2 - 72）,包括感受器、传入神经、中枢、传出神经、效应器五个部分。神经系统由数以亿万的神经元构成。它们组成各种反射弧,通过反射活动来维持机体内环境的稳定并对外环境的变化做出反应。

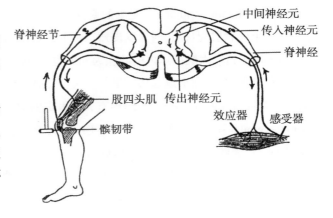

图 2 - 72 反射弧示意图

五、中枢神经系统

中枢神经系统（central nervous system）包括位于颅腔内的脑和位于椎管内的脊髓。

(一)脑

脑（brain）是中枢神经系统的头端膨大部分,位于颅腔内,成人平均脑重约 1400 g。人脑可分为端脑、间脑、中脑、脑桥、小脑和延髓六个部分（图 2 - 73,2 - 74）。通常把中脑、脑桥和延髓合称为**脑干**（brainstem）。脑内部的空腔总称为腔室系统,内含脑脊液。

1. 脑干 脑干在构造上和脊髓类似,表面是白质,内部存有大量的灰质块(神经核),III ~ XII 对脑神经按顺序和脑干联系。

延髓（medulla oblongata）形似倒置的圆锥体,其下界平齐枕骨大孔与脊髓相续。延髓的腹侧生有锥体和锥体交叉,锥体外侧的卵圆形隆起为橄榄。舌咽神经(IX)根和迷走神经(X)根由橄榄背外侧的后外侧沟发出,副神经(XI)根在第 IX、X 脑神经下方由橄榄下方发出,舌下神经(XII)根由锥体和橄榄之间的前外侧沟处发出。延髓的背侧面下部与脊髓形态相似,上部中央管敞开参与构成第四脑室底。

脑桥（pons）较延髓膨大,其吻、尾部以深沟和中脑与延髓分界。脑桥的腹侧面生有大量的横行纤维束,称为基底部;基底部向两侧逐渐变窄形成桥臂,进入小脑;二者的分界处连有三叉神经(V)根。脑桥和延髓之间的沟为桥延沟,自内向外依次走行着展神经(VI)、面神经(VII)和位听神经(VIII)。

中脑（midbrain）腹侧面生有一对粗大的神经纤维柱,叫**大脑脚**（cerebral peduncle）,其间为脚间窝。动眼神经(III)根由脚间窝发出。中脑的背部有四个隆起,上面一对为上丘,下面一对为下丘,合称**四叠体**（quadrigemina）。下丘的下方有滑车神经(IV)根出脑。

2.小脑（cerebellum） 位于颅后窝,为与运动调节有密切关系的皮质下中枢。表面覆以小脑皮质,皮质表面形成密集的横沟,沟与沟之间突出的部分叫小脑回,以扩大小脑皮质的表面积。小脑表面被一些较大的沟划分成若干个小叶,从整体上小脑可分为正中部的**小脑蚓**（vermis）和两侧部的**小脑半球**（cerebellar hemisphere）。小脑靠上、中、下三对脚和脑干相连。其中最粗大者为**小脑中脚**（middle cerebellar peduncle）,又称**桥臂**,主要由来自脑桥的桥横纤维组成。**小脑下脚**（inferior cerebellar peduncle）,又名**绳状体**,由来自脊髓和延髓向小脑投射的纤维组成。**小脑上脚**（superior cerebellar peduncle）,又名**结合臂**,主要由小脑的传出纤维组成。

3.间脑（diencephalon） 位于脑干与端脑之间,连接大脑半球和中脑。由于大脑半球高度发展而掩盖了间脑的两侧和背面,仅部分腹侧部露于脑底。中间有一窄腔即第三脑室,分隔左右间脑。虽然间脑体积不到中枢神经系统的2%,但其结构和功能却十分复杂,是仅次于端脑的中枢高级部位。间脑可分为5个部分:**背侧丘脑**（dorsal thalamus,又叫**丘脑**）、**上丘脑**（epithalamus）、**下丘脑**（hypothalamus）、**底丘脑**（subthalamus）和**后丘脑**（metathalamus）。

4.端脑（telencephalon） 是脑的最高级中枢,包括左、右大脑半球,遮盖着间脑和中脑,并把小脑推向后方。每个半球表层为灰质,叫**大脑皮质**（cerebral cortex）,深部的白质又称髓质,埋在髓质内的灰质团块为**基底核**（basal nuclei）。大脑半球内的腔隙为**侧脑室**（lateral ventricle）。大脑半球在颅内发育时,其表面积增加较颅骨表面积增加快,因而形成起伏不平的外表,凹陷处称**大脑沟**（cerebral sulci）。沟之间形成长短、大小不一的隆起,为**大脑回**（cerebral gyri）。半球内有3条恒定的沟即**中央沟**（central sulcus）、**外侧沟**（lateral sulcus）和**顶枕沟**（parietooccipital sulcus）,将每侧的大脑半球分为5叶,分别为**额叶**（frontal lobe）、**顶叶**（parietal lobe）、**枕叶**（occipital lobe）、**颞叶**（temporal lobe）和**岛叶**（insular lobe）（图2-73,2-74）。机体的各种功能活动的最高中枢在大脑皮质上具有定位关系,形成许多重要的功能区。另外,人类的大脑皮质在长期的进化过程中高度发展,它也是人类思维和意识活动的物质基础。

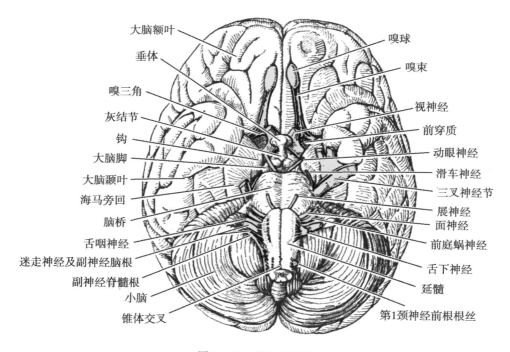

图2-73 脑的底面观

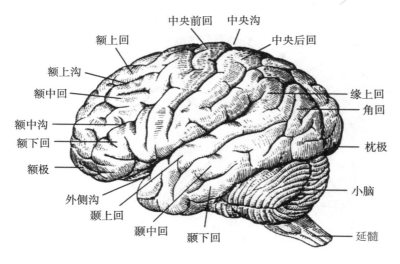

图 2－74 大脑半球的外侧面观

(二) 脊髓

　　脊髓(spinal cord)呈前后较扁的圆柱体,位于椎管内,上端在平齐枕骨大孔处与延髓相续,下端终于第 1 腰椎下缘水平(新生儿可达第 3 腰椎下缘)。脊髓全长粗细不等,有两个梭形的膨大,即**颈膨大**(cervical enlargement)和**腰骶膨大**(lumbosacral enlargement)。前者自第 4 颈节至第 1 胸节,后者自第 1 腰节至第 3 骶节。这两个膨大的形成原因是因为内部的神经元数量相对较多,与四肢的出现有关。脊髓末端变细,称**脊髓圆锥**(conus medullaris),向下延伸为细长的无神经组织**终丝**(filum terminale),固定脊髓于第 1 尾椎(图 2－75)。脊髓前、后面的两侧发出许多条细的神经纤维束,叫根丝。一定范围的根丝向外方集中成束,形成脊神经的**前根**(anterior root)和**后根**(posterior root)。前、后根在椎间孔处合并形成**脊神经**(spinal nerve)(图2－76)。脊髓以每对脊神经根根丝的附着范围为准,划分为 31 个节段,即颈髓 8 节($C_1 \sim C_8$)、胸髓 12 节($T_1 \sim T_{12}$)、腰髓 5 节($L_1 \sim L_5$)、骶髓 5 节($S_1 \sim S_5$)、尾髓 1 节(Co_1)(图 2－66)。

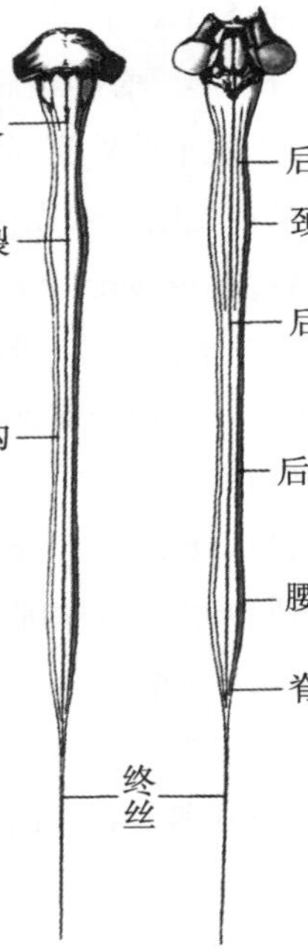

六、周围神经系统

　　周围神经系统(peripheral nervous system)联络于中枢神经系统和其他各系统器官之间,包括与脑相连的**脑神经**(cranial nerves)和与脊髓相连的**脊神经**(spinal nerves)。周围神经根据终末分布部位的不同还可分为**躯体神经**(somatic nerve)和**内脏神经**(visceral nerve)。

(一) 脊神经

　　共 31 对,包括颈神经 8 对、胸神经 12 对、腰神经 5 对、骶神经 5 对、尾神经 1 对。

　　1. 脊神经的组成及分支　脊神经(图 2－76)由与脊髓相连的前根和后根在椎间孔合并而成。前根属运动性,由位于脊髓灰质前角和侧角(侧角位于 $C_8 \sim L_3$ 节段)及骶髓副交感核($S_2 \sim S_4$)的运动神经元轴突组成。后根属感觉性,由脊神经节内假单极神经元的中枢突组成。脊神经节(spinal ganglion)是后根在椎间孔处的膨大部,为感觉性质,主要由假单极神经元胞体组成。脊神经为混合性神经,包含 4 种纤维成分,即躯体感觉纤维、内脏感觉纤维、躯体运动纤维和内脏运动纤维(图 2－76)。

图 2－75　脊髓的外形

锥体交叉
前正中裂
前外侧沟
后中间沟
颈膨大
后正中沟
后外侧沟
腰骶膨大
脊髓圆锥
终丝

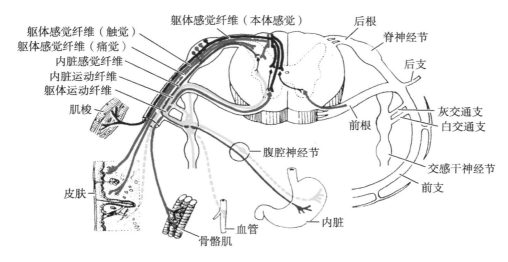

躯体感觉纤维（触觉）
躯体感觉纤维（痛觉）
内脏感觉纤维
内脏运动纤维
躯体运动纤维
肌梭
躯体感觉纤维（本体感觉）
后根
脊神经节
后支
灰交通支
白交通支
前根
交感干神经节
前支
腹腔神经节
皮肤
血管
骨骼肌
内脏

图 2 - 76　脊神经的组成和分支、分布示意图

脊神经出椎间孔后立即分为前支和后支,此外,脊神经还分出一支很细小的脊膜返支,经椎间孔返入椎管,分布于脊髓膜。脊神经后支一般都较细小,按节段地分布于项、背、腰、骶部深层肌肉及皮肤。脊神经前支粗大,分布于躯干前外侧部和四肢的皮肤及肌肉(图 2 - 76)。在人类除胸神经前支保持着明显的节段性外,其余脊神经的前支则交织成丛,并形成不同的神经干。脊神经前支形成的丛有颈丛、臂丛、腰丛和骶丛。

2. 颈丛(cervical plexus)　由第 1 ~ 4 颈神经前支组成。它发出皮支和肌支。皮支分布于颈前部皮肤,肌支分布于颈部深层肌、舌骨下肌群、肩胛提肌和膈肌。膈肌由膈神经(phrenic nerve)支配。膈神经为混合性神经,由第3 ~ 5颈神经前支发出,下行穿经胸腔至膈肌,支配膈肌的运动。此外,膈神经还负责心包、部分胸膜和腹膜的感觉。

3. 臂丛(brachial plexus)　由第 5 ~ 8 颈神经前支和第 1 胸神经前支的大部分纤维组成。先位于颈根部,后伴锁骨下动脉经斜角肌间隙和锁骨后方进入腋窝。其间几经编织,历经根、干、股、束四段,形成三个束,即外侧束、内侧束和后束。这三个束自外、内和后三个方位包绕腋动脉。臂丛的分支很多,其主要分支如下(图 2 - 77)。

(1)肌皮神经(musculocutaneous nerve)(C_5 ~ C_7)　自外侧束发出,支配臂前群肌和前臂外侧的皮肤。

(2)正中神经(median nerve)(C_6 ~ T_1)　由内侧束和外侧束各发出一根合成,支配前臂前群肌的大部分,手大鱼际肌及手掌面桡侧三个半指的皮肤。

(3)尺神经(ulnar nerve)(C_8, T_1)　由内侧束发出、支配前臂前群肌的靠尺侧的小部分肌肉、手小鱼际肌和手肌中间群的大部分以及手掌面尺侧一个半指和手背面尺侧两个半指的皮肤。

(4)桡神经(radial nerve)(C_5 ~ T_1)　发自后束,支配臂及前臂后群肌、臂及前臂背侧面皮肤和手背面桡侧两个半指的皮肤。

(5)腋神经(axillary nerve)(C_5, C_6)　由后束发出,支配三角肌、小圆肌及三角肌区和臂外侧面的皮肤。

4. 胸神经前支　共12 对,其中第 1 ~ 11 对胸神经前支位于相应的肋间隙中,称肋间神经(intercostal nerve);第12 对胸神经前支位于第12 肋下缘,叫肋下神经(subcostal nerve)。下 6 对胸神经前支除支配相应的肋间肌及皮肤外,还支配腹前、外侧壁的肌肉和皮肤。

5. 腰丛(lumbar plexus)　由第12 胸神经前支的一部分及第 1 ~ 3 腰神经前支和第 4 腰神经前支的一部分组成。位于腰椎横突的前方,腰大肌的深面。其主要分支如下(图 2 - 78)。

(1)股神经(femoral nerve)(L_2 ~ L_4)　腰丛的最大分支,经腹股沟韧带深面下行至股部,支配股前群肌和股前部、小腿内侧部和足内侧缘的皮肤。

（2）**闭孔神经**（obturator nerve）（$L_2 \sim L_4$）　经小骨盆穿闭膜管至股内侧部,支配股内收肌群及股内侧面的皮肤。

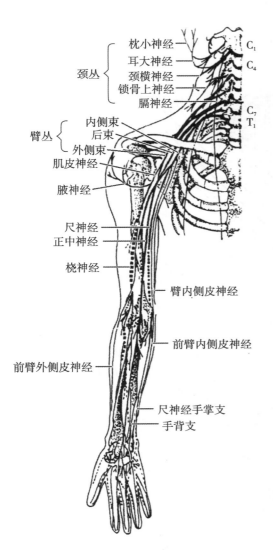

图 2-77　颈丛及臂丛

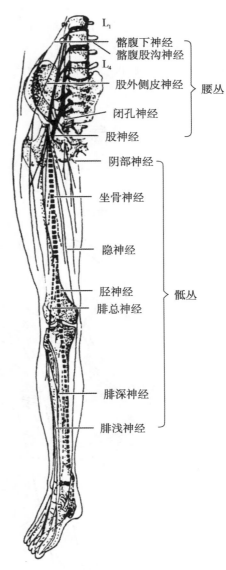

图 2-78　腰丛及骶丛

6. **骶丛**（sacral plexus）　由第 4 腰神经前支的一部分与第 5 腰神经前支合成的腰骶干以及骶、尾神经的前支编织而成,位于骶骨和梨状肌前面,分支分布于会阴部、臀部、股后部、小腿和足的肌肉与皮肤。其主要分支如下（图 2-78）。

（1）**坐骨神经**（sciatic nerve）（$L_4 \sim S_3$）　全身最粗大、行程最长的神经。自梨状肌下孔出盆腔后,经臀大肌深面至股后部,在腘窝上方分为胫神经和腓总神经。沿途发出肌支支配股后群肌。

（2）**胫神经**（tibial nerve）（$L_4 \sim S_3$）　坐骨神经的延续。在腘窝下行至小腿后部,分支支配小腿后群肌、足底肌以及小腿后面、足底和足背外侧的皮肤。

（3）**腓总神经**（common peroneal nerve）（$L_4 \sim S_2$）　沿腘窝外侧壁绕过腓骨颈下行至小腿前区,支配小腿前群肌、外侧群肌、足背肌以及小腿外侧面、足背和趾背的皮肤。

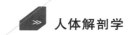

（二）脑神经

脑神经与脑相连,自颅腔穿过颅底的孔、裂、管出入颅,共12对(图2-79)。按照出入颅的位置顺序,脑神经用罗马数字依次排序为:Ⅰ嗅神经、Ⅱ视神经、Ⅲ动眼神经、Ⅳ滑车神经、Ⅴ三叉神经、Ⅵ展神经、Ⅶ面神经、Ⅷ前庭蜗神经、Ⅸ舌咽神经、Ⅹ迷走神经、Ⅺ副神经、Ⅻ舌下神经。其中Ⅰ、Ⅱ、Ⅷ为感觉性神经,Ⅲ、Ⅳ、Ⅵ、Ⅺ、Ⅻ为运动性神经,Ⅴ、Ⅶ、Ⅸ、Ⅹ为混合性神经。

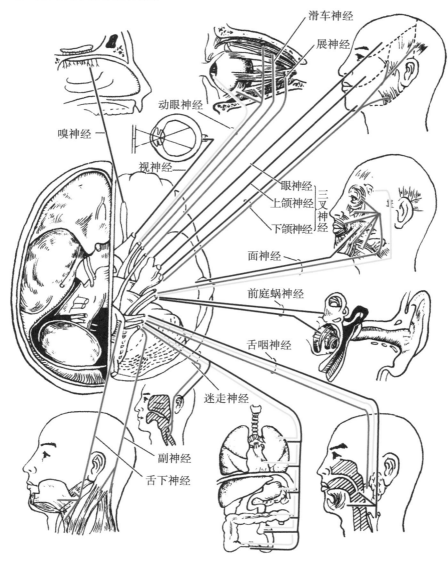

图2-79 脑神经概况示意图

红色:运动纤维;黄色:副交感纤维;紫色:感觉纤维

1.嗅神经(olfactory nerve) 为感觉性神经,始于鼻腔嗅黏膜,其内的嗅细胞中枢突聚集形成嗅丝,穿过筛孔至嗅球,传导嗅觉冲动。颅前窝的损伤可造成嗅神经和脑膜撕脱、嗅觉障碍和脑脊液流入鼻腔。

2.视神经(optic nerve) 为感觉性神经,始于眼球的视网膜,视网膜节细胞的突起构成视神经,穿过视神经管入脑,移行于间脑的视交叉,传导视觉冲动。视觉传导通路不同部位损伤引发不同的视觉障碍。

3.动眼神经(oculomotor nerve) 为运动性神经,发自中脑脚间窝,经眶上裂出颅入眶,含有躯体运动和内脏运动两种纤维。躯体运动纤维支配上直肌、上睑提肌、下直肌、内直肌、下斜肌,而内脏运动纤维则分布到睫状肌和瞳孔括约肌,调节晶状体曲度和参与瞳孔对光反射。动眼神经损伤可造成上睑下垂、眼外斜视、瞳孔扩大和对光反射消失等。

4. 滑车神经(trochlear nerve) 为运动性神经,发自中脑背侧,经眶上裂出颅入眶,支配上斜肌。

5. 三叉神经(trigeminal nerve) 为混合性神经,与脑桥相连。大部分纤维为躯体感觉性纤维,其胞体位于三叉神经半月节内,中枢突进入脑桥,周围突聚集成三大支,即**眼神经**(ophthalmic nerve)、**上颌神经**(maxillary nerve)和**下颌神经**(mandibular nerve),司头面部皮肤、眶腔、鼻腔、口腔以及牙髓的一般感觉。三叉神经中小部分纤维为发自脑桥的运动纤维,加入下颌神经,主要支配咀嚼肌。

6. 展神经(abducent nerve) 为运动性神经,发自脑桥,经眶上裂出颅,支配外直肌。展神经损伤可导致眼内斜视。

7. 面神经(facial nerve) 为混合性神经,与脑桥相连,经内耳门入颞骨内的面神经管,出茎乳孔,支配面部表情肌,控制泪腺、舌下腺、下颌下腺及口腔和鼻腔黏膜腺体的分泌,传导舌前2/3的味觉。

8. 前庭蜗神经(vestibulocochlear nerve) 为感觉性神经,起自内耳前庭神经节和蜗神经节,两个节的外周突分布于感受器毛细胞,中枢突组成前庭神经和蜗神经,经内耳门入颅,终于脑干相关核团,传导平衡觉和听觉。

9. 舌咽神经(glossopharyngeal nerve) 为混合性神经,经颈静脉孔出入颅,因主要分支分布于舌和咽而得名。舌咽神经控制腮腺的分泌,传递舌后1/3的味觉和黏膜感觉,司咽壁的感觉和运动及耳后皮肤的感觉,分布于颈动脉窦和颈动脉体的纤维能反射性地调节机体的血压和呼吸。

10. 迷走神经(vagus nerve) 为混合性神经,是行程最长、分布范围最广的脑神经。它与延髓相连,经颈静脉孔出入颅,在颈部走行于颈总动脉和颈内静脉的后方。迷走神经自胸廓上口入胸腔,经肺根后面,在食管周围形成神经丛,随食管穿膈肌食管裂孔入腹腔,沿途发出分支支配结肠左曲以上的胸、腹腔脏器的感觉和运动。迷走神经在颈部及胸部还发出**喉上神经**(superior laryngeal nerve)和**喉返神经**(recurrent laryngeal nerve)支配喉的感觉和运动。

11. 副神经(accessory nerve) 为运动性神经,由延髓发出,经颈静脉孔出颅,支配胸锁乳突肌和斜方肌。

12. 舌下神经(hypoglossal nerve) 为运动性神经,由延髓发出,经舌下神经管出颅,支配茎突舌肌、舌骨舌肌、颏舌肌和全部舌内肌。舌下神经损伤导致舌肌麻痹和萎缩,伸舌时舌尖偏向患侧。

(三)内脏神经系统

内脏神经系统(visceral nervous system)调节内脏、心血管等器官的功能及腺体分泌,也含有感觉性(传入)纤维和运动性(传出)纤维(图2-80)。

1. 内脏感觉神经 内脏器官内有很多感受器,包括痛觉感受器、压力感受器和化学感受器等。内脏感觉神经元胞体也为假单极神经元,位于脊神经节和某些脑神经节(如迷走神经的结状节)内,其中枢突经脊神经后根或脑神经进入脊髓或脑干,而周围突则随内脏运动性神经纤维(交感神经或副交感神经)分布于其所支配的器官,感受内脏器官的内、外环境变化刺激。

与躯体感受敏锐、定位定性准确等特性相比,内脏感觉则有阈值较高、定位不明确、定性不清楚的特点。体内同一结构的不同部位可分别由躯体感觉性神经和内脏感觉性神经支配,例如,胸膜和腹膜的壁层为躯体感觉性神经支配,对痛刺激非常敏感,定位准确。而胸、腹膜脏层则由内脏感觉性神经支配,受到刺激时产生持续时间较长、定位不够准确的钝痛。

2. 内脏运动神经 又叫**植物性神经**(vegetative nerve),也叫**自主神经**(autonomic nerve)。它与躯体运动神经的主要区别在于:①躯体运动神经分布于全身骨骼肌,管理"随意"运动;内脏运动神经分布于心肌、平滑肌及腺体等,管理"不随意"运动。②躯体运动神经自脑神经运动核或脊髓前角的运动神经元发出后,随脑神经或脊神经直达骨骼肌;内脏运动神经自脑干或脊髓内的内脏运动神经元发出后,不直接到达它所支配的效应器官,而在中途先终止于某一内脏运动性神经节,与节内神经元形成突触,再由这些节内神经元发出纤维至效应器。故内脏运动神经有节前神经元(位于脑干和脊髓,发出节前纤维)和节后神经元(位于周围内脏运动神经节,发出节后纤维)之分。

内脏运动神经依其形态、功能和药理学特点不同,分为**交感神经**(sympathetic nerve)和**副交感神经**(parasympathetic nerve)。一般脏器均由这两种神经支配,它们在功能上互相拮抗和制约。个别器官和结构,仅由一种神经支配,如大部分血管的平滑肌、竖毛肌和汗腺,只有交感神经纤维分布(图2-80)。

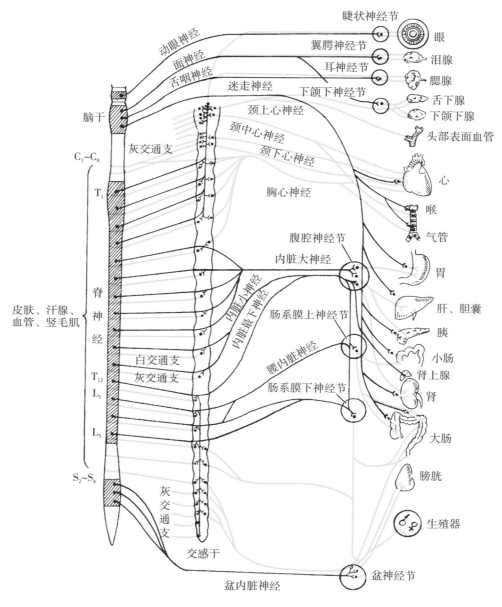

图2-80 内脏运动神经概况示意图
黑色:节前纤维;黄色:节后纤维

(1)交感神经 交感神经的低级中枢位于颈8或胸1至腰3节段的脊髓灰质侧角,即节前神经元胞体组成的中间带外侧核。这些神经元的轴突(节前纤维)随脊髓前根和脊神经走行,穿过椎间孔后,离开脊神经至交感神经节(图2-76,2-80)。

①**交感神经节**(sympathetic ganglion):交感神经节后神经元胞体的所在部位。根据其位置可将其分为**椎旁节**(paravertebral ganglion)和**椎前节**(prevertebral ganglion)。椎旁节纵行排列于脊柱两侧,上至颅底,下至尾骨前方,每侧有22~25个节,节与节之间由神经纤维(节间支)相连,形成两条纵行的串珠状的神经节链,叫**交感干**(sympathetic trunk)。交感干在颈段有三个节,即**颈上节**、**颈中节**和**颈下节**。颈下节常与胸1交感节合并成星状神经节;交感干在胸段有11~12个节;腰段常有4个节;骶段有4~5个节,在尾骨前方左、右交感干会合形成一个共同的交感节称奇节。椎前节位于脊柱前方,形状不规则,多位于动脉的起始部。主要有**腹腔节**(celiac ganglion),位于腹腔动脉根的两侧;**主动脉肾节**(aorticorenal ganglion),位于肾动脉根部;**肠系膜上节**(superior mesenteric ganglion)和**肠系膜下节**(inferior mesenteric ganglion),均位于同名动脉的起始部。

②**交通支**(communicating ramus):交感干上的神经节借交通支与相应的脊神经相连。交通支可分**白交通支**(white communicating ramus)和**灰交通支**(gray communicating ramus)。交感神经节前纤维随脊神经出椎间孔后,离开脊神经组成白交通支至椎旁节,因节前纤维有髓鞘反光发亮,故呈白色。由于交感神经节前纤维从C_8~L_3节段的脊髓灰质侧角发出,所以白交通支也只存在于这些节段的脊神经与交感干之间。灰交通支是由椎旁节发出的节后纤维返回脊神经所构成的,节后纤维是无髓纤维,色泽灰暗,故名灰交通支。所有椎旁节与31对脊神经之间均有灰交通支联系。

③**节前纤维**(preganglionic fiber)和**节后纤维**(postganglionic fiber):节前纤维发自脊髓C_8~L_3节段的中间带外侧核,经前根、脊神经和白交通支进入交感干后,有三种去向:终止于相应的椎旁节;在交感干内先上升或下降一段距离,然后终止于上方或下方的椎旁节;穿过椎旁节,离开交感干,组成内脏大、小神经至椎前节换神经元。节后纤维自交感神经节内的节后神经元发出后也有三种去向:经灰交通支返回脊神经,随脊神经分布到躯干和四肢的血管、汗腺和竖毛肌;攀附动脉走行,在动脉外形成神经丛,并随动脉分布到所支配的器官;形成神经,直接到达所支配的器官,如心神经。由于交感神经节位于脊柱附近,所以交感神经的节前纤维短而节后纤维长。

(2)**副交感神经** 副交感神经的低级中枢位于脑干的副交感神经核和脊髓骶2~4节段的中间带外侧核,由此发出节前纤维,随有关的脑神经(Ⅲ、Ⅶ、Ⅸ、Ⅹ)和骶神经走行,至器官旁或器官壁内的副交感神经节(终节)与节后神经元形成突触联系,由节后神经元发出节后纤维分布于心肌、平滑肌和腺体。由于副交感神经节位于器官旁或器官内,所以副交感神经的节前纤维长而节后纤维短(图2-80)。副交感神经根据其低级中枢的位置可分为颅部副交感神经和骶部副交感神经。

①颅部副交感神经:其节前纤维分别随动眼神经、面神经、舌咽神经和迷走神经走行。伴随动眼神经者,在睫状神经节换神经元,节后纤维支配眼球瞳孔括约肌和睫状肌。参加面神经者,在翼腭神经节、下颌下神经节换神经元,节后纤维支配泪腺、下颌下腺和舌下腺等。随舌咽神经走行者,在耳神经节内换神经元,节后纤维支配腮腺。参加迷走神经的副交感节前纤维,至胸、腹腔脏器,在器官旁或壁内换神经元后,节后纤维支配胸腔器官和除降结肠和乙状结肠以外的所有腹腔脏器。

②骶部副交感神经:其节前纤维随骶2~4神经出骶前孔,构成盆内脏神经,加入盆丛,随盆丛分支到降结肠、乙状结肠及盆腔脏器,在相应的副交感神经节换神经元后,节后纤维支配上述器官。

3. **内脏神经丛** 交感神经、副交感神经和内脏感觉神经在分布中,常常互相交织在一起,共同形成内脏神经丛。各丛的名称按其所围绕的动脉或所分布的脏器而得名。例如,位于心底部的心丛、肺根周围的肺丛、腹腔动脉和肠系膜上动脉根部周围的腹腔丛以及直肠两侧的盆丛等。

附1:感觉器

感受器(receptor)是接受内、外界环境刺激,并能把刺激能量转变为神经冲动的结构。感受器根据所在部位和所接受刺激的来源,可分为三类:①内感受器(interoceptor),分布于内脏和血管等处,接受内环境刺激(如压力、化学、温度、渗透压等);②本体感受器(proprioceptor),分布于肌肉、肌腱、关节等处,接受运动刺激;③外感受器(exteroceptor),分布于体表或与外界接触的部位,接受外环境刺激(如温、痛、触、压、光、声、嗅、味等)。感受器的结构简繁不一,简单者如分布于皮肤、黏膜等处的游离神经末梢,感受痛刺激。较复杂者由感受神经末梢及一些细胞或组织共同形成感受小体,如真皮内接受触觉的触觉小体,皮下组织内接受压觉的环层小体等。

在人体头面部还分布有**感觉器**(sensory organ)。它是感受器及其附属结构的总称,结构比感受器复杂。人体重要的感觉器如下。

1. 视器(visual organ)　即眼,位于眶腔内,由眼球及眼副器组成。眼球的功能是感受光波刺激,将之转变为神经冲动,经视神经传入脑。眼副器包括眼睑、结膜、泪器、眼球外肌、眶脂体和眶筋膜等,对眼球起支持、保护和运动作用。

2. 前庭蜗器(vestibulocochlear organ)　包括听器(auditory apparatus)和前庭器(vestibular apparatus),由外耳、中耳和内耳三部分组成。外耳和中耳是声波传导的装置,内耳前部的蜗管接受声波刺激;中、后部的椭圆囊、球囊和半规管接受位觉刺激。前庭蜗器经前庭蜗神经将冲动传导至脑。

3. 嗅器(olfactory organ)　位于鼻腔后上部黏膜内,感受空气中各种气味的化学刺激,并将之转变成神经冲动,经嗅神经传递至脑。

4. 味器(gustatory organ)　即味蕾(taste bud),人类的味器主要分布于舌黏膜上的菌状乳头和轮廓乳头内,少数分布于软腭、咽和会厌处的黏膜。它们能感受食物中的化学物质的刺激,并将之转变成神经冲动,经面神经、舌咽神经传递至脑。

附2:内分泌器官

人体的腺体可分为有管腺和无管腺两大类。有管腺又叫**外分泌腺**,其分泌物需经导管排出,如消化腺、汗腺;无管腺又叫**内分泌腺**,以腺细胞为主体组成,有丰富的血管和淋巴管分布,没有腺导管,其分泌物叫激素,直接进入血管和淋巴管内,借血液循环到全身,对机体或某些特定器官的活动起调节作用。

人体的内分泌器官(内分泌腺)如下(图2-81)。

1. 垂体(hypophysis)　位于颅底内面的垂体窝内,为灰红色、椭圆或圆形小体,其上面与脑相连。它可分为前叶和后叶,后叶又包括中间部和神经部。垂体分泌多种激素,功能也很复杂,详见生理学。

2. 甲状腺(thyroid gland)　是人体最大的内分泌腺,位于颈前部,分为左、右两个侧叶及中间的峡部。甲状腺分泌甲状腺素,促进机体的生长发育,提高神经系统的兴奋性。

3. 甲状旁腺(parathyroid glands)　是卵圆形小体,形似黄豆,呈黄棕色,通常有两对,位于甲状腺两侧叶的后面。甲状旁腺分泌甲状旁腺素,主要功能为调节体内钙、磷代谢。

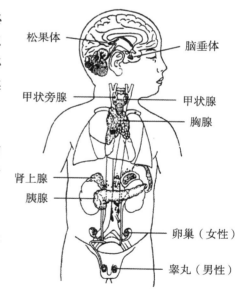

图2-81　内分泌腺概况

4. 肾上腺(suprarenal glands)　位于肾的上端,左右各一,右侧呈三角形,左侧近似半月形。它和肾脏共同被肾脂肪囊和肾筋膜所包被。肾上腺实质由中央的髓质和周边的皮质构成。皮质分泌盐皮质激素、糖皮质激素和性激素,主要功能是调节水盐、碳水化合物代谢,影响第二性征;髓质分泌肾上腺素和去甲肾上腺素,主要作用于心血管系统。

在腹、盆腔后壁沿腹主动脉及其分支排列着一些散在的、结构和功能与肾上腺髓质相似的小体,由于它们与肾上腺髓质都对铬酸盐有较强的亲和力,故统称为嗜铬器官。

5. 松果体(pineal body) 位于上丘脑的后上方,为一灰红色的椭圆形小体。儿童时较发达,以后逐渐萎缩并有钙盐沉积。松果体分泌褪黑素,可抑制垂体促性腺激素的释放,间接影响性腺的发育。褪黑素还参与调解生殖系统的发育、月经周期的节律和许多神经功能活动。

6. 胰岛(islets of pancreas) 是分散在胰腺内的大小不等、形状不定的细胞索团。胰岛 α 细胞分泌胰高血糖素、β 细胞分泌胰岛素,其主要功能是调节血糖浓度,维持血糖稳态。

7. 性腺(sexual gland) 在男性为睾丸,在女性为卵巢。男性睾丸内的间质细胞分泌雄激素;女性卵巢内卵泡成熟过程中分泌雌激素,排卵后形成黄体,会分泌孕激素。上述性激素刺激生殖器官发育,促进第二性征出现,并维持生育功能。

临床应用知识点

知识点 1:**突触可塑性**(synaptic plasticity)

人体内千亿个神经元间及神经元与效应细胞间会形成较之细胞数高于 100 倍的突触,这些突触在人体的内外环境的刺激下,保持一种功能和结构的可变状态,称为突触可塑性。突触可塑性包括短期可塑性与长期可塑性。前者包括易化(facilitation)、抑制(inhibition)和增强(potentiation)等;后者包括长时程增强(long-term potentiaion,LTP)和长时程抑制(long-term depression,LTD),这两者被公认是学习记忆等活动的生物学基础。突触可塑性相关理论现已用于人工神经网络构建。

知识点 2:**神经肌肉检测方法**

临床常用的上下肢神经肌肉检测方法

运动	肌肉名称	神经	节段
肩外展	三角肌	腋神经	C_5
屈肘	肱二头肌	肌皮神经	$C_5 \sim C_6$
桡侧伸腕	桡侧腕伸肌	桡神经	C_6
伸肘	肱三头肌	桡神经	C_7
屈指	拇长屈肌,指深屈肌	正中神经	C_8
拇指外展	拇短展肌	正中神经	T_1
拇指内收	拇收肌	尺神经	$C_8 \sim T_1$
屈髋	髂腰肌	股神经	$L_1 \sim L_2$
收髋	股内收肌群	闭孔神经	$L_2 \sim L_3$
伸膝	股四头肌	股神经	$L_3 \sim L_4$
踝背屈	胫骨前肌	腓深神经	L_4
足内翻	胫骨后肌	胫神经	$L_4 \sim L_5$
足外翻	腓骨长、短肌	腓浅神经	L_5,S_1
屈膝	股二头肌	坐骨神经	S_1
踝跖屈	小腿三头肌	胫神经	$S_1 \sim S_2$

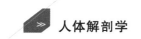
知识点 3：三叉神经痛

三叉神经痛(trigeminal neuralgia)又称面部痛性抽搐,是一种不常见但较重要的病症,其特征是沿三叉神经或其分支的分布区域发生阵发性剧痛,发作仅持续数秒到数十秒,常伴有感觉丧失和面部抽搐。发作间隙期,无感觉和运动障碍。三叉神经痛的病因尚不完全明了,可能与血管或肿瘤压迫三叉神经节、三叉神经或其分支有关。药物治疗可缓解大部分患者的症状,少数患者需用三叉神经切断术或神经节损毁术等外科手段治疗。近年来发展起来的脑深部刺激术也已成功地运用于治疗此类疾病。

知识点 4：面神经麻痹

面神经麻痹(facioplegia)常由于脑桥的面神经核或面神经受到肿瘤或血管病变所致。最常见的 Bell 麻痹是由于面神经炎或面神经受压引起的,表现为不能扬眉、闭眼、缩唇、鼻唇沟消失、笑时口角歪向健侧等症状。面神经不同部位病变表现的症状会有不同。在近侧段病变会形成完全的面神经麻痹,即除了面肌瘫痪外,还包括唾液分泌障碍、舌前 2/3 味觉丧失和听觉过敏等。

知识点 5：牵涉痛(referred pain)

某些内脏器官病变时,常在体表一定部位产生痛觉或痛觉过敏的现象称为牵涉痛,被牵涉的体表部位称为海德带(Head zone)。例如,心绞痛时常感觉到胸前区疼痛并向左肩、左臂内侧部放射。胆道疾病时,常感右肩部疼痛等。牵涉痛的发生机制目前仍不清楚,可能与体表部位和病变脏器受同一节段的脊神经或中枢支配,病变内脏的冲动影响到临近的躯体感觉神经或其中枢有关。

知识点 6：肠神经

肠神经(enteric nerve)是位于胃肠道壁内的固有神经元网络。由成百万个神经元和神经胶质细胞聚集成丛,分布于消化道管壁的肠肌丛(myenteric plexuses)和黏膜下神经丛(submucous plexuses)中构成。这些神经元之间形成固有神经环路,介导消化管道的收缩、胃酸分泌、水和电解质平衡、黏膜血流量的调控等多种反射功能。肠神经系统可以独立于中枢神经系统完成和维持局部反射活动,并且在外部交感神经和副交感神经被切断后,仍能保持生物活性,这些特征对于腹部外科手术和器官移植具有重要的指导意义。

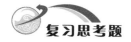 复习思考题

简答题

1. 神经系统的构成和基本活动方式。

2. 神经元的结构及分类。

3. 脊神经的构成、数目和主要分支。

4. 人体四个主要神经丛的位置和功能。

5. 12 对颅神经的名称、出入颅部位和主要功能。

6. 眼和舌的神经支配。

7. 内脏神经和躯体神经在结构上有哪些异同点?

8. 交感神经及副交感神经的低位中枢和神经节的名称。

（史　娟　武胜昔）

第三章　骨及骨连结

3

第一节　躯干骨及其连结

重点内容提示

1. 躯干骨的组成。

2. 脊柱的构成。

3. 胸廓的构成。

4. 椎间盘的结构和作用。

躯干骨包括脊柱和胸廓两个部分。脊柱是人体躯干的支柱,具有支持头部,支持和保护胸、腹、盆部器官,完成各种运动的功能。胸廓除支持保护胸部内脏外,还有完成呼吸运动的功能。

一、脊柱

脊柱(vertebral column)位于背部正中,上端接颅骨,下端达尾骨尖,分颈、胸、腰、骶及尾五段,由 24 个椎骨、1 个骶骨和 1 个尾骨组成。它们借韧带、软骨和关节连成一个完整的脊柱。

(一)脊柱各骨的形态

椎骨(vertebrae)共 24 个,可分为颈椎(7 个,见图 3-1 和 3-2)、胸椎(12 个,见图 3-3)和腰椎(5 个,见图 3-4)。它们都具有类似的形态和功能,但又有各自的特殊之处。

1. 椎骨的一般形态　一般椎骨都有 1 个椎体和 1 个椎弓,椎弓上有 7 个突(图 3-3)。

椎体(vertebral body)约呈短圆柱状,内部为骨松质,外为薄层骨密质。上、下椎体以软骨连成柱状,支持体重。**椎弓**(vertebral arch)在椎体后方,与椎体相连的部分叫**椎弓根**,稍细,上、下各有一切迹,下切迹较明显。相邻椎骨之间在椎弓根处形成**椎间孔**(intervertebral foramen)。椎弓的后部呈板状,叫椎板。左、右椎板相连形成完整的椎弓。椎体和椎弓共同围成**椎孔**(vertebral foramina),24 个椎骨的椎孔连成贯穿脊柱的**椎管**(vertebral canal)以容纳保护脊髓。椎弓上有 7 个突起:向后方伸出的一个叫**棘突**(spinous process),多数可在背部正中线摸到;左、右各伸出 1 个**横突**(transverse process),棘突和横突都有韧带和肌肉附着;椎弓上、下各有 1 对突起,叫**上、下关节突**(superior and inferior articular processes),相邻椎骨的上、下关节突相对,以关节面组成关节。

2. 颈、胸、腰椎的主要特征(图 3-1~3-4)

(1)**颈椎**(cervical vertebrae)　共 7 个,第 1、2 颈椎属特殊椎骨,将单独介绍。一般颈椎的椎体较小,近似长方形,其上面的左、右两端上翘,与上位椎骨椎体侧缘构成关节,病变时可致椎间孔狭窄压迫脊神经,产生症状。颈椎椎孔较大。横突生有**横突孔**,是颈椎最显著的特点。横突孔内有椎动、静脉走行。横突末端可分前、后两个结节,特别是第6颈椎,前结节肥大,又叫**颈动脉结节**,颈总动脉在其前方经过。颈椎关节突不明显,关节面近于水平位。颈椎棘突一般短而平,末端分叉。第7颈椎棘突不分叉且特长,在颈部皮下,容易扪到,故又名**隆椎**。

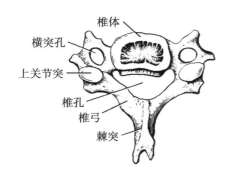

图 3 - 1　颈椎(上面观)

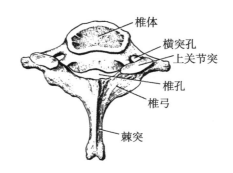

图 3 - 2　第 7 颈椎(上面观)

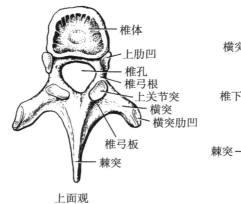

上面观

侧面观

图 3 - 3　胸椎

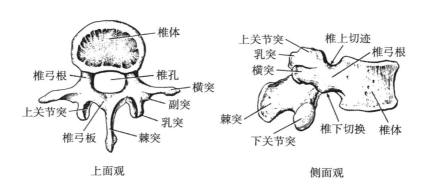

上面观

侧面观

图 3 - 4　腰椎

(2)**胸椎**(thoracic vertebrae)　共 12 个。从上向下椎体逐渐增大,横截面近三角形。椎体的后外侧上下缘处有与肋骨头相接的半关节面叫**肋凹**。横突的前面也有**横突肋凹**,与肋结节形成关节。棘突长,伸向后下方,邻位椎骨的棘突依次掩叠。关节突明显,其关节面位于冠状方向。

第 1 胸椎椎体的肋凹有 1 个圆形的全肋凹和 1 个半圆形的下肋凹;第 10 胸椎只有 1 个上肋凹;第 11、12 胸椎各有 1 个全肋凹,横突无肋凹。

（3）**腰椎**(lumbar vertebrae)　共5个。椎体大,横断面略呈蚕豆形。椎孔大。棘突为板状,位于矢状方向平伸向后。上、下关节突的关节面近矢状方向。

3. 特殊椎骨(图3-5)

（1）**寰椎**(atlas)　是第1颈椎,呈环形。分前弓、后弓和左右侧块。前弓较短,内面有关节面叫**齿突凹**。侧块上面有椭圆形关节凹,与枕骨髁构成寰枕关节,下有圆形关节面与第2颈椎连结。上关节凹后方有椎动脉沟,椎动脉出横突孔经此沟而入枕骨大孔。后弓长,中点略向后方突起,叫作后结节。寰椎无椎体、棘突和关节突。

（2）**枢椎**(axis)　为第2颈椎。椎体上方有**齿突**,与寰椎齿突凹形成关节。在发生学上齿突来自第1颈椎椎体。枢椎其余形态同一般颈椎。

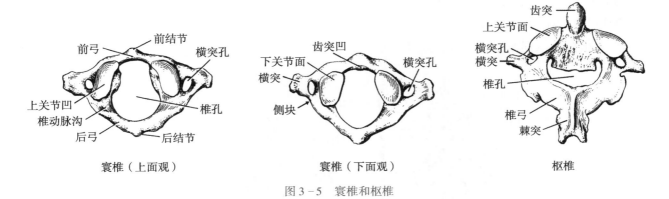

图3-5　寰椎和枢椎

4. 骶骨(sacrum)　在发生过程中,骶骨由5个骶椎合并而成(图3-6)。全骨上大下小,前凹后凸。上面为底,下端为尖。中央部为5个椎体连成的骶骨体,两侧为骶骨翼,后面椎板融合围成中空的骶管。骶骨体上面前缘突出,叫**岬**(promontory),前面有椎体融合遗留的4条横线,横线两端有4对**骶前孔**。**骶管**上口两侧可见上关节突,骶骨后面正中线上可见棘突痕迹称骶中嵴,两侧有4对**骶后孔**。再向两侧有粗糙不平的骶骨粗隆及与髋骨连结的关节面,叫**耳状面**。骶管后下端敞开叫**骶管裂孔**(sacral hiatus)。其两侧有**骶骨角**(sacral cornu),是下关节突遗迹。

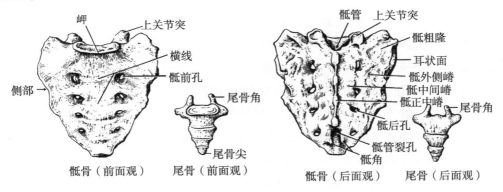

图3-6　骶骨和尾骨

5. 尾骨(coccyx)　由4~5节尾椎退化合成。

（二）脊柱各骨的连结(图3-7~3-9)

1. 椎间盘(intervertebral discs)　是椎体与椎体之间的软骨连结。椎间盘中心为胶状的**髓核**(nucleus pulposus),周围是多层纤维软骨组成的**纤维环**(annulus fibrosus),它将相邻椎骨的椎体牢固地连结起来,并限制髓核向外膨出。椎间盘有一定的弹性,可缓冲震动、允许脊柱做弯曲和旋转运动。颈部和腰部动度较大,椎间盘也较厚。在病理情况下,髓核可从纤维环的薄弱或损伤处突出,常见的为后外方向的髓核脱出,可以造成压迫神经根的症状。

2. 椎间关节(intervertebral joint)　是关节突之间的连结,椎间关节为平面关节,可做微小的运动。在颈部由于关节近于水平方向,其运动较自由;胸部关节面近冠状方向,可允许胸椎做少量回旋运动;腰椎的矢状关节面则限制回旋而允许脊柱屈伸和侧屈。椎间关节的运动和椎间盘的活动互相配合、互相制约,共同保证了脊柱的稳定和灵活。

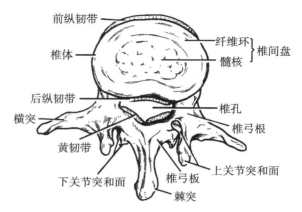

图 3 - 7　椎间盘和关节突关节

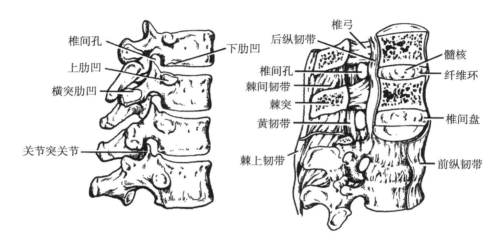

图 3 - 8　脊柱的韧带

3. 椎间短韧带　在相邻椎骨的椎弓之间的叫椎弓间韧带,由弹性结缔组织构成,呈黄色,故又称**黄韧带**(ligamenta flava)。黄韧带有很大的弹性,连结着相邻的椎板,协助椎板保护椎管内的脊髓,并限制脊柱的过度前屈。此外在各棘突之间、各横突之间,分别生有棘间韧带和横突间韧带。

4. 长韧带　脊柱的长韧带主要有3条。在椎骨前面的是前纵韧带,上连枕骨大孔前缘,下达骶骨前面,紧贴椎体和椎间盘前面,厚实而坚韧,对脊柱稳定有重要作用。椎体后面的后纵韧带的长度与前纵韧带的长度相当,与椎体相贴部分比较狭细,但在椎间盘处较宽,后纵韧带有限制脊柱过分前屈及防止椎间盘向后脱出的作用。在棘突尖上还有一条上下连续的棘上韧带,在胸、腰、骶部紧贴棘突末端,至颈部则呈板片状,将两侧肌肉分开,且由弹性结缔组织构成,特称**项韧带**(ligamentum nuchae)。

5. 寰枕关节和寰枢关节　是脊柱上端与颅骨之间的连结,又合称为寰枕枢关节。寰枕关节主要为寰椎上关节凹与枕骨髁组成的关节,属椭圆关节,可使头做屈伸(俯仰)及侧屈运动。在寰椎前弓和后弓还有寰枕前膜和寰枕后膜分别与枕骨大孔前、后缘相连,加固寰枕间的连结。

寰枢关节包括寰枢外侧关节和寰椎齿突关节。寰枢外侧关节左右各一,由寰椎下关节面与枢椎上关节面组成。寰椎齿突关节为寰椎前弓的齿突凹与齿突所组成。此关节有多条韧带加固:齿突尖韧带和翼状韧带将齿突连于枕骨,寰椎横韧带及其上下延伸的纵束所形成的十字韧带可以防止齿突向后脱位。后纵韧带向上延伸,从后方将关节覆被,叫作**覆膜**(tectorial membrane),使关节与脊髓隔开。一般情况下此关节是比较稳固的,但过强的外力也可造成齿突脱位,危及脊髓。

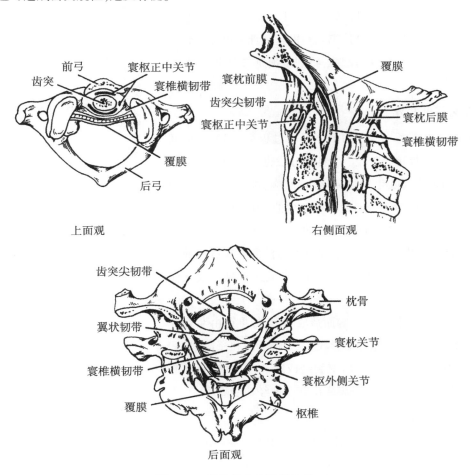

图 3 - 9 寰枕关节和寰枢关节

(三) 脊柱的形态及功能(图 3 - 10)

脊柱由 24 个椎骨、1 个骶骨和 1 个尾骨借椎间盘、椎间关节及许多韧带连结成一个整体,既坚固又柔韧。脊柱的长度,直立时由于椎间盘弹性压缩,比卧位时稍短。从前面看,脊柱的椎体从上至下逐渐增大,至骶骨又迅速变小,这是椎体的负荷由小到大,又经骶骨耳状面将负荷传至下肢的反映,是人体直立所造成的不同于四足动物的一种表现。脊柱的后面可见成排的棘突和横突,棘突旁有许多背部肌肉,可以稳定脊柱,并牵动棘突、横突做各种动作。背部的棘突,可以从第 7 颈椎开始触摸计数,它是常用的定位标志。棘突的方向,在颈、腰段较平,在胸部较斜,临床上常在腰段进行穿刺。从侧面看,各椎骨的体、横突和棘突均清晰可见,还可看到椎弓根及其间的椎间孔和骶管侧面的耳状关节面。脊柱整体的侧面观,可见 4 个弯曲。**颈曲**(cervical curvature)和**腰曲**(lumbar curvature)凸弯向前,椎间盘较厚,其前部尤甚,**胸曲**(thoracic curvature)和**骶曲**(sacral curvature)凸弯向后,椎间盘变薄。脊柱内的椎管,上通颅腔,下达骶管裂孔,周围除椎间孔外均为韧带所封闭。椎管内容纳脊髓,上连脑,两侧发出脊神经根,形成 31 对脊神经,从椎间孔和骶前、后孔穿出。椎管的颈下段和胸下段较宽阔,与脊髓的颈、腰膨大相适应。腰段最宽阔,容纳脊髓圆锥和众多的神经根丝。

脊柱除支持和保护功能外,有灵活的运动功能。虽然在相邻两椎骨间运动范围很小,但多个椎骨间的运动累积在一起,就可进行较大幅度的运动,其运动方式包括屈伸、侧屈、旋转和环转等。脊柱各段的运动度不同,这与椎间盘的厚度、椎间关节的方向等制约因素有关。骶部完全不动,胸部运动很少,颈部和腰部则比较灵活。

人在立正姿势时,通过身体所引的垂直重力线经过颈椎椎体的后方,在第 7 颈椎和第 1 胸椎处通过椎体,经胸椎之前下降,再于胸腰结合部越过椎体,经腰椎后方并穿过第 4 腰椎至骶骨岬再经骶骨前方、骶髂关节而传至下肢。脊柱的弯曲,特别是颈曲与腰曲,其曲度随重力的变化而改变。

(四)椎骨的常见变异

椎骨在动物进化(种系发生)和个体发育过程中,都经过由间充质至软骨,再由软骨骨化的阶段。脊柱的分段也是逐渐由鱼类只分躯干椎和尾椎的阶段到陆生动物分化出颈、胸、腰、骶、尾 5 段的过程;人类出生前脊柱只有一个向后凸弯的弯曲,出生后随着抬头和坐立姿势的发展,才相继出现向前凸弯的颈曲和腰曲。

在脊柱各段之间的椎骨形态变化,是逐渐过渡的。在过渡处常发生变异,如腰椎和骶骨的节数可互有增减,形成腰椎骶化或骶椎腰化,这类变异可导致慢性腰痛。

椎骨的骨化可因某些因素的影响而造成畸形,如椎弓由左右各一骨化点骨化,最后在正中线愈合而形成,但于腰下部和骶部,常见两侧椎弓骨化点不愈合,造成椎管后壁裂缝或敞开,仅由软组织覆盖,这种异常叫脊柱裂,严重者有脊膜膨出甚至神经功能障碍。

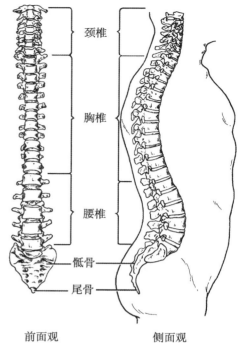

图 3 - 10　脊柱

二、胸廓

胸廓(thoracic cage)是胸腔壁的骨性基础和支架。胸廓由 12 个胸椎、12 对**肋骨**(ribs)和 1 个**胸骨**(sternum)借关节、软骨连结而组成。

(一)胸廓各骨的形态(图 3 - 11,3 - 12)

1.肋骨　肋骨有 12 对,左右对称,后端与胸椎相关节,前端第 1~7 肋借软骨与胸骨相连结,称为真肋;第 8~12 肋称为**假肋**,其中第 8~10 肋借肋软骨与上一肋的软骨相连,形成肋弓,第 11、12 肋前端游离,又称**浮肋**。

肋骨的一般形态:后端稍膨大,叫**肋头**(costal head),有关节面与胸椎体的肋凹形成关节,从肋头向后外变细,叫**肋颈**(costal neck),再向外变扁成肋体,颈与体结合处的后面突起叫作**肋结节**(costal tubercle),有关节面与胸椎横突肋凹相关节。肋体向外转为向前的转弯处叫**肋角**(costal angle),肋体下缘内面有容纳神经血管经过的**肋沟**(costal groove)。肋体前端粗糙,接肋软骨,肋软骨为透明软骨,与胸骨侧缘相关节。

第 1 肋短小而弯曲,头和颈稍低于体,肋体扁,可分为上、下两面和内、外两缘(图 3 - 11)。上面内缘处有前斜角肌附着形成的前斜角肌结节,结节的前、后方各有浅沟,是锁骨下静脉和锁骨下动脉的压迹。下面无肋沟,前端借肋软骨直接与胸骨相结合。第 2 肋比第 1 肋稍长,更近似一般肋骨。第 11、12 肋无肋结节,体直而短,末端钝圆。

2.胸骨　胸骨是位于胸前壁正中的扁骨,形似短剑,分柄、体、剑突三部分(图 3 - 12)。胸骨柄上缘中部微凹,叫**颈静脉切迹**(jugular notck),其两侧有锁骨切迹,与锁骨相关节。柄侧缘接第 1 肋软骨。下缘与胸骨体连结处微向前突,称**胸骨角**(sternal angle),从体表可以触及,因其两侧恰与第 2 肋软骨相关节,所以是确定肋骨序数的重要标志。胸骨体扁而长,两侧有第2~7 肋软骨相连结的切迹。剑突形状多变,位居左右肋弓之间,有人终生保持软骨形式。

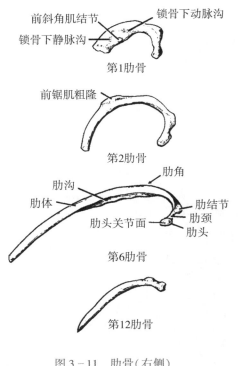

图 3 - 11　肋骨(右侧)

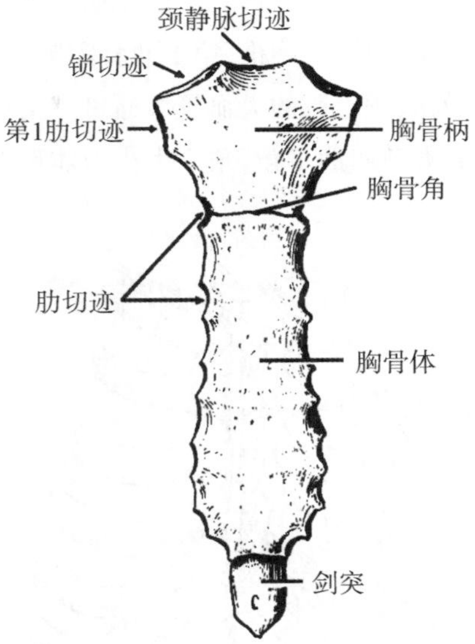

图 3 - 12　胸骨(前面观)

(二)胸廓各骨的连结

1. 肋椎关节(costovertebral joints) (图 3 - 13)　肋骨后端与胸椎之间有两处关节。一个叫**肋头关节**(joint of costal head),由肋头与椎体肋凹组成,多数肋头关节内有韧带将关节分成上下两部分,第 1、11 和 12 肋头关节则无这种分隔。另一个是**肋横突关节**(costotransverse joint),由肋骨结节关节面与横突肋凹组成。肋头关节与肋横突关节都是平面关节,两关节同时运动(联合关节),运动轴是通过肋颈的斜轴,运动时肋颈沿此运动轴旋转,肋骨前部则上提下降,两侧缘做内、外翻活动,从而使胸廓前后径和横径发生变化。

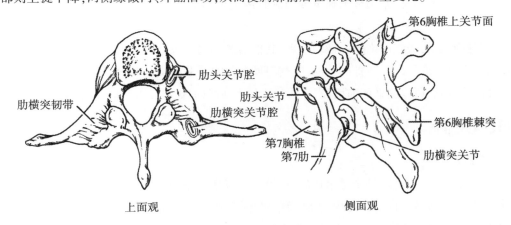

上面观　　　　　　　　　侧面观

图 3 - 13　肋椎关节

2. 肋软骨与胸骨的连结(图 3 - 14)　在第 1 肋软骨和胸骨柄之间为直接连结,第 2～7 肋软骨与胸骨之间则形成微动的**胸肋关节**(sternocostal joints),第 8～10 肋软骨不与胸骨相连,而分别与其上方和肋软骨形成软骨关节,在胸廓前下缘组成左、右肋弓。

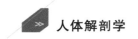

（三）胸廓的全貌

1.胸廓的形态,在成人为前后较扁、前壁短后壁长的圆锥形的骨笼(图3-15),后方12个胸椎位于后壁中线,椎体向腔内突出,肋骨先向外,至肋角处转向前行,再弯向内侧经肋软骨抵达胸骨。胸廓上口呈肾形,为后高前低的斜面,由第1胸椎、第1肋骨和胸骨柄上缘围成,胸骨柄上缘约与第2~3胸椎间线平齐。胸廓上口有气管、食管及头颈上肢的大血管等通过。胸廓下口宽大,前高后低,由第12胸椎,第11、12肋及肋弓、剑突组成。两侧肋弓的夹角叫**肋下角**,角度大小因体形而异。胸廓下口有膈封闭,食管和大血管等穿经膈的裂孔走行。

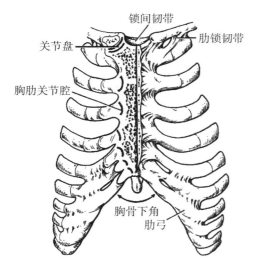
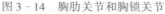

图3-14　胸肋关节和胸锁关节

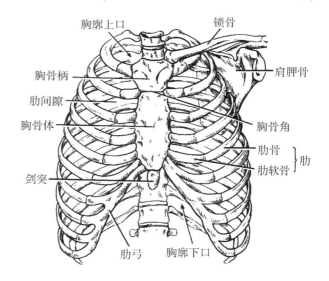

图3-15　胸廓(前面观)

2.肋间隙序数及活体判定具有重要的临床意义,心、肺及膈各部的高度常以此为标准进行描述和记载,如心尖的位置一般在第5肋间隙中线左侧7~9 cm处。肋间隙的序数与其上方肋骨的序数一致,即第5肋间隙位于第5肋骨下方。由于第1肋骨部分被锁骨遮盖,故肋骨序数一般从第2肋开始触摸计算,且第2肋有胸骨角作为明显的定位标志。在背部,常用胸椎棘突或肩胛骨内上角和下角做参考,通常肩胛骨内上角平第2肋,下角平第7肋。

3.胸廓参与呼吸运动,吸气时胸廓各径均增大,其前后径和横径增大是肋骨和胸骨运动的结果,垂直径增大是膈肌收缩、膈穹下降的结果。肋骨的运动,吸气时肋颈沿自身长轴向后旋转肋体上提,并将其前端的胸骨推向前上,肋骨两侧外翻,所以胸廓的前后径、左右径均加大,呼气时做相反方向的运动,使胸腔容积减少。

临床应用知识点

知识点1:青枝骨折

青枝骨折多见于儿童,"青枝"两个是借用的,在植物的青嫩枝条中,常常会见到折而不断的情况。儿童的骨骼中含有较多的有机物,外面包裹的骨膜较厚,因此在物理力学上就具有很好的弹性和韧性,不容易折断,遭受暴力发生骨折就会出现与植物青枝一样折而不断的情况,这种特殊的骨折被称为青枝骨折。由于青枝骨折时,骨骼虽"折"却仍然未"断",因而一般都属于稳定骨折,通常是不需要手术治疗的。四肢骨的青枝骨折用石膏外固定治疗都有很好的效果。

知识点2:骨质疏松

骨质疏松即骨质疏松症,是由多种原因引起的一组骨病,骨组织有正常的钙化,钙盐与基质呈正常比例,是以单位体积内骨组织量减少为特点的代谢性骨病变。骨质疏松症可发生于不同性别和任何年龄,但多见于绝经后女性和老年男性。以骨骼疼痛、易于骨折为特征。

知识点 3：关节脱位

关节脱位也称脱臼，是指构成关节的骨端失去了正常的位置，发生了错位。多由暴力作用所致，以肩、肘、下颌及手指关节最易发生脱位。关节脱位的表现，一是关节处疼痛剧烈，二是关节的正常活动丧失，三是关节部位出现畸形。关节脱位临床上可分损伤性脱位、先天性脱位及病理性脱位等几种情形。关节脱位后，关节囊、韧带、关节软骨及肌肉等软组织也有损伤，另外关节周围肿胀，可有血肿，若不及时复位，血肿机化，关节粘连，会使关节不同程度地丧失功能。

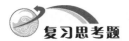
复习思考题

简答题

1. 椎骨的主要形态特征是怎样的？

2. 脊柱的连结有什么特点？椎骨的连接韧带有哪些？

3. 胸骨角是什么？

4. 肋骨的一般形态结构和分类是什么？

5. 是否可以准确触摸自己躯干骨的重要骨性标志？

第二节　上肢骨及其连结

重点内容提示

1. 上肢带骨的种类。

2. 锁骨、肩胛骨的形态特征。

3. 自由上肢骨的种类。

4. 手骨的种类及其形态特征。

5. 肱骨、尺骨、桡骨的形态特征。

6. 上肢带骨连结的种类。

7. 胸锁关节、肩锁关节、喙肩韧带的解剖学特点。

8. 自由上肢骨连结的种类。

9. 肩关节、肘关节、前臂骨的连结，手骨的连结及功能。

上肢骨包括上肢带骨和自由上肢骨两大部分。前者有锁骨和肩胛骨，后者包括臂部的肱骨、前臂部并列的尺骨、桡骨及手的 8 块腕骨、5 块掌骨和 14 块指骨。

一、上肢带骨（肩带骨）

1. 锁骨（clavicle）　锁骨位于胸廓上方前面的皮下，呈"S"形，内侧 2/3 凸弯向前，外侧 1/3 凸弯向后（图 3 - 16）。可分为内、外侧两端和体等三部分。内侧端膨大称为**胸骨端**（sternal end），借关节面与胸骨的锁骨切迹相关节。外侧端为**肩峰端**（acromial end），略扁，借关节面与肩胛骨的肩峰相关节。**锁骨体**（clavicle body）较细而弯曲，位置表浅，受暴力时易发生骨折，一般多见于中、外 1/3 交界处。

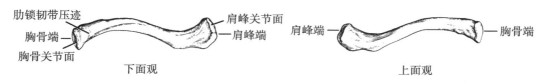

图 3－16　锁骨（左侧）

2. 肩胛骨（scapula）　肩胛骨为三角形扁骨，位于胸廓背面脊柱的两侧，有三角、三缘和两面（图 3－17）。内上角位于骨的内上方，平对第 2 肋。外上角位于骨的外上方，较厚，其外侧面有一梨形光滑的关节面，叫作**关节盂**（glenoid cavity），与肱骨头共同构成肩关节。盂的上、下方各有一隆起，称为**盂上结节**和**盂下结节**。关节盂向内侧，周径较细处，叫**肩胛颈**（neck of scapula）。下角位于骨的下端，与第 7 肋或第 7 肋间隙同高。内侧缘朝向脊柱，又名脊柱缘。外侧缘较肥厚，对向腋窝，又名腋缘。上缘薄锐，其外侧端有一切迹，称为**肩胛切迹**（scapular notch）。切迹的外侧有一伸向上前外方的骨突，形如鸟嘴，叫作**喙突**（coracoid process）。肩胛骨的前面为大而浅的**肩胛下窝**（subscapular fossa）。背面有一从内侧向外上方斜行并逐渐隆起的骨嵴，称为**肩胛冈**（scapular spina）；将背面分为上小下大的两个窝，分别叫作**冈上窝**（supraspinal fossa）和**冈下窝**（infraspinal fossa）。肩胛冈的外侧端高耸，叫作**肩峰**（acromion）；其内侧缘关节面与锁骨肩峰端构成**肩锁关节**（acromioclavicular joint）。

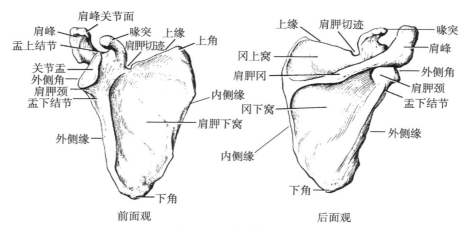

图 3－17　肩胛骨（右侧）

二、自由上肢骨

1. 肱骨（humerus）　**肱骨**是臂部的长管状骨，分为一体和两端（图 3－18）。上端膨大，向内上方突出的半球形的关节面，叫作**肱骨头**（head of humerus），与肩胛骨的关节盂相关节。头的下方稍细，称为**解剖颈**（anatomical neck）。从头向外侧突出一个粗涩的隆起，叫作**大结节**（greater tubercle）。肱骨头的下方有向前方的骨突，叫作**小结节**（lesser tubercle）。大、小结节向下延续的骨嵴，分别叫作**大结节嵴**（crest of greater tubercle）和**小结节嵴**（crest of lesser tubercle）。大小结节间的沟称为**结节间沟**（intertubercular sulcus），内有肱二头肌长头腱通过。肱骨上端与体的移行处稍狭窄，叫作**外科颈**（surgical neck），是骨折的好发部位。

体的中部前外侧面上有一粗面，叫作**三角肌粗隆**（deltoid tuberosity），是同名肌的止点。体的后面中部有一条自内上斜向外下，并略转向前方的螺旋形浅沟，为桡神经通过的径路，故名**桡神经沟**（sulcus for radial nerve）。

下端膨大，前后略扁。外侧部较小，呈半球形，叫作**肱骨小头**（capitulum of humerus），与桡骨头上面的窝相关节。内侧部较大，为一滑车状关节面，故名**肱骨滑车**（trochlea of humerus），与尺骨上的滑车切迹（trochlea notch）切迹相关节。下端前面在滑车上方有一**冠突窝**（coronoid fossa），肱骨小头上方有**桡骨窝**（radial fossa），当肘关节屈曲时，分别容纳尺骨的冠突和桡骨头。下端后面在滑车上方有一深窝叫**鹰嘴窝**，伸肘时尺骨的鹰嘴突入窝内。下端的两侧面各有一结节样隆起,分别叫作**内上髁**(medial epicondyle)和**外上髁**(external epicondyle)。内上髁大而显著,后面有一纵行浅沟,是尺神经通过处,故名**尺神经沟**(sulcus for ulnar nerve)。

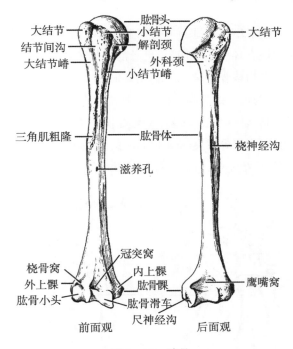

图 3 - 18　肱骨

2. 尺骨(ulna)　尺骨位于前臂内侧,可分为一体和两端(图 3 - 19)。上端粗大,前面有一半月形的关节面,叫作**滑车切迹**(trochlear notch),与肱骨滑车相关节。切迹后上方的突起为鹰嘴,前下方的突起为冠突。冠突的前下方有一粗糙隆起,叫作**尺骨粗隆**(ulnar tuberosity)。冠突的外侧面有一关节面,称为**桡骨切迹**(radial notch)。

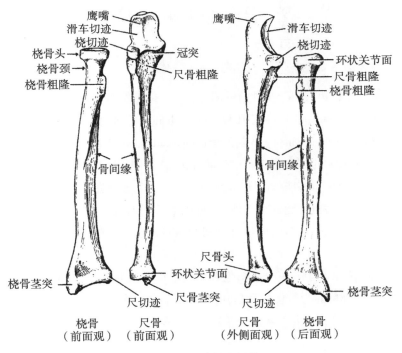

图 3 - 19　桡骨和尺骨

体稍弯曲,呈三棱柱状。其后缘全长均位于皮下,外侧缘薄而锐利,为前臂骨间膜的附着处,故名骨间嵴。

下端有两个隆起,即位于外侧的尺骨头和由尺骨头的内后方向下伸出的尺骨茎突。尺骨头的远侧面及周边都有关节面。

3.桡骨(radius) 桡骨分为一体和两端(图3-19)。上端形成扁圆形的桡骨头,头的上面有凹陷的桡骨头凹,与肱骨小头相关节。桡骨头周缘有环状关节面,与尺骨的桡切迹相关节。桡骨头下方光滑缩细为桡骨颈,颈的内下方有一较大的粗糙隆起,名为**桡骨粗隆**(radial tuberosity),是肱二头肌的抵止处。

体的内侧缘锐利,又名骨间嵴,与尺骨的骨间嵴相对。外侧面中点的粗糙面为旋前圆肌粗隆。

下端特别膨大,近似立方形。其远侧面光滑凹陷,为腕关节面,与近侧腕骨相关节。内侧面有尺骨切迹,与尺骨头相关节。外侧面向下突出,叫作**桡骨茎突**(styloid process of radius),它比尺骨茎突约低1~1.5 cm。

4.手骨 手骨体形小,数量多,连结复杂,包括腕骨、掌骨和指骨三部分(图3-20)。

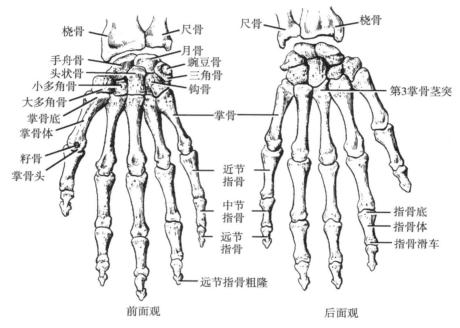

图3-20 手骨

(1)**腕骨**(carpal bone) 属短骨,位于手骨的近侧部,共有8块,分为两列,每列4块,均以其形状命名。近侧由桡侧向尺侧依次是**舟骨**(scaphoid bone)、**月骨**(lunate bone)、**三角骨**(triangular bone)和**豌豆骨**(pisiform bone),远侧列为**大多角骨**(trapezium bone)、**小多角骨**(trapezoid bone)、**头状骨**(capital bone)和**钩骨**(unciform bone)。舟骨是近侧列腕骨中最大的,向近侧略凸弯,呈舟状,其掌侧面粗糙而凹陷,外侧有一结节,称为**舟骨结节**(tubercle of scaphoid bone),为腕横韧带与拇短展肌的附着部。大多角骨的远侧面有鞍状关节面,与第1掌骨底的鞍状关节面相关节。近侧列腕骨(除豌豆骨外)的近侧面共同形成一椭圆形的关节面,与桡骨的腕关节面相对构成**桡腕关节**(radiocarpal joint)。腕骨的各骨之间的相对面以及与桡骨和掌骨的邻接面,都有关节面,分别构成不同的关节。

8块腕骨虽借关节和韧带连结构成一个整体,但并不处于同一额状面上,背侧面凸隆,而掌侧面凹陷,叫作**腕骨沟**(carpal groove)。沟的外侧界为腕桡侧隆起,由舟骨结节和大多角骨构成,沟的内侧界为腕尺侧隆起,由豌豆骨和钩骨钩构成。腕骨沟的上方由于腕横韧带跨过,而形成一管,称为**腕管**(carpal canal),内有指屈肌腱及神经和血管等通过。

(2)**掌骨**(metacarpus) 共5块,为小型长骨,由桡侧向尺侧依次为第1~5掌骨。掌骨也分一体两端,近侧端称为底,与远侧列腕骨相关节,其中第 1 掌骨底关节面呈鞍状,与大多角骨相关节。体呈棱柱形,稍向背侧弯曲。远侧端为掌骨小头,呈球形,与指骨相关节。

（3）**指骨**（phalanges） 拇指为两节,其余各指均有 3 节指骨,由近侧向远侧依次为第 1 节指骨（近节指骨）、第 2 节指骨（中节指骨）、第 3 节指骨（末节指骨）。指骨也是小型长骨,每节指骨也分底、体、小头三部分。近节指骨底为卵圆形凹陷的关节面,与掌骨小头相关节。小头的关节面呈滑车形式,称**指骨滑车**（trochlea of phalanx）,与中节的指骨底相关节。末节指骨的远侧端稍膨大且粗糙,名为**甲粗隆**。

三、上肢骨的连结

上肢骨的连结包括上肢带骨的连结和自由上肢骨的连结。上肢带骨中,锁骨的内侧端与胸骨连结构成的胸锁关节,是上肢骨与躯干骨之间的唯一关节,而肩胛骨则只由肌肉将之附于躯干骨上,所以上肢的运动较灵活且范围也较大。上肢骨的连结主要包括肩、肘、桡腕及手部的关节。

（一）上肢带骨的连结

1. **胸锁关节**（sternoclavicular joint） 由锁骨的胸骨关节面与胸骨柄的锁骨切迹及第 1 肋软骨的上面共同构成（图 3-21）。关节囊附着于关节的周围,前后面较薄,上下面略厚,周围有韧带增强。关节面略呈鞍状,关节腔内有一近似圆形的关节盘,将关节腔分为内下和外上两部分。胸锁关节可做各个方向的微动运动,体现为锁骨外侧端的上提、下降和前后运动,此外,尚能做轻微的旋转运动。

2. **肩锁关节**（acromioclavicular joint） 由肩胛骨肩峰关节面

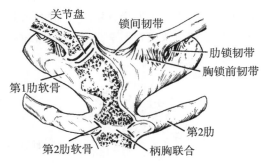

图 3-21 胸锁关节

与锁骨肩峰端关节面构成。关节囊较松弛,附着于关节面的周缘。另有连结于肩胛骨喙突与锁骨下面的喙锁韧带（斜方韧带、锥状韧带）加固。肩锁关节属平面关节,可做各方向的微动运动。

3. **喙肩韧带**（coracoacromial ligament） 连结于喙突与肩峰之间,形成喙肩弓架于肩关节上方（图 3-22）,可防止肱骨头向内上方脱位。

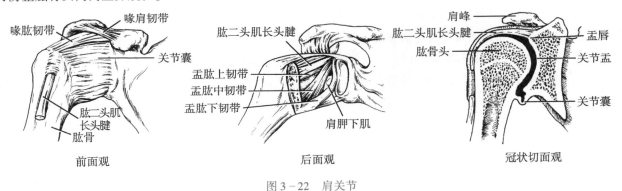

图 3-22 肩关节

（二）自由上肢骨的连结

1. **肩关节**（shoulder joint） 由肩胛骨的关节盂和肱骨头构成,属球窝关节（图 3-22）。关节盂周缘有由纤维软骨环构成的盂缘附着,加深了关节窝。肱骨头的关节面较大,关节盂的面积仅为关节头的 1/3 或 1/4,因此,肱骨头的运动幅度较大。关节囊薄而松弛,下壁尤甚,附着于关节盂的周缘,上方将盂上结节包于囊内,下方附着于肱骨的解剖颈。关节囊的滑膜层包被肱二头肌长头腱,并随同该肌腱一起突出于纤维层外,位于结节间沟内,形成肱二头肌长头腱腱鞘。肩关节周围的韧带少且弱,在肩关节的上方,有喙肱韧带连结于喙突与肱骨头大结节之间。盂肱韧带自关节盂周缘连结于肱骨小结节及解剖颈的下份。

肩关节为全身最灵活的球窝关节,可做屈伸、收展、旋转及环转运动。加之关节头与关节窝的面积相差大,关节囊薄而松弛等结构特征,促使它具有灵活运动的功能。肩关节周围有大量肌肉通过。这些肌肉对维护肩关节的稳固性有重要意义,但关节的前下方肌肉较少,关节囊又最松弛,所以是关节稳固性最差的薄弱点。当上肢处于外展、外旋位向后跌倒时,手掌或肘部着地,易发生肩关节的前脱位。

2. 肘关节(elbow joint) 由肱尺、肱桡和桡尺近侧三组关节包于一个关节囊内构成,故称为**复关节**(compound joint)(图3-23)。其中肱骨滑车与尺骨滑车切迹构成**肱尺关节**(humeroulnar joint),属于滑车关节,是肘关节的主体部分;肱骨小头与桡骨头凹构成**肱桡关节**(humeroradial joint),属球窝关节;桡骨头环状关节面与尺骨的桡骨切迹构成**桡尺近侧关节**(proximal radioulnar joint),属车轴关节。关节囊附着于各关节面附近的骨面上,肱骨内、外上髁均位于囊外。关节囊前后松弛薄弱,两侧紧张增厚形成**侧副韧带**(collateral ligaments)。尺侧副韧带呈三角形,起自肱骨内上髁,呈放射状止于尺骨滑车切迹的边缘,有防止肘关节侧屈的作用。桡侧副韧带也呈三角形,附于肱骨外上髁与桡骨环状韧带之间。此外,在桡骨头周围有**桡骨环状韧带**(annular ligament of radius),附着于尺骨的桡骨切迹的前后缘,此韧带同切迹一起形成一个漏斗形的骨纤维环,包绕桡骨头。4岁以下的幼儿,桡骨头发育不全,且环状韧带较松弛,故当肘关节伸直位牵拉前臂时,易发生桡骨头半脱位。

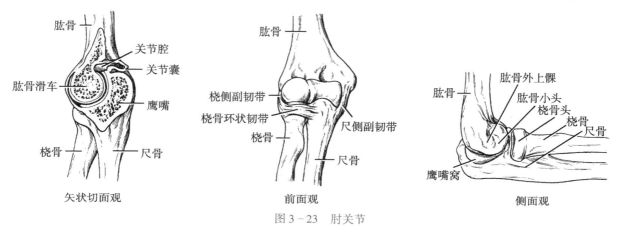

图3-23 肘关节

当肘关节伸直时,肱骨内、外上髁与尺骨鹰嘴尖恰位于一条直线上,屈肘时则形成以鹰嘴尖为顶角的等腰三角形,称肘后三角,临床上常以此鉴别肘关节脱位或肱骨髁上骨折。肘关节在伸直的情况下,若受暴力如跌倒时一侧手掌着地,使肱骨下端向前移位、尺骨鹰嘴则向后移,形成肘关节后脱位。当肘关节伸直,前臂处于旋后位时,臂与前臂并不在一条直线上,前臂的远侧端偏向外侧,二者之间形成一向外开放的钝角,称为**提携角**(carrying angle)(图3-24)。

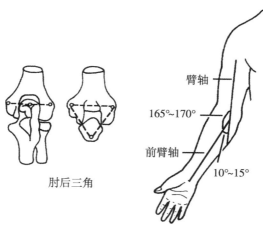

图3-24 肘后三角及提携角

肘关节的肱尺关节可沿略斜的额状轴做屈伸运动;桡尺近侧关节与桡尺远侧关节是必须同时运动的联合关节,司前臂的旋转运动;肱桡关节虽属球窝关节,但只能配合上述两关节活动,即与肱尺关节一起,共同进行屈伸运动,配合桡尺近侧关节进行垂直轴的旋转运动,但却失去矢状轴的内收、外展运动的能力。

3. 前臂骨的连结(图 3-25)

(1) 桡尺近侧关节 见肘关节。

(2) **前臂骨间膜**(antebrachial interosseous membrane) 为一长而宽的坚韧结缔组织膜,连结于桡尺两骨的骨间嵴之间,但在前臂近侧端此膜缺如。当前臂两骨处于旋前或旋后位时,骨间膜松弛,而处于中间位时,骨间膜紧张。所以前臂骨折时,应将前臂骨固定于中间位,以防止骨间膜挛缩,影响前臂骨的旋转功能。

(3) **桡尺远侧关节**(distalradioulnar joint) 由桡骨的尺骨切迹与尺骨头的环状关节面,以及尺骨头与桡腕关节盘的近侧面构成,属于车轴关节。关节囊较松弛,附着于尺骨切迹和尺骨头的边缘,其前后壁有韧带加强。关节盘为三角形,尖附着于尺骨茎突根部,底连于桡骨的尺骨切迹下缘,上面光滑而凹陷,和桡骨的尺骨切迹共同与尺骨头相关节,下面也光滑而微凹,与月骨的内侧部和三角骨的桡腕关节面相对。关节盘的中部较薄,周缘肥厚,与关节囊愈合。

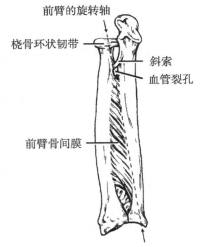

前臂的旋转轴
桡骨环状韧带
斜索
血管裂孔
前臂骨间膜

图 3-25 前臂骨的连结

桡尺近侧关节和远侧关节是联合关节,运动时,以通过桡骨头中心与关节盘尖端的连线的垂直轴为枢纽,桡骨头沿此轴在原位旋转,而桡骨下端连同关节盘则围绕尺骨头旋转。当桡骨下端旋至尺骨前面时,称为**旋前**,此时桡尺两骨交叉;反向运动,称为**旋后**,此时桡尺两骨并列。运动范围约180°,连同肩关节的旋转,上肢的回旋可达360°。

4. 手关节 包括桡腕关节、腕骨间关节、腕掌关节、掌骨间关节、掌指关节和手指间关节(图 3-26)。

(1) **桡腕关节**(radiocarpal joint) 由桡骨下端的腕关节面和关节盘的下面形成关节窝,与舟、月、三角骨的近侧关节面联合组成的关节头共同构成,属于椭圆关节。关节囊薄而松弛,附着于关节面的边缘,周围有韧带增强。桡腕掌侧韧带和桡腕背侧韧带分别位于关节的掌侧面和背侧面。尺侧副韧带连于尺骨茎突与三角骨之间,桡侧副韧带连于桡骨茎突与舟骨之间。

桡腕关节可做屈、伸、收、展以及环转运动,其中伸的幅度比屈的幅度小,这是由于桡腕掌侧韧带较为坚韧,使后伸的运动受到限制,另外,由于桡骨茎突低,在外展时与大多角骨抵触,因此,外展的幅度比内收的幅度小。

(2) **腕骨间关节**(intercarpal joints) 包括三组关节。①近侧列腕骨间关节。②远侧列腕骨间关节。③**腕横关节**(medio-carpal joint)。腕横关节又称腕中关节,属于球窝关节,由近侧列腕骨的远侧端构成关节窝,远侧列腕骨的近侧端构成关节头,关节腔略呈"S"形。前两组关节是由相邻接的腕骨间构成的,均属平面关节,只能微动。腕横关节由于受桡腕关节两侧

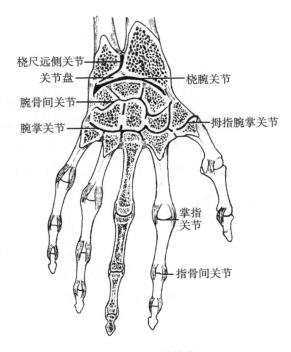

桡尺远侧关节
关节盘
腕骨间关节
腕掌关节
桡腕关节
拇指腕掌关节
掌指关节
指骨间关节

图 3-26 手关节

副韧带的限制,仅能做屈伸运动,且幅度很小。腕横关节一般和桡腕关节联合运动。

（3）**腕掌关节**（carpometacarpal joint） 由远侧列腕骨的远侧端与 5 个掌骨底构成。第 2~5 腕掌关节由一个共同的关节囊包裹,属于微动复关节。但第 1 掌骨底与大多角骨之间构成的拇指腕掌关节为一独立的关节,属于鞍状关节,可做屈、伸、收、展、环转及对掌运动。对掌运动是第 1 掌骨外展、屈和旋内运动的总和,其结果是使拇指尖能与其他各指掌面接触,这是人类劳动进化的结果。

（4）**掌骨间关节**（intermetacarpal joints） 位于第 2~5 掌骨底之间,属平面关节,仅能做轻微的滑动。

（5）**掌指关节**（metacarpophalangeal joint） 由掌骨小头与近节（第 1 节）指骨底构成,共 5 个。拇指掌指关节属于滑车关节,主要做屈伸运动,微屈时,也可做轻微的侧方运动,但运动幅度均较小。其余四指为球窝关节,可做屈、伸、收、展运动。

（6）**手指间关节**（interphalangeal joints of the hand） 共 9 个,属于滑车关节。关节囊松弛薄弱,关节腔较宽广,关节囊的前面及两侧面有韧带加强。手指间关节只能做屈伸运动,由于受到屈肌腱和韧带的限制,屈的幅度比伸的幅度大。

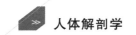
临床应用知识点

知识点 1：锁骨骨折

锁骨是上肢与躯干的连接和支撑装置,呈现 S 形,远端 1/3 为扁平状凸向背侧,利于肌肉和韧带的附着、牵拉,其最远与肩峰形成肩锁关节,并有喙锁韧带固定锁骨;而近端 1/3 为菱形凸向腹侧,通过坚强的韧带组织与胸骨柄形成胸锁关节,并有胸锁乳突肌附着。锁骨骨折主要为间接暴力引起。常见的受伤机制是侧方摔倒,肩部着地,力传导至锁骨,发生斜行骨折。也可因手或肘部着地,暴力经肩部传导至锁骨,发生斜行或横行骨折。

知识点 2：肱骨近端骨折

肱骨近端包括肱骨大结节、小结节和肱骨外科颈三个重要的解剖部位。肱骨外科颈为肱骨大结节、小结节移行为肱骨干的交界部位,该部位是松质骨和密质骨交接处,易发生骨折。在解剖颈下 2~3 cm,有臂丛神经、腋血管通过,有发生骨折合并血管损伤的可能。肱骨近端骨折可以发生于任何年龄,但以中、老年人为多。骨折多因间接暴力引起,由于暴力作用的大小、方向、肢体的位置及患者的骨质量等不同,可发生不同类型的骨折。

知识点 3：肩关节脱位

参与肩关节运动的关节包括肱盂关节、肩锁关节和胸锁关节,但以肱盂关节的活动最为重要。一般将肱盂关节脱位称为肩关节脱位。创伤是肩关节脱位的主要原因,多为间接暴力所致,当上肢处于外展外旋位跌倒或受到撞击时,暴力经过肱骨传导到肩关节,使肱骨头突破关节囊而发生脱位。若上肢处于后伸位跌倒,或肱骨后上方直接撞击在硬物上,也可发生肩关节脱位。

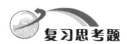
复习思考题

简答题

1.简述上肢带骨的种类及其形态特征。

2.简述自由上肢骨的种类及其结构特点。

3.简述手骨的种类、数量和特点。

4.试述肩关节的构成、特点和运动。

第三节　下肢骨及其连结

1. 下肢带骨的种类。
2. 髋骨、坐骨、耻骨的形态特征。
3. 自由下肢骨的种类。
4. 股骨、髌骨、胫骨、腓骨的形态特征。
5. 足骨的种类及其形态特征。
6. 下肢带骨连结的种类。
7. 骶髂关节、耻骨联合、髋骨与脊柱间的韧带连结以及骨盆的解剖学特点。
8. 自由下肢骨连结的种类。
9. 髋关节、膝关节、小腿骨的连结,足骨连结的构成及功能。

下肢骨分为下肢带骨和自由下肢骨两部分。下肢带骨即髋骨,自由下肢骨包括股骨、髌骨、胫骨、腓骨及 7 块跗骨、5 块跖骨和 14 块趾骨。

一、下肢带骨(髋骨)

髋骨(hip bone)为不规则的扁骨(图 3 - 27)。16 岁以前由髂骨、坐骨及耻骨以软骨连结而组成,成年后软骨骨化,三骨在**髋臼**(acetabulum)处互相愈合(图 3 - 28)。髋臼是髋骨外面中央的杯形关节窝,由髂、坐、耻三骨的体构成,与股骨头相关节,其底部中央粗糙,无关节软骨附着,称为髋臼窝。窝的周围骨面光滑,附以关节软骨,叫作**月状面**(lunar surface)。髋臼的前下部骨缘凹入,叫**髋臼切迹**(acetabular notch)。

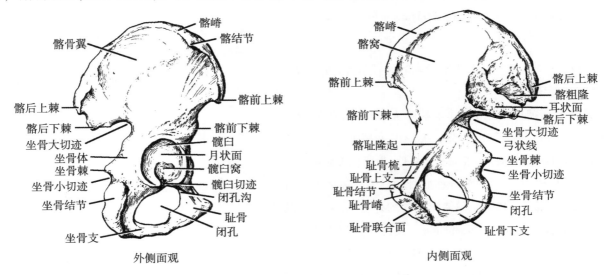

外侧面观　　内侧面观

图 3 - 27　髋骨

1. 髂骨(ilium)　在三骨中最大,位于髋骨的后上部,分为**髂骨体**和**髂骨翼**两部分。髂骨体位于髂骨的下部,参与构成髋臼后上部。由体向上方伸出的扇形骨板叫髂骨翼,翼的内面凹陷,名**髂窝**(iliac fossa),为大骨盆的侧壁。窝的下方以**弓状线**(arcuate line)与髂骨体分界。弓状线前端有一隆起,名**髂耻隆起**(iliopubic

eminence),髂窝的后份粗糙,有一近横位的耳状面,与骶骨的耳状面相关节。髂骨翼的上缘肥厚且呈弓形向上凸弯,叫**髂嵴**(iliac crest)。两侧髂嵴最高点的连线约平齐第4腰椎棘突,是计数椎骨的标志。翼的前缘弯曲向下,达于髋臼,生有上、下两个骨突,分别叫作**髂前上棘**(anterior superior iliac spine)和**髂前下棘**(anterior inferior iliac spine)。翼的后缘也生有上、下两个骨突,分别命名为**髂后上棘**(posterior superior iliac spine)和**髂后下棘**(posterior inferior iliac spine)。两侧髂后上棘的连线约平第2骶椎。从髂前上棘向后约5～7cm处,髂嵴较厚且向外突出,叫作**髂(嵴)结节**(tubercle of iliac crest),是骨髓穿刺常用的部位。

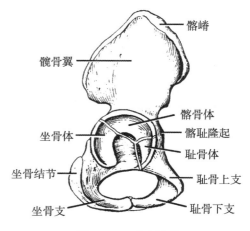

图3-28　幼儿髋骨

2.坐骨(ischium)　位于髋骨的后下部,可分为**坐骨体**及**坐骨支**两部分。坐骨体构成髋臼的后下部和小骨盆的侧壁。体的后缘有一向后伸出的三角形骨突,叫作**坐骨棘**(ischial spine)。坐骨棘与髂后下棘之间的骨缘呈弧形凹陷,叫作**坐骨大切迹**(greater sciatic notch);坐骨棘下方的骨缘小缺口,叫作**坐骨小切迹**(lesser sciatic notch)。由体向下延续为**坐骨上支**,继而转折向前内方,叫作**坐骨下支**,其前端与耻骨下支相连。坐骨上、下支移行处的后部,骨面粗糙而肥厚,名坐骨结节(ischial tuberosity),是坐位时体重的承受点。

3.耻骨(pubis)　位于髋骨的前下部,可分为**耻骨体**及**耻骨支**两部分。耻骨体构成髋臼的前下部和小骨盆的侧壁。由体向前下内方伸出的骨条叫作**耻骨上支**,继而以锐角转折向下外方叫作**耻骨下支**。耻骨上、下支移行处的内侧面为一卵圆形粗糙面,叫作**耻骨联合面**(symphysial surface),与对侧同名面之间以纤维软骨连结,构成**耻骨联合**(pubic symphysis)。耻骨上支的上缘有一锐利的骨嵴,叫作**耻骨梳**(pectineal line),其后端起于髂耻隆起,前端终于耻骨结节。耻骨结节内侧的骨嵴称为**耻骨嵴**(pubic crest)。由坐骨和耻骨围成的孔,叫作**闭孔**(obturator foramen),在活体闭孔有**闭孔膜**(obturator membrane)封闭。孔的上缘有浅沟叫作**闭孔沟**(obturator foramen)。

二、自由下肢骨

1.股骨(femur)　是人体中最大的长管状骨,可分为一体和两端(图3-29)。

股骨上端朝向内上方,其末端膨大呈球形,叫**股骨头**(femoral head),与髋臼相关节。头的中央稍下方,有一小凹,叫作**股骨头凹**(fovea of femoral head),为股骨头韧带的附着处。头的外下方较细的部分称股骨颈。颈与体的夹角称颈干角,约为120°～130°。颈体交界处的外侧,有一向上的隆起,叫作**大转子**(greater trochanter),其内下方较小的隆起叫作**小转子**(lesser trochanter)。大转子的内侧面有一凹陷称为**转子窝**(trochanteric fossa)。大、小转子间,前有转子间线、后有转子间嵴相连。

股骨体粗壮,为圆柱形,全体微向前凸。前面光滑,后面有一纵行的骨嵴,叫作**粗线**(bold lines)。粗线可分内侧、外侧两唇,两唇在体的中部靠近,而向上、下两端则逐渐分离。

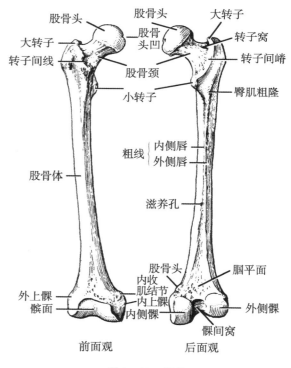

图3-29　股骨

外侧唇向上外移行为**臀肌粗隆**（gluteal tuberosity），内侧唇向上前止于小转子。两唇向下形成两骨嵴，分别连于股骨下端的内、外上髁，两唇在股骨体下端后面围成的三角形骨面，叫作**腘平面**。

股骨下端为两个膨大的隆起，向后方卷曲，分别叫作**内侧髁**（medial malleolus）和**外侧髁**（lateral condyle）。两髁的下面和后面都有关节面与胫骨上端相关节，前面的光滑关节面接髌骨，称为**髌面**。在后方，两髁之间有一深凹陷，叫作**髁间窝**。内侧髁的内侧面和外侧髁的外侧面各有一粗糙隆起，分别叫作**内上髁**（medial epicondyle）和**外上髁**（external epicondyle）。内上髁的上方有一三角形突起，叫作**内收肌结节**（adductor tubercle），为内收肌腱附着处。

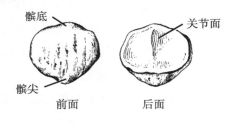

图 3 - 30　髌骨

2. 髌骨（patella）　髌骨是人体内最大的籽骨，包埋于股四头肌腱内，为三角形的扁平骨（图 3 - 30）。

3. 小腿骨　包括胫骨和腓骨（图 3 - 31），胫骨位于内侧，腓骨位于外侧。胫骨为主体，上端单独与股骨下端相接，腓骨未参与膝关节的组成，而以微动关节及韧带连结于胫骨外侧。但两骨的下端都参与踝关节的构成。

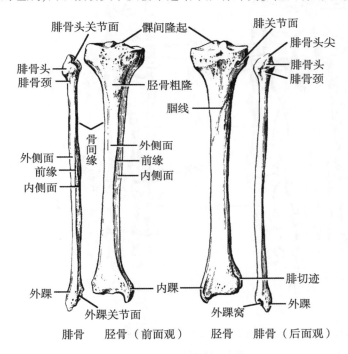

图 3 - 31　胫骨和腓骨（右侧）

（1）**胫骨**（tibia）　可分为一体和两端。

胫骨上端膨大，形成内侧髁和外侧髁，与股骨下端的内、外侧髁以及髌骨共同构成**膝关节**（knee joint）。两髁之间的骨面隆凸，叫作**髁间隆起**（intercondylar eminence）。隆起前后各有一凹陷的粗糙面，分别叫作**髁间前窝**和**髁间后窝**。上端的前面有一粗糙的隆起，叫作**胫骨粗隆**（tibial tuberosity）。外侧髁的后下面有一关节面，接腓骨小头，叫作**腓关节面**。

胫骨体的前缘特别锐利，叫作**前嵴**，在皮肤表面可以摸到。外侧缘为小腿骨间膜所附着，故名**骨间嵴**。内侧面表面无肌肉覆盖，在皮下可以触及。

胫骨下端膨大，下面有与距骨相接的关节面，内侧有伸向下的骨突，叫作**内踝**（medial malleolus）。外侧有与腓骨相接的三角形凹陷，叫作**腓骨切迹**（fibular notch）。

（2）**腓骨**（fibula） 细长，也分为一体和两端。

腓骨上端膨大，叫作**腓骨头**（fibular capitulum），在皮肤表面可以触及。小头内上面有关节面与胫骨上端外面的关节面相关节，头下方缩细，叫作**腓骨颈**（neck of fibula）。

腓骨体形状不规则，其骨间嵴与胫骨同名嵴相对，为骨间膜的附着处。

腓骨下端也稍膨大，叫**外踝**（lateral malleolus），外踝的内面有呈三角形的关节面，和胫骨下端的关节面共同构成关节窝，与距骨相关节。

4.足骨 包括跗骨（7块）、跖骨（5块）和趾骨（14块）三部分（图3-32）。

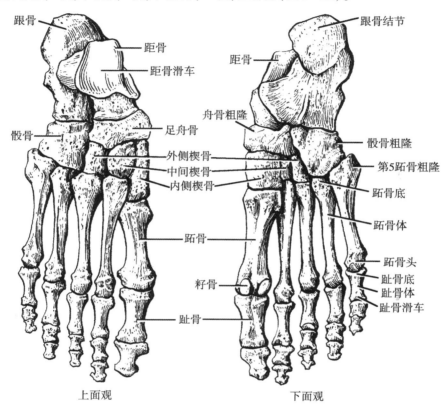

上面观　　　　　　　　　　下面观

图3-32　足骨

（1）**跗骨**（tarsus） 属短骨，位于足骨的近侧部，相当于手的腕骨，共7块。可分为三列，即近侧列相叠的距骨和跟骨、中间列的舟骨、远侧列的第1~3楔骨和骰骨。

①**距骨**（talus）：位于跟骨的上方，可分为头、颈、体三部分。前部为距骨头，前面有关节面与舟骨相接。头后稍细部分为距骨颈。颈后较大的部分为距骨体，体上面及两侧面的上份均为关节面，称为**距骨滑车**（trochlea of talus），前宽后窄，与胫骨下关节面及内、外踝关节面构成踝关节。体和头的下面，有前、中、后3个关节面，分别与跟骨上面的相关节。

②**跟骨**（calcaneus）：位于距骨的下方，前端为一鞍状关节面，与骰骨相关节，后部膨大，叫作**跟结节**。上面的前份有前、中、后三个关节面，与距骨下面相应的关节面构成关节。内侧面的前上部有一突起，支撑上方的距骨，名**载距突**（sustentaculum tali）。

③**舟骨**（navicular bone）：呈舟状，位于距骨头与3块楔骨之间。舟骨的后面凹陷接距骨头，前面隆凸与3块楔骨相关节。内侧面的隆起为**舟骨粗隆**（tuberosity of navicular bone）。

④**骰骨**（cuboid bone）：呈立方形，位于跟骨与第4、5跖骨底之间，内侧面接第3楔骨及舟骨。

⑤**楔骨**（cuneiform bones）：共 3 块，其序数自踇趾侧数起，由内向外分别称为第 1、2、3 楔骨，向前分别与第 1、2、3 跖骨底相关节。

（2）**跖骨**（metatarsus） 为小型长骨，位于足骨的中间部，共 5 块，其形状大致与掌骨相当，但比掌骨长而粗壮。其序数自踇趾侧数起。每一跖骨都分为底、体和小头三部。第 1、2、3 跖骨底分别与第 1、2、3 楔骨相关节，第 4、5 跖骨底与骰骨相关节。小头与第 1 节（近节）趾骨底相关节。第 5 跖骨底向后外伸出的骨突，叫作**第 5 跖骨粗隆**。

（3）**趾骨**（phalanges of the foot） 共 14 块，其形状和排列与指骨相似，但都较短小。

三、下肢骨的连结

下肢骨的连接分为下肢带骨的连接和自由下肢骨的连接。下肢带骨的连接包括骶髂关节、耻骨联合、髂骨和脊柱间的韧带连接等。自由下肢骨的连接包括髋、膝、小腿骨及足部的关节。

（一）下肢带骨的连结

1. 骶髂关节（sacroiliac joint） 由骶骨与骨的耳状面相对而构成，属微动关节（图 3 - 33）。关节面凸凹不平，互相嵌合十分紧密，关节囊坚韧，并有坚强的韧带加固。主要的韧带是**骶髂骨间韧带**（interosseous sacroiliac ligaments），位于关节面的后上方，连结于相对的骶骨粗隆和髂骨粗隆之间。在关节的前后还分别有**骶髂前韧带**（anterior sacroiliac ligaments）和**骶髂后韧带**（posterior sacroiliac ligaments）加强。骶髂关节的这些结构特征，增强了该关节的稳固性，在一定程度上限制了关节的活动，从而有利于重力通过该关节向下肢传递，以及自高处着地或跳跃时起缓冲冲击力及震荡的作用（图 3 - 34）。

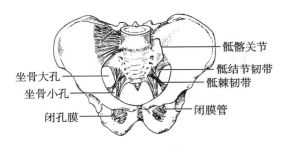

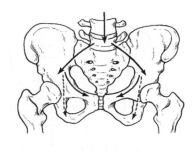

图 3 - 33 骶髂关节及骨盆的韧带　　　　　图 3 - 34 骨盆的力传导方向

2. 耻骨联合（pubic symphysis） 由两侧的耻骨联合面借纤维软骨连结而成（图 3 - 35）。上、下面及前面都有韧带加强，上方的叫**耻骨上韧带**（superior pubic ligament），下方的叫**耻骨弓状韧带**（arcuate pubic ligament）。纤维软骨中间有一纵裂隙，叫作**耻骨联合腔**，但无滑膜覆盖，所以有人将耻骨联合称为半关节。女性的耻骨联合有一定的可动性，在妊娠或分娩过程中，耻骨联合可出现轻度的分离，使骨盆暂时扩大。

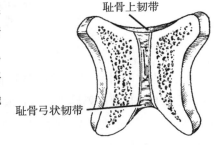

图 3 - 35 耻骨联合（冠状切面）

3. 髋骨与脊柱间的韧带连结（3 - 36）

（1）**骶结节韧带**（sacrotuberal ligament） 呈扇形，起于髂后下棘、骶骨侧缘及尾骨的上部，向外方经骶棘韧带的后方止于坐骨结节。

（2）**骶棘韧带**（sacrospinous ligament） 位于骶结节韧带的前方，较薄，呈三角形，起于骶骨下端及尾骨的外侧缘，向外方与骶结节韧带交叉后止于**坐骨棘**（ischial spine）。

（3）**髂腰韧带** 为强韧的三角形韧带，连于第 4、5 腰椎横突与髂嵴之间。

上述前两条韧带与坐骨大、小切迹共同围成坐骨大孔和**坐骨小孔**（lesser sciatic foramen），是臀部与盆腔和

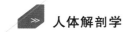

会阴部之间的通道,有肌肉、肌腱、神经、血管等通过。

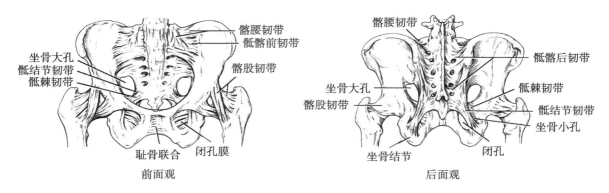

图 3 - 36   骨盆的韧带

4. 骨盆的全貌   **骨盆**(pelvis)由骶、尾骨和左右髋骨及其韧带连结而成(图 3 - 37)。被斜行的界线(后方起于骶骨岬,经髂骨弓状线,髂耻隆起,耻骨梳,耻骨结节,耻骨嵴到耻骨联合上缘的连线)分为两部分:界线以上的部分叫**大骨盆**,又称假骨盆,其内腔是腹腔的髂窝部。界线以下的部分叫**小骨盆**,又称真骨盆,其内腔即盆腔。前界为耻骨和耻骨联合,后界为骶、尾骨的前面,两侧为髋骨的内面、闭孔膜及韧带,侧壁上有坐骨大、小孔。小骨盆有上、下两口,上口又称为入口,由界线围线;下口又称为出口,高低不平,呈菱形,其周界由后向前为尾骨尖、骶结节韧带、坐骨结节、坐骨下支、耻骨下支、耻骨联合下缘。两侧耻骨下支在耻骨联合下缘所形成的夹角叫**耻骨角**(pubic corner),男性约为 70°～75°,女性角度较大,约为 90°～100°。

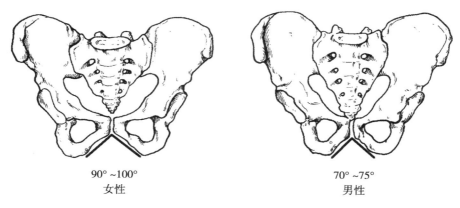

90°～100°
女性

70°～75°
男性

图 3 - 37   骨盆

人体直立时,骨盆上口平面向前下倾斜,女性的倾斜度比男性的稍大。女性骨盆是胎儿娩出的产道,所以男女骨盆有着显著的差异。女性骨盆主要表现为:骨盆全形短而宽阔,上口为圆形,较宽大,下口的各径(矢状径和横径)均较男性的大,加之尾骨的活动性较大,耻骨联合腔也较宽,坐骨结节外翻,从而使骨盆各径在分娩时可有一定程度的增长。

(二)自由下肢骨的连结

1. 髋关节(hip joint)   由股骨头与髋臼相对构成,属于**杵臼关节**(enarthrodial joint)(图 3 - 38)。髋臼内仅月状面被覆关节软骨,髋臼窝内充满脂肪,又称为 Haversian 腺,可随关节内压的增减而被挤出或被吸入,以维持关节内压的平衡。在髋臼的边缘有关节盂缘附着,加深了关节窝的深度。在髋臼切迹上横架有**髋臼横韧带**(transverse acetabular ligament),并与切迹围成一孔,有神经、血管等通过。关节囊厚而坚韧,上端附于髋臼的周缘和髋臼横韧带,下端前面附于转子间线,后面附于转子间嵴的内侧(距转子间嵴约 1 cm 处),因此,股骨颈的后面有一部分处于关节囊外,而颈的前面则完全包在囊内。所以股骨颈骨折时,根据其骨折部位不同而有囊内、囊外或混合性骨折之分。髋关节周围有韧带加强,主要是前面的**髂股韧带**(iliofemoral ligament),韧带长而坚韧,上方附于髂前下棘的下方,呈人字形,向下附于股骨的转子间线。髂股韧带可限制大腿过度后伸,对维持直立姿势具有重要意义。此外,关节囊下部有耻骨**囊韧带**(capsular ligaments)增强,可限制大腿过度外展及旋外。关节囊后部有坐骨囊韧带增强,有限制大腿旋内的作用。关节囊的纤维层呈环形增厚,环绕股骨颈的中部,称为**轮匝带**(zona orbicularis),它能约束股骨头向外脱出。此韧带的纤维多与耻骨囊韧带及坐骨囊韧带相编织,而不直接附在骨面上。股骨头韧带为关节腔内的扁纤维束,主要起于髋臼横韧带和髋臼切迹的两侧,止于股骨头凹。韧带有滑膜被覆,内有血管通过。一般认为,此韧带对髋关节的运动并无限制作用。

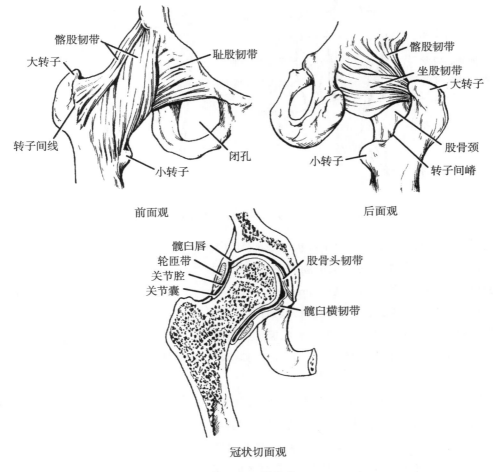

图 3 - 38 髋关节

髋关节为多轴性关节,能做屈伸、收展、旋转及环转运动。但由于股骨头深嵌在髋臼中,有关节盂缘加深,包绕股骨头近2/3,所以关节头与关节窝的面积差甚小,运动范围较小。加之关节囊厚,限制关节运动幅度的韧带坚韧有力,因此,与肩关节相比,该关节的稳固性大,而灵活性则甚差。这种结构特征是人类直立步行,重力通过髋关节传递等功能的反映。当髋关节屈曲、内收、内旋时,股骨头大部分脱离髋臼抵向关节囊的后下部,此时若外力从前方作用于膝关节,再沿股骨传到股骨头,易发生髋关节后脱位。

2. 膝关节(knee joint) 由股骨内、外侧髁和胫骨内、外侧髁以及髌骨构成,为人体最大且构造最复杂、损伤机会亦较多的关节(图 3 - 39 ~ 3 - 41)。

关节囊较薄而松弛,附着于各骨关节软骨的周缘。关节囊的周围有韧带加固。前方的叫**髌韧带**(patellar

ligament),是股四头肌腱的延续(髌骨为该肌腱内的籽骨),从髌骨下端延伸至胫骨粗隆,在髌韧带的两侧,有髌内、外侧支持带,为股内侧肌和股外侧肌腱膜的下延,并与膝关节囊相编织;后方有腘斜韧带加强,由半膜肌的腱纤维部分编入关节囊所形成;内侧有**胫侧副韧带**(tibial collateral ligament),为扁带状,起自股骨内上髁,向下主要附着于胫骨内侧髁和胫骨体内侧面。外侧为**腓侧副韧带**(fibular collateral ligament),是独立于关节囊外的圆形纤维束,起自股骨外上髁,止于腓骨头。

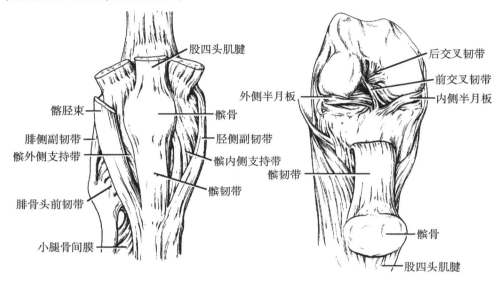

图 3-39 膝关节(前面观)

关节囊的滑膜层广阔,除关节软骨及半月板的表面无滑膜覆盖外,关节内所有的结构都被覆着一层滑膜。在髌上缘,滑膜向上方呈囊状膨出约 4 cm,称为**髌上囊**(suprapatellar bursa)。于髌下部的两侧,滑膜形成皱襞,突入关节腔内,皱襞内充填以脂肪和血管,叫作**翼状襞**(alar folds)。两侧的翼状襞向上方逐渐合成一条带状的皱襞,称为**髌滑膜襞**(synovial fold),伸至股骨髁间窝的前缘。

由于股骨内、外侧髁的关节面呈球面凸隆,而胫骨髁的关节窝较浅,彼此很不适合,在关节内,生有由纤维软骨构成的**半月板**(meniscus)(图 3-41)。半月板的外缘较厚,与关节囊紧密愈着,内缘薄而游离,上面略凹陷,对向股骨髁,下面平坦,朝向胫骨髁。内侧半月板大而较薄,呈"C"形,前端狭窄而后份较

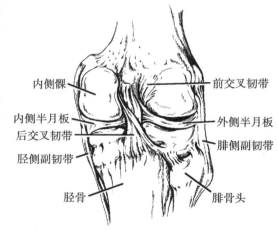

图 3-40 膝关节(后面观)

宽。前端附着于前交叉韧带前方的胫骨髁间前窝,后端附着于髁间后窝,位于外侧半月板与后交叉韧带附着点之间,边缘与关节囊纤维层及胫侧副韧带紧密愈着。外侧半月板较小,呈环形,中部宽阔,前、后部均较狭窄,前端附着于髁间前窝,位于前交叉韧带的后外侧,后端附着于髁间后窝,位于内侧半月板后端的前方,外缘附着于关节囊,但不与腓侧副韧带相连。半月板具有一定的弹性,能缓冲重力,起着保护关节面的作用。由于半月板的存在,膝关节腔被分为不完全分隔的上、下两腔,除使关节头和关节窝更加适应外,也提高了运动的灵活性,如屈伸运动主要在上关节腔进行,而屈膝时的轻度回旋运动则主要在下关节腔完成。此外,半月板还具有一定的活动性,屈膝时,半月板向后移,伸膝时则向前移。在强力骤然运动时,易造成损伤,甚至撕裂。当膝关节处于半屈而胫骨固定时,股骨下端由于外力骤然过度旋内、伸直,可导致内侧半月板撕裂。同理,如此时股骨下端

骤然外旋、伸直,则外侧半月板也可发生破裂。

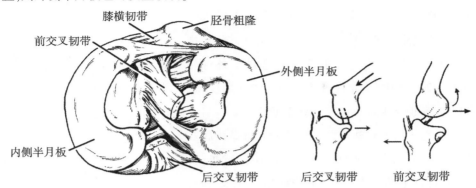

图 3 - 41　膝关节内韧带和软骨

膝关节内有两条**交叉韧带**(cruciate ligament)(图 3 - 41)。前交叉韧带附着于胫骨髁间前窝,斜向后外上方,止于股骨外侧髁内面的后份,有制止胫骨前移的作用。后交叉韧带位于前交叉韧带的后内侧,较前交叉韧带短,起自胫骨髁间后窝及外侧半月板的后端,斜向前上内方,附于股骨内侧髁外侧面的前份,具有限制胫骨后移的作用。

膝关节的运动主要是沿额状轴做屈伸运动。屈膝位时,小腿沿垂直轴上可做轻度的旋内和旋外运动,由于旋内运动受前交叉韧带的限制,其运动范围远远小于旋外运动。

3.小腿骨的连结　小腿骨的连结包括胫腓关节、小腿骨间膜和胫腓韧带联合。小腿两骨连结很紧密,几乎不能运动。

4.足骨的连结　足骨的连结包括踝关节、跗骨间关节、跗跖关节、跖骨间关节、跖趾关节及趾间关节 6 种(图 3 - 42,3 - 43)。

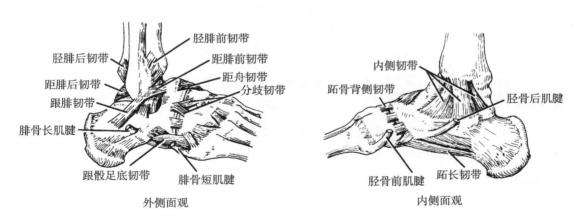

图 3 - 42　踝关节周围韧带

(1)**踝关节**(ankle joint)　由胫、腓骨下端的关节面与距骨滑车构成,故又名距骨小腿关节。胫骨的下关节面及内、外踝关节面共同组成"门"形的关节窝,容纳距骨滑车(关节头)。由于滑车关节面前宽后窄,当足背屈时,较宽的前部进入窝内,此时关节稳定;但在跖屈时,如走下坡路时,滑车较窄的后部进入窝内,踝关节松动且能侧方运动,此时踝关节容易发生扭伤,其中以内翻损伤最多见,因为外踝比内踝长而低,可阻止距骨过度外翻。

关节囊前后较薄,两侧较厚,并有韧带加强。胫侧副韧带为一坚韧的三角形韧带,名**三角韧带**(triangular ligament),位于关节的内侧,又称内侧韧带(图 3 - 42),起自内踝,呈扇形,向下止于距、跟、舟三骨。由于附着部不同,由后向前可分为四部:**距胫后韧带**、**跟胫韧带**、**胫舟韧带**和位于其前方的**距胫前韧带**。三角韧带主要限制足的背屈,前部纤维则限制足的跖屈。腓侧副韧带位于关节的外侧,由从前往后排列的距腓前、跟腓、距腓后三条独立的韧带组成,连结于外踝与距、跟骨之间(图3-42)。距腓后韧带可防止小腿骨向前脱位。当足过度跖屈内翻时,易损伤距腓前韧带及跟腓韧带。

踝关节属滑车关节,可沿通过横贯距骨体的冠状轴做背屈及跖屈运动。足尖向上,足与小腿间的角度小于90°叫作**背屈**;反之,足尖向下,足与小腿间的角度大于90°叫作**跖屈**。在跖屈时,足可做一定范围的侧方运动。

(2)**跗骨间关节**(intertarsal joint) 种类很多,较重要的有距跟、距跟舟、跟骰和跗横关节。

①**距跟关节**(talocalcaneal joint):由距骨下面的后关节面与跟骨的后关节面构成,故又名距下关节,属微动关节。关节囊薄而松弛,有一些强韧的韧带连结距跟两骨。

②**距跟舟关节**(talocalcaneonavicular joint):关节头为距骨头,关节窝由舟骨后方的距骨关节面和跟骨上面的前、中关节面构

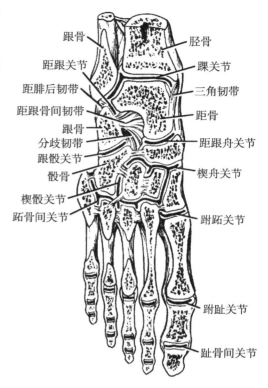

跟骨　　　　　　　　胫骨
距跟关节　　　　　　踝关节
距腓后韧带　　　　　三角韧带
距跟骨间韧带　　　　距骨
跟骨
分歧韧带　　　　　　距跟舟关节
跟骰关节　　　　　　楔舟关节
骰骨
楔骰关节
距骨间关节　　　　　跗跖关节

跗趾关节

趾骨间关节

图3-43　足关节(水平切面观)

成,近似于球窝关节,但仅能微动。距跟舟关节周围的韧带有距跟骨间韧带、跟舟跖侧韧带及分歧韧带等(图3-42,3-43),其中以跟舟跖侧韧带最为重要,此韧带短而宽,坚强有力,起自跟骨载距突前缘,止于舟骨的下面和内侧面。内侧缘移行为三角韧带,外侧缘与分歧韧带前缘愈合,上面有三角形纤维软骨板所构成的关节面,组成距跟舟关节窝的一部分。跟舟跖侧韧带对距骨头有支持作用,是维持足弓的重要结构。

足运动时,踝关节、距跟关节、距跟舟关节往往联合活动,所以一般将此三关节合称**足关节**(pedal joints)。距骨在足关节中处于骨性关节盘的地位,即在上关节腔活动时,主要表现为足的跖屈和背屈运动,在下关节腔(距骨、跟骨与舟骨之间)活动时,通过跟骨后面和距骨颈上面中点连线的轴线(由后向前上方的斜线),跟骨、舟骨连同其他足骨对距骨转动,足内侧缘上提,跖面转向内侧时,叫作**内翻**(inversion);反之,足外侧缘提起,足跖面转向外侧时,叫作**外翻**(eversion)。一般情况下,足跖屈时常伴有内翻,足背屈时则常伴有外翻。

③**跟骰关节**(calcaneocuboid joint):由跟骨的骰骨关节面与骰骨的后关节面构成,属微动关节。关节周围有一些韧带加强,其中重要的韧带有**跖长韧带**(long plantar ligament),起自跟骨跖面的后份,向前止于骰骨跖面及第2~4跖骨底,对维持外侧纵弓有重要作用。跟骰跖侧韧带,起自跟骨跖面前份,止于骰骨跖面的后份,亦有维持足底外侧纵弓的作用。

④**跗横关节**(transverse tarsal joint):或称Chopart关节,由跟骰关节及距跟舟关节联合构成,关节线呈"S"形弯曲横过跗骨群的中间,内侧部凸向前方,外侧部凸向后方。这两个关节为独立关节,关节腔互不相通。两关节间有分歧韧带,起于跟骨背面,向前分为两束,一束止于舟骨,一束止于骰骨。临床上沿跗横关节线进行截肢手术时,必须切断此韧带。

(3)**跗跖关节**(tarsometatarsal joints):又名Lisfranc关节,由3块楔骨和骰骨的远侧面与5个跖骨底构成。跗跖关节为平面关节,可做轻微的运动。

（4）**跖骨间关节**（intermetatarsal joints）：是各跖骨底之间的连结，属平面关节，连结紧密，活动甚微。

（5）**跖趾关节**（metatarsophalangeal joints）：由各跖骨小头与各趾的第 1 节趾骨底构成。关节囊松弛，上面较薄，下面较厚，在跖侧及两侧有韧带加强。跖趾关节属椭圆关节，可做屈伸及轻微的收展运动。

（6）**趾间关节**（joints of the digits）：位于相续的两节趾骨之间，由趾骨滑车与其远侧趾骨的底构成，属于滑车关节。关节囊的两侧有侧副韧带增强。此关节仅能做屈伸运动。

（7）**足弓**（plantar arch）　是由跗骨、跖骨的拱形砌合，以及足底的韧带、肌腱等具有弹性和收缩力的组织共同构成的一个凸向上方的弓，可分为**纵弓**及**横弓**（图 3 - 44）。

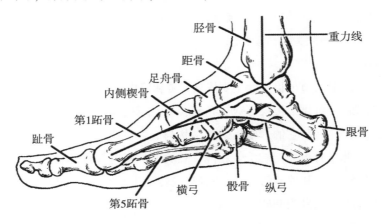

图 3 - 44　足弓

足纵弓又分为**内侧纵弓**和**外侧纵弓**两部分。内侧纵弓在足的内侧缘，由跟骨、距骨、舟骨 3 块楔骨和内侧第 1～3 跖骨构成，弓背的最高点为距骨头。于直立姿势时，有前、后两个支点，前支点为第 1～3 跖骨小头，后支点为跟骨结节。此弓由胫骨后肌腱、趾长屈肌腱、长屈肌腱，以及足底的短肌、跖长韧带及跟舟跖侧韧带等结构维持，其中最重要的是**跟舟跖侧韧带**，此韧带起着弓弦的作用。此弓曲度大，弹性强，适于跳跃并能缓冲震荡。外侧纵弓在足的外侧缘，由跟骨，骰骨及第 4、5 跖骨构成，骰骨为弓的最高点。前、后支点分别为第 4、5 跖骨小头和跟结节的跖面。维持此弓结构的有腓骨长肌腱、小趾侧的肌群、跖长韧带及跟骰跖侧韧带等。弓弦是**跟骰跖侧韧带**。此弓曲度小、弹性弱，主要与直立负重姿势的维持有关。

足横弓由各跖骨的后部及跗骨的前部构成，以第 2 楔骨最高。维持此弓除韧带外，还有腓骨长肌及收肌的横头等。足弓的主要功能是使重力从踝关节经距骨向前分散到跖骨小头，向后传向跟骨，以保证直立时足底支撑的稳固性。当身体跳跃或从高处落下着地时，足弓弹性起着重要的缓冲震荡的作用。在行走，尤其是长途跋涉时，足弓的弹性对身体重力下传和地面反弹力间的节奏有着缓冲作用，同时还有保持足底的血管和神经免受压迫等作用。足弓的维持一是楔形骨保证了拱形的砌合；二是韧带的弹性和肌肉收缩，使肌腱紧张。后者是维持足弓的动能因素。如韧带或肌肉（腱）损伤、先天性软组织发育不良或足骨骨折等，均可导致足弓塌陷，形成扁平足。

临床应用知识点

知识点 1：股骨颈骨折

股骨颈骨折，按骨折线部位，可以分为股骨头下骨折、经股骨颈骨折、股骨颈基底骨折，多数发生于中老年人，与骨质疏松导致的骨质量下降有关。当遭受轻微扭转暴力时则可发生骨折，多数情况下是在走路滑倒时身体发生扭转倒地，间接暴力导致股骨颈发生骨折。青少年较少发生股骨颈骨折，常需较大暴力才会引起。

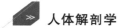

知识点2：髌骨骨折

髌骨是人体最大的籽骨，前方有股四头肌腱膜覆盖并向下延伸，形成髌韧带，止于胫骨结节。两侧为髌旁韧带。后面为关节软骨面，与股骨髁髌面形成髌股关节。髌骨与其周围的韧带腱膜共同形成伸膝装置，是下肢活动中十分重要的结构。髌骨在膝关节活动中有重要的生物学功能。若髌骨被切除，髌韧带更贴近膝的活动中心，使伸膝的杠杆力臂缩短，这样股四头肌需要比正常多30%的肌力，才能完成伸膝动作。多数患者，尤其是老年人，不能承受这种力，因此，髌骨骨折后应尽可能恢复其完整性。髌骨骨折的常见原因有两种：暴力直接作用于髌骨，如跌倒时跪地，髌骨直接撞击地面发生骨折；由于肌肉的强力牵拉，如跌倒时，为了防止倒地，股四头肌猛烈收缩，以维持身体稳定，将髌骨撕裂。直接暴力常致髌骨粉碎性骨折，肌肉牵拉暴力常致髌骨横行骨折。髌骨骨折可导致创伤性关节炎或膝关节活动受限。

知识点3：膝关节韧带损伤

膝关节的关节囊松弛薄弱，关节的稳定性主要依靠韧带和肌肉。以内侧副韧带最为重要，它位于股骨内上髁与胫骨内髁之间，有深浅两层纤维。浅层形成三角形，甚为坚韧；深层纤维和关节囊融合部分与内侧半月板相连。外侧副韧带起于股骨外上髁，它的远端呈腱性结构与股二头肌融合，形成联合肌腱结构，一起附着于腓骨小头上，外侧副韧带与外侧半月板之间有滑囊相隔。膝关节伸直时，两侧副韧带拉紧无内收、外展与旋转动作；膝关节屈曲时，韧带逐渐松弛，膝关节的内收、外展与旋转动作亦增加。韧带损伤可以分为扭伤（即部分纤维断裂）、韧带部分断裂、韧带完全断裂和联合性损伤。例如前交叉韧带断裂可以同时合并有内侧副韧带损伤与内侧半月板损伤。韧带断裂又可分成韧带体部断裂、韧带与骨骼连接处断裂、韧带附着处的撕脱性骨折。第一种损伤愈合慢且强度差，第三种损伤愈合后最为牢固。

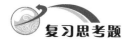复习思考题

简答题

1.简述下肢带骨的种类和形态特点。

2.试述髋关节的构成和功能。

3.试述膝关节的构成和功能。

第四节 颅骨及其连结

重点内容提示

1.脑颅的组成。

2.囟门的概念。

3.面颅的组成。

4.颅骨的骨性标志。

5.脑颅、面颅之外其他颅骨的种类及其结构特点。

6.眶和鼻腔的主要交通。

108

颅骨(skull)是头部的支架,由 23 块形状不同的骨连结而成,另外有 3 对听小骨位于颞骨内。除下颌骨和舌骨外,各骨相互连成一个整体,容纳并保护脑、眼、耳、鼻及口等器官。容纳脑的部分叫**脑颅**(cerebral cranium),大致呈卵圆形,位居全颅的上后部。前下部为**面颅**(facial cranium),以眶腔、鼻腔和口腔为主组成。耳位于颞骨内,外面仅见外耳门。脑颅和面颅可由眶上缘至外耳门上缘连线分界(图 3 - 45)。

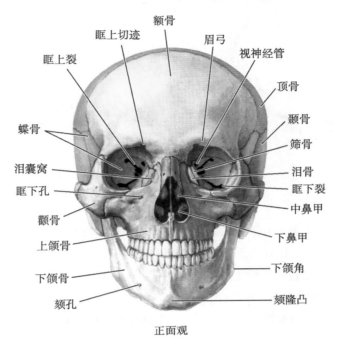

正面观

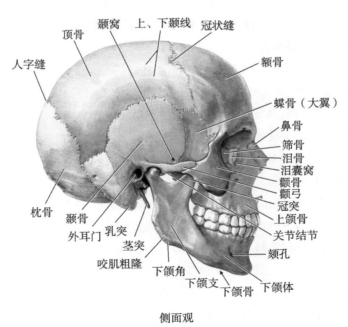

侧面观

图 3 - 45 颅

一、脑颅各骨

脑颅共有 6 种 8 块骨,包括额骨 1 块、顶骨 2 块、枕骨 1 块、颞骨 2 块、蝶骨 1 块、筛骨 1 块。

1. 额骨(frontal bone) 位于前额处,可分为三部分:**额鳞**是构成前额基础的部分,两侧中央隆起成**额结节**

（frontal tuber）；**眶部**是在眶和颅腔之间水平伸出的部分；**鼻部**位于左、右眶部之间，呈马蹄铁形，与筛骨和鼻骨连结，额骨内有空腔叫**额窦**（frontal sinus），开口于鼻腔（图 3 - 46）。

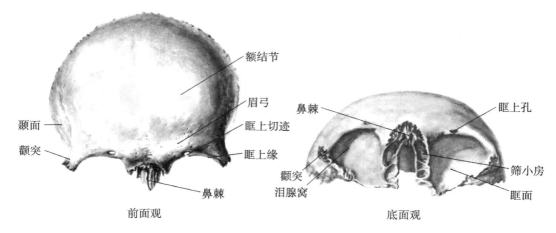

图 3 - 46　额骨

2. **顶骨**（parietal bone）　位于颅顶中部两侧，为方形扁骨，中央隆起处叫**顶结节**（parietal tuber）（图 3 - 46）。

3. **枕骨**（occipital bone）　位于顶骨之后，并延伸至颅底。在枕骨的下面中央有一个大孔，叫**枕骨大孔**（great occipital foramen），脑和脊髓在此处相续。以枕骨大孔为中心，枕骨可分为四个部分：后为**鳞部**，前为**基底部**，两侧为**侧部**。枕骨与顶骨、颞骨及蝶骨相接（图 3 - 45）。

枕骨内面：由枕骨大孔向前上为**斜坡**（clivus），枕骨大孔的前外侧有**舌下神经管**（hypoglossal canal），管的两端开口，分别叫舌下神经管内口和外口。在枕骨大孔后方有枕内嵴向后上延伸至**枕内隆凸**（internal occipital protuberance），其上方有**矢状沟**，两侧有**横沟**。在枕骨前外侧缘有**颈静脉切迹**（jugular notch），它和颞骨上的**颈静脉窝**（jugular fossa）共同围成**颈静脉孔**（jugular foramen）。

枕骨外面：在枕骨大孔两侧有椭圆形隆起的关节面，叫**枕髁**（occipital condyle），与寰椎的上关节窝组成**环枕关节**。大孔前方有隆起的**咽结节**（pharyngeal tubercle），大孔后方有枕外嵴延伸至**枕外隆凸**（external occipital protuperance），隆凸向两侧有**上项线**，其下方有与之平行的**下项线**。

4. **颞骨**（temporal bone）　位于颅骨两侧，并延至颅底，可分为**颞鳞、鼓部**和**岩部**三个部分（图 3 - 47），周围与顶骨、枕骨及蝶骨相接。颞鳞呈鳞片状，内面有**脑膜中动脉沟**（sulcus for middle meningeal artery），外面光滑。前部下方有**颧突**（zygomatic process），颧突水平伸向前，与颧骨的颞突相接形成**颧弓**（zygomatic arch）。颧突后端下方有椭圆形的浅窝叫**下颌窝**（mandibular fossa），窝的前缘隆起，叫**关节结节**（articular tubercle）。鼓部是围绕外耳道前面、下面和部分后面的骨板。岩部又名颞骨**锥体**（conus），锥体有三个面，尖端朝向前内侧，岩部的前上面位于颅中窝，中部有一**弓状隆起**（arcuate eminence），其外侧为**鼓室盖**（tegmen tympani），均与耳的结构有关。靠近锥体尖处，有稍凹的指状压痕叫**三叉神经压迹**（trigeminal impression）。岩部的后上面位于颅后窝，近中央部分有**内耳门**（internal acoustic porus），内接内耳道。岩部的下面构成颅底外面的一部分，外形粗糙，近中央部有**颈动脉管外口**，颈动脉管在颞骨内先是垂直上行，继而折向前内方，走行方向与颞骨长轴平行，开口于岩部尖端处，称**颈动脉管内口**；外口的后方为颈静脉窝，它与后方枕骨上的颈静脉切迹围成颈静脉孔。窝的外侧有细而长的**茎突**（styloid process），其根部外侧可见**茎乳孔**（stylomastoid foramen），位于茎突和乳突之间。乳突近似圆锥状，尖朝下，乳突内含蜂房状的空腔叫**乳突小房**（mastoid cells），靠上方的较大，叫**鼓（乳突）窦**（tympanic sinus），与中耳相通。

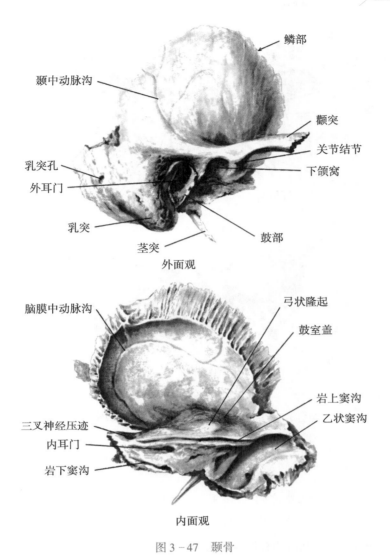

外面观

内面观

图 3 - 47 颞骨

5. 蝶骨(sphenoid bone) 形如蝴蝶(图 3 - 48),位于前方的额骨、筛骨和后方的颞骨、枕骨之间,横向伸展于颅底部。蝶骨分为**体**、**小翼**、**大翼**和**翼突**四个部分。体部位居中央,上面构成颅中窝的中央部,呈马鞍状,叫**蝶鞍**(sella turcica),其中央凹陷,叫**垂体窝**(hypophysial fossa);体部内有空腔,叫**蝶窦**(sphenoid sinus),向前开口于鼻腔。小翼从体部前上方向左右平伸,小翼后缘是颅前窝和颅中窝的分界线。小翼根部有**视神经管**(optic canal)通过,两视神经管内口之间有**视交叉沟**连系。大翼后缘是颅前窝和颅中窝的分界线。大翼由体部平伸向两侧,继而上翘,可分三个面:**脑面**位于颅中窝,**眶面**朝向眶,**颞面**向外向下。在大翼近根部处由前向后可见**圆孔**(foramen rotundum)、**卵圆孔**(oval foramen)和**棘孔**(spinous foramen),从棘孔入颅的**脑膜中动脉**在骨面上留有动脉沟。体部两侧有由后向前行走的浅沟,叫颈动脉沟,**颈内动脉**(internal carotid artery)经颈动脉管入颅后行于此沟内。在小翼和大翼之间有狭长的**眶上裂**(superior orbital fissure)使颅腔与眶腔相通。翼突位于蝶骨下面,由大翼根部向下伸出,由**内侧板**和**外侧板**构成,两板的后部之间有楔形深窝叫**翼突窝**(fossa for pterygoid process),翼突根部有前后方向贯穿的**翼管**(pterygoid canal)。

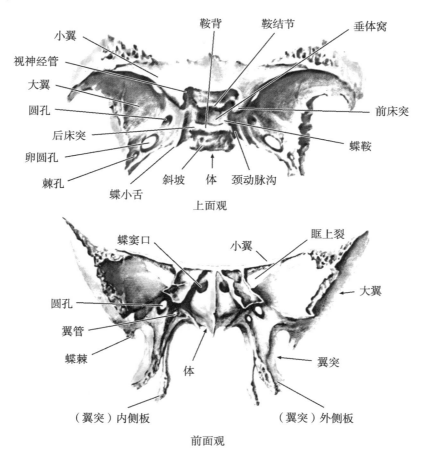

图 3 – 48　蝶骨

6.筛骨(ethmoid bone)　位于两眶之间,上接额骨鼻部并突入于鼻腔内。全骨分为**筛板、垂直板**和**筛骨迷路**三个部分,从冠状面看,约成"巾"字形(图 3 – 49)。筛板为水平方向分隔颅腔前部与鼻腔的薄骨板,板的正中有向上突起的**鸡冠**(crista galli),其两侧有许多**筛孔**。垂直板呈矢状位,由筛板下面正中向下伸出,参与组成**鼻中隔**(nasal septum),筛骨迷路位于筛板两侧的下方,由许多空泡状筛泡组成,叫**筛窦**(ethmoid sinus),窦口通鼻腔。迷路外侧面为薄骨片,参加组成眶的内侧壁,叫**眶板**,迷路的内侧面有两片向内下方卷曲的薄骨片,分别叫作上、**中鼻甲**(superior,middle turbinate)。

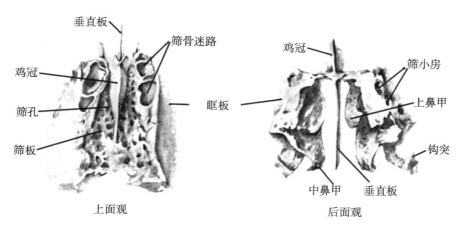

图 3 – 49　筛骨

二、脑颅整体观

脑颅外面为近似卵圆形的穹隆,内面与脑的形态相适应。一般将脑颅上部叫**颅顶**,下部叫**颅底**。

颅顶外面可见额骨和顶骨连结的**冠状缝**(coronal suture),两顶骨之间连结的**矢状缝**(sagittal suture),两顶骨和枕骨之间的**人字缝**(lambdoid suture),额骨和顶骨隆起的**额结节**和**顶结节**。在眶上缘的稍上方有隆起的**眉弓**,两侧眉弓之间平坦处叫**眉间**。颅顶内面沿正中线可见由前向后逐渐变宽的沟,叫**上矢状沟**,沟的两侧有多数颗粒状的小凹。在顶骨后部矢状缝两侧有时可见导血管孔。颅顶主要由扁骨构成,扁骨两面的骨板分别叫内板和外板,中间为疏松的板障,板障中比较发达的板障静脉经导血管孔与颅内外血管相交通。

颅底外面(图 3 - 50)前部为面颅所覆盖;后部与颈部相接,粗糙不平。后部中央可见到枕骨大孔及其两侧的枕骨髁,枕骨髁后方有不恒定的**髁孔**,前方有舌下神经管外口。枕骨大孔前方正中有咽结节,两侧有颈静脉孔和颈静脉窝。颈静脉窝的前方有颈动脉管外口,再向内侧可见破裂孔,颈静脉窝的前外侧生有茎突,其后有茎乳孔,孔的后方为乳突。外耳道在茎突前外侧,其前方有下颌窝和下颌结节,在枕骨大孔后方有枕外嵴、枕外隆凸及其两侧的上项线和与之平行的下项线。

颅底内面与大脑的额叶、颞叶以及小脑相适应而形成三个窝,分别叫作颅前窝、颅中窝和颅后窝(图 3 - 50)。

1. **颅前窝**(anterior cranial fossa) 由额骨、筛骨和蝶骨小翼组成。筛骨鸡冠位居正中线,两侧为筛板及筛孔。再向外侧为额骨的眶部,有与大脑沟回相对应的压迹。蝶骨小翼组成窝的后部。

2. **颅中窝**(middle cranial fossa) 由蝶骨体及大翼、颞骨岩部和鳞部的一部分以及顶骨前下角组成。在窝的中部有蝶鞍,其中央为垂体窝,后方为高起的鞍背,鞍背的两侧角厚实,称为**后床突**(posterior clinoid process)。蝶鞍前方有视交叉沟,沟的两端通视神经管,蝶骨小翼后缘的内侧端也明显增厚,称为**前床突**(anterior clinoid process)。颞骨岩部的尖和蝶骨体之间形成不规则的孔叫**破裂孔**(lacerated foramen),在成人,此孔由软组织封闭。颈动脉管内口即位于破裂孔侧壁处,由破裂孔向前,有颈动脉沟行于蝶骨体两侧。在蝶骨大翼的内侧部分,由前内向后外斜列着圆孔、卵圆孔和棘孔,蝶骨大翼和小翼之间有眶上裂。在蝶骨大翼和颞骨鳞部,有树枝状的脑膜中动脉沟从棘孔上行。此外,在颞骨岩部前上面还可看到三叉神经压迹、弓状隆起和鼓室盖。

3. **颅后窝**(posterior cranial fossa) 主要由枕骨和颞骨岩部后上面组成。窝的中央有枕骨大孔,孔的前方为斜坡。在枕骨大孔前外侧缘处有舌下神经管内口。颅后窝后部中央有枕内隆凸,由此向下有枕内嵴,自枕内隆突向上有矢状沟,向两侧有横沟,横沟延伸到颞骨内面转而向下,再转向前,叫**乙状窦沟**(sigmoid sulcus),最后通颈静脉孔。在颈静脉孔上方,颞骨岩部后上面中央,有**内耳门**(internal acoustic porus)。

学习脑颅的重要目的之一是熟悉神经和血管的通路,包括 12 对脑神经和重要的动、静脉通道。12 对脑神经及其通道是:①**嗅神经**(olfactory nerve)通过筛孔;②**视神经**(optic nerve)通过视神经孔;③**动眼神经**(oculomotor nerve)通过眶上裂;④**滑车神经**(trochlear nerve)通过眶上裂;⑤**三叉神经**(trigeminal nerve)第一支经眶上裂,第二支经圆孔,第三支经卵圆孔走行;⑥**外展神经**(abducent nerve)经眶上裂;⑦**面神经**(facial nerve)入内耳门,经颞骨内的面神经管,出茎乳孔;⑧**位听神经**(vestibulocochlear nerve)经内耳门分布于内耳;⑨**舌咽神经**(glossopharyngeal nerve)通过颈静脉孔;⑩**迷走神经**(vagus nerve)通过颈静脉孔;⑪**副神经**(accessory nerve)通过颈静脉孔;⑫**舌下神经**(hypoglossal nerve)通过舌下神经管。重要的动脉有颈内动脉,经颞骨颈动脉管外口入颅,由颈动脉管内口出颈动脉管后,经破裂孔上方折向上,沿颈动脉沟内走行然后分支至大脑;脑膜中动脉经棘孔入颅,走行于脑膜中动脉沟内。与重要的静脉窦有关的骨性标志有上矢状沟、横沟、乙状窦沟及颅内静脉主要出口颈静脉孔。

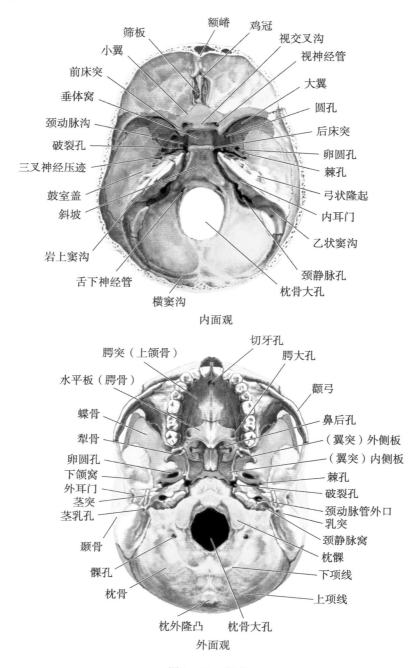

图 3-50　颅底

三、面颅各骨

面颅共 9 种 15 块骨,最大的是上颌骨和下颌骨,其余均较小,围绕大的骨块分布。

1.上颌骨(maxilla)　左、右各 1 块,位于面部中央,分为体部和 4 个突(图 3-51)。体部有四个面,上面即眶面,对眶腔,内含**眶下管**,管向后连于**眶下沟**(infraorbital groove),向前通眶下孔;后面对向**颞下窝**(infratemporal fossa),又叫颞下面,其下部隆起,叫**上颌结节**;内侧面又叫鼻面,可见上颌骨内的含气空洞即**上颌窦**(maxillary sinus);前面对向面部,有**眶下孔**。由前面内侧向上伸出**额突**,上接额骨,内侧接鼻骨,外侧接泪骨;向下伸出**牙槽突**,有容纳齿根的牙槽;向外侧有**颧突**,接颧骨;向内侧伸出**水平腭突**,两侧上颌骨的腭突相连结组成硬腭前部,其后缘接腭骨的水平板。

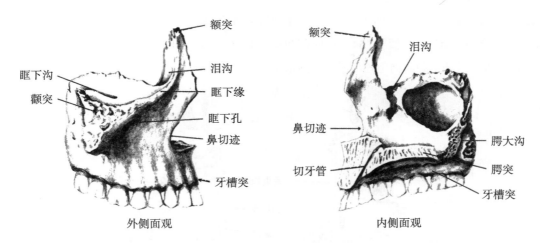

图 3 - 51　上颌骨

2.下颌骨(mandible)　位于上颌骨下方,分为水平部分的体和两侧垂直的支(图3－52)。体呈弓状,下缘光滑,上缘生有下牙槽。外面光滑,前方正中部向前的隆起叫**颏隆凸**(mental protuberance),其前外侧面有**颏孔**。在体的内面中线处有尖锐的突起叫**颏棘**(mental spine),其下方两侧各有一浅窝叫**二腹肌窝**(digastric fossa),由窝的上缘斜向上外,有一条斜线,叫**下颌舌骨肌线**(mylohyoid line),线的内上方和外下方各有一浅窝,内上方者为**舌下腺窝**(fossa for sublingual gland),外下方者为**下颌下腺窝**(fossa for submandibular gland)。下颌支伸向后上,末端分叉形成两个突起,前方的叫**冠突**(coronoid process),后方的叫**髁突**,中间凹陷处叫**下颌切迹**,髁突上端膨大,叫**下颌头**,其下稍细,叫**下颌颈**,颈的前面有小凹,叫作**翼肌凹**(pterygoid fovea)。在支的内面中央有**下颌孔**,经贯穿于骨质中的**下颌管**通向颏孔,在**下颌孔**前方有一小骨片伸出,部分遮盖下颌孔,叫**下颌小舌**(mandibular lingula)。支与体的接合部较肥厚,叫作**下颌角**(angle of mandible),角的外面有**咬肌粗隆**(masseteric tuberosity),内面有**翼肌粗隆**(pterygoid tuberosity)。

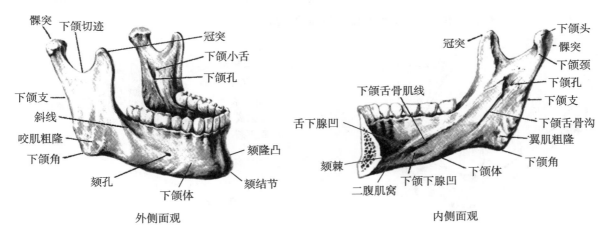

图 3 - 52　下颌骨

3.其他面颅骨　**颧骨**(malar bone)一对,位于面部两侧,四边形,厚而坚,向前内方与额骨、上颌骨相接,向后外方与颞骨颧突相连。**泪骨**(lachrymal bone)一对,位于眶内侧壁前部,上颌骨额突与筛骨迷路的眶板之间,为薄而脆的小骨片。**鼻骨**(nasal bone)一对,位于上颌骨额突的前内侧,为构成鼻背的小骨片。**下鼻甲**(inferior turbinate)一对,为卷曲的贝壳状薄骨片,附于上颌骨的鼻面。**腭骨**(palatine bone)一对,位于上颌骨鼻面后部,为 L 形的薄骨片(图3－53),包括参与构成鼻腔侧壁的**垂直板**和组成硬腭后部的**水平板**。腭骨的**蝶腭切迹**(sphenopalatine notch)与蝶骨体的下面相合构成**蝶腭孔**(sphenopalatine foramen),翼腭窝可经此孔与上鼻道的后部相通。**犁骨**(vomer bone)一个,为四边形薄骨片,参与组成鼻中隔的后下部。**舌骨**(hyoid bone)一个,位于下颌骨体的后下方,形如马蹄铁状(图3-54),中间部叫**体**,向后外延伸的叫**大角**(greater horn),向上的小突为**小角**(lesser horn),舌骨以韧带和肌肉上连颅骨,下连颈部。

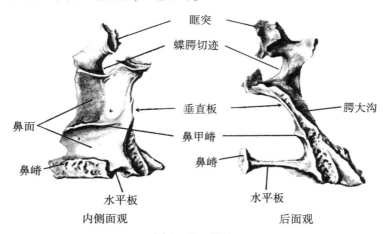

图3-53 腭骨

四、面颅整体观

15块面颅骨结合构成面部的骨骼,主要形成眶、鼻腔、口腔,以及重要的局部结构如颞窝、颞下窝和翼腭窝。

1. 眶(orbit) 为四边锥体形,尖向后(图3-55),有视神经管通颅腔;底向前,形成四边形眶缘,开口对向面部,在眶上缘可见**眶上切迹**或**眶上孔**,眶下缘下方有眶下孔。眶的四壁厚薄不等,上壁与颅前窝相邻,在上壁的前外侧部有**泪腺窝**(fossa for lacrimal gland),前内侧部有**滑车窝**(fossa for trochlea);内侧壁最薄,与筛骨迷路相邻,壁的前方有泪囊窝向下经**鼻泪管**(nasolacrimal canal)通鼻腔,内侧壁的上缘有筛前孔和筛后孔;下壁下方为上颌窦,下壁上面可见眶下沟,向后延续达眶下裂,向前经眶下管出眶下孔;外侧壁最厚,其后部和眶下壁之间有眶下裂通颞下窝和翼腭窝,和眶上壁之间有眶上裂通颅中窝。

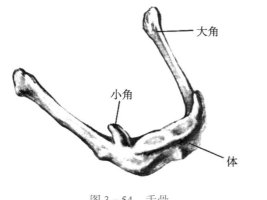

图3-54 舌骨

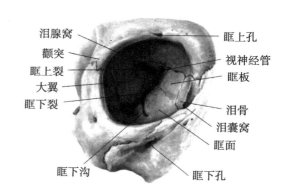

图3-55 眶

归纳起来,眶与周围的交通渠道及通过结构主要有:视神经通过视神经管入颅腔,动眼神经、滑车神经、外展神经及三叉神经第一支(眼神经)自颅腔经眶上裂入眶,眶上神经经眶上孔(切迹)至额部,三叉神经第二支(上颌神经)经眶下裂、眶下沟、眶下管、出眶下孔至面部。眼动脉经视神经管入眶,眼静脉经眶上裂后行,眶下动脉由眶下裂至眶下孔。此外,泪腺位于泪腺窝内,分泌的泪水经**结膜囊**(conjunctival sac)、**泪小管**(lacrimal canaliculi)至**泪囊**(lacrimal sac),经鼻泪管下泄入鼻腔。

2. 骨性鼻腔(nasal cavity) 位于颅腔之下,口腔之上(图3-56~3-59),两侧为筛窦、上颌窦和眶,前方的开口为梨形,叫**梨状孔**(piriform aperture),后方的一对开口叫**鼻后孔**(choana),筛骨垂直板和犁骨组成鼻中隔将鼻腔分成两半。鼻腔的顶主要为筛骨的筛板,筛孔中有嗅神经通过;底是由上颌骨腭突和腭骨水平板组成的骨性硬腭,硬腭前方正中有**切牙孔**(incisive foramen);鼻腔外侧壁上有上、中、下三个鼻甲,为薄而卷曲的骨片(图3-57)。上、中鼻甲较小,是筛骨迷路的一部分,下鼻甲较大,是独立的面颅骨。三个鼻甲下方前后方向的通道分别叫上、中、下**鼻道**(nasal meatus),在鼻中隔两侧未被鼻甲分隔的部分叫总鼻道。在上鼻甲后上方有一小空间,叫**蝶筛隐窝**(sphenoethmoidal recess),其侧壁上的蝶腭孔,是神经和血管的通过处。此外,在下鼻道有鼻泪管下口。

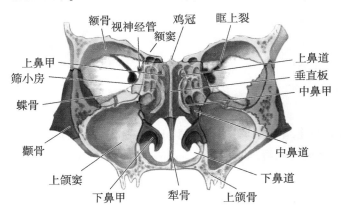

图3-56 颅的冠状切面(通过第三磨牙)

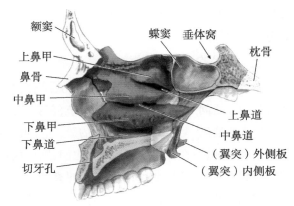

图3-57 鼻腔外侧壁(内侧面观)

鼻旁窦(paranasal sinuses)是位于鼻腔周围的含气空腔,共有四对,依所在骨命名。其对发声能起共鸣作用,此外还能温湿吸入的空气。上颌窦在上颌骨体内,开口在中鼻道(图3-58),窦的最低处比开口低,化脓时脓液不易流出。额窦在额骨鳞部内,有时也可扩大到眶部中,有骨性隔将额窦分成左、右份,分别开口于左、右侧鼻腔的中鼻道前方。筛窦即筛骨迷路中的多数空泡,分三群通鼻腔,前、中群开口在中鼻道上部,后群开口在上鼻道。蝶窦位于蝶骨体内,也有隔分开,有两个开口分别通向左、右侧蝶筛隐窝。

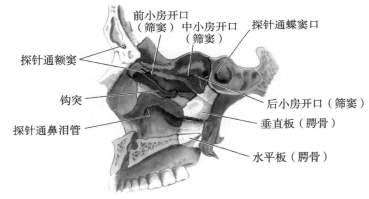

图3-58 鼻旁窦及其开口(内侧面观)

3.**骨性口腔**(oral cavity) 位于骨性鼻腔下方,前面和两侧为上颌骨牙槽突和上牙列,下颌骨体、牙槽突和下牙列。下面和后面敞开,活体上附有软组织。上面为骨性硬腭,其前方正中有切牙孔,后方两侧有腭大孔和腭小孔,这些孔都是血管和神经的通道。

4.**颞窝**(temporal fossa) 呈半圆形,为颞肌的附着部。前界为颧骨和额骨颧突;上方及后方以颞线与颅盖为界;下方与颞下窝相邻;外侧界为颧弓,由颧骨、额骨、蝶骨大翼、颞骨及顶骨构成。

5.**颞下窝**(infratemporal fossa) 位于颧弓下方,上壁以颧弓的水平面和颞窝相邻,外侧壁为颧弓及下颌支的内侧,前壁为颧骨的下部及上颌骨的颞下面,内侧壁为蝶骨大翼的外侧板,后下方敞开。窝中有咀嚼肌填充,还有重要的神经血管穿行其间。三叉神经第三支(下颌神经)经卵圆孔进入窝内,然后向不同方向发出分支,其中下牙槽神经经下颌孔入下颌管至下牙及颏孔。另外,颌内动脉经颞下窝至翼腭窝,其分支中有脑膜中动脉穿棘孔入颅腔。

6. **翼腭窝**(pterygo-palatine fossa) 为锥形小窝,位于颞下窝前内侧,是一个更小的空间,深度约为 1 cm(图 3-59)。前方有上颌骨,后方有蝶骨翼突,内侧以腭骨垂直板与鼻腔分隔。翼腭窝后方经圆孔通颅腔,经翼管通破裂孔,前方经眶下裂通眶,内侧经蝶腭孔通鼻腔,外侧与颞下窝相通,向下经翼腭管出腭大孔和腭小孔通口腔。窝内主要有三叉神经第二支(上颌神经)及其分支和血管通过。

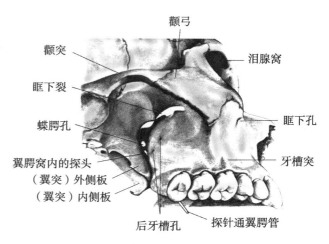

图 3-59 翼腭窝(外侧面观)

五、颅骨的连结

多数分块的颅骨,以直接连结的形式结合,只有下颌骨与颞骨之间形成活动的颞下颌关节(间接连结)。

1. **直接连结** 主要是颅骨之间的缝,如颅顶各骨间的缝,呈锯齿状,叫**齿状缝**(dentate suture),包括冠状缝、矢状缝和人字缝;在颞骨鳞部和顶骨之间,则形成重叠的鳞片状缝,叫**鳞状缝**(squamous suture);在鼻骨和鼻骨之间,两侧腭骨水平板之间的缝较直,叫**直缝**。

在颅骨的直接连结中,还有软骨结合。如位于颅底部蝶骨和枕骨之间的软骨结合。随着年龄的增长,蝶骨体和枕骨基底部之间的软骨经常骨化,成为骨性结合。颅顶的齿状缝有时也骨化。

2. **颞下颌关节**(temporomandibular joint) 由下颌骨的头和颞骨的下颌窝组成(图 3-60),关节囊上方附着于下颌窝及关节结节周围,下方附着于下颌颈,比较松弛,关节囊的外侧部有**颞下颌韧带**(temporomandibular ligament)加强。关节内有纤维软骨性的**关节盘**(articular disc),关节盘附着于颞骨、下颌骨及周围的关节囊,将关节腔分为上、下两份,局部增厚形成**前带**和**后带**。颞下颌关节的运动(图 3-61),两侧同时进行,所以属于联合关节。运动方式有上提和下降、前进和后退,还有侧方运动,实际上是一侧关节旋转,另一侧做前后运动。张口时,两侧下颌髁沿着共同水平轴旋转,并同时在关节盘下面向前下滑动,另外由于**翼外肌**(lateral pterygoid muscle)的附着,其收缩拉下颌髁和关节盘向关节结节滑动,当附着于颞骨的后弹性纤维拉到极限时关节盘滑动停止。全力张口时,下颌头和关节盘有时越过关节结节而不能复原,造成下颌关节脱位,可以向下拉下颌骨或压下牙向下,使下颌头越过关节结节回复原位。闭口时运动相反:下颌头向后滑动于关节盘,翼外肌仍起作用,因它的松弛会使关节盘向后滑动到下颌窝内。咀嚼时,一侧的下颌头和关节结节向前滑动,即围绕对侧紧贴下颌头后的垂直轴旋转,然后下颌头和关节盘向后滑动,以及对侧反方向的旋转,这种反复交替的运动使下颌骨从一侧到另一侧运动。

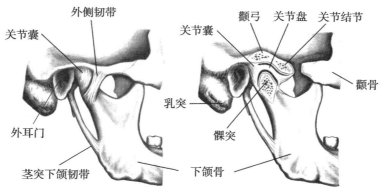

图 3-60 颞下颌关节

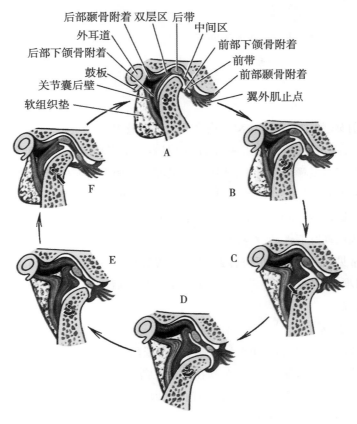

图 3 - 61　颞下颌关节的运动方式
A ~ F 为运动顺序,红点示运动轴,箭头示下颌髁运动方向

六、颅骨的骨化及生后变化

1. 颅骨的骨化　可分为两类,颅底部分为**软骨成骨**,即先由间充质形成软骨,再进一步骨化;颅顶部分则为**膜成骨**,由间充质形成纤维膜,再骨化成扁骨。在新生儿中,颅底各骨间存在较多的软骨连结,颅顶各骨间则有较宽的膜性连结,在顶骨和额骨之间,留有明显的**前囟**(anterior fontanelle),至 2 岁前才闭合成缝,在顶骨和枕骨之间有**后囟**(posterior fontanelle),此外还有蝶骨大翼尖端处的**蝶囟**(sphenoidal fontanelle),顶骨后下角处的**乳突囟**(mastoidal fontanelle),它们都在生后不久闭合(图 3 - 62)。颅骨在出生后仍不断生长,这是由于颅骨周围的骨膜下造骨和破骨过程不断进行直至成年,其结果是逐渐增加了颅的容积。以后颅骨仍有变化,至老年骨质被吸收而变薄,牙槽可以因牙齿脱落而被吸收。

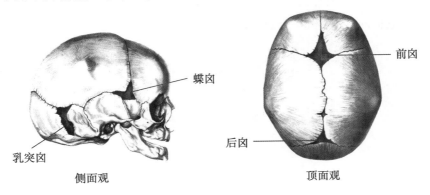

图 3 - 62　新生儿颅

2.新生儿颅骨的特征　脑颅大而面颅小,这是由于新生儿牙齿尚未萌出,面颅中上、下牙槽均未长出,鼻旁窦尚未出现的缘故。以后随着牙齿生长,面颅不断增大,鼻旁窦也随年龄增长而出现并加大。

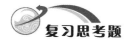 临床应用知识点 ▶

知识点 1:颅底骨折

颅底由前向后的颅前窝、颅中窝和颅后窝呈由高到低的阶梯状排列,因凹凸不平、有大小不同的骨孔与裂隙容纳颅神经和血管,因而颅底骨折(skull base fracture)时容易出现相应的症状和体征。颅底骨折根据部位不同,可有各自的特征性临床表现:颅前窝骨折,往往呕吐黑红色或咖啡色液体,伤后数小时出现"熊猫眼"征(眶周皮下和球结合膜下有紫蓝色瘀斑),可有脑脊液鼻漏、不同程度的嗅觉障碍和(或)视力下降,可伴有额叶的脑挫裂伤。颅中窝骨折时,脑脊液鼻漏或(和)颅内积气;脑脊液耳漏;引起颈内动脉海绵窦瘘时可出现搏动性突眼、结合膜淤血水肿,或颈内动脉假性动脉瘤而引起致命性的大量鼻出血或耳出血;以Ⅶ、Ⅷ脑神经损害引起的听力障碍和周围性面瘫常见。颅后窝骨折伤后 2~3 日出现乳突部皮下淤血(Battle 征),伴高位颈椎骨折时可出现颈活动受限、呼吸困难、四肢瘫痪等,累及枕骨大孔或岩骨尖后缘者可出现部分或全部后组脑神经受累的声音嘶哑、吞咽困难等表现。

知识点 2:面部危险三角区

面部危险三角区,通常指的是两侧口角至鼻根连线所形成的三角形区域。通俗地说是从鼻根到两口角,这个区域是公认的危险区域。当面部发生炎症,尤其在这个三角区域内有感染时,易在面前静脉内形成血栓,影响正常静脉血回流,并且逆流至眼上静脉,经眶上而通向颅内蝶鞍两侧的海绵窦,将面部炎症传播到颅内,造成海绵窦化脓性、血栓性静脉炎的严重并发症。

知识点 3:鼻窦炎

一个或多个鼻窦发生炎症称为鼻窦炎,累及的鼻窦包括:上颌窦、筛窦、额窦和蝶窦,这是一种在人群中发病率较高的疾病,影响患者的生活质量。鼻窦炎可分为急性鼻窦炎、慢性鼻窦炎两种。急性鼻窦炎多由上呼吸道感染引起,细菌与病毒感染可同时并发。慢性鼻窦炎较急性者多见,常为多个鼻窦同时受累。

复习思考题

简答题

1.颅前、中、后窝各有哪些重要的孔、裂和沟?

2.试述翼点的围成及其临床意义。

3.颅骨的连接有哪几类,分别有什么特点?

4.鼻旁窦有哪些?它们的位置和开口分别在哪里?

(王亚云)

第四章

4

下 肢

一、境界、分部与分区

下肢(lower limbs)借下肢带骨与躯干相连,具有运动、支持体重和使身体直立等作用。上界前方以腹股沟与腹部分界,后上方以髂嵴与腰部分界,内侧以阴股沟与会阴分界,后内侧以骶尾骨外缘与骶部分界。

下肢可分臀部、股部、小腿部和足部。臀部以臀沟与股部分界。股部介于髋与膝之间,又可分为股前部和股后部。小腿部为膝关节和踝关节之间的部分,也可分为小腿前部与小腿后部。踝关节以下为足部,又可分为足背与足底两区。

二、表面解剖

(一)体表标志

下肢可触摸的主要骨性标志有:**髂嵴、髂前上棘、髂后上棘、髂结节、坐骨结节、耻骨联合、耻骨结节、股骨大转子、股骨髁、收肌结节、髌骨、胫骨粗隆、胫骨髁、腓骨头、内踝和外踝、跟骨结节、舟骨粗隆、第5跖骨粗隆**等,这些标志在临床实践中常作为定点和定位之用。

(二)Roser – Nelaton 线和 Kaplan 点

临床为了诊断股骨骨折或髋关节脱位,常用 Roser – Nelaton 线或 Kaplan 点为标准进行判断。

1. 罗斯 – 奈拉通线(Roser – Nelaton line) 又称髂坐线(图4-1)。身体侧卧位,髋关节屈90°~120°时,坐骨结节至髂前上棘的连线。正常情况下,此线经过大转子尖端,当股骨颈骨折或髋关节脱位时,大转子尖端可向上移位超过此线。

2. 卡普兰点(Kaplan point) 身体仰卧位,两下肢并拢伸直,两侧髂前上棘在同一水平面,分别从左、右大转子尖经同侧髂前上棘各做一条延长线。正常情况下,两线在脐上相交,其交点称 Kaplan 点(图4-2)。如一侧大转子因股骨颈骨折或髋关节脱位而向上移位时,此交点则移至脐下,并偏向健侧。

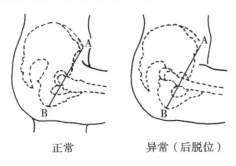

正常　　　　　异常(后脱位)

图4-1 Roser – Nelaton 线

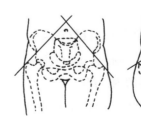

正常　　　　　异常(右侧股骨颈骨折)

图4-2 Kaplan 点

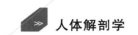

第一节 股前部、小腿前部和足背的浅层结构

重点内容提示

1. 大隐静脉的起始、走行和汇入部位及其主要属支的名称和位置。
2. 腹股沟淋巴结的排列及引流范围。

一、皮肤

股前外侧区、小腿前外侧区的皮肤较厚,股前内侧区、足背的皮肤较薄,小腿前外侧区的皮肤移动性小,血液供应相对较差,损伤后形成溃疡时难以愈合。

二、浅筋膜

下肢各部的浅筋膜厚薄不一,股前部上界的浅筋膜分两层,浅层为脂肪层,深层为膜性层,均与腹前壁下部的脂肪层(Camper 筋膜)和膜性层(Scarpa 筋膜)相续,且膜性层在腹股沟韧带下方一横指处与深筋膜紧密相连。小腿前外侧区的浅筋膜疏松且较薄,仅含少量脂肪,弹性较差。临床上检测机体轻度水肿时,多在内踝上方按压胫骨下端前内侧的皮肤,可出现指压痕。足背的浅筋膜疏松且缺少脂肪。

三、浅结构

浅筋膜内有皮神经、浅血管、淋巴管和淋巴结等。

(一)股前部皮神经(图4－3)

1. 股外侧皮神经(lateral femoral cutaneous nerve) 发自腰丛,于髂前上棘内侧穿腹股沟韧带的外侧份的深面,继经缝匠肌的深面,于髂前上棘的下方3～4 cm处穿出深筋膜,分布于股外侧部及臀外侧下部的一小部分皮肤。

2. 股中间皮神经(intermediate femoral cutaneous nerve) 发自股神经,常为两支,于大腿前面中线的上、中1/3交界处穿出深筋膜下行,分布于股前部皮肤。

3. 股内侧皮神经(medial femoral cutaneous nerve) 发自股神经,常为两支,于大腿内侧中、下1/3交界处穿出深筋膜,分布于股内侧下部的皮肤。

4. 闭孔神经皮支(cutaneous branch of obturator nerve) 发自闭孔神经,于股内侧部的上、中1/3交界处穿出股部深筋膜,分布于股内侧上、中部的皮肤。

此外尚有腰丛发出的两小支即髂腹股沟神经和生殖股神经的股支,前者分布于外阴部与腹部交界处,后者分布于股三角区皮肤。

(二)小腿前面和足背的皮神经(图4－3)

1. 隐神经(saphenous nerve) 为股神经的终支,在膝的内侧,缝匠肌与股薄肌之间穿出深筋膜,并伴大隐静脉沿小腿内侧下行至足的内侧缘。分布于膝关节下部、小腿内侧面及足内侧缘的皮肤。

2. 腓浅神经(superficial peroneal nerve) 发自腓总神经,在小腿前外侧中、下1/3交界处穿出深筋膜下行,分为以下两个终支:

(1)足背内侧皮神经分布于足背的内侧部,踇趾内侧缘及第2、3趾相对缘的皮肤。

(2)足背中间皮神经分布于足背中部和第3～5趾相对缘的皮肤。

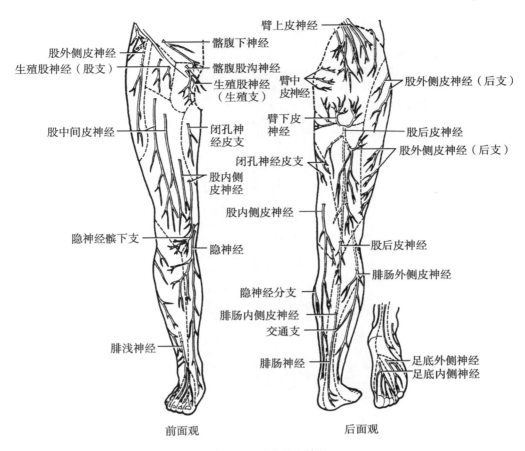

股外侧皮神经
生殖股神经（股支）

臂上皮神经
髂腹下神经
髂腹股沟神经
生殖股神经
（生殖支）
臂中
皮神经
臂下皮
神经

股外侧皮神经（后支）

股中间皮神经

闭孔神
经皮支

股后皮神经
股外侧皮神经（后支）

闭孔神经皮支

股内侧
皮神经

股内侧皮神经

股后皮神经

隐神经髌下支

隐神经

腓肠外侧皮神经

隐神经分支
腓肠内侧皮神经
交通支

腓浅神经

腓肠神经

足底外侧神经
足底内侧神经

前面观　　　　　　　　后面观

图 4 - 3　下肢的皮神经

3.腓深神经(deep peroneal nerve)　发自腓总神经,于第1、2跖骨间穿出深筋膜,分布于第1、2趾相对缘的皮肤。

4.足背外侧皮神经　为腓肠神经的终支,经外踝后方转至足背外侧,分布于足背和小趾外侧缘的皮肤。

(三)下肢前面的浅静脉(图 4 - 4)

1.足背静脉弓(dorsal venous arch of foot)　每个趾的内、外侧各有一条趾背静脉,向后行至足背互相吻合形成足背静脉弓,其内侧端移行为大隐静脉,外侧端移行为小隐静脉。

2.大隐静脉(great saphenous vein)　为人体最长的浅静脉,起自足背静脉弓的内侧端,经内踝前方,沿小腿内侧、膝部内后方及大腿内侧上行,在耻骨结节下外方约 3 cm 处,穿**隐静脉裂孔(卵圆窝)**(saphenous hiatus)注入股静脉,注入处称隐股点。大隐静脉除收纳足背及小腿浅层的静脉外,还接收股前部、股内侧部、外阴及腹前壁下部的浅静脉。其末端重要的属支如下:

(1)**腹壁浅静脉**(superficial epigastric vein)　来自脐以下腹前壁浅层,从内上方斜向外下。

(2)**旋髂浅静脉**(superficial iliac circumflex vein)　起于髂前上棘附近,从外上方斜向内下。

(3)**阴部外静脉**(external pudendal vein)　来自外生殖器。

(4)**股内侧浅静脉**(superficial medial femoral vein)　来自股内侧部。

(5)**股外侧浅静脉**(superficial lateral femoral vein)　来自股前外侧部。

上述 5 条属支汇入大隐静脉的形式有多种变异(图 4 - 5)。各属支之间也常有侧支吻合。

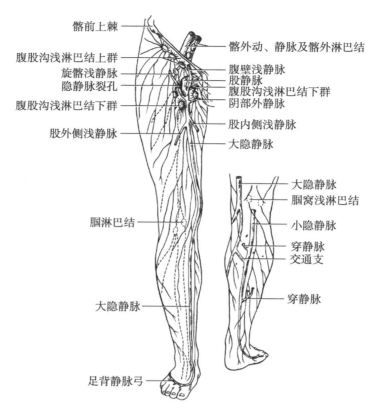

图 4 - 4　大、小隐静脉和下肢浅淋巴的引流

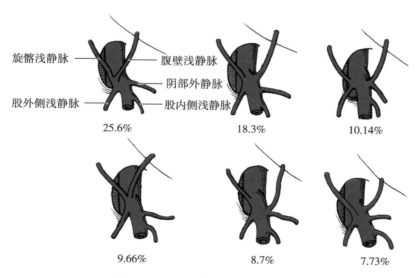

图 4 - 5　右大隐静脉上段属支的类型

　　大隐静脉行程长且位置表浅,是静脉曲张的好发部位。行大隐静脉高位结扎切除术时,必须分别结扎各属支,以防复发。大隐静脉在内踝前方这一段位置表浅,是常用的静脉穿刺或切开部位。大隐静脉穿刺、切开术还可选择的部位有股三角内,腹股沟韧带中、内 1/3 交界处或耻骨结节下外方 3 ~ 4 cm 处隐股点。

　　大隐静脉约有 9 ~ 10 对静脉瓣,以保证血液向心流动,防止倒流。其中大隐静脉汇入股静脉处的静脉瓣比较恒定,作用较为重要。大隐静脉在行程中,有许多交通支与深部静脉及小隐静脉联系。交通支的静脉瓣开向深静脉,以防止深静脉的血液倒流入浅静脉。大隐静脉交通支静脉瓣的功能缺陷,加上长期站立工作或患有慢性腹压增高的疾病,使静脉回流阻力加大而易形成大隐静脉曲张。

(四)股前部的浅动脉

1.腹壁浅动脉(superficial epigastric artery) 在腹股沟韧带下方约1 cm处发自股动脉,于卵圆窝上部穿筛筋膜行向上内。与同名静脉伴行,分布于脐以下的皮肤及浅筋膜。

2.旋髂浅动脉(superficial iliac circumflex artery) 在腹股沟韧带下方由股动脉发出,自卵圆窝穿出,并与同名静脉伴行,沿腹股沟韧带下缘向外上斜行,至髂前上棘附近,分布于腹前壁下外侧部。

3.阴部外动脉(external pudendal artery) 邻近上述2条动脉起点处发自股动脉,穿阔筋膜或卵圆窝,与同名静脉伴行,分布于外生殖器。

这些浅动脉是制备带蒂皮瓣的重要血管,如阴股沟皮瓣。

(五)腹股沟浅淋巴结

腹股沟浅淋巴结(superficial inguinal lymph nodes)可分为上、下两群(图4-4)。上群约有5~6个,位于腹股沟韧带下方与其平行排列,收纳脐以下腹壁浅层、臀部、外生殖器、会阴以及肛管下端的浅淋巴管。下群约有4~5个,沿大隐静脉末段两侧纵行排列,收纳足、小腿前内侧及大腿的浅淋巴管。腹股沟浅淋巴结的输出管,注入沿股静脉排列的腹股沟深淋巴结,或行经股管注入髂外淋巴结。

股前部、小腿前部和足背浅层的解剖步骤与方法

1.皮肤切口(图4-6)

(1)于腹股沟韧带下一横指,由髂前上棘到耻骨结节做一斜行切口。

(2)从耻骨结节沿外阴根部切至大腿内侧,再向下沿股内侧和小腿内侧切至内踝。

(3)在髌骨上方、胫骨粗隆稍下方,从上述切口开始,分别做两个平行的横切口,注意切口不要过深,以免损伤大隐静脉。

(4)在内、外踝间做一横切口。

(5)在足背趾根部做一横切口。

(6)在足背中线做一纵切口与(4)、(5)的切口相接。

注意:踝和足部切口宜浅,以免损伤皮神经和浅血管。

2.剥离皮瓣 将大、小腿前部,膝部的皮肤由内侧向外侧翻起,将足背皮肤向两侧翻开。

3.寻找和观察浅筋膜内的结构

(1)寻找并追踪大隐静脉 在股骨内侧髁后内缘处找到大隐静脉,向上追踪至隐静脉裂孔处。在大隐静脉末端寻找其重要属支:旋髂浅静脉、腹壁浅静脉、阴部外静脉、股内侧浅静脉和股外侧浅静脉。前三条静脉有同名浅动脉伴行。

沿小腿内侧向下追踪大隐静脉至内踝前方,然后继续追踪至其与足背静脉弓的内侧端连接处。在分离过程中,同时可见大隐静脉远侧段有隐神经伴行。追踪隐神经至足的内侧缘处。

(2)寻找并清除腹股沟浅淋巴结 在修洁大隐静脉末端时,可见斜列于腹股沟韧带下方与纵列于大隐静脉末段两侧的腹股沟浅淋巴结,观察后将其清除,切勿损伤深筋膜。

(3)寻找皮神经 按图4-3所示在皮神经穿出深筋膜部位寻认有关皮神经,不必全部修洁。

①股外侧皮神经:在髂前上棘下方约3~4 cm处穿出。

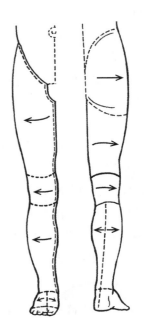

图4-6 下肢的皮肤切口

②股中间皮神经:在股前部正中线上、中 1/3 交界处穿出。

③股内侧皮神经:在大腿内侧中、下 1/3 交界处穿出。

④腓浅神经:在小腿前外侧中、下 1/3 交界处穿出。确认后向下追踪其分支:足背内侧皮神经和足背外侧皮神经。

⑤腓深神经的终支:在第 1 跖骨间隙的前部寻找。

(4)足背静脉弓　由此弓的内侧端开始,向外侧追踪并修洁足背静脉弓,可见小隐静脉起于该静脉弓的外侧端,追踪至外踝后方,同时寻找与小隐静脉伴行的足背外侧皮神经。

4.保留大隐静脉主干及其重要属支和皮神经(可将皮神经从末梢处游离),清除浅筋膜,暴露深筋膜。

临床应用知识点▶

知识点 1:阴股沟皮瓣

下肢内侧尤其是股内侧皮肤较薄,皮脂腺较多,而外侧和后部较厚。大腿前、内侧皮肤面积较大,位置隐蔽,因此股前部和内侧区为理想的皮瓣供区之一。现以阴股沟皮瓣为例,简介之。

1.皮瓣范围　会阴部与股部之间的沟称阴股沟。该处皮瓣前达耻骨结节平面;后达肛门中点平面;男性内侧达阴囊根部,女性内侧达大阴唇外侧,可供给范围约 15 cm×8 cm。

2.皮瓣的特点

(1)皮瓣供应区域皮肤薄而柔软,绝大部分无毛,有一定弹性,皮脂腺丰富,皮肤湿润,尤以阴囊(阴唇)外区更佳。

(2)供区血管神经丰富。

(3)部位隐蔽,切取后供区可直接缝合。

3.皮瓣的动脉　①阴部外动脉:起于股动脉;②阴囊(阴唇)后动脉:平肛门起于阴部内动脉;③闭孔动脉皮支。

知识点 2:大隐静脉的临床应用解剖

大隐静脉位于下肢内侧皮下,因在皮下走行长且缺乏肌肉保护,是人体易曲张的静脉之一。因曲张的静脉压迫皮肤的血供,常引起皮肤溃烂,而需将静脉结扎抽出。在结扎或抽出大隐静脉时要将其根部 5 个属支和通向深静脉的交通支一并结扎,以防曲张复发。大隐静脉与小隐静脉及深静脉间有丰富的吻合支或交通支,切取一段大隐静脉作为桥接物或作为内皮细胞来源,不会影响下肢浅层的静脉回流。大隐静脉穿刺、切开术常选的部位有:①股三角内,腹股沟韧带中、内 1/3 交界处或耻骨结节下外方 3～4 cm 处隐股点(大隐静脉汇入股静脉处);②内踝前方。

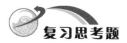
复习思考题

简答题

1.从解剖学角度,试述大隐静脉曲张的原因和手术时应注意哪些问题?

2.下肢前面有哪些皮神经分布?

第二节　股前部的深层结构

重点内容提示

1. 股前群肌、股内侧群肌的名称、位置和作用。
2. 股三角、股鞘、股管的构成及其内容物的位置关系。
3. 股环的位置与毗邻。
4. 收肌管的位置、境界和内容物。
5. 股动脉的位置、体表投影及其主要分支的名称。
6. 股神经、闭孔神经的分支和分布。

一、深筋膜

股部的深筋膜厚而坚韧，称为**阔筋膜**（fascia latae），呈筒状，包裹在大腿及臀部的表面，上方与臀筋膜和会阴筋膜相续，下方与腘筋膜和小腿筋膜相续。阔筋膜的外侧部特别增厚，呈带状，称为髂胫束。其上端附于腹股沟韧带和髂嵴，下端止于胫骨外侧髁、腓骨头和膝关节囊下部。髂胫束的上 1/3 分为两层，其间夹有阔筋膜张肌。临床上常用髂胫束作为体壁缺损、薄弱部或膝关节交叉韧带等修补重建的材料。

阔筋膜在腹股沟韧带内端下方有呈卵圆形凹陷的隐静脉裂孔（卵圆窝），围绕在大隐静脉的末端。隐静脉裂孔的外侧缘锐利，称为镰状缘。而该裂孔表面被覆的筋膜较薄，且为神经、血管及淋巴管所穿行，形似筛状，故名**筛筋膜**（cribriform fascia）。

由阔筋膜向深部发出的三个肌间隔分别称为外侧肌间隔（较强）、内侧肌间隔和后肌间隔（均较薄弱），伸入肌群之间，将股部肌分为前群、内侧群和后群。肌间隔向深部最后附着于股骨粗线，形成 3 个骨筋膜鞘，分别称为内侧骨筋膜鞘、前骨筋膜鞘和后骨筋膜鞘，容纳相应的肌群、血管及神经等。

二、股前部的肌肉和局部结构

（一）股前部的肌肉（表 4 - 1）

表 4 - 1　股前、内侧群肌的名称、起止和作用

肌群	名称		起点	止点	作用	神经支配
前群	缝匠肌		髂前上棘	胫骨体上端内侧面	屈髋关节、内收、外旋髋关节；屈并内旋膝关节	股神经（$L_2 \sim L_3$）
	股四头肌	股直肌	髂前下棘及髋臼上缘	四个头向下形成一个腱，包绕髌骨前面和两侧，向下延续为髌韧带，止于胫骨粗隆	伸膝关节，股直肌并可协助腰大肌屈髋关节	股神经（$L_2 \sim L_4$）
		股中间肌	股骨体前外侧面上 3/4			
		股外侧肌	股骨粗线外侧唇和大转子			
		股内侧肌	股骨粗线内侧唇和转子间线			

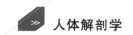

续表

肌群	名称	起点	止点	作用	神经支配
内侧群	耻骨肌	耻骨上支,耻骨梳附近	股骨耻骨肌线小转子下方	内收、外旋、微屈髋关节	股神经($L_2 \sim L_3$) 闭孔神经(L_3)
	长收肌	耻骨上支前面、耻骨嵴下方	股骨粗线内侧唇中 1/3		闭孔神经 ($L_2 \sim L_4$) (大收肌的坐骨部为坐骨神经内侧支配 $L_4 \sim L_5$)
	短收肌	耻骨下支	股骨粗线内侧唇上部和耻骨肌线		
	大收肌	闭孔前下缘,坐骨结节	股骨粗线内侧唇上部及收肌结节	内收、微屈髋关节	
	股薄肌	耻骨下支前面	胫骨粗隆内侧	内收髋关节,屈膝关节;协助内旋小腿	

1. 股前群肌(图 4 - 7,4 - 8)

(1)缝匠肌(sartorius) 为人体最长的扁带状肌,起自髂前上棘,斜向下内,绕过股骨内侧髁的后方,止于胫骨上端内侧面。该肌由股神经支配,收缩时可屈髋、屈膝,形成缝鞋匠坐小板凳工作的体位姿势,因此而得名。该肌还可使已屈的小腿内旋。

(2)股四头肌(quadriceps femoris) 强大并有四个头,分别称为股直肌、股内侧肌、股外侧肌和股中间肌。股直肌起自髂前下棘及髋臼上缘;股中间肌位于股直肌深面,起自股骨体前面;股内侧肌和股外侧肌分别起自股骨嵴(粗线)的内、外侧唇,由后向前分别包于股骨的内、外侧,形成股部内、外侧的肌性膨隆。四肌向下集成一强大肌腱,包绕髌骨,并由髌骨向下止于胫骨粗隆,叫作**髌韧带**(patellar ligament)。股四头肌由股神经支配,其作用为伸膝关节,股直肌还有屈髋关节的作用。

股五头肌:2016 年 3 月份 *Clinical Anatomy* 杂志刊登了瑞士科学家 K. Grob 的最新研究成果。该研究小组对 26 具标本进行解剖时,在标本股外侧肌和股中间肌之间发现一菲薄的肌肉。该肌肉具有独立的腱膜,远端和股四头肌腱膜融合,由旋股外侧动脉供血和股神经支配,研究小组将其命名为 tensor of the vastus intermedius (TVI)。由于样本数量有限,该肌肉在形态学和功能上仍然存在争议。

2. 股内侧群肌 又称股内收肌群,位于大腿内侧,位于内侧骨筋膜鞘内,共有 5 块。可分浅、深两层。浅层由内侧向外侧依次是股薄肌、长收肌和耻骨肌,深层由上向下的排列顺序是短收肌和大收肌(图 4 - 7,4 - 8)。所有肌肉均起于闭孔周缘骨面,大收肌后部纤维起于坐骨结节。肌纤维行向外下,各肌的止点各异。**耻骨肌**(pectineus)止于小转子下方骨面;**长收肌**(adductor long)止于股骨粗线中份;**股薄肌**(gracilis)止于胫骨内侧面上部;**短收肌**(adductor brevis)止于股骨粗线上份;**大收肌**(adductor magnus)除以腱膜止于股骨粗线全长外,还以圆腱止于股骨的内收肌结节。肌腱与腱膜间形成收肌腱裂孔,是收肌管的下口,有股血管通向腘窝。内侧群肌的作用是内收和外旋大腿。耻骨肌、长收肌和短收肌还协助屈大腿,股薄肌协助屈小腿并使小腿内旋。它们均受闭孔神经支配,耻骨肌还受股神经支配,大收肌起于坐骨结节的部分,受坐骨神经支配。

3. 髂腰肌(iliopsoas) 属髋肌前群,由腰大肌和髂肌合成。腰大肌起于腰椎椎体侧面及横突,髂肌起于髂窝,向下结合成髂腰肌,经腹股沟韧带深面入股部,位于耻骨肌外侧,止于股骨小转子。髂腰肌的主要作用是屈大腿,下肢固定时可使躯干前屈。腰大肌受腰丛的肌支支配,髂肌受股神经支配。

4. 阔筋膜张肌(tensor fasciae latae) 位于大腿前外侧阔筋膜内,起自髂前上棘,向下移行于髂胫束,止于胫骨外侧髁(图4-7)。此肌受臀上神经支配,收缩使阔筋膜紧张并屈大腿。

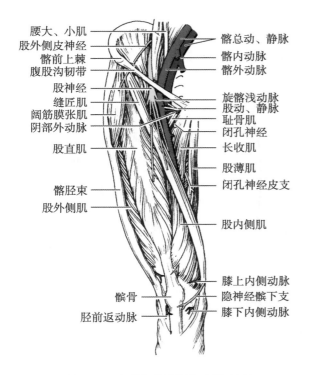

图4-7 股前部浅层肌与血管、神经

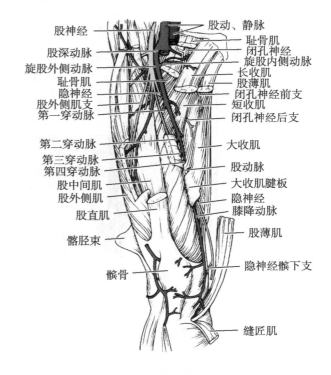

图4-8 股前部深层肌与血管、神经

(二)局部结构

1.肌腔隙与血管腔隙(图4-9) 为位于腹股沟韧带深面与髂骨之间的间隙,由**髂耻弓**(iliopectineal arch)将其分隔为外侧的肌腔隙和内侧的血管腔隙。两腔隙是腹、盆腔与股前部的主要通路。

(1)**肌腔隙**(lacuna musculorum) 前界为腹股沟韧带外侧部,后界为髂骨,内侧界为髂耻弓。腔隙内有髂腰肌和股神经通过。当腰椎结核形成脓肿时,脓液可沿腰大肌及其筋膜扩大散至大腿根部,并可侵犯股神经。

(2)**血管腔隙**(lacuna vasorum) 前界为腹股沟韧带内侧

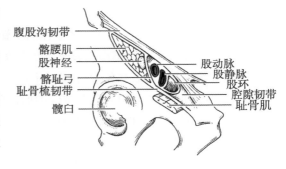

图4-9 肌腔隙与血管腔隙

部,后界为耻骨梳和**耻骨梳韧带**(pectineal ligament),内侧界为**腔隙韧带**(lacunar ligament,又称陷窝韧带),外侧界为髂耻弓。血管腔隙中有股动、静脉,股管及股淋巴管通过。

2.股鞘(femoral sheath) 为腹横筋膜与髂筋膜向下延续包绕在股动、静脉周围所形成的筋膜鞘(图4-10)。股鞘呈漏斗形,长约3~4 cm,由两个纵行纤维隔将鞘腔分为外、中、内三个腔。外侧腔容纳股动脉,中间腔容纳股静脉,内侧腔容纳股管。股鞘的下端与血管外膜融合。

3.股管(femoral canal) 长约1~2 cm。位于股鞘的内侧份,管内有少许脂肪、疏松结缔组织和数条淋巴管及1~2个淋巴结(图4-10)。股管的上口称**股环**(femoral ring),其直径约为0.8~1.0 cm。股环前界为腹股沟韧带,后界为耻骨梳韧带,内侧界为陷窝韧带,外侧界借纤维隔与股静脉相邻。股环是股管上通腹腔的通道,被覆薄层疏松结缔组织,称为**股环隔**(femoral septum)或**内筛板**,并形成一个位于腹股沟韧带下方的小凹,称**股凹**(femoral foveae)。股管的四界基本与股环相同;但后壁大部分为耻骨肌筋膜,前壁大部分为阔筋膜。股管的下端为盲端,对向卵圆窝。如腹腔内容物经股环入股管,甚至自卵圆窝突出于皮下,则形成股疝(图4-10)。女性骨盆较宽,股环相应较大,再加上其他因素(如妊娠、老年等),故较易发生股疝,又由于股环的内、前、后三面均为韧带结构,特别是内侧的陷窝韧带的边缘较尖锐,故股疝容易发生嵌顿。另外,股环上方常有来自腹壁下动脉的闭孔支或异常的闭孔动脉经过陷窝韧带附近,故行股疝修补术时,应特别注意避免损伤此动脉。

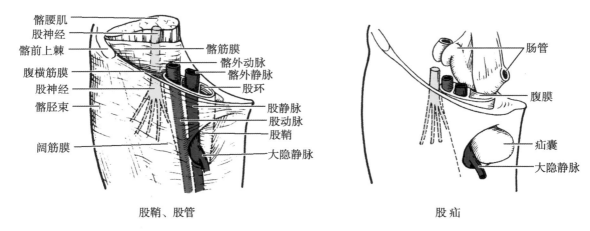

图4-10 股鞘、股管与股疝

4. 股三角(femoral triangle) 位于股前部上1/3,为底在上、尖朝下的三角形凹陷。底边为腹股沟韧带,外侧边为缝匠肌内侧缘,内侧边为长收肌内侧缘。股三角的尖位于缝匠肌与长收肌相交处,此尖端向下与收肌管的上口相连续。股三角的前壁是阔筋膜,其后壁凹陷,自外向内依次为髂腰肌、耻骨肌和长收肌及其表面的筋膜。

股三角内有股神经、股动脉及其分支、股静脉及其属支和腹股沟淋巴结等。股动脉居中,外侧为股神经,内侧为股静脉。

5. 收肌管(adductor canal) 又称Hunter管,位于股前部中1/3段,缝匠肌深面,长约15 cm,断面呈三角形。其外侧壁为股内侧肌,后壁为长收肌及大收肌,前壁为缝匠肌及架于长收肌和大收肌与股内侧肌间的腱纤维板。收肌管的上口与股三角尖端相通,下口为**收肌腱裂孔**(adductor tendinous opening),通向腘窝,故又称股腘管。管内通过的结构由前向后有股神经的股内侧肌支、隐神经、股动脉、股静脉以及淋巴管和疏松结缔组织。其中,隐神经与膝降动脉伴行自前壁的下部穿出。收肌管是股三角和腘窝之间的通道,所以股三角或腘窝的炎症或脓肿均可借此管相互蔓延。

三、股前部的血管、神经和淋巴结

(一)股前部的血管

1. 股动脉(femoral artery) 是下肢动脉的主干,由髂外动脉延续而来。在腹股沟韧带中点的深面入股三角。在股三角内,股动脉先位于股静脉的外侧,逐渐从外侧跨到股静脉的前方,下行入收肌管,再穿收肌腱裂孔至腘窝,易名腘动脉。股动脉在腹股沟中点处位置表浅,可摸到搏动,是临床上急救压迫止血和进行穿刺的部位。

股动脉的体表投影:在大腿稍屈和外展外旋位置时,由腹股沟中点到内收肌结节绘一直线,该线的上2/3是股动脉的表面投影线。

股动脉的分支:

(1)腹壁浅动脉、旋髂浅动脉及阴部外动脉等3条浅动脉已述于本章第一节。

(2)**股深动脉**(deep femoral artery) 是股动脉最粗大的分支,在腹股沟韧带下方约3~5 cm处发自股动脉的后外侧壁。先在股动脉的外侧,以后行于股动脉和股静脉的深面,至长收肌后方继续下行,终于大腿的下1/3(图4-8),其主要分支如下:

①**旋股外侧动脉**(lateral femoral circumflex artery):发自股深动脉根部的外侧壁,在缝匠肌与股直肌深面行向外侧,分为升、降两支。升支经阔筋膜张肌深面上行,营养髋关节和邻近诸肌。降支沿股外侧肌下行,营养邻近诸肌。

②**旋股内侧动脉**(medial femoral circumflex artery):起于股深动脉根部的内侧壁,行向后内,在耻骨肌与髂腰肌之间进入深部,绕行股骨颈内侧到达臀部,营养髋关节及邻近诸肌。

③**穿动脉**(perforating arteries):多为三条,自上而下依次称为第一、第二和第三穿动脉,它们分别于短收肌上方、前方和下方起于股深动脉,贴近股骨内侧向后穿大收肌至股后部,营养股后群肌。股深动脉的终支若在长收肌下方穿大收肌至股后部,则称为第四穿动脉。穿动脉在内收肌群和股骨嵴附近形成双重吻合。

(3)**膝降动脉**(descending genicular artery)(膝最上动脉) 在收肌管内起自股动脉,伴隐神经穿收肌管前壁腱纤维板,营养膝关节及邻近诸肌。

2.**闭孔动脉**(obturator artery) 起自髂内动脉,与同名静脉、神经伴行穿闭膜管,出骨盆后分为前、后两终支。前支营养内收肌群,后支分布于髋关节及股方肌等。

3.**股静脉**(femoral vein) 在股三角内位于股动脉的内侧。下接腘静脉,向上经腹股沟韧带深面移行为髂外静脉。股静脉接收与股动脉分支同名的静脉属支(如穿静脉、股深静脉等)和大隐静脉的汇入。

(二)股前部的神经

1.**股神经**(femoral nerve) 为腰丛($L_1 \sim L_4$)最大的分支,在腰大肌与髂肌之间下行,经肌腔隙于股动脉的外侧进入股三角,随即分为数支(图4-7,4-8)。肌支分布于耻骨肌、股四头肌和缝匠肌,关节支分布于髋、膝关节,皮支有股中间皮神经和股内侧皮神经(见浅层结构)。股神经的终支为隐神经,伴股动脉入收肌管,随膝降动脉穿收肌管前壁的腱纤维板,在膝内侧于缝匠肌和股薄肌抵止腱间穿深筋膜至皮下,伴随大隐静脉分布于小腿前内侧面及足内侧缘的皮肤。

2.**闭孔神经**(obturator nerve) 起自腰丛($L_2 \sim L_4$),在腰大肌内侧缘、髂总血管的深面入盆腔,与闭孔血管伴行穿经闭膜管出盆腔后,分为前、后两支(图4-8)。前支位于短收肌浅面,分支至长收肌、股薄肌、短收肌、耻骨肌及髋关节。后支位于短收肌深面,支配闭孔外肌和大收肌。另外,前支的末梢穿阔筋膜分布于股内侧皮肤。

(三)腹股沟深淋巴结

腹股沟深淋巴结(deep inguinal lymph nodes)有3~5个,在股静脉根部周围,接收腹股沟浅淋巴结及腘淋巴结的输出管以及下肢的深淋巴管,其输出管经股管入腹腔,注入髂外淋巴结。

股前部深层的解剖步骤与方法

1.**观察阔筋膜** 在大隐静脉注入股静脉处,可见隐静脉裂孔(卵圆窝)。该处为薄层疏松结缔组织覆盖,即筛筋膜,卵圆窝的外侧缘锐利为镰状缘。阔筋膜的外侧部显著增厚,形成髂胫束,纵行切开髂胫束上部,可见包于其中的阔筋膜张肌。观察后保留卵圆窝和髂胫束、大隐静脉主干及其属支,并将股外侧、股中间、股内侧皮神经自末端处游离予以保留,去除阔筋膜。

2.**分离并观察股前群肌** 自髂前上棘向内下、斜越大腿前面至膝内侧的带状肌为缝匠肌;在正中线稍偏外侧的纵行羽状肌为股直肌。提起股直肌,可见其深面的股中间肌,在股前外侧部,形成膝上外侧隆凸的为股外侧肌,其纤维斜行向内下;位于股前内侧部,形成膝上内侧隆起的为股内侧肌,其纤维行向外下方。股四头肌会合成一个强大的腱包绕髌骨并向下延伸为髌韧带,附于胫骨粗隆。用剪刀顺肌纤维方向修去其表面贴附的筋膜,以显露肌纤维的行向。

3.**观察股三角的境界与内容物** 依次检视股三角底边(腹股沟韧带)、内侧边(长收肌内侧缘)和外侧边(缝匠肌内侧缘)。其尖端为内、外侧边的交点,向下续于收肌管。股三角的顶为已去除的阔筋膜,底由内侧向外侧排列着长收肌、耻骨肌和髂腰肌。股三角内容物由外侧向内侧依次为股神经、股动脉、股静脉和股管。除

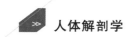

股神经外,其余三结构被一漏斗形筋膜鞘所包绕,即股鞘。

4.解剖股鞘和股管　纵行切开股鞘的前壁,暴露位于外侧部的股动脉和行于中间的股静脉,并观察连于股鞘前、后壁间的两片纤维隔。在股静脉内侧,自卵圆窝向上修去充填于该处的疏松结缔组织,如遇淋巴结也一并去除,用圆镊或刀柄向上通,则可见一漏斗形小腔隙即为股管。试以小指插入股管向上探查股管的境界,其外侧邻股静脉。股管上口经股环通腹腔,股环的境界留待腹腔解剖时再行查验。

5.观察股内侧群肌及闭孔神经　浅层诸肌由内向外为股薄肌、长收肌和耻骨肌。在近耻骨处切断长收肌的起始部向外下方翻开,可见其深面有较短小的短收肌和位于长、短收肌深面的大收肌。在短收肌与长收肌之间有闭孔神经前支,短收肌与大收肌之间可见闭孔神经后支。

6.解剖股动脉主干及其分支　在股三角内清理股动脉主干,股动脉上端除发出三条浅动脉(见浅层结构)外,主要分支为股深动脉。此动脉可在腹股沟韧带下方约4 cm处寻找,可见其起于股动脉的后外侧壁。然后清理它发出的旋股内侧动脉、旋股外侧动脉和穿动脉等分支。前两者主要依据血管行径辨认,穿动脉判定的标志是:贴近股骨内侧穿大收肌入股后部。如个别分支不易判定可留待股后部解剖时确认。

7.检查股神经及其分支　股神经在股三角内分为数条皮支与肌支,肌支支配耻骨肌、股四头肌和缝匠肌。皮支有股中间皮神经、股内侧皮神经及终支隐神经。前两者已于浅层结构中观察到,隐神经见收肌管部解剖。

8.检查收肌管　把缝匠肌向外侧牵开,可见有光泽的收肌腱纤维板架于股内侧肌和大收肌之间,在腱纤维板下部有隐神经和膝降动脉从管内穿出。用刀尖划开收肌腱纤维板,用刀柄向前外侧推起股内侧肌,观察收肌管内容物,从前向后依次排列有隐神经和膝降动脉、股动脉、股静脉。

临床应用知识点

知识点1:股动脉穿刺的解剖学基础

股动脉在腹股沟韧带中点深面续于髂外动脉,通过股三角进入收肌管,出收肌腱裂孔移行为腘动脉。在股三角内,股动脉位置表浅,仅有皮肤、浅筋膜和阔筋膜覆盖,临床上常将此处作为股动脉采血、动脉造影、介入疗法的穿刺部位。股动脉起始处向下3～4 cm段内的外径较粗,可达0.9 cm。股动脉行于股鞘内,其外侧为股神经、内侧为股静脉。操作要点:①穿刺部位选择在腹股沟韧带中点稍下方、动脉搏动最明显处。②股动脉穿刺经皮肤、浅筋膜、阔筋膜、股鞘至股动脉壁,其深度约为2 cm。③穿刺时,针头垂直或与股动脉长轴呈40°刺入。当针尖刺入深筋膜有搏动感时,提示已触及股动脉壁,再稍推进即刺入动脉,此时可见鲜血涌入注射器。不可刺入过深,以免穿透动脉后壁。

知识点2:股疝的解剖学基础

股环是腹前壁下部的潜在薄弱点,在腹内压增高时,腹腔内容物可通过股环、股管突出到股部(股三角的皮下)而发生股疝。股疝多见于女性,主要与女性骨盆较宽、股管较大和生育后腹肌紧张度降低等因素有关。

因股环较小,周围结构(除外侧壁)缺乏弹性,故股疝发生后常不易复位而出现绞窄疝。在手术中扩大股环时,一定要注意观察内侧的陷窝韧带表面有无异常的闭孔动脉。正常时,闭孔动脉起于髂内动脉,异常时可起于腹壁下动脉(这种异常情况在中国人中的出现率达17.95%)。因此,应在手术中加以注意,防止伤及异常的闭孔动脉,否则可能引起动脉损伤而造成大出血。

知识点3:股薄肌(肌)皮瓣

股薄肌位于股内侧,是大腿内收群肌中位于最内侧最浅层的一块长而薄的肌,起自耻骨下支,止于胫骨粗隆内侧面。股薄肌和其表面的皮肤可作为肌皮瓣的供区。该肌皮瓣的特点是:①位置浅表,易于切取;②肌腹(34.5 cm)、肌腱(14.3 cm)均较长,转移方便,活动范围较大;③血供丰富,肌的主要血管口径大(股深动脉发出的肌支外径2.6 mm)、蒂长(64.9 mm);④切取后对供区功能和外形影响不大,切口可直接缝合,瘢痕隐蔽。

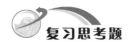复习思考题

简答题

1. 试述股三角的位置、界限和内容物的名称及其排列关系。
2. 试述收肌管的位置、境界和内容物。

第三节 臀 部

重点内容提示

1. 坐骨神经的起源、走行分布和体表投影。
2. 臀肌的名称、作用和神经支配。
3. 出入梨状肌上、下孔结构的名称和排列关系。

一、皮肤和浅筋膜

臀部皮肤较厚,具有丰富的皮脂腺和汗腺。

臀部浅筋膜发达,有厚层脂肪组织,其后下部厚而致密,形成脂肪垫,坐位时,可承受压力。臀部浅筋膜上方与腰背部浅筋膜相移行,下部及外侧部续于股部浅筋膜,但在内侧的骶骨后面以及髂后上棘附近很薄,长期卧床受压时,此处易形成褥疮。臀部皮肤由臀上、中、下皮神经支配(图4-3,4-11)。

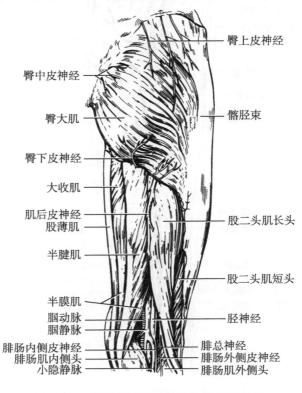

图 4-11 臀部和股后部浅层肌、血管及神经

1.臀上皮神经(superior cluneal nerve)　来自第1~3腰神经后支,有3支,穿背阔肌腱膜,在骶棘肌外侧缘,越过髂嵴分布于臀上部皮肤。

2.臀中皮神经(medial cluneal nerve)　来自第1~3骶神经后支,有3支,在髂后上棘与尾骨间连线的中1/3处穿出深筋膜,分布于臀内侧和骶骨表面的皮肤。

3.臀下皮神经(inferior cluneal nerve)　来自骶丛的股后皮神经,有2~3支,在臀大肌下缘中部穿出,绕臀大肌下缘向上,分布于臀下部皮肤。

此外,臀部外上方还有**髂腹下神经**(iliohypogastric nerve)的外侧皮支分布。

二、深筋膜

臀部的深筋膜称**臀筋膜**(gluteal fascia),上附于髂嵴,下附于骶、尾骨背面,向外下连于髂胫束,向下与股后部的深筋膜相延续。臀筋膜薄而致密,纤维隔伸入肌束中,不易分离。臀筋膜损伤时可引起腰腿痛,临床上称作臀筋膜综合征。

三、臀肌

臀肌属于髋部肌,分为三层(图4-11,4-12)。浅层有臀大肌和阔筋膜张肌,中层由上向下依次为臀中肌、梨状肌、上孖肌、闭孔内肌、下孖肌和股方肌,深层有臀小肌和闭孔外肌(表4-2)。

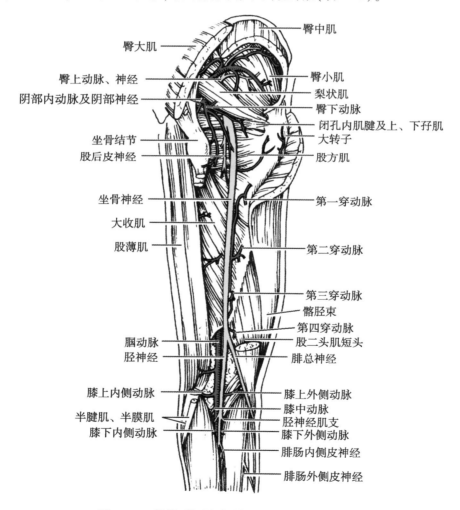

图4-12　臀部、股后部深层肌和腘窝与血管、神经

表 4-2 臀肌的名称、起止和作用

分群		名称	起点	止点	作用	神经支配
后群	浅层	臀大肌	髂骨翼外面后部,骶骨背面,骶结节韧带	臀肌粗隆及髂胫束	后伸、外旋髋关节	臀下神经及坐骨神经($L_4 \sim S_2$)
		阔筋膜张肌	髂前上棘,髂嵴的一部分	经髂胫束至胫骨外侧髁	紧张阔筋膜并屈髋关节	臀上神经($L_4 \sim S_1$)
	中层	臀中肌	髂骨翼外面	股骨大转子	外展髋关节,前部肌束内旋髋关节,后部肌束外旋髋关节	臀上神经($L_4 \sim S_1$)
		上孖肌	坐骨小切迹邻近骨面	股骨转子窝	外旋髋关节	骶丛分支($L_4 \sim S_2$)
		闭孔内肌	闭孔膜内面及其周围骨面			闭孔内肌神经($L_5 \sim S_2$)
		下孖肌	坐骨小切迹邻近骨面			骶丛分支($L_4 \sim S_2$)
		股方肌	坐骨结节	转子间嵴		
	深层	臀小肌	髂骨翼外面	股骨大转子前缘	同臀中肌	臀上神经($L_4 \sim S_1$)
		闭孔外肌	闭孔膜外面及其周围骨面	股骨转子窝	外旋髋关节	闭孔神经及骶丛分支($L_2 \sim S_5$)
前群(髂腰肌)		髂肌 腰大肌	髂窝 腰椎体侧面和横突	股骨小转子	前屈和外旋髋关节	腰丛分支($L_1 \sim L_4$)

1. 臀大肌(gluteus maximus) 略呈四方形,宽阔厚实,几乎覆盖整个臀部,起自髂骨、骶骨、尾骨及骶结节韧带的背面,肌束斜行向外下方,以一厚的腱板越过髋关节的后方,止于股骨的臀肌粗隆和髂胫束,受臀下神经支配。作用为后伸并外旋大腿;下肢固定时,可伸直躯干,防止躯干前倾,以维持立姿。臀大肌深面与大转子和坐骨结节之间有臀大肌转子囊和臀大肌坐骨囊等滑液囊。

2. 臀中肌(gluteus medius)和臀小肌(gluteus minimus) 臀中肌位于臀大肌深面,臀小肌则在臀中肌深面,两肌均近似扇形,起于髂骨背面,向下外止于大转子。两肌均受臀上神经支配。其作用均为使髋关节外展,前部肌束可内旋大腿,后部肌束可外旋大腿。

臀肌之间还形成许多臀肌间隙,内填以脂肪、疏松结缔组织和神经血管。其中在臀大肌与深部肌之间的臀大肌下间隙较广泛,可沿神经和血管经梨状肌上、下孔与盆腔相通,借坐骨小孔与坐骨直肠窝相通,向下沿坐骨神经通至股后区。由于臀肌间隙沿神经和血管互相连通,故发生感染时,炎症和液体均可相互蔓延。

3. 阔筋膜张肌 见股前外侧部的解剖。

4. 梨状肌(piriformis) 部分位于盆内,起自骶骨前面,肌腹穿过坐骨大孔,止于股骨大转子尖部,因而将坐骨大孔分为梨状肌上孔和梨状肌下孔。**梨状肌上孔**(suprapiriform foramen)是位于梨状肌上缘与坐骨大孔上缘之间的一个间隙,由疏松结缔组织填充,穿经梨状肌上孔的结构自内向外依次为臀上静脉、臀上动脉和臀上神经。**梨状肌下孔**(infrapiriform foramen)是位于梨状肌下缘与坐骨大孔下缘之间的一个间隙,穿经梨状肌下孔的结构自内向外依次为:阴部神经、阴部内静脉、阴部内动脉、臀下静脉、臀下动脉、臀下神经、股后皮神经和坐骨神经。

5. 闭孔内肌(obturator internus)和闭孔外肌(obturator externus)　两肌分别起于闭孔膜内、外面及其周围的骨面,闭孔内肌肌腱向后穿经坐骨小孔,然后转而行向外侧止于转子窝。闭孔外肌肌腱在股方肌深面行向后外,止于转子窝。

6. 上孖肌和下孖肌　起自坐骨小切迹邻近骨面,伴行于闭孔内肌腱的上方和下方,共同止于转子窝。

7. 股方肌(quadratus femoris)　起于坐骨结节,止于转子间嵴。

闭孔内肌、上孖肌、下孖肌、股方肌和闭孔外肌的共同作用是外旋大腿,其中闭孔外肌受闭孔神经支配,其余均受骶丛肌支支配。

四、臀部的血管和神经

1. 臀部的动、静脉　臀部的动脉起自髂内动脉,有臀上动脉、臀下动脉及阴部内动脉等三条(图4-12)。

(1)**臀上动脉**(superior gluteal artery)　为髂内动脉后干的分支,出梨状肌上孔后,分为浅、深两支,浅支行于臀大肌与臀中肌之间,深支行于臀中肌与臀小肌之间,供给邻近结构。

(2)**臀下动脉**(inferior gluteal artery)　为髂内动脉前干的分支,较粗大,由梨状肌下孔穿出后,供给臀下部及股后部上份的结构。

(3)**阴部内动脉**(internal pudendal artery)　也是髂内动脉前干的分支,出梨状肌下孔后绕坐骨棘及骶棘韧带,经坐骨小孔入坐骨直肠窝,分布于会阴部。髋关节周围动脉网(图4-13):髋关节周围有闭孔动脉,臀上、下动脉,旋股内、外侧动脉和第一穿动脉等分布并形成丰富的动脉吻合网。在股骨近转子窝处有转子间吻合。该吻合由旋股内侧动脉升支,臀上、下动脉降支,旋股外侧动脉和股深第一穿动脉吻合而成,形成一个囊外股骨颈动脉环,主要供应股骨头。在臀大肌深面,股方肌与大转子附近有通常所称的"臀部十字吻合",其组成包括两侧的旋股内、外侧动脉,上部的臀上、下动脉,下部的股深动脉的第一穿动脉,以及近髋关节盆侧壁处的旋髂深动脉、髂腰动脉、骶外侧动脉、骶正中动脉等的吻合支。

臀部深静脉与同名动脉伴行,汇入髂内静脉。

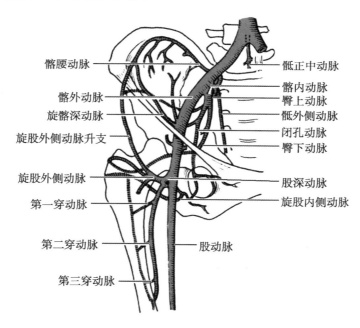

图4-13　髋关节周围动脉网

2.臀部的神经　臀部的神经均来自骶丛(图4-11,4-12)

(1)**臀上神经**(superior gluteal nerve)　起自L_4～S_1前支,与臀上动、静脉伴行,由梨状肌上孔出盆腔,行于臀中肌与臀小肌之间,继与臀上动脉深支伴行,支配臀中肌、臀小肌和阔筋膜张肌。

(2)**臀下神经**(inferior gluteal nerve)　起自L_4～S_2前支,与臀下动、静脉伴行,由梨状肌下孔穿出,支配臀大肌。

(3)**股后皮神经**(posterior femoral cutaneous nerve)　起自骶丛S_1～S_3,经梨状肌下孔出盆腔,详见股后部浅层结构。

(4)**坐骨神经**(sciatic nerve)　起自L_4～S_3前支,是全身最大的神经,多数以一主干经梨状肌下孔出盆腔至臀部。在臀大肌深面经坐骨结节与大转子连线的中点下降到股后部。

坐骨神经自盆腔穿出时与梨状肌的关系有多种类型,如图4-14所示。有时坐骨神经分为两股,即腓总神经与胫神经,一股穿过梨状肌,另一股出梨状肌下孔;或一股出梨状肌上孔,另一股穿梨状肌或穿梨状肌下孔,或以一干穿梨状肌肌质,由于神经的全部或其一部分穿过梨状肌,受肌压迫的影响,有时可出现神经压迫症状,称为梨状肌综合征。

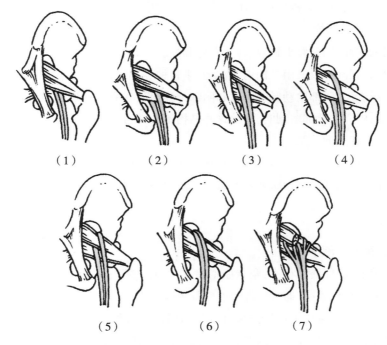

(1)　　(2)　　(3)　　(4)

(5)　　(6)　　(7)

图4-14　坐骨神经与梨状肌的关系类型

(1)占66.3%;(2)占27.3%;(3)～(7)占6.4%

(5)**阴部神经**(pudendal nerve)　出梨状肌下孔,与阴部内动脉伴行经坐骨小孔至坐骨直肠窝。分布于会阴部皮肤及其他结构。

臀部的解剖步骤与方法

1.切口及翻皮瓣　尸体俯卧位,从髂前上棘沿髂嵴做一弓形切口至髂后上棘;再沿骶部正中线切至尾骨尖,环绕肛门至会阴(阴囊或大阴唇)后部;沿臀沟做一斜切口至大转子,切口切勿过深,以免损伤股后皮神经及臀下皮神经,将臀部皮瓣向外侧翻起。

2.浅筋膜和浅结构　由于臀部皮肤厚,浅筋膜中脂肪层也较厚,故翻皮时可连同脂肪层一并翻起。翻起时注意观察自骶棘肌外侧缘穿出的臀上皮神经越过髂嵴上缘到达臀部,在臀沟处浅筋膜内寻找臀下皮神经(股后皮神经返支)。其余臀中皮神经不必——寻觅,这些皮神经亦不予保留。

3.观察并修除深筋膜 臀部深筋膜致密且为臀大肌的起点之一,故修理时应顺肌纤维方向进行,不必完全修洁,以能观察到肌纤维的行向为准。

4.观察及切断臀大肌 首先观察臀大肌起止点和纤维的走行方向,同时可见臀大肌上方的一部分臀中肌。然后钝性分离臀大肌的上、下缘,用手指或刀柄伸入臀大肌深面,尽可能使臀大肌与深面的结构分离。然后将臀大肌从起点外侧约2 cm处纵行切断,并向外侧翻起。操作时应注意:①分离和切断下缘时,切勿损伤骶结节韧带;②翻肌时遇到由深面连于臀大肌的臀上、下血管和臀下神经,观察清楚后,在靠近臀大肌处切断,但需注意股后皮神经贴附于臀大肌的深面,切勿切断该神经。臀大肌翻起后,观察臀大肌的止端。可见肌的深部(约1/4)附着于股骨的臀肌粗隆;其余部分(约3/4)止于髂胫束。在臀大肌与大转子之间寻觅臀大肌转子囊,此外在臀大肌与坐骨结节之间还可见较小的臀大肌坐骨囊。可用刀尖划破薄层的囊壁,观察平滑的黏液囊内壁。

5.解剖臀大肌深面结构

(1)清理臀大肌深面的疏松结缔组织,钝性分离臀中肌与梨状肌,以刀柄或手指由臀中肌下缘插入深面,然后切断该肌起点,翻开臀中肌,观察其深面的臀小肌及分布于臀中、小肌之间的臀上神经和臀上血管深支。

(2)清理梨状肌上、下缘的结构

①经梨状肌上孔出入盆腔的有:臀上神经、臀上动脉和静脉。

②经梨状肌下孔出入盆腔的结构,由外向内依次为:坐骨神经、股后皮神经、臀下神经、臀下动脉及静脉、阴部内动脉及静脉、阴部神经等。阴部内动脉及静脉和阴部神经出梨状肌下孔后随即绕坐骨棘进入坐骨小孔,至坐骨直肠窝和尿生殖三角内。在此解剖时,追踪这些结构不应超过骶结节韧带,以免破坏会阴部的结构。另外,注意观察坐骨神经与梨状肌的关系。

③在膝部放一木枕将下肢抬高使大腿过伸,坐骨神经和股后群肌肉松弛。牵开坐骨神经,清理其深面的肌肉,自上而下有上孖肌、闭孔内肌腱、下孖肌和股方肌。注意观察和领会闭孔内肌腱的走向。

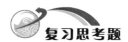 临床应用知识点 ▶

知识点:梨状肌综合征的解剖学基础

坐骨大孔由骨和韧带围成,伸展性很小,梨状肌通过其中,将该孔分隔为梨状肌上孔和梨状肌下孔。通过梨状肌下孔的血管神经较多且较集中,通过的神经以坐骨神经为主。因坐骨神经与梨状肌的解剖关系密切,故该肌病变如肿胀、出血、肥厚或瘢痕化等可压迫坐骨神经而引起患者腰腿痛,称梨状肌综合征。可用坐骨神经通道扩张术治疗梨状肌综合征,坐骨神经外侧无重要结构,内侧有臀下动、静脉,行扩张术时应特别注意。

复习思考题

简答题

1.试述臀部注射选择的安全部位的解剖学基础。

2.分析梨状肌综合征的解剖学基础。

3.试述髋关节动脉网的构成。

第四节 股后部与腘窝

重点内容提示

1. 股后群肌的名称、作用和神经支配。
2. 腘窝的组成、内部结构的名称及其排列关系。

一、浅结构

1. 股后皮神经(posterior femoral cutaneous nerve) 为骶丛分支,出梨状肌下孔后,行于臀大肌深面,在股部行于阔筋膜深面,股后群肌表面,至腘窝上缘始浅出至皮下,沿途发出分支分布于股后部和腘窝皮肤,在臀沟处发出返支,即臀下皮神经,分布于臀下部皮肤(图4-3)。

2. 小隐静脉(small saphenous vein) 腘窝处仅可见小隐静脉的末段,穿腘筋膜汇入腘静脉(图4-4)。

3. 腘淋巴结(superficial popliteal lymph nodes) 位于小隐静脉注入腘静脉处的附近,收纳小隐静脉收集区的浅淋巴管(图4-4)。

二、深筋膜

股后部及腘窝的深筋膜均为阔筋膜的一部分。向上与臀部深筋膜相延续,向下与小腿部的深筋膜相延续,向两侧与股前、内侧深筋膜相延续。腘窝部的深筋膜又称**腘筋膜**(popliteal fascia)。

三、股后群肌(表4-3)

股后群肌又称股屈肌群,包括股二头肌、半腱肌和半膜肌三块(图4-11),三肌合称**腘绳肌**(hamstrings),它们均由坐骨神经支配。当运动员在跑动或用力蹬腿时,肌肉的剧烈收缩可造成腘绳肌腱近端附着点部分撕裂而引起剧烈疼痛。

1. 股二头肌(biceps femories) 在股后部的外侧份,有长、短两头。长头起自坐骨结节,短头起自股骨粗线外侧唇,两头汇合后,止于腓骨头。

2. 半腱肌(semitendinosus)和半膜肌(semimembranosus) 半腱肌位于半膜肌的浅面,此二肌均起自坐骨结节。半腱肌为三角肌的扁肌,肌束向下逐渐集中移行于一长腱,向内下止于胫骨上端的内侧。半膜肌为梭形肌,上部有较长的腱膜,下端以腱止于胫骨内侧髁的后面。

三肌共同的作用是伸髋关节、屈膝关节。当屈膝关节时,股二头肌能使小腿轻度外旋,半腱肌和半膜肌能使小腿轻度内旋。

表4-3 股后群肌的名称、起止和作用

名称	起点	止点	作用	神经支配
股二头肌	长头:坐骨结节 短头:股骨粗线外侧唇	腓骨头外侧	伸髋关节,屈和微外旋膝关节	坐骨神经 ($L_5 \sim S_2$)
半腱肌	坐骨结节	胫骨粗隆内侧	伸髋关节,屈和微内旋膝关节	
半膜肌	坐骨结节	胫骨内侧髁后下面		

四、股后部的血管和神经

1. 股后部的动脉 为来自股深动脉的穿动脉,各穿动脉之间彼此吻合(图4-12)。

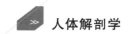

2. 坐骨神经(图 4 - 12)　在股后部。坐骨神经沿中线于股二头肌长头的深面下行,通常到达股中、下 1/3 交界处,即分为内侧的胫神经和外侧的腓总神经两终支。在臀大肌下缘与股二头肌长头外侧缘的夹角处,坐骨神经浅面仅有皮肤及筋膜覆盖,为检查坐骨神经压痛点的常用部位。另外,坐骨神经可因某些因素的影响,出现坐骨神经痛。

自坐骨神经内侧发出肌支支配股二头肌长头、半腱肌与半膜肌;而股二头肌短头则由腓总神经支配。手术显露坐骨神经时,应沿其外侧缘分离,以免损伤这些分支。

五、腘窝

1. 腘窝(popliteal fossa)的位置与境界　腘窝位于膝关节后方,呈菱形,可分四壁、一顶和一底。窝的上外侧壁为股二头肌,上内侧壁是半腱肌和半膜肌,下内侧壁和下外侧壁分别为腓肠肌的内、外侧头。窝的底由上向下为股骨的腘平面、膝关节囊后部(腘斜韧带)、腘肌及其筋膜。窝的顶为腘筋膜。

2. 腘窝的内容物(图 4 - 15)　腘窝内除充填脂肪、淋巴结外,还有血管和神经通过。其中,神经(胫神经和腓总神经)位置最浅,腘动脉位置最深,腘静脉居于两者之间,淋巴结沿腘血管排列。

(1)**胫神经**(tibial nerve)($L_4 \sim L_5$、$S_1 \sim S_3$)　为坐骨神经的直接延续,沿腘窝的正中线下行,至腘肌下缘,经腓肠肌内、外侧头之间进入小腿后部。胫神经发出肌支至腓肠肌、跖肌、比目鱼肌与腘肌;皮支为腓肠内侧皮神经,穿腘筋膜到浅层,与小隐静脉伴行并加入腓肠神经,分布于小腿后面的皮肤;另外,胫神经还分出关节支至膝关节。

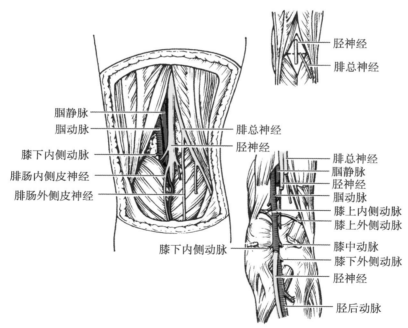

图 4 - 15　腘窝及其内容物

(2)**腓总神经**(common peroneal nerve)($L_4 \sim L_5$、$S_1 \sim S_2$)　在股后部自坐骨神经分出后,沿股二头肌腱的内侧下行,至腓骨颈外侧,分为腓浅神经和腓深神经两个终支。在腘窝内,腓总神经除发出腓肠外侧皮神经外,还分出 3 条关节支进入膝关节。

(3)**腘静脉**(popliteal vein)　由胫前、后静脉合成,位于胫神经的深面。小隐静脉于腘窝下角处,穿腘筋膜注入腘静脉。腘静脉上行于收肌腱裂孔处续于股静脉。腘静脉收纳小腿部和足部除大隐静脉以外的所有静脉血。

(4)**腘动脉**(popliteal artery)　在收肌腱裂孔处由股动脉易名构成。腘动脉进入腘窝后斜行向下,位置深,紧贴于股骨腘平面、膝关节囊和腘肌的后方,至腘肌下缘分为胫前动脉和胫后动脉,分别进入小腿前、后面。故当股骨下部骨折向后移位时,易损伤腘动脉。腘动脉在腘窝内除分出大量肌支外,还发出许多关节支参加膝关节动脉网的组成。关节支可按其分布位置,分别称之为**膝上内侧动脉**(medial superior genicular artery,经过股骨内上髁的上方)、**膝下内侧动脉**(medial inferior genicular artery,在腓肠肌外侧头深面绕过胫骨内侧髁)、**膝上外侧动脉**(lateral superior genicular artery,绕过股骨外上髁的上方)、**膝下外侧动脉**(lateral inferior genicular artery,在腓肠肌外侧头深面绕过胫骨外侧髁)和**膝中动脉**(middle genicular artery)等5支。

膝关节血供丰富,动脉众多,并彼此吻合形成立体的膝关节动脉网。具体参与的分支有:旋股外侧动脉降支,股动脉的膝降动脉,腘动脉的5个关节支(膝上内、外侧动脉,膝下内、外侧动脉和膝中动脉),股深动脉的第三穿动脉和由胫前动脉发出的胫前返动脉。膝关节动脉网不但能保证供给膝关节营养,而且当动脉损伤或栓塞时,该动脉网可变成下肢远端侧支循环的重要途径,以保证下肢远端的血供(图4-16)。

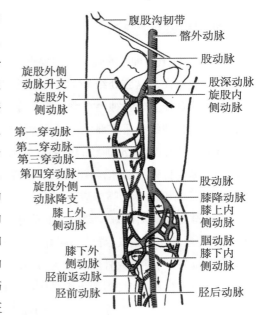

图 4-16 膝关节动脉网

(5)**腘深淋巴结**(deep popliteal lymph nodes) 沿腘动、静脉排列,约4~5个。收纳足外侧部和小腿后外侧部的浅淋巴管,以及足与小腿深部的淋巴管,其输出管注入腹股沟深淋巴结。腘深淋巴结可因上述各引流区的感染而肿大。由于腘筋膜坚韧紧张,故腘窝脓肿不易向浅层发展,脓肿可随血管神经周围的疏松组织向股后部、臀部或小腿蔓延。

股后部和腘窝深层的解剖步骤与方法

1. 切口和翻皮瓣 在股后部腘窝上、下方各做一横切口,将股后部和腘窝部皮瓣自内侧向外侧翻开。

2. 寻认浅筋膜内的结构 在腘窝上部浅筋膜中寻觅浅出的股后皮神经分支,追踪至其从深筋膜穿出处。在腘窝下部找出小隐静脉的上段,追踪至穿腘筋膜处,注意位于其附近的腘浅淋巴结。在腘窝外下方分离出腓肠外侧皮神经。

3. 观察股后部及腘窝的深筋膜 观察完毕后,注意保留小隐静脉及股后皮神经。沿股后部中线自上向下纵行切开深筋膜,翻向两侧并去除。

4. 检查股后肌群 内侧浅面有半腱肌,其抵止腱甚长,它的深面为半膜肌,上部有较长的腱膜。外侧为股二头肌,辨认其长头与短头,验证各肌的起止点。

5. 检查坐骨神经 自梨状肌下孔清理坐骨神经至腘窝尖端,观察坐骨神经在股后部肌支的分布及其两大终支的分出部位。

6. 清理、检查腘窝内容物 自股后部坐骨神经干向下清理,寻找胫神经,然后清除周围脂肪,以显示胫神经的分支——腓肠内侧皮神经和至腓肠肌外侧头的神经。再修洁腓总神经至腓骨小头,验证腓肠外侧皮神经的发出部位。腘动、静脉被一筋膜鞘包绕,用镊子提起并牵开胫神经,纵行切开筋膜鞘,分离腘静脉与腘动脉。清理腘静脉,观察其行程、毗邻及属支。最后清理腘动脉。辨认其发出的5个小支。如腘静脉的属支妨碍观察动脉分支,可去除。注意在腘静脉与腘动脉周围有数个腘淋巴结,观察后即可摘除。

7. 验证腘窝的境界,向左、向右牵开腘窝内的神经和血管,观察腘窝底的构成,自上而下为:股骨的腘平面、膝关节囊及腘肌。

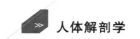

知识点1：坐骨神经的临床应用要点

坐骨神经在出盆腔处约1/3呈变异类型，此神经或其一部分穿经梨状肌，有时受梨状肌收缩时的压迫，产生梨状肌综合征。坐骨神经在臀大肌下缘和股二头肌长头之间有一段位置十分表浅，无肌肉遮盖，是检查、封闭和显露坐骨神经的适宜部位。坐骨神经在股后区发出的肌支，大都起自内侧，因此其外侧可视为安全区。故在显露坐骨神经时，要沿神经的外侧缘分离，以免损伤其至股二头肌长头、半腱肌和半膜肌的分支。坐骨神经的营养动脉起自臀下动脉，与坐骨神经干伴行，行股部截肢术时需先结扎此动脉，再切断坐骨神经。

知识点2：腘动脉的临床应用要点

腘动脉是动脉瘤的好发部位。如动脉瘤发生于动脉的近侧段，较少累及膝关节动脉网的侧支；若发生在远侧段，则将累及多数侧支，导致小腿坏疽。当动脉瘤向腘窝表面发展时，可压迫神经而产生剧痛和肌无力；若动脉瘤向深部发展，可导致骨质和膝关节破坏。

当腘窝发生脓肿时，周围组织受压产生相应的症状。由于腘窝内脓肿不易向表面扩散，从而随血管神经束向近侧蔓延至股后区、臀部，向远侧至小腿后区。

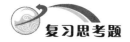

简答题

1. 试述腘窝的位置与境界及其内容物。

2. 试述膝关节动脉网的构成。

第五节　小腿后部

重点内容提示

1. 小腿后群肌的分层，各层肌的名称和作用。

2. 胫神经的起始、走行和分布及损伤后的主要表现。

3. 腓肠神经的组成、走行和分布。

4. 踝管的组成，管内通过结构的名称及其排列关系。

一、皮肤和浅结构

小腿后部皮肤较薄，活动性较小，浅筋膜内含有少量脂肪，有下列浅结构分布。

1. 皮神经（图4-3）

（1）**腓肠内侧皮神经**（medial sural cutaneous nerve）　由胫神经发出，伴小隐静脉下行，至小腿中、下1/3交界处与腓肠外侧皮神经汇合构成**腓肠神经**（sural nerve），仍伴小隐静脉行向外下方，分布于足外侧缘。

（2）**腓肠外侧皮神经**（lateral sural cutaneous nerve）　由腓总神经在腘窝内分出，于腘窝下外方浅出至浅筋膜内，沿小腿后面外侧下行，分布于小腿外侧皮肤，末端与腓肠内侧皮神经汇合成腓肠神经。

2. **小隐静脉**（small saphenous vein）　起于足背静脉弓的外侧端，伴腓肠神经走行，行经外踝后方，再沿小腿中线上行,与腓肠内侧皮神经伴行,至腘窝于腓肠肌内、外侧头之间穿腘筋膜,注入腘静脉(图4-4)。小隐静脉全长总共有7~8对静脉瓣,能有效防止腘静脉的血液反流入小隐静脉。股后部浅静脉汇入小隐静脉上段。此外,行程中有许多交通支与深静脉、大隐静脉交通。某些原因导致静脉过度扩张,静脉瓣关闭不全,血液逆流入浅静脉,便淤积形成下肢静脉曲张,小隐静脉曲张多见于小腿后面中部。

二、深筋膜

小腿后部深筋膜较致密,内侧附着于胫骨内侧缘,外侧向深部伸入,形成后肌间隔,附着于腓骨后缘,与胫、腓骨及其骨间膜共同围成骨性筋膜鞘,包绕小腿后群肌,胫后血管和胫神经,在小腿后群肌浅、深层之间,也有筋膜分隔。

三、小腿后群肌

小腿后群肌分浅、深两层,共有7块肌肉(表4-4),均受胫神经支配(图4-17,4-18)。

表4-4 小腿后群肌的名称、起止和作用

层次	名称	起点	止点	作用	神经支配
浅层	腓肠肌	股骨内、外侧髁后面	跟骨结节	屈膝关节、跖屈踝关节	胫神经($L_4 \sim S_3$)
	比目鱼肌	腓骨上部后面、胫骨比目鱼肌线	跟骨结节	跖屈踝关节	
	跖肌	腘平面外下部及膝关节囊后面	跟骨结节	无重要功能意义	
深层	腘肌	股骨外侧髁外侧面	胫骨比目鱼肌线以上的骨面	屈和内旋膝关节	胫神经($L_4 \sim S_3$)
	趾长屈肌	胫骨后面中1/3部	第2~5趾远节趾骨底	跖屈踝关节、屈第2~5趾、足内翻	
	胫骨后肌	胫、腓骨及骨间膜后面	足舟骨粗隆和第1~3楔骨的跖面	跖屈踝关节、足内翻	
	蹈长屈肌	腓骨后面下2/3部	蹈远节趾骨底	跖屈踝关节、屈蹈趾	

1.浅层 有腓肠肌、比目鱼肌和跖肌。

(1)腓肠肌(gastrocnemius) 以两头分别起自股骨内、外侧髁后面,两头合并形成一个肌腹,末端与比目鱼肌腱融合,形成强大的跟腱,止于跟骨结节。该肌收缩时使足跖屈并屈小腿;在站立时,固定踝关节,防止身体前倾。

(2)跖肌(plantaris) 位于腓肠肌外侧头的深面。起自股骨外上髁,肌腹短小,腱细长,行向内下,止于跟腱的内侧缘。

(3)比目鱼肌(soleus) 为一宽扁的肌,位于腓肠肌深面,起自腓骨头和腓骨上部、胫骨的内侧缘和比目鱼肌线,在胫、腓骨起点之间形成斜行的弓形腱结构,叫作比目鱼肌腱弓,跨越小腿后面神经和血管的背侧。该肌除不参加屈小腿外,其作用同腓肠肌。腓肠肌与比目鱼肌的起端共有3个头,因此两者又合称为小腿三头肌。

2.深层 有4块肌肉,上方为腘肌,其下方3块肌肉并列,自内侧向外侧依次为趾长屈肌、胫骨后肌和蹈长屈肌。它们均由胫神经支配。

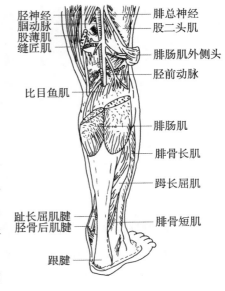

胫神经
腘动脉
股薄肌
缝匠肌

腓总神经
股二头肌
腓肠肌外侧头
胫前动脉

比目鱼肌

腓肠肌
腓骨长肌
蹈长屈肌
腓骨短肌

趾长屈肌腱
胫骨后肌腱
跟腱

图4-17 小腿后群肌

（1）**腘肌**（popliteus） 呈三角形,在膝关节和小腿上端的后面,起自股骨外上髁,止于胫骨比目鱼肌线以上的骨面。腘肌的作用为屈膝和内旋小腿。

（2）**趾长屈肌**（flexor digitorum longus） 位于胫侧,在比目鱼肌起点的下方起自胫骨的后面,跨胫骨后肌远端的后方,在胫骨后肌的外侧,通过内踝的后方,经屈肌支持带的深面,至足底分为4腱,分别止于第2~5趾的远节趾骨底。作用为跖屈踝关节,屈第2~5趾和助足内翻。

（3）**跗长屈肌**（flexor hallucis longus） 位于腓侧,在比目鱼肌起点的下方起自腓骨后面中部,向下经踝关节后方及屈肌支持带深面,转入足底,止于跗趾末节趾骨底。作用是跖屈踝关节和屈跗趾,协助足内翻。

（4）**胫骨后肌**（tibialis posterior） 位于跗长屈肌和趾长屈肌之间,起自胫、腓骨和小腿骨间膜的后面,在小腿下段,斜向内行,行经趾长屈肌的深面,再经屈肌支持带深面,向前止于舟骨粗隆及第1~3楔骨的跖面。作用是跖屈踝关节和使足内翻。

四、小腿后部的血管和神经

1. 胫后动脉（posterior tibial artery） 为腘动脉的直接延续。在腘肌下缘分出后,向下行于小腿屈肌浅、深两层之间,经内踝后方,通过屈肌支持带深面转入足底,分为足底内侧动脉和足底外侧动脉两个终支（图4-18）。胫后动脉主要营养胫骨和小腿后群肌。另外还发出以下分支。

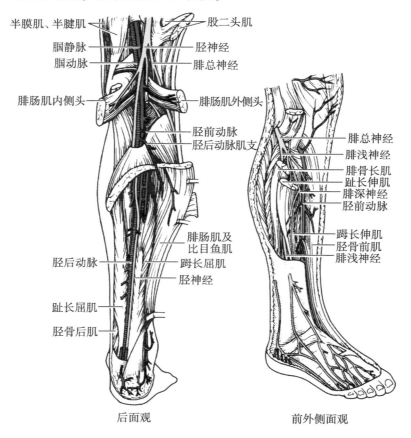

图4-18 小腿的血管和神经

（1）**腓动脉**（peroneal artery） 为胫后动脉最大的分支。在胫后动脉起点下方3 cm处分出,先在胫骨后肌的浅面斜向下外行,再沿腓骨的内侧缘、跗长屈肌的深面下行,至外踝的后上方浅出,绕过外踝下方,移行为外踝后动脉,分布于外踝和跟骨。腓动脉主要分支营养附近肌和胫、腓骨;临床上常以腓骨滋养动脉制作带蒂腓骨骨瓣,其穿支和外踝支参与外踝网的构成。

（2）**内踝后动脉**（medial posterior malleolar artery）　在内踝后方起于胫后动脉,营养踝关节。

2.**胫后静脉**（posterior tibial vein）　有两条,伴同名动脉上行至腘窝下缘与胫前静脉合成腘静脉。

3.**胫神经**（tibial nerve）　为坐骨神经的两个终支之一,行经比目鱼肌腱弓的深面,伴胫后动脉下行于小腿浅、深层肌之间。经内踝后方,屈肌支持带的深面,至足底分为足底内侧神经和足底外侧神经。胫神经除发出腓肠内侧皮神经外,还发出肌支支配小腿后群肌以及营养膝关节的关节支（图 4-18）。

五、踝管及其内容物

内踝后下方与跟骨内侧面之间的深筋膜增厚形成**屈肌支持带**（flexor retinaculum）,即分裂韧带。此韧带与跟骨共同构成**踝管**（malleolar canal）。韧带向深部发出三个纤维隔,形成四个骨性纤维管。管内通过的结构由前向后依次有:胫骨后肌腱,趾长屈肌腱,胫后动、静脉及胫神经,姆长屈肌腱。踝管是小腿后部与足底的通道,管内充以疏松结缔组织,小腿或足底的感染,可经踝管相互蔓延（图 4-19）。踝后区的外伤、出血或肿胀均可压迫踝管内的结构,引起踝管综合征。

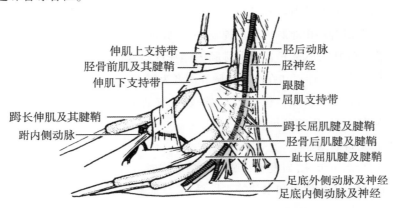

图 4-19　下肢肌支持带、踝管及腱鞘（右侧,内侧面观）

小腿后部的解剖步骤与方法

1.**切口和翻皮瓣**　沿内、外踝连线做一横切口;在小腿后面正中线做一纵切口（上起膝下横切口,下达踝部横切口）,将皮瓣向两侧翻起。

2.**分离浅结构**

（1）在小腿后面中线的浅筋膜内寻找小隐静脉,向上修洁至其穿入腘筋膜处,向下修洁至外踝后面与足背静脉弓外侧端相连处。

（2）在分离小隐静脉时,注意与它伴行的腓肠内侧皮神经,向上分离至其穿入浅筋膜的部位,向下追踪至与腓肠外侧皮神经相交处。

（3）在腘窝的外下方,分离出腓肠外侧皮神经,向下追踪至与腓肠内侧皮神经汇合成腓肠神经,再追踪腓肠神经至踝部。

（4）保留小隐静脉,腓肠内、外侧皮神经及腓肠神经,修去小腿后部浅筋膜。

3.**分离并检查小腿后群肌**　纵行切开小腿后部深筋膜,观察小腿后群浅层肌,表层的腓肠肌的深面为比目鱼肌,在腓肠肌外侧头的深面为跖肌。

横断腓肠肌内侧头,将比目鱼肌自胫骨起点处切断,把两肌向外侧翻起,可见比目鱼肌深面有一致密的筋膜隔,切除该筋膜隔以显露深层肌。深层肌有位于胫骨上端后面的腘肌,呈三角形,它的下方有三条长肌,居于外侧的姆长屈肌较粗大,内侧是较纤细的趾长屈肌,胫骨后肌居于二者之间。在检查诸肌时须注意观察各肌的起、止点（多数肌的止点在足部,足底解剖时应注意）,体会它们的作用。

4.解剖小腿后面深层的血管、神经　沿腘动脉向下分离,可见在腘肌下缘腘动脉分为胫前动脉和胫后动脉。胫前动脉向前穿骨间膜至小腿前面,胫后动脉为腘动脉的直接延续,与胫神经伴行于浅、深两层肌肉之间,下行经跟腱内侧,屈肌支持带深面踝管的第三格,转至足底。胫后动脉的粗大分支腓动脉,起于胫后动脉上部,在𧿹长屈肌深面沿腓骨内侧下降。胫神经与胫后动脉全程伴行,发出分支至小腿后群肌。

5.踝管解剖　修洁屈肌支持带,检查其向跟骨发出的纤维隔,从前向后依次检查各隔及其通过结构:①胫骨后肌腱;②趾长屈肌腱;③胫后动、静脉和胫神经;④𧿹长屈肌腱。

在修洁前,用注射器向肌腱周围注入少许液体(水或福尔马林),以便观察肌腱的腱鞘。

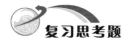

知识点1:腓肠神经的临床解剖

重要的周围神经损伤超过20 mm时,因其张力过大而不能直接做端-端吻合,此时需用神经移植体来桥接。腓肠神经和隐神经等皮神经常被用作神经移植体。

1.腓肠神经的形态　腓肠神经由腓肠内侧皮神经(来自胫神经)与腓神经交通支(来自腓肠外侧皮神经)吻合而成的为89%,其吻合部位常在小腿下1/3,由腓肠内侧皮神经直接延续为腓肠神经者占9%。腓肠神经位于跟腱外侧者为94%,与小隐静脉伴行和在小隐静脉外侧者为64%。

2.腓肠神经作为神经移植体的优点　包括:①位置浅表,解剖位置较恒定,易寻找;②神经移植体有恒定的血供;③切取后对供区感觉丧失的影响较小。

知识点2:小腿"骨筋膜间室综合征"

小腿骨筋膜鞘几乎闭合而少弹性,当发生小腿严重挤压伤时,血液积聚在小腿骨筋膜鞘内,使鞘内压力急剧增高,阻碍肌肉的血液循环,发生缺血和水肿等恶性循环,从而导致肌肉坏死,称之为"骨筋膜间室综合征"。应及早切开深筋膜,打开骨筋膜鞘引流减压。

复习思考题

简答题

1.试述小腿后群肌的神经支配,运用解剖学知识说明神经损伤后可能出现的症状。

2.试述踝管的位置、内容物的排列关系和踝管综合征的解剖基础。

第六节　足　底

重点内容提示

足底肌群的名称和层次。

一、皮肤和浅筋膜

足底皮肤坚厚致密,无毛且汗腺多,在负重较大的部位,如足跟、第1和第5跖骨头等处,角化形成胼胝。浅筋膜较厚,富含脂肪组织,其中有致密结缔组织将皮肤与足底腱膜紧密相连,可防止皮肤滑动,有利于人体站立时的稳定。

二、深筋膜

足底深筋膜可分为浅、深两层。浅层又分为内、中、外三部分。内侧部较薄,覆盖于踇展肌和踇短屈肌表面;外侧部稍厚,覆盖于小趾侧肌肉的表面;中间部最厚,称为**足底腱膜**(plantar aponeurosis)。深层为骨间跖侧筋膜。

足底腱膜呈三角形,后端较狭细,附于跟骨结节,前端呈扇形分开至各趾,足底腱膜向深面发出两个肌间隔,分别附着于第1、第5跖骨,将足底分为三个骨筋膜鞘,容纳足底的三群肌肉。这些筋膜鞘中的肌和小腿后肌群的肌腱在足底排为四层。第一层有踇展肌、趾短屈肌和小指展肌;第二层包括跖方肌、蚓状肌、趾长屈肌腱和踇长屈肌腱;第三层包括踇短屈肌、踇收肌横头和斜头,以及小指短屈肌;第四层包括3块骨间跖底肌和4块骨间背侧肌。

三、足底肌群(图4-20)

足底肌群可分为内侧群、中间群和外侧群(表4-5)。

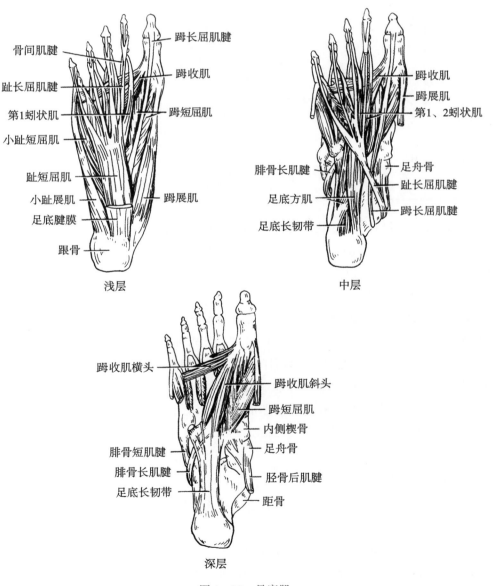

图4-20 足底肌

表4-5 足底肌群的名称、起止和作用

肌群	名称	起点	止点	作用	神经支配
内侧群	蹈展肌	跟骨结节、舟骨粗隆	蹈趾近节趾骨底	外展蹈趾	足底内侧神经（L₄、L₅）
	蹈短屈肌	内侧楔骨跖面		屈蹈趾	
	蹈收肌	第2~4跖骨底		内收和屈蹈趾	足底外侧神经（S₁、S₂）
中间群	趾短屈肌	跟骨	第2~5趾中节趾骨底	屈第2~5趾	足底内侧神经（L₄、L₅）
	足底方肌	跟骨	趾长屈肌腱		足底外侧神经（S₁、S₂）
	蚓状肌	趾长屈肌腱	趾背腱膜	屈跖趾关节、伸趾间关节	足底内、外侧神经（L₄~S₂）
	骨间足底肌	第3~5跖骨内侧面	第3~5趾近节趾骨底、趾背腱膜	内收3~5趾	足底外侧神经（S₁、S₂）
外侧群	骨间背侧肌	跖骨的相对面	第2~4趾近节趾骨底、趾背腱膜	外展2~4趾	足底外侧神经（S₁、S₂）
	小趾展肌	跟骨	小趾近节趾骨底	屈和外展小趾	
	小趾短屈肌	第5趾骨底	小趾近节趾骨底	屈小趾	

1. 内侧群　为运动蹈趾的肌肉,共3块。浅面并列的2块为蹈展肌和蹈短屈肌。蹈展肌位于足底内侧缘皮下,为羽状肌。蹈短屈肌位于蹈展肌的外侧及深面,直接与第1跖骨相贴。蹈收肌位于深面,紧贴骨间肌。

2. 外侧群　为运动小趾的肌肉,共2块,小趾展肌在外侧,小趾短屈肌位于内侧。

3. 中间群　可分浅、中、深三层。

(1)浅层肌叫趾短屈肌,位于足底腱膜的深面,远端分为4个肌腱分别至第2~5趾。

(2)中层肌为足底方肌(跖方肌),起自跟骨结节,止于趾长屈肌腱。

(3)深层肌由浅向深排列着4块蚓状肌、3块骨间足底肌(骨间跖侧肌)和4块骨间背侧肌。蚓状肌起于趾长屈肌各趾腱的胫侧,止于趾背腱膜。骨间足底肌3块,分别起自第3~5跖骨内侧缘,止于第3~5趾趾背腱膜。骨间背侧肌各以两头起自相邻跖骨相对缘,分别止于第2趾近节趾骨底的两侧和第3、4趾近节趾骨底的外侧。足趾的收展运动以第2趾为中心,所以骨间足底肌使第3~5趾内收,而骨间背侧肌则使第2~4趾外展(第2趾向两侧移动)。

四、足底的血管和神经(图4-21)

在屈肌支持带的深面,胫后动脉分为足底内侧动脉和足底外侧动脉两终支。胫神经也分为足底内侧神经和足底外侧神经两终支。

1. 足底内侧动脉(medial plantar artery)　为两终支中较细小的一支。在足底与同名静脉伴行,行于蹈展肌与趾短屈肌之间,至蹈趾的内侧缘,沿途分支供养足底内侧的肌肉、关节与皮肤。

2. 足底外侧动脉(lateral plantar artery)　较粗,与同名静脉伴行。在趾短屈肌与足底方肌之间斜向前外方,至第 5 跖骨底处出一小支到小趾外侧,主干转向内侧,经姆收肌与骨间肌之间,至第 1 跖骨间隙处,与足背动脉的足底深支吻合构成足底弓。由足底弓向前方发出 4 支跖底总动脉行于跖骨间隙,至跖趾关节附近,每支再分为两支趾底固有动脉,分布于各趾的相对缘。

3.足底内侧神经(medial plantar nerve) 与同名动脉伴行,肌支支配姆短屈肌、姆展肌、趾短屈肌及第 1、2 蚓状肌;皮支支配足底内侧半和姆趾至第 4 趾的相对缘及第 4 趾的内侧面的皮肤。

4.足底外侧神经(lateral plantar nerve) 伴同名动脉走行,肌支支配足底方肌,小趾展肌,小趾短屈肌,全部骨间肌,第 3、4 蚓状肌及姆收肌;皮支支配足底外侧半和小趾及第 4 趾外侧面的皮肤。

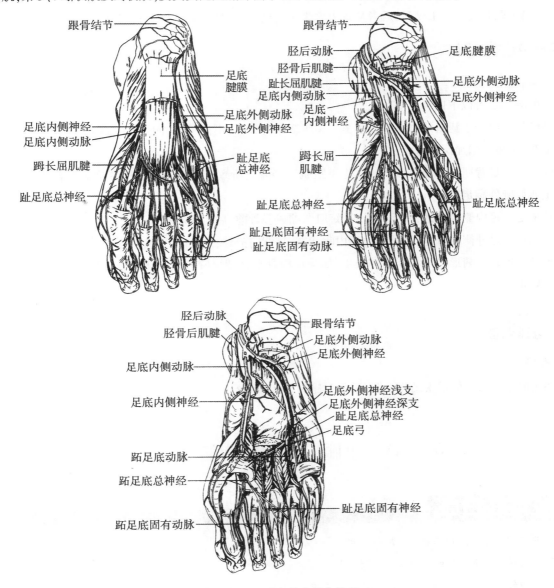

图 4 - 21 足底的血管和神经

足底的解剖步骤与方法

1.切口和翻皮瓣 尸体俯卧位,在踝关节前方垫一木垫,使足底向上,便于解剖。在第 1 跖骨头做一横切口,剥离足底皮片。足底的皮肤与浅筋膜均较坚厚,特别是在足底跟部浅筋膜形成很厚的脂肪垫,可与皮肤一并翻起。

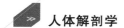

2. 修剥浅筋膜　在足底腱膜的内、外侧缘,可见到足底内侧神经皮支和足底外侧神经皮支。

3. 仔细修洁浅筋膜(保留浅血管和神经),显露深筋膜。深筋膜中部增厚称为足底腱膜(跖腱膜)。在跟骨结节前方 3 cm 处切断足底腱膜,刀刃向腱膜面将其剥离,向远侧翻起,可见深面的趾短屈肌。趾短屈肌内侧有足底内侧动、静脉和足底内侧神经,趾短屈肌外侧有足底外侧动、静脉和足底外侧神经。

4. 在跟骨结节前方切断趾短屈肌,向远侧翻起,深面结构有:①足底方肌;②趾长屈肌腱和 4 条蚓状肌;③跗长屈肌腱在趾长屈肌腱深面并与其交叉;④足底外侧动脉向前至第 5 跖骨底附近弯向内侧至第 1 跖骨间隙处与足背动脉的足底深支吻合形成足底动脉弓;⑤腓骨长肌腱和胫骨后肌腱,前者从足外侧缘至足底,斜向前内行,止于第 1 跖骨底和第 1 楔骨;后者从足内侧缘至足底,止于舟骨粗隆和第 1~3 楔骨。

临床应用知识点

知识点:畸形足

常见的畸形足有以下四种:

1. 马蹄足　由于小腿肌前群瘫痪或小腿三头肌挛缩所致,足不能平放,而是足前部着地行走。当继发足底腱膜挛缩时,足弓凹陷加深成弓状足。

2. 仰趾足　足背屈向小腿,足跟着地,为小腿肌后群瘫痪所致。当与内翻或外翻足畸形合并发生时,为仰趾内翻足或仰趾外翻足。

3. 外翻足　足内侧缘着地,常因腓骨长、短肌挛缩或胫骨前、后肌瘫痪所致。

4. 内翻足　足外侧缘着地,足处于内翻内收状态,足背向前外,足底向后内,常因腓骨长、短肌瘫痪所致。

四种基本形式的畸形足可相互合并发生,如马蹄内翻足、仰趾外翻足,临床上常用肌腱移植术或三关节固定术进行矫正。

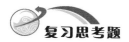
复习思考题

简答题

试述足底由浅入深的层次结构,其与手掌对比有什么不同?

第七节　小腿前部和足背的深层结构

重点内容提示

1. 小腿前、外侧群肌的名称、位置和作用。
2. 胫前动脉、足背动脉的位置及体表投影。
3. 腓总神经的分支和分布及损伤后的主要表现。

一、深筋膜

小腿前部的深筋膜较致密。在胫骨内侧面深筋膜与胫骨骨膜相融合。在腓侧深筋膜发出前后两个肌间隔,分别附着于腓骨前后缘。上述肌间隔、胫腓骨及其间的骨间膜与小腿前面的深筋膜共同围成前外侧骨筋膜鞘和前骨筋膜鞘,分别包绕小腿外侧群肌及前群肌。

深筋膜在踝关节处特别增厚,形成约束小腿伸肌腱的支持带。其深面有腱滑液鞘包绕肌腱,减少运动时的摩擦(图 4 - 19,4 - 22 ~ 4 - 24)。

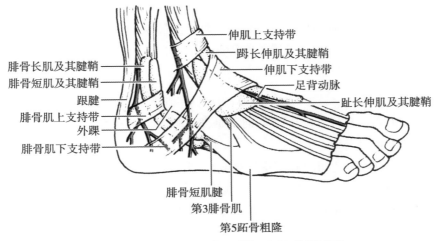

腓骨长肌及其腱鞘
腓骨短肌及其腱鞘
跟腱
腓骨肌上支持带
外踝
腓骨肌下支持带

伸肌上支持带
蹬长伸肌及其腱鞘
伸肌下支持带
足背动脉
趾长伸肌及其腱鞘

腓骨短肌腱
第3腓骨肌
第5跖骨粗隆

图 4 - 22　下肢肌支持带及腱鞘(右侧,外侧面观)

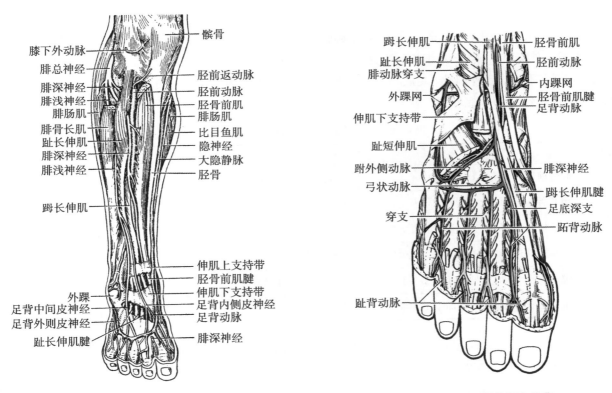

髌骨
膝下外动脉
腓总神经
腓深神经
腓浅神经
腓肠肌
腓骨长肌
趾长伸肌
腓深神经
腓浅神经
蹬长伸肌

胫前返动脉
胫前动脉
胫骨前肌
腓肠肌
比目鱼肌
隐神经
大隐静脉
胫骨

伸肌上支持带
胫骨前肌腱
伸肌下支持带
足背内侧皮神经
足背动脉
腓深神经

外踝
足背中间皮神经
足背外则皮神经
趾长伸肌腱

图 4 - 23　小腿前部、踝前部和足背

蹬长伸肌
趾长伸肌
腓动脉穿支
外踝网
伸肌下支持带
趾短伸肌
跗外侧动脉
弓状动脉
穿支
趾背动脉

胫骨前肌
胫前动脉
内踝网
胫骨前肌腱
足背动脉
腓深神经
蹬长伸肌腱
足底深支
跖背动脉

图 4 - 24　踝前部和足背

1. 伸肌上支持带(superior extensor retinaculum,小腿横韧带)　在小腿下端的前面,附着于胫骨前嵴和腓骨下端之间,由小腿筋膜横行纤维增厚构成,宽约 2.5 cm,其上、下界限不明显。

2. 伸肌下支持带(inferior extensor retinaculum,小腿十字韧带)　位于伸肌上支持带的远侧,在踝关节的前面呈"Y"形,其外侧端附着于跟骨前部,内侧端分为上、下两支,上支附着于内踝,下支附着于第 1 楔骨。此韧带向深面发出纤维隔连于跗骨,形成三个骨纤维管。内侧管容纳胫骨前肌腱;中间管有蹬长伸肌腱,足背动、静脉和腓深神经通过;外侧管容纳趾长伸肌腱和第 3 腓骨肌腱。以上诸肌腱经支持带深面时均有腱鞘包绕。

3.腓骨肌支持带 为外踝后外侧的深筋膜增厚而成,依其附着部位可分为:

(1)**腓骨肌上支持带**(superior peroneal retinaculum) 附着于外踝与跟骨外侧面之间,约束腓骨长、短肌腱于外踝后方。

(2)**腓骨肌下支持带**(inferior peroneal retinaculum) 附着于跟骨前外侧部与伸肌下支持带外侧端之间,并与伸肌下支持带相续,将腓骨长、短肌约束于跟骨外侧面。

二、肌与腱滑膜鞘

1.小腿前群肌(图4-23,表4-6) 为足的伸肌,由内侧向外侧依次为胫骨前肌、姆长伸肌和趾长伸肌,三肌起于胫骨前外侧面、腓骨前面及其间的骨间膜,向下肌腹渐细,移行为肌腱,通过伸肌支持带深面到足部,前群肌由腓深神经支配,各肌的止点和作用如下:

(1)**胫骨前肌**(tibialis anterior) 止于内侧楔骨及第1跖骨底,作用为使足背屈并内翻。

(2)**姆长伸肌**(extensor halluas longus) 止于姆趾远侧趾骨底,作用为伸姆趾及使足背屈并内翻。

(3)**趾长伸肌**(extensor digitorum longus) 肌腱分为4束,分别以趾背腱膜止于第2~5趾的中间和远侧节,作用为伸2~5趾,并助足背屈。

2.第三腓骨肌(peroneus tertius) 趾长伸肌在踝部有时分出一个肌腱止于第5跖骨底,叫作第三腓骨肌,作用是使足背屈及外翻。

3.小腿外侧群肌(图4-23,表4-6) 包括**腓骨长肌**(peroneus longus)与**腓骨短肌**(peroneus brevis),两肌均起于腓骨的外侧面。向下形成细长的肌腱,经外踝的后方通过腓骨肌支持带到足部。腓骨短肌止于第5跖骨粗隆;腓骨长肌腱自足外侧缘入足底,向前内,止于第1跖骨底及内侧楔骨外侧。外侧肌群均由腓浅神经支配,作用是使足外翻,并助足跖屈。

表4-6 小腿前、外侧群肌的名称、起止和作用

肌群	名称	起点	止点	作用	神经支配
前群	胫骨前肌	胫骨上半外侧面	内侧楔骨及第1跖骨底	背屈踝关节、足内翻	腓深神经(L$_4$~S$_2$)
	姆长伸肌	腓骨内侧面中份及骨间膜	姆趾远节趾骨底	背屈踝关节、伸姆趾	
	趾长伸肌	胫骨上端、腓骨前面及骨间膜	第2~5趾趾背腱膜	背屈踝关节、伸第2~5趾	
	第三腓骨肌	腓骨下1/3前面及骨间膜	第5跖骨底的足背面	协助背屈踝关节及足外翻	
外侧群	腓骨长肌	腓骨外侧面上2/3部	内侧楔骨及第1跖骨底	跖屈踝关节、足外翻	腓浅神经(L$_5$~S$_1$)
	腓骨短肌	腓骨外侧面下1/3部	第5跖骨粗隆		

4.足背肌(图4-23,4-24;表4-7) 有**姆短伸肌**(extensor hallacis brevis)与**趾短伸肌**(extensor digitorum brevis),位于趾长伸肌腱深面,起于跟骨上面及伸肌支持带,共发出4条肌腱,到达姆趾背面的称为姆短伸肌,其余3条肌腱加入第2~4趾的趾背腱膜。足背肌均由腓深神经支配。姆短伸肌功能为伸姆趾,趾短伸肌功能为伸第2~4趾。

表4-7 足背肌的名称、起止和作用

名称	起点	止点	作用	神经支配
姆短伸肌	跟骨前端的上面和外侧面	姆趾近节趾骨底	伸姆趾	腓深神经(L$_4$~S$_2$)
趾短伸肌		第2~4趾近节趾骨底	伸第2~4趾	

5.腱鞘(图4-19,4-22)　在伸肌支持带深面有三个独立的腱鞘,分别包绕前群各肌腱,自内侧向外侧依次为胫骨前肌腱鞘、踇长伸肌腱鞘和趾长伸肌腱鞘。在腓骨肌支持带深面有腓骨肌总腱鞘,其远端分为两个鞘,分别包裹腓骨长肌腱和腓骨短肌腱。

三、小腿前部与足背的血管和神经

1.胫前动脉(anterior tibial artery)　为腘动脉的终支之一,在平对胫骨粗隆处发自腘动脉,随即穿小腿骨间膜至小腿前面,沿骨间膜前面下降,与腓深神经伴行(图4-23)。在小腿上部位于胫骨前肌与趾长伸肌之间,向下则贴胫骨外侧面行于胫骨前肌与踇长伸肌之间,后经踇长伸肌腱深面至其外侧,在足背延续为足背动脉。胫前动脉除沿途发出分支营养附近肌肉外,还有下列分支:

(1)胫后返动脉(posterior tibal recurrent artery)　由胫前动脉在穿骨间膜前发出,沿腘肌深面上行至膝关节,参与构成膝关节动脉网。

(2)胫前返动脉(anterior tibial recurrent artery)　在胫骨前动脉穿骨间膜后立即发出,在胫骨前肌深面沿胫骨骨面上升至膝关节,参与膝关节动脉网的构成(图4-16)。

(3)内踝前动脉(medial anterior malleolar artery)　在胫骨前肌的深面,踝关节稍上方起自胫前动脉,行向内踝前面,与内踝后动脉吻合。

(4)外踝前动脉(lateral anterior malleolar artery)　在趾长伸肌的深方,踝关节稍上方发出,行向外踝前面,与外踝后动脉吻合。

2.足背动脉(dorsal artery of foot)　经踇长伸肌腱与趾长伸肌腱之间前行,至第1跖骨间隙的近侧端分为足底深支和第一跖背动脉两终支(图4-24)。其分支如下:

(1)跗内侧动脉(medial tarsal artery)　为2~3小支,于足背动脉起始的附近发出,绕足内侧缘至足底。

(2)跗外侧动脉(lateral tarsal artery)　比跗内侧动脉粗大,于伸肌支持带下缘发自足背动脉,穿经趾短伸肌深面向外下行,加入足背动脉网。

(3)弓状动脉(arcuate artery)　在第1跖骨底处发自足背动脉,在各趾短伸肌腱的深面呈弓状行向外侧。由弓状动脉的凸缘发出三条跖背动脉,分别行于第2~4跖骨间隙,至趾的基部各分为两支细小的趾背动脉,分布于第2~5趾的相对缘。弓状动脉的终支分布于足外侧缘及小趾外侧部,并与跗外侧动脉的分支吻合。若弓状动脉缺如,跖背动脉可来自足底动脉。

(4)第一跖背动脉(first dorsal metatorsal arteries)　为足背动脉较小的终支,沿第一骨间背侧肌的表面前行,至第1、2跖骨头附近分为两支。一支经过踇长伸肌腱的深面,分布于踇趾背面内侧缘;另一支分为两条趾背动脉,至踇趾和第2趾的相对缘。

(5)足底深支(deep plantar artery)　为足背动脉较大的终支,穿第1骨间背侧肌的两头之间至足底,与足底外侧动脉吻合,形成足底弓。

3.腓总神经(common peroneal nerve)　来自 L_4~L_5 和 S_1~S_2,沿股二头肌内侧缘行向外下,至腓骨头后面,经腓骨长肌深面绕腓骨颈外侧,分成以下两个分支(图4-18):

(1)腓深神经(deep peroneal nerve)　腓深神经发出后穿腓骨长肌起端进入前群肌,沿胫前动脉外侧向下至足背,继而伴足背动脉前行,其肌支支配小腿前群肌与足背肌,皮支在第1跖骨间隙浅出,分成两支趾背神经分开布第1、2趾的相对缘。

(2)腓浅神经(superficial peroneal nerve)　在腓骨长、短肌之间下行,继而穿过前肌间隔,行于趾长伸肌的外侧,行程中分出肌支至腓骨长、短肌。在小腿中、下1/3交界处穿深筋膜浅出,分成足背中间皮神经和足背内侧皮神经,分布于小腿前外侧下部、足背和趾背皮肤(第1、2趾相对缘除外)(图4-24)。

小腿前部和足背深层的解剖步骤与方法

1. 清除小腿前部浅筋膜,并修洁深筋膜,辨认深筋膜增厚形成的韧带:伸肌上支持带、伸肌下支持带、腓骨肌上支持带和腓骨肌下支持带。

2. 适当保留各支持带,去除深筋膜。

3. 分离和观察小腿前群肌 小腿上部紧贴胫骨外侧面的是胫骨前肌,其外侧为趾长伸肌,向下分离可见上述两肌之间夹有踇长伸肌。亦可先在伸肌上支持带的上缘处辨认三者的肌腱,再向上追踪分离,可用注射器分别向三肌肌腱的滑液鞘内注入液体或空气,检查各肌的腱滑液鞘,并追踪各肌腱至止端,检查有无第三腓骨肌。

4. 修除足背深筋膜 在伸肌下支持带下缘做一横切口,将足背部的深筋膜修除。然后在趾长伸肌腱的深面找出踇短伸肌和趾短伸肌,并观察其止点。

5. 辨认神经、血管 用刀柄分开胫骨前肌和趾长伸肌,在小腿骨间膜前面可见一血管神经束,即胫前动、静脉与腓深神经,向下追踪可见它们行于胫骨前肌与踇长伸肌之间,一直追踪至足背,并逐一寻找它们的分支。

6. 解剖暴露小腿外侧肌群 在小腿下1/3处将腓骨长、短肌肌腱分开,腓骨短肌在腓骨长肌的深面,在两肌之间找出腓浅神经,并向足背追踪其皮支的分布。观察腓骨短肌腱止于第5跖骨粗隆;追踪腓骨长肌腱绕足外侧缘进入足底。

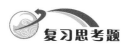 临床应用知识点▶

知识点1:腓总神经损伤
腓总神经紧贴腓骨颈,位置表浅易受损伤。损伤后可引起小腿前群肌和外侧群肌瘫痪,导致踝关节背屈、足外翻和伸趾运动障碍,表现为马蹄内翻足,行走时足尖下垂,呈"跨阈步态",小腿外侧面和足背的皮肤感觉障碍。

知识点2:腓骨移植体
腓骨为细长管状骨(成人腓骨平均长为34 cm),较为坚固,有恒定的血供(约90%的腓骨有一个滋养孔,大多数都位于腓骨中1/3部),位置浅表,易于切取,既可用于四肢骨缺损的修复,又可用于其他部位支撑固定。腓骨切取长度应不超过全长的一半,切取部位宜在踝关节上方10 cm以上。

复习思考题

简答题
腓骨颈骨折最易损伤何神经?为什么?损伤后的临床表现如何?

下肢总结

在解剖操作结束后,将所学的知识从下列几方面进行综合归纳,以加深对知识的理解。

一、运动下肢各主要关节的肌肉

1. 运动髋关节的肌肉 髋关节是多轴性的杵臼关节,可做任一方向的运动。

(1)屈 从髋关节水平冠状轴前方跨过的肌肉具有屈髋关节的作用。重要的屈肌有髂腰肌、股直肌、缝匠肌、耻骨肌和阔筋膜张肌。在屈膝时,髋关节最大屈度可使大腿与腹前壁相接触,而伸膝时,股后群肌则限制了该关节的屈度。

(2)伸 从髋关节水平冠状轴后方跨过的肌肉都具有伸的作用。主要的伸髋关节肌有臀大肌、半膜肌、半腱肌和股二头肌长头。

当下肢与躯干位于一个垂直线时髋关节即处于伸位,再向后伸的度数很小,而当髋关节处于屈位或躯干前屈时,则伸的度数加大。髂股韧带是限制过度后伸的强韧结构。

（3）内收　从髋关节水平矢状轴下方跨过的肌肉,都可使髋关节内收。髋关节内收的作用很强,主要作用肌有耻骨肌、长收肌、短收肌、大收肌和臀大肌的下部。内收运动为另一侧大腿所限制,若微屈时,则可超越此限制。此时髂股韧带则成为制动的因素。

（4）外展　从水平矢状轴上方跨过的肌肉,均可使髋关节外展。主要的外展肌为臀中肌、臀小肌及梨状肌。臀大肌上部纤维和阔筋膜张肌有协同作用。髂股韧带是限制外展的结构。

（5）旋内　从垂直轴前方跨越的肌肉具有旋内的作用。由于在发育过程中下肢内旋(踇趾位于内侧和上肢处于中间位时踇指位于前方相比较内旋了90°),直立姿势时下肢也处于内旋位,因而没有专门的旋内肌。下列一些肌肉具有较弱的旋内作用,它们是臀中、小肌的前部纤维,阔筋膜张肌,大收肌起于坐骨结节的部分及半膜肌和半腱肌。

（6）旋外　从垂直轴后方跨越的肌肉具有旋外作用。髋关节的旋外肌强于旋内肌,主要是臀大肌、臀中肌、臀小肌的后部纤维,梨状肌,闭孔内、外肌,股方肌和缝匠肌。

2.运动膝关节的肌肉　膝关节是不典型的滑车关节,在屈时可做轻微的旋转运动。

（1）屈　主要的屈肌有半腱肌、半膜肌和股二头肌,腓肠肌、腘肌和跖肌起协助的作用,最大屈度可使小腿与大腿相贴。髌韧带和后交叉韧带是强有力的限制结构。

（2）伸　引起伸膝关节的主要肌肉是股四头肌。限制伸的结构为胫侧和腓侧副韧带及前交叉韧带。

（3）旋转　当膝关节处于屈位时,股骨髁与胫骨上端的关节面间形成一对球窝关节,因而具有一定的旋转能力。旋内由半膜肌、半腱肌、缝匠肌、股薄肌和腘肌参与,旋外则由股二头肌完成。

3.运动足关节的肌肉　踝关节、距跟关节和距跟舟关节组成足关节。踝关节属滑车关节,可沿水平冠状轴做屈、伸运动,叫作跖屈和背屈;距跟关节属平面关节,距跟舟关节为球窝关节,二者以跟骨后面中点至距骨颈中点的连线为轴进行转动,叫作足的内翻和外翻。

（1）背屈　背屈的肌肉较弱,它们是胫骨前肌、踇长伸肌、趾长伸肌以及第三腓骨肌。

（2）跖屈　跖屈的肌肉强而有力,主要为腓肠肌、比目鱼肌、胫骨后肌、踇长屈肌、趾长屈肌和腓骨长、短肌协助。

（3）内翻　从距跟关节和距跟舟关节运动轴内侧通过的肌肉具有内翻的功能,它们是胫骨前、后肌,还有踇长屈、伸肌,趾长屈肌协助。

（4）外翻　为从足关节轴外侧通过的肌肉,主要为腓骨长、短肌,还有第三腓骨肌和趾长伸肌协助。

二、股骨干骨折错位与肌肉牵引的关系(图4-25)

1.股骨干上1/3骨折　近侧断端由于髂腰肌和臀部肌肉的牵引,呈前屈、外展和外旋位,远侧断端因内侧肌群的牵引而向上、向内和向后移位。

2.股骨干中1/3骨折　骨折断端除有重叠畸形外,无一定规律,视暴力的方向而异。当骨折断端有接触而未重叠时,因骨折线上、下方都有内收肌群的止点,由于它们的牵引,使骨的两断端不能完全分离而向外突,形成成角畸形。

3.股骨干下1/3骨折　由于腓肠肌的内、外侧头起于股骨内、外侧髁的后面,远端断端受它的牵引向后错位,因此可能损伤与骨面紧贴的腘动脉。

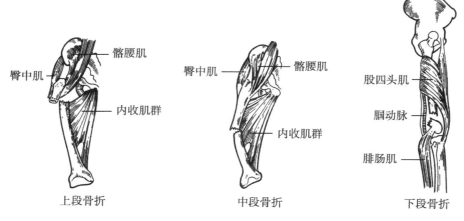

臀中肌 — 髂腰肌
内收肌群
上段骨折

臀中肌 — 髂腰肌
内收肌群
中段骨折

股四头肌
腘动脉
腓肠肌
下段骨折

图 4 - 25　右股骨干骨折错位与肌的关系

三、下肢的动脉、静脉和淋巴

1. 下肢的动脉主干及分支（图 4 - 26,表 4 - 8）　营养下肢的动脉大部分来自髂外动脉,只有少数(髂腰动脉、臀上动脉、臀下动脉、闭孔动脉)来自髂内动脉。髂外动脉经腹股沟中点的深面血管腔隙入股部,称股动脉。股动脉伴股静脉经股三角入收肌管,穿收肌腱裂孔到腘窝,改称腘动脉。腘动脉在胫神经和腘静脉的深面下行,到腘肌的下缘分为胫前动脉和胫后动脉。胫后动脉在小腿后面浅、深两层肌肉之间伴胫神经下行,经内踝后方转入足底,分为足底内、外侧动脉;胫前动脉向前穿小腿骨间膜上部至小腿前面,然后沿骨间膜的前面、小腿前群肌之间伴腓深神经下行至足背,改称足背动脉。足背动脉的足底深支穿第一骨间背侧肌到足底,与足底外侧动脉吻合成足底弓。

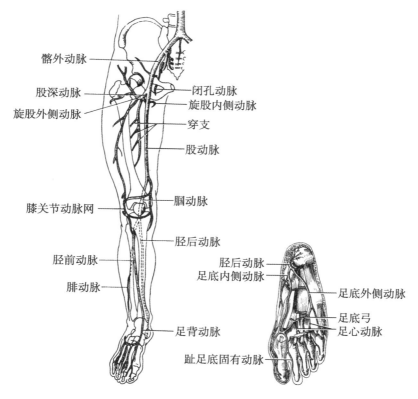

髂外动脉
股深动脉
旋股外侧动脉

闭孔动脉
旋股内侧动脉
穿支
股动脉

膝关节动脉网
腘动脉

胫后动脉

胫前动脉
腓动脉

胫后动脉
足底内侧动脉
足底外侧动脉
足底弓
足心动脉

足背动脉

趾足底固有动脉

图 4 - 26　下肢动脉示意图

2. 下肢主要动脉的压迫止血点

(1) 股动脉　可在腹股沟中点向后压迫至骨盆缘。

(2) 胫后动脉　可在内踝与跟腱之间向外压迫。

(3) 足背动脉　可在踇长伸肌腱的外侧向深面压迫。

表4－8　下肢动脉及其分支简表

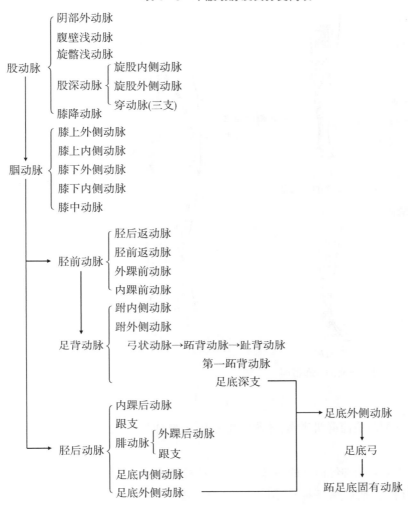

3. 下肢的静脉

(1) 下肢的浅静脉　大隐静脉和小隐静脉(见本章第二节、第六节)。

(2) 下肢的深静脉　与同名动脉伴行,除股静脉、腘静脉为一条外,胫前、后静脉等均有两条;除臀部各静脉汇入髂内静脉外,其他均经股静脉汇入髂外静脉。

4. 下肢的淋巴结

(1) 腹股沟浅淋巴结　分为上、下两群,它们的输出管均注入腹股沟深淋巴结。

(2) 腹股沟深淋巴结　约3～4个,沿股血管的近侧段排列,接收腹股沟浅淋巴结和腘淋巴结的汇入,它们的输出管经股管汇入髂外淋巴结。

(3) 腘淋巴结　5～6个,沿腘静脉排列,收集小腿后面的淋巴,汇入腹股沟深淋巴结。

四、下肢的神经及主要神经损伤后的症状

下肢的神经来自腰丛和骶丛。

腰丛位于腹后壁腰大肌深面,由第12胸神经前支的一部分和第1～4腰神经前支构成。由它发出至下肢的主要神经有股外侧皮神经、股神经和闭孔神经(图4-27),分支支配股前群肌、股内侧群肌、股前内侧面皮肤、小腿内侧面及足内侧缘皮肤。

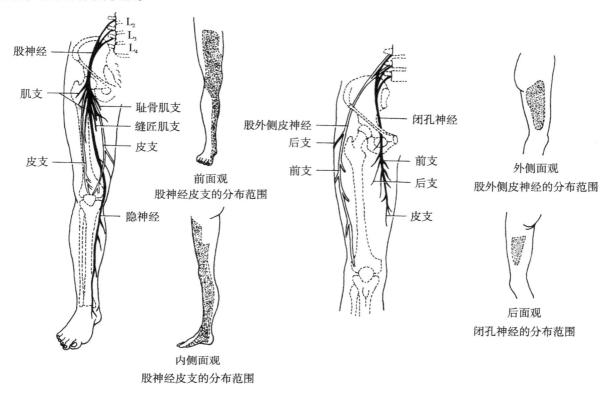

图4-27 股神经、股外侧皮神经和闭孔神经

股神经损伤时,其所支配的股前群肌瘫痪,导致屈髋无力,不能伸膝和跳跃,感觉障碍见于大腿前面和小腿内侧面及足内侧缘。

骶丛位于盆腔侧壁,由第4腰神经前支的一部分和第5腰神经前支组成的腰骶干和骶神经前支构成。由它发出至下肢的神经主要有臀上神经、臀下神经、阴部神经、股后皮神经和坐骨神经(图4-28)。支配臀部诸肌、股后群肌、小腿肌和足肌,分布于臀下部皮肤、股后部、小腿后部和前外侧面及足部(除足内侧缘)的皮肤。

坐骨神经在腘窝上方分为胫神经和腓总神经,胫神经分支支配小腿后群肌和足底肌、小腿后部、足底、小趾外侧缘皮肤(图4-28)。胫神经损伤时,小腿后群肌及足底肌瘫痪,致足不能跖屈,内翻力明显减弱,呈仰趾足畸形并伴外翻(图4-30),不能以足尖站立;感觉丧失区主要出现于足底。腓总神经可分为腓深神经和腓浅神经,其中腓深神经以肌支为主,分支支配小腿前群肌和足背肌,皮支只分布于第1趾蹼的相对缘;腓浅神经则以皮支为主,分布于小腿前外侧、足背及足趾皮肤(除腓深神经分布的小区域外),肌支仅支配腓骨长、短肌(含第三腓骨肌)(图4-29)。腓总神经由于行程中贴近腓骨小头下方的骨面,损伤的概率较大,该神经损伤后致小腿前群肌、外侧群肌和足背肌瘫痪,其中前群肌瘫痪,则足不能背屈,趾屈曲并伴有内翻;腓骨长、短肌瘫痪,则外翻力锐减,致足跖屈、内翻,称作马蹄内翻足(图4-30),患者行路时呈高抬跨阈步态。感觉障碍表现于小腿前外侧面及足背。

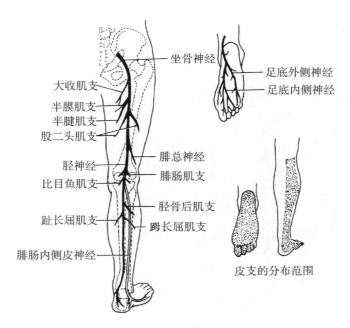

图 4 - 28 坐骨神经和胫神经

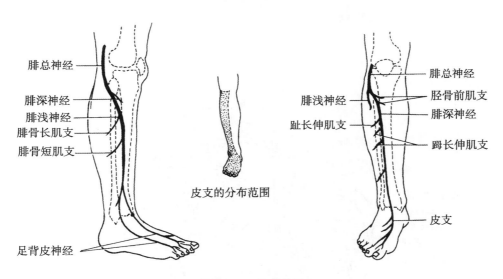

图 4 - 29 腓总神经

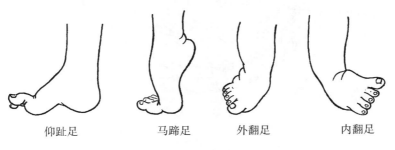

图 4 - 30 畸形足

五、下肢各截面结构(图4－31,4－32)

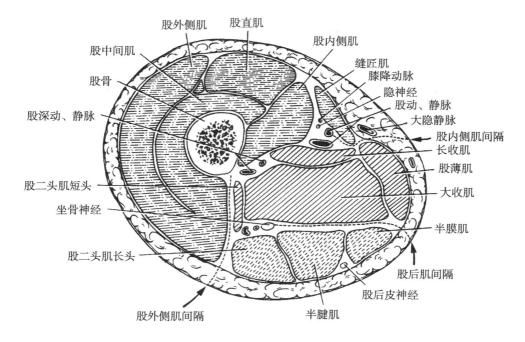

图4－31　股部中1/3横断面(左侧,远侧面观)

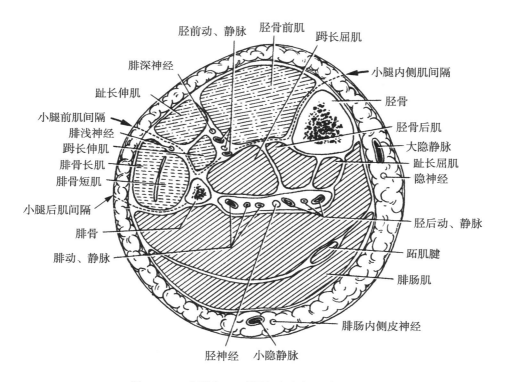

图4－32　小腿中1/3横断面(左侧,远侧面观)

六、下肢皮神经分布区及其节段性分布(图 4 - 33,4 - 34)

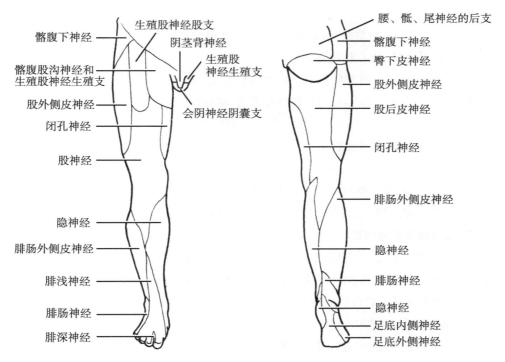

图 4 - 33 下肢皮神经分布区

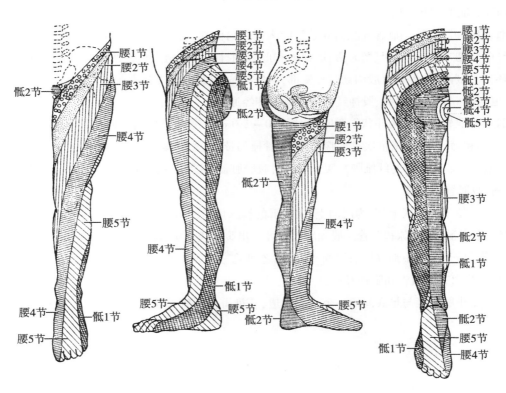

图 4 - 34 下肢皮神经节段性分布

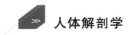

七、临床执业医师资格考试考点

1. 下肢肌配布

（1）髋肌 前群有 2 块肌，包括髂腰肌（髂肌和腰大肌）和阔筋膜张肌，后群（臀肌）有 7 块，包括臀大肌、臀中肌、臀小肌、梨状肌、闭孔内肌、股方肌和闭孔外肌。

（2）大腿肌 ①前群有股四头肌和缝匠肌。股四头肌有股直肌、股内侧肌、股外侧肌和股中间肌 4 个头。缝匠肌起于髂前上棘，止于胫骨上端内侧；屈髋和屈膝关节，受股神经支配。②后群有股二头肌、半腱肌和半膜肌。股二头肌长头起自坐骨结节，短头起自股骨粗线，止于腓骨头。半腱肌起自坐骨结节，止于胫骨上端内侧。半膜肌起自坐骨结节，止于胫骨内侧髁后面。③内侧群有 5 块肌，包括耻骨肌、长收肌、股薄肌、短收肌和大收肌。

（3）小腿肌 分前群、后群和外侧群。前群在小腿骨间膜前面，后群在骨间膜后面，外侧群在腓骨外侧面。

（4）足肌 分足背肌和足底肌。足背肌包括踇短伸肌和趾短伸肌，足底肌也分内侧群、外侧群和中间群。

2. 梨状肌上孔、梨状肌下孔及腘窝

（1）梨状肌上孔和梨状肌下孔 梨状肌起于盆腔后壁第 2～4 骶前孔外侧，向外穿坐骨大孔出盆腔，与坐骨大孔上、下缘之间各留下一个间隙，分别称梨状肌上孔和梨状肌下孔。自外向内穿经梨状肌上孔的结构依次是臀上神经、臀上动脉和臀上静脉。自外向内穿经梨状肌下孔的结构依次是坐骨神经、股后皮神经、臀下神经、臀下动脉、臀下静脉、阴部内静脉、阴部内动脉和阴部神经。

（2）腘窝 是膝关节后方的菱形凹陷，外上界是股二头肌腱，内上界是半腱肌和半膜肌，下内、下外界分别是腓肠肌内、外侧头；窝顶是腘筋膜，窝底自上而下是股骨腘面、膝关节囊后部和腘斜韧带、腘肌及其筋膜。

3. 血管腔隙、肌腔隙和股管

（1）血管腔隙和肌腔隙 血管腔隙前界是腹股沟韧带内侧部，后内界是耻骨肌筋膜及耻骨梳韧带，内侧界是腔隙韧带（陷窝韧带），后外界是髂耻弓；腔隙内有股管、股血管、生殖股神经股支和淋巴管通过，最内侧是股管上口（股环）。肌腔隙前界是腹股沟韧带外侧部，后外界是髂骨，内侧界是髂耻弓（是腹、盆腔与股前内侧区之间的重要通道）；腔隙内有髂腰肌、股神经和股外侧皮神经通过。

（2）股管 是股鞘内侧份漏斗状筋膜间隙，长 1.0～2.0 cm。股管前壁由上向下依次为腹股沟韧带、隐静脉裂孔镰状缘上端和筛筋膜；后壁依次是髂腰筋膜、耻骨梳韧带、耻骨肌及其筋膜；内侧壁依次是腔隙韧带及股鞘内侧壁；外侧壁是股静脉内侧的纤维隔。腹压增高时腹腔脏器（主要是肠管）突出形成股疝，易发生绞窄。

4. 股三角、收肌管及踝管

（1）股三角 位于股前区上部，为底向上、尖向下的倒三角形凹陷，下续收肌管。股三角内的结构由外向内依次是股神经、股动脉、股静脉和股管。股动脉起始处发出腹壁浅动脉、旋髂浅动脉和阴部外动脉 3 条浅动脉。

（2）收肌管 位于大腿中部缝匠肌深面，是肌肉之间的三棱形间隙。收肌管上口是股三角尖，下口是收肌腱裂孔通腘窝。管内有股血管和隐神经通过。

（3）踝管 是小腿后区与足底间的一个重要通道，感染可借踝管蔓延。踝管狭窄时可压迫其内容物，形成踝管综合征。

（陈 琨 李云庆）

上　肢

第一节　胸壁前部

📁 重点内容提示

1. 头静脉的走行。

2. 肋间神经皮支的分布特点。

3. 乳腺的淋巴回流途径。

4. 胸部上肢肌的名称、起止、作用及神经支配。

胸壁是以胸廓为支架,肋骨间充以肋间肌,外被躯干肌和胸部上肢肌及其浅层的软组织构成的。本节主要阐述胸壁前部的胸部上肢肌及其浅层结构。

一、浅层结构

胸壁前部皮肤较薄,在浅筋膜中有皮神经、浅血管、浅淋巴管和乳腺等(图5-1)。

(一)皮神经(cutaneous nerves)

1.肋间神经的皮支　即胸神经前支的皮支。第2~7肋间神经在肋间内、外肌之间循各肋沟前行,至腋前线附近发出外侧皮支,穿肋间外肌,经前锯肌的肌齿之间,然后从深筋膜浅出,分前、后两支。主干继续前行,在距胸骨边缘约1 cm处依次穿肋间外膜、胸大肌及深筋膜,成为前皮支而终。第2肋间神经的外侧皮支行向外侧,经腋窝底分布于臂上份的后内侧面,故称为**肋间臂神经**(intercostobrachial nerves)。胸部皮肤的神经分布有明显的节段性,但也有重叠分布的特征,即在一个肋间隙范围的皮肤,除由同序数的肋间神经支配外,还有上、下邻位的肋间神经分布,因而,当一条或两条肋间神经损伤时,往往查不出感觉丧失的体征。

2.锁骨上神经(supraclavicular nerve)　为颈丛的皮支。锁骨上神经的分支跨锁骨浅面至胸上部,分布于第2肋以上的胸壁、肩峰等处的皮肤。

(二)浅血管

1.胸腹壁静脉(thoracoepigastric vein)　位于胸侧壁,由一些小静脉汇成,下端起于脐周静脉网,上端汇入胸外侧静脉。它连结上、下腔静脉系统,当门静脉高压时,参与构成门-腔静脉的侧支循环。

2.头静脉(cephalic vein)　头静脉为上肢重要的浅静脉,它位于三角肌与胸大肌之间的沟内向上内走行,穿过锁胸筋膜,汇入腋静脉或锁骨下静脉(图5-1,5-2)。

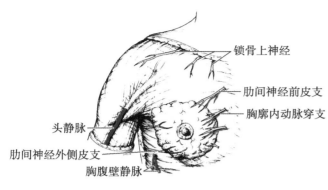

图 5-1　胸前、外侧区浅层结构

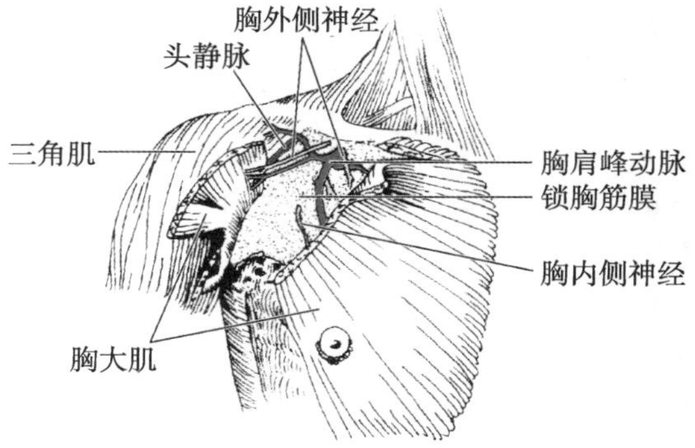

图 5-2　胸肌区及锁胸筋膜

3.胸廓内动、静脉的穿支　**胸廓内动脉**(internal thoracic artery)在行进中发出肋间支和穿支,后者与肋间神经前皮支一起在胸骨缘处从肋间隙浅出。女性的第2~4肋间隙的穿支较发达,分布于乳房。与胸廓内动脉穿支伴行的还有胸廓内静脉的穿支。

4.肋间动、静脉的穿支　肋间血管在行程中发出分支分布于邻近结构,在腋中线附近发出外侧皮支随肋间神经外侧皮支浅出,并发出分支供应乳房。动脉前端与胸廓内动脉的肋间支吻合。

(三)乳房

乳房(mamma、breast)位于深筋膜的表面(图5-3,5-4)。成年女性乳房的境界通常较外观大,其内侧2/3位于胸大肌之前,内侧缘达胸骨旁线,外侧1/3可达腋中线附近,位于前锯肌表面,上、下界延伸于2~7肋之间。乳房的大小、形态、位置和功能与女性的发育、妊娠等因素有关。

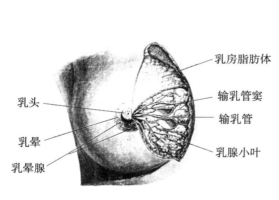

图 5-3　乳房

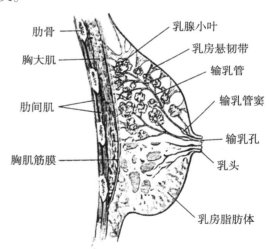

图 5-4　乳房矢状断面模式图

乳房的中央部有乳头,乳头周围色深的区域叫**乳晕**(areola of breast)。乳房内含有蜂窝状脂肪组织和15~20个囊状的**乳腺小叶**(breast lobule),每个小叶是一个囊管泡状腺,有一总导管称**输乳管**(lactiferous duct)。输乳管以乳头为中心呈放射状排列,各输乳管向乳头汇集,至乳头的基底部呈壶腹样膨大,称**输乳管窦**(lactiferous sinus),在乳头尖端处变细为输乳孔,开口于乳头。有些输乳管在到达乳头之前即相互汇合,所以输乳孔的数目往往少于乳腺小叶和输乳管的数目。乳房浅部脓肿切开引流时,应采取放射状切口,以避免损伤输乳管。乳晕内含有乳晕腺,为变形的皮脂腺,妊娠时显著增大。

胸部的浅筋膜包裹整个乳房,构成乳腺囊。乳腺囊伸入到各小叶之间形成小叶间隔,对乳腺组织和脂肪组织起支持作用。这些纤维间隔称为**乳房悬韧带**(suspensory ligament of breast),或叫库柏(Cooper)韧带(图5-4),连于皮肤与胸肌筋膜之间。

女性乳房的淋巴管网非常丰富,淋巴流向与炎症的扩散和癌细胞转移的途径关系密切,因此具有重要的临床意义。乳房的淋巴管网可分为浅、深两组,两组之间有丰富的吻合。乳房的淋巴液输出有四个途径:①乳房大部分淋巴液流至腋窝淋巴结,部分乳房上部淋巴液可直接流向锁骨下淋巴结。②部分乳房内侧的淋巴液通过肋间淋巴管流向胸骨旁淋巴结。③两侧乳房间皮下有交通淋巴管。④乳房深部淋巴网可沿腹直肌鞘和肝镰状韧带通向肝(图 5 - 5)。

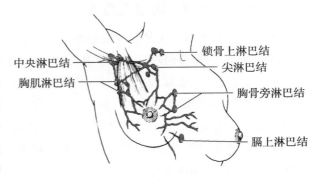

图 5 - 5 乳房的淋巴引流

乳房的血液供应非常丰富,主要来自胸外侧动脉、肋间后动脉以及胸廓内动脉的穿支,静脉伴随动脉走行。

二、深层结构

(一)深筋膜

胸部的深筋膜主要覆盖胸大肌和胸小肌,可分为浅、深两层。浅层覆盖于胸大肌和前锯肌表面,为一薄层蜂窝组织膜。深层较致密,位于胸大肌深面,在锁骨下方分为两层,包绕锁骨下肌,至胸小肌上缘,再包绕胸小肌,于胸小肌下缘与胸大肌筋膜相续,向下延续为腋筋膜。在胸小肌上缘与锁骨、喙突之间的筋膜叫作喙锁胸筋膜或锁胸筋膜(图 5 - 2),此筋膜有头静脉、胸肩峰动脉的胸肌支、胸外侧神经以及淋巴管穿过。

(二)胸部上肢肌

胸肌分为胸部上肢肌和胸部固有肌(肋间肌)两群。胸部上肢肌起于胸壁,止于上肢骨,包括胸大肌、胸小肌、前锯肌和锁骨下肌 4 块(表 5 - 1)。胸部固有肌将于第七章讲述。

表 5 - 1 胸部上肢肌的名称、起止、作用及神经支配

名称	起点	止点	作用	神经支配
胸大肌	锁骨内侧 2/3 段、胸骨前面、第 1 ~ 6 肋软骨前面等	肱骨大结节嵴	使肩关节内收、旋内和前屈	胸内、外侧神经
胸小肌	第 3 ~ 5 肋骨	肩胛骨喙突	拉肩胛骨向前下方	胸内侧神经
锁骨下肌	第 1 肋软骨	锁骨肩峰端下面	使锁骨外端向下内	锁骨下神经
前锯肌	上 8 或 9 个肋骨外面	肩胛骨内侧缘和下角	拉肩胛骨向前并紧贴胸廓	胸长神经

(三)胸前壁的血管

1. 胸肩峰动脉(thoracoacromial artery) 是腋动脉第一段或第二段分支,为一短干,向前穿出锁胸筋膜后即分为锁骨支、胸肌支、肩峰支、三角肌支等,这些分支的伴行静脉分别注入头静脉或腋静脉。

2. 胸上动脉(superior thoracic artery) 在锁骨下肌下缘附近自腋动脉第一段发出,行向内下方,分布于第 1、2 肋间隙附近的前锯肌、肋间肌等。

3. 胸外侧动脉(lateral thoracic artery) 起自腋动脉第二段,有时从肩胛下动脉发出,循胸小肌的外下缘下降,分支至胸肌、前锯肌和乳房等。

(四)胸外侧和胸内侧神经

胸外侧神经(lateral pectoral nerve,C_5 ~ C_7)起自臂丛外侧束,穿锁胸筋膜,支配胸大肌。**胸内侧神经**(medial pectoral nerve,C_8、T_1)起自臂丛内侧束,穿行于腋动、静脉间,再穿过胸小肌,分布于胸小肌和胸大肌(图 5 - 2)。

胸壁前部的解剖步骤与方法

1. 切口及翻皮瓣　①从胸骨颈静脉切迹,沿胸部正中线至剑突根部;②由剑突根部,沿肋弓向外下方至腋中线;③自颈静脉切迹,向外沿锁骨上缘至肩峰;④从剑突根部,向上外斜行至乳头(男性尸体绕乳晕周围做一圆形切口,女性尸体则沿乳房周围切开皮肤),继续向上外至腋前襞,再转至臂内侧纵行向下达臂上 1/3 与中 1/3 交界处做一横切口(图 5-6)。

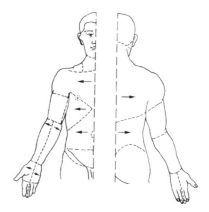

图 5-6　皮肤切口

自胸部正中向外侧翻剥皮肤至腋中线,保留乳头和乳晕的皮肤,以便解剖时观察它与其他结构的位置关系。

2. 分离皮神经及浅血管　近胸骨边缘处有第 2~7 肋间神经前皮支穿出,它们通常与胸廓内动、静脉的穿支伴行;在腋前线附近有第 3~9 肋间神经外侧皮支,每支通常又分为前、后两支,分别走向前、后方;第 2 肋间神经的外侧皮支行向外侧,较粗大,叫肋间臂神经,经腋窝底分布于臂上份内侧的皮肤,应注意保留。在腋前线附近寻找胸腹壁静脉和胸外侧动脉的分支。在锁骨附近,注意来自颈丛的锁骨上神经的分支,它们跨锁骨浅面达胸上部。在三角肌胸大肌间沟内分离头静脉至穿深筋膜处,并注意保留。剔除浅筋膜。

3. 解剖胸部上肢肌及血管、神经　从胸大肌上、下缘钝性分离胸大肌,沿锁骨下缘以及距胸骨外侧缘 2 cm 处切开胸大肌,将该肌向外侧翻起,观察穿胸小肌进入胸大肌的胸内侧神经、锁胸筋膜以及穿锁胸筋膜的胸外侧神经和胸肩峰动脉。近肌肉处,切断血管、神经,分离胸大肌的腱至其止端。逐一检查胸大肌、胸小肌、前锯肌的起始、抵止及纤维行向。

临床应用 知识点 ▶

知识点 1:酒窝征和橘皮样变

乳腺癌时,乳房皮肤可出现不同的改变。乳腺癌侵犯乳房悬韧带使其挛缩或腺组织肿胀、增生,乳房悬韧带并不随之伸展,牵拉皮肤使皮肤外观凹陷,酷似酒窝,临床称为"酒窝征"。癌细胞堵塞皮下淋巴管,淋巴回流受阻,可出现皮肤淋巴水肿,乳房皮肤呈"橘皮样变"。

知识点 2:翼状肩

前锯肌瘫痪时,肩胛骨内侧缘与下角离开胸廓而突出于皮下,称为"翼状肩"。

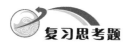

复习思考题

一、名词解释

1. 翼状肩;2. Cooper 韧带;3. 肋间臂神经;4. 锁胸筋膜

二、简答题

试述乳腺的淋巴回流。

第二节 腋 区

重点内容提示

1. 腋腔各壁的组成。
2. 臂丛的组成和分支。
3. 腋窝内淋巴结分群及收集范围。
4. 腋动脉的走行和分支。

腋区(axillary region)位于胸廓上部与臂上部之间,当上肢外展时,腋区呈浅窝状,叫作**腋窝**(axillary fossa)。腋窝的皮肤较薄,成年人生有腋毛,皮肤内含有大量的皮脂腺和汗腺。汗腺多属大汗腺,有些人大汗腺分泌带有异味的汗液,叫作腋臭。腋区皮肤和浅筋膜的深部,为一尖朝向内上方的四棱锥体形腔隙,叫作**腋腔**(axillary cavity),由胸廓及臂部的肌肉围成,内充以疏松结缔组织、淋巴结等,是颈部与上肢血管神经的通路(图5-7)。

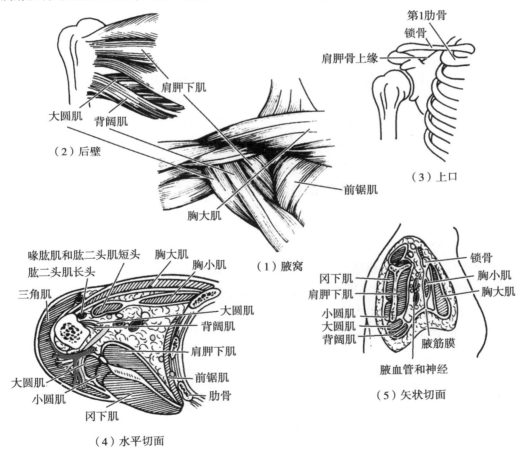

图 5 - 7 腋窝的构成

一、腋腔的各壁

1. 前壁 为胸大肌、胸小肌及锁胸筋膜构成(已述于前)。

2. 后壁 由肩胛下肌、大圆肌和背阔肌围成。在肩胛下肌和大圆肌间留有三角形的裂隙,被肱三头肌长头分为内侧和外侧两个孔,内侧的叫**三边孔**(triangular foramen),其境界从前面看上边为肩胛下肌,从后面看上边为小圆肌,下边为大圆肌,外侧边为肱三头肌长头;外侧的叫**四边孔**(quadrangular foramen),其上、下边与三边孔结构相同,内侧边为肱三头肌长头,外侧边为肱骨外科颈(图5-8)。

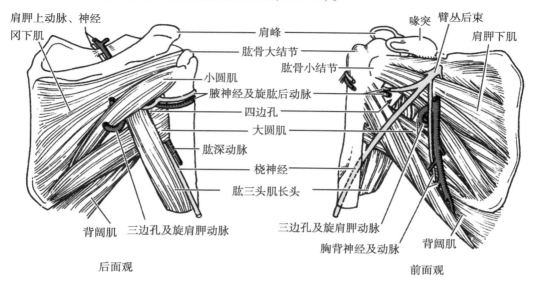

图5-8 三边孔及四边孔

3.内侧壁 为胸廓侧壁上4肋及其间的肋间肌和前锯肌。在肌的浅面有胸长神经和位于其前方2 cm与之伴行的胸外侧动脉。

4.外侧壁 为肱骨近侧段的内侧面,其前内侧有肱二头肌短头和喙肱肌。

5.腋腔的底 为皮肤、浅筋膜和腋筋膜,自胸壁向上肢移行。

6.腋腔上口 为一三角形间隙,由第1肋骨(内侧)、锁骨(前)和肩胛骨上缘(后)围成。颈根部的固有筋膜包被着臂丛和腋血管,形成筋膜鞘,叫作腋鞘,经此口从颈部进入腋腔。

二、腋腔的内容物

(一)腋动脉(axillary artery)

锁骨下动脉在越过第1肋骨外侧缘以后易名为腋动脉,腋动脉在背阔肌下缘移行为肱动脉。腋动脉以胸小肌为标志将其分为三段:即从起点至胸小肌上缘为第一段,胸小肌覆盖的为第二段,由胸小肌下缘至背阔肌下缘的为第三段。腋动脉行程中发出六个分支(图5-9,5-10)。

1.胸上动脉 已述于前。

2.胸肩峰动脉 已述于前。

3.胸外侧动脉 已述于前。

4.肩胛下动脉(subscapular artery) 较粗大,发自腋动脉第三段,沿肩胛下肌下缘向后下方行走,随即分出旋肩胛动脉,经三边孔到冈下窝,本干延续为胸背动脉,与同名神经伴行,分布于背阔肌等结构。

5.旋肱前动脉(anterior humeral circumflex artery) 较细小,起自腋动脉第三段,在喙肱肌深面从前方绕过肱骨外科颈,与旋肱后动脉吻合,分布于肱二头肌长头和肩关节。

6.旋肱后动脉(posterior humeral circumflex artery) 较旋肱前动脉粗大,伴腋神经穿过四边孔,绕肱骨外科颈内面和后面,在三角肌深面与旋肱前动脉吻合,分布于三角肌和肩关节。

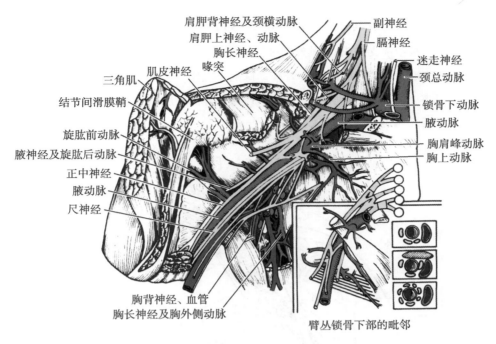

图 5 - 9　腋窝内容物及臂丛组成

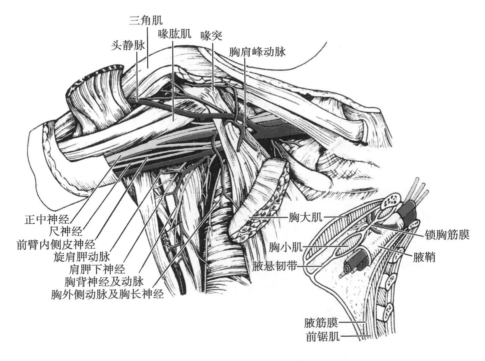

图 5 - 10　腋动脉及腋鞘

(二)腋静脉(axillary vein)

　　在血管神经束中腋静脉位于腋动脉的前内侧,在背阔肌下缘处由肱静脉延续而来,至第 1 肋骨外侧缘处向上续于锁骨下静脉。腋静脉是上肢静脉的主干,除收纳与腋动脉分支伴行的静脉外,主要接收头静脉和贵要静脉等浅静脉汇入。

(三)臂丛(brachial plexus)及其分支(图5-9~5-11)

臂丛由 C_5 ~ C_8 和 T_1 神经前支构成,在颈外侧区,此5根合成上干、中干和下干,每干又分成前后两股,至腋腔再编织成内侧束、外侧束和后束三个束,包裹着腋动脉的第二段。分布到上肢的神经除胸长神经外,都分别由三个束发出。它们基本上可以分为两类,一类是分布于胸、背部上肢肌和肩带肌及其附近组织的短神经,另一类是分布于自由上肢各结构的长神经。

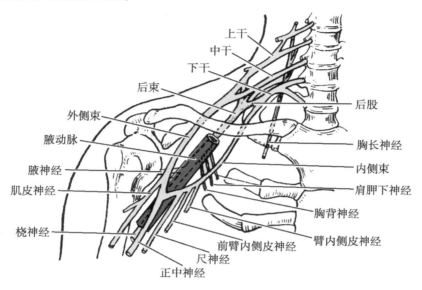

图5-11 臂丛组成模式图

1.臂丛的短神经

(1)**胸长神经**(long thoracic nerve, C_5 ~ C_7) 发自臂丛根部,经臂丛后方入腋腔,沿前锯肌表面下行,约在胸外侧动脉后方两横指处,分支支配前锯肌。该神经损伤后,由于前锯肌瘫痪,导致肩胛骨脊柱缘翘起,叫作"翼状肩",患者的上肢不能高举过头。

(2)胸外侧神经和胸内侧神经 已述于本章第一节。

(3)**肩胛下神经**(subscapular nerve, C_5、C_6) 2 ~ 3 支,从后束发出,行于肩胛下肌前面,支配肩胛下肌和大圆肌。

(4)**胸背神经**(thoracodorsal nerve, C_6 ~ C_8) 起于后束,与肩胛下动脉和胸背动脉伴行,支配背阔肌。

(5)**锁骨下肌神经**(subclavian nerve, C_5、C_6) 细小,由上干发出,先行于颈外静脉的后外方,继经锁骨下动脉与锁骨下静脉之间,进入锁骨下肌,支配该肌。

2.臂丛的长神经 臂丛的长神经从各束发出后,行向自由上肢,支配该部各肌肉和皮肤。由外侧束发出的有肌皮神经和正中神经外侧根,前者斜向下外方,穿过喙肱肌进入臂部。由内侧束发出者由外侧向内侧排列为正中神经内侧根、尺神经、前臂内侧皮神经和臂内侧皮神经。正中神经内侧根在腋动脉第三段的前外侧与外侧根汇合,进入臂部;尺神经在腋动脉的内侧进入臂部。由后束发出的有腋神经和桡神经。腋神经伴旋肱后动脉穿四边孔至三角肌深面;桡神经在腋动脉后方,经大圆肌、背阔肌的前面进入臂部。臂丛的长神经的走行、毗邻和分布将于第四节中详述。

(四)腋淋巴结(axillary lymph nodes)

约20~30个,可分为5群(图5-12)。

1. 外侧群　沿腋静脉远侧段排列,收纳上肢大部分淋巴管。手和前臂感染,首先侵及此群。

2. 前群　位于前锯肌的表面,循胸外侧血管分布。收纳乳房、胸前外侧壁、脐平面以上腹前壁的淋巴管,乳腺癌时首先侵及此群。

3. 后群　位于肩胛下血管周围,收纳背上部、颈后部、肩关节及胸后壁的淋巴。

4. 中央群　位于腋腔底部中央的结缔组织中,收纳上述三群淋巴结的输出管。

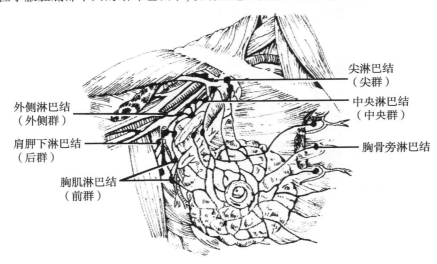

图 5-12　腋淋巴结和乳房周围淋巴管

5. 腋尖群　又称锁骨下群,位于胸小肌上部,锁胸筋膜深面,沿腋动脉近侧段排列,收纳乳房上部以及中央群的淋巴。本群的输出管汇成锁骨下干,左侧者注入胸导管,右侧者注入右淋巴导管。当行乳腺癌根治手术清扫淋巴结时,需注意保护前群附近的胸长神经和与后群相邻的胸背神经。

▌腋区的解剖步骤与方法

1. 切口及翻皮瓣　尽量将臂部外展,便于解剖。在臂内侧自腋前线向下做一切口至肘上部,在肘上部做一横切口,将腋区连同臂部的皮瓣向外侧翻起(图5-6),注意保护经腋窝底部行向臂内侧的肋间臂神经。剔除浅筋膜,显露深筋膜(腋筋膜)。

2. 打开腋腔前壁　在胸小肌近起点处切断该肌,与胸大肌一并翻向外上方,切断进入胸大、小肌的神经和血管。注意穿锁胸筋膜的结构和紧邻腋静脉近段排列的腋淋巴结尖群。在前锯肌表面寻找分布于该肌的胸长神经及胸小肌下外侧的胸外侧动脉,在第2肋间隙近腋前线附近,找出肋间臂神经,注意它的走行。观察喙肱肌和肱二头肌短头,肌皮神经多穿过喙肱肌。

3. 分离并清除腋淋巴结　按前述的腋淋巴结各群的位置寻找淋巴结,各群找出1~2个即可,观察后清除之。

4. 清理血管、神经　清理腋静脉,可切断其属支,必要时,可在第1肋外侧缘切断腋静脉。于腋静脉内侧寻觅臂内侧皮神经。清理腋动脉的分支(一般为6支),观察它们的走行及分布和有无变异情况。清理臂丛在锁骨以下的部分(本次操作仅能见到臂丛的股和束,根和干在解剖颈部时观察),观察腋动脉与臂丛三个神经束的关系,追踪各束的分支。修洁腋腔各壁,观察各壁的形成以及三边孔和四边孔内通过的结构。最后复习腋腔的组成及其内容物。

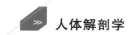

知识点:腋淋巴结肿大

上肢感染可引起腋淋巴结肿大且有压痛。淋巴管炎常首先累及腋窝淋巴结外侧群。淋巴管炎具有皮肤发红、发热和触痛的特点。胸肌区和乳房以及腹上部的感染也能引起腋淋巴结肿大。尖群发生癌变时,淋巴结常与腋静脉发生粘连,致使此血管需部分切除。腋淋巴结尖群肿大还可能妨碍胸小肌上方的头静脉。

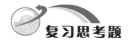

一、名词解释

1.腋鞘;2.三边孔;3.四边孔

二、简答题

1.试述臂丛的构成和分支。

2.试述腋淋巴结分群和收集范围。

3.简述腋动脉走行与分支。

4.试述腋腔各壁的构成。

第三节　项背部浅层、肩胛区和三角肌区

重点内容提示

1.项背部、肩部肌肉的名称、作用及神经支配。

2.肌腱袖的组成和意义。

3.三边孔、四边孔的形成和通行结构。

4.肩胛动脉网的构成。

项部上方以上项线与头部分界;前方以斜方肌前缘与颈部分界;腰背部外侧缘为腋后线的延长线;第12肋为腰部与背部的分界。本区重要的体表标志有**枕外隆突**(external occipital protuberance),第6颈椎以下各椎骨的棘突,以及其他常用作定位的标志;在直立两上肢垂于体侧时,两侧肩胛冈内侧端连线,通过第3胸椎棘突;两侧肩胛下角连线,横过第7胸椎棘突;两侧髂嵴最高点的连线,经过第4腰椎棘突。

一、皮肤和浅筋膜

项背部皮肤较厚,浅筋膜致密,并有纤维束与深筋膜相连。腰部的浅筋膜可以分为两层,其间有丰富的脂肪组织。项部的皮神经主要有枕大神经和第三枕神经。**枕大神经**(greater occipital nerve)是第二颈神经后支的皮支,较粗大,在上项线高度穿斜方肌及深筋膜浅出,分支分布于枕部皮肤。**第三枕神经**(third occipital nerve)是第三颈神经后支的皮支,分布于项部和枕外隆凸附近的皮肤。背部的皮神经为胸神经后支的皮支,上半部者在靠近正中线的两侧穿出斜方肌至皮下,下半部者则距正中线4～5 cm处穿出(图5-13)。

腰部的皮神经来自 L_1 ～ L_3 腰神经后支,它们从骶棘肌外侧缘穿出深筋膜,除分支布于腰部外,主支越过髂嵴,分布于臀上部皮肤,叫作臀上皮神经(见于臀部解剖)。

与上述皮神经伴行的尚有细小的动脉支,它们是肋间后动脉和腰动脉的分支。

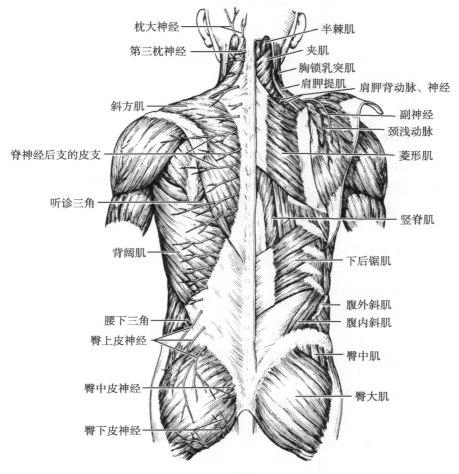

枕大神经 — 半棘肌
第三枕神经 — 夹肌
胸锁乳突肌
肩胛提肌 — 肩胛背动脉、神经
斜方肌
副神经
颈浅动脉
脊神经后支的皮支 — 菱形肌
听诊三角
竖脊肌
背阔肌 — 下后锯肌
腹外斜肌
腹内斜肌
腰下三角
臀上皮神经 — 臀中肌
臀中皮神经 — 臀大肌
臀下皮神经

图 5 - 13　背肌及皮神经

二、深筋膜

1. 项部深筋膜包绕项部的浅层肌和深层肌,与颈部深筋膜相续。

2. 腰背部深筋膜,又称为胸腰筋膜(thoracolumbar fascia),可分为三层。浅层最厚,位于骶棘肌的表面,背阔肌和下后锯肌的深面,向上与项部深筋膜相续,向下附于髂嵴和骶骨背面;中层位于骶棘肌深面,即骶棘肌与腰方肌之间,在骶棘肌外侧缘处,与浅层愈合,共同形成包绕骶棘肌的筋膜鞘,同时为背阔肌和腹内斜肌、腹横肌腱膜提供了广阔的起点;深层较薄弱,覆于腰方肌的前面,叫作腰方肌筋膜,属于腹内筋膜的一部分。

三、项背部肌

项背部肌可分为三类:一类为背部上肢肌,起于项背部,止于上肢带骨或肱骨,参与上肢的运动,当上肢固定时,则可运动躯干;第二类为背部肋骨肌,起于背部,止于肋骨,参与呼吸运动;第三类为项背部固有肌(图5-13)。这三类肌肉的位置也依次由浅向深排列:第一层为背部上肢肌的斜方肌(上)和背阔肌(下);第二层为在项部的头颈夹肌和属于背部上肢肌的肩胛提肌和菱形肌,在背部的上后锯肌和下后锯肌,属于背部肋骨肌;第三层为背部固有肌——骶棘肌;第四层是项部位于寰椎、枢椎和枕骨之间的椎枕肌,为运动寰枕、寰枢关节的肌(表5-2)。

背腰部肌肉之间存在着一些较薄弱的区域,在临床上具有实际意义。

表 5 - 2 项背部肌的名称、起止、作用及神经支配

	名称	起点	止点	作用	神经支配
第一层	斜方肌	上项线,枕外隆凸、项韧带和全部胸椎棘突	锁骨外侧 1/3、肩峰、肩胛冈	拉肩胛骨向脊柱靠拢,上部纤维提肩胛骨,下部纤维降肩胛骨	副神经
	背阔肌	下 6 个胸椎棘突、全部腰椎棘突及髂嵴后部等	肱骨小结节嵴	使肩关节后伸、内收和旋内	胸背神经
第二层	头夹肌	上部胸椎和第 7 颈椎的棘突及项韧带	枕骨上项线	单侧收缩,使头转向同侧;两侧收缩,使头后仰	颈神经后支的外侧支
	颈夹肌	第 3 ~ 6 胸椎棘突	第 1 ~ 3 颈椎横突后结节		
	肩胛提肌	上位颈椎横突	肩胛骨上角和内侧缘上部	上提肩胛骨	肩胛背神经
	菱形肌	下位 2 个颈椎棘突和上位 4 个胸椎棘突	肩胛骨内侧缘	牵引肩胛骨向内上并向脊柱靠拢	
	上后锯肌	第 6 ~ 7 颈椎棘突,第 1 ~ 2 胸椎棘突	第 2 ~ 5 肋骨的上缘	上提肋骨助吸气	肋间神经
	下后锯肌	第 11 ~ 12 胸椎棘突,第 1 ~ 2 腰椎棘突	第 9 ~ 12 肋骨的下缘	下降肋骨助呼气	
第三层	骶棘肌	腰骶骨背面,骶结节韧带,腰椎棘突,髂嵴后部和腰背筋膜	肋骨、椎骨的横突和棘突以及颞骨乳突等	一侧收缩,使脊柱向同侧屈;两侧同时收缩,使脊柱后伸	脊神经后支
第四层	头后大直肌	第 2 颈椎棘突	枕骨下项线	使头部回旋和后仰	枕下神经后支
	头后小直肌	寰椎后结节	枕骨下项线		
	头上斜肌	寰椎横突	枕骨下项线		
	头下斜肌	第 2 颈椎棘突	寰椎横突		
	腰方肌	髂嵴后份	第 12 肋内侧半、第 1 ~ 4 腰椎横突	降第 12 肋使脊柱侧屈	腰神经前支
	腰大肌	腰椎体侧面、横突	股骨小转子	屈髋关节并使之外旋	

1. **腰三角**(lumbar triangle,腰下三角) 由背阔肌外下缘、腹外斜肌后缘与髂嵴围成,三角的底为腹内斜肌,表面无肌层覆盖(图 5 - 14)。腹后壁的腹膜后脓肿可从此三角穿破,此处偶发生**腰疝**(lumbar hernia)。

2. **腰上三角**(superior lumbar triangle) 由下后锯肌、腹内斜肌与骶棘肌围成,三角的底为腹横肌腱膜,顶由背阔肌覆盖。三角内有肋下神经、髂腹下神经和髂腹股沟神经通过。腹膜后脓肿可穿破此三角,腹腔内容物亦可从此处突出,形成腰疝。

3. **听诊三角**(auscultational triangle) 由斜方肌、背阔肌与肩胛骨的脊柱缘围成。临床上在此处听诊,呼吸音较其他部位清晰(图 5 - 13)。

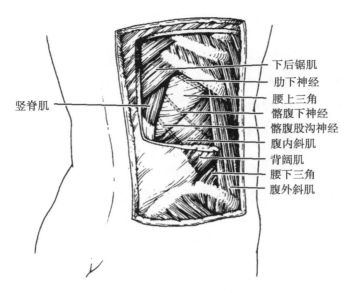

图 5 - 14　腰上、下三角

四、上肢带肌及局部结构

上肢带肌共 6 块,可分为浅、深两层。浅层有三角肌、大圆肌和小圆肌;深层有冈上肌、冈下肌和肩胛下肌(图 5 - 15)。

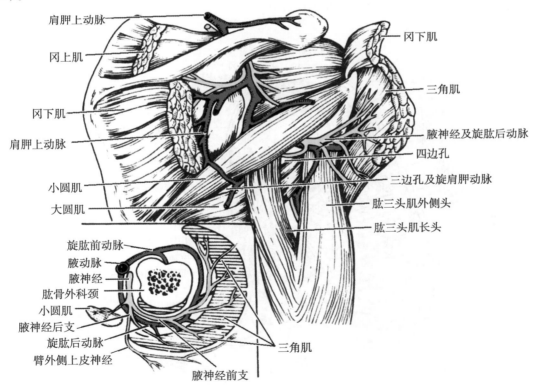

图 5 - 15　三角肌区及肩胛区的结构

1. 三角肌(deltoid)　起于锁骨外侧 1/3、肩峰及肩胛冈,从前、外、后三面包绕肩关节,形成肩部膨隆,其前部肌束行向外下后方,中部肌束行向下方,后部肌束行向外下前方,三部分肌束集中成粗壮的抵止腱,止于肱骨三角肌粗隆。三角肌前部纤维覆盖肱二头肌和喙肱肌;后部纤维覆盖冈上、下肌,小圆肌和大圆肌的止点及肱

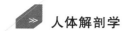
三头肌长头的起点。三角肌的作用为使肩关节外展,前部纤维可使肩关节屈并旋内,后部纤维则可使肩关节伸和旋外。该肌受腋神经支配。

2. 冈上肌(supraspinatus)　起于冈上窝,肌束行向外侧,经喙肩韧带下方,从上方越过肩关节,止于肱骨大结节的上部。冈上肌收缩使肩关节外展。臂外展运动,首先由冈上肌启动,外展至30°时,三角肌继之,如冈上肌瘫痪,则臂外展困难。该肌受肩胛上神经支配。

3. 冈下肌(infraspinatus)　起于冈下窝,肌束行向外上,自肩关节后方跨过,止于大结节中部。其作用为使肩关节旋外。该肌由肩胛上神经支配。

4. 小圆肌(teres minor)　位于冈下肌下方,起于肩胛骨外侧缘(腋缘)上2/3的背侧面,纤维行向外上,从后方跨过肩关节,止于大结节的下部。可使肩关节旋外。该肌由腋神经支配。

5. 大圆肌(teres major)　位于小圆肌下方,起自肩胛骨下角的背面,肌束行向外上,经肱三头肌长头的前方,从前下方跨过肩关节,止于肱骨小结节嵴。作用为使肩关节内收并旋内。该肌受肩胛下神经支配。

6. 肩胛下肌(subscapularis)　位于肩胛下窝,起始后肌束行向上外,跨越肩关节前方,止于肱骨小结节。可使肩关节内收、旋内。该肌由肩胛下神经支配。

冈上肌、冈下肌、小圆肌和肩胛下肌的抵止腱在肱骨大、小结节处,形成了从前、上、后三面包绕肩关节的腱膜板,并与肩关节囊相愈着,起着保护和增强关节稳固性的作用,叫作**肩袖**(shoulder sleeve)或肌腱袖(图5-16)。当肩部受到剧创时,肌肉急剧收缩,可导致肱骨大结节撕脱性骨折或肩袖撕裂,引起肩关节痛和运动障碍。

由背面观察腋腔后壁时,可见三边孔和四边孔,在其周界的组成上,它们的上边为小圆肌(从前面观察时为肩胛下肌)。

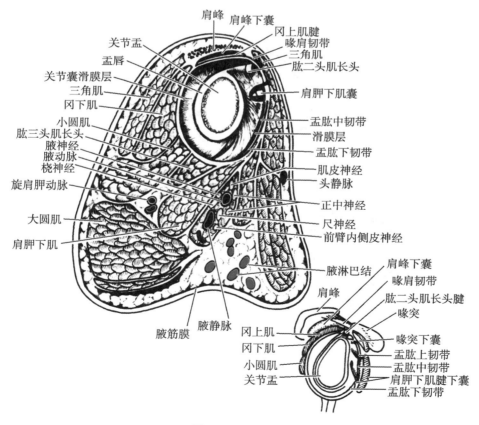

图5-16　肌腱袖

五、项背部、肩胛区及三角肌区的神经和血管

1. 副神经(accessory nerve) 为第XI对脑神经,自颈静脉孔出颅后,向下外行于胸锁乳突肌的深面,从该肌后缘中点斜越颈外侧区,入斜方肌深面,支配该肌。如一侧副神经损伤,则斜方肌瘫痪,导致肩下垂、抬肩无力。

2. 肩胛背神经(dorsal scapular nerve,C_5) 起自臂丛根部,穿经中斜角肌,斜向后下方,经肩胛提肌深面至菱形肌深面,支配肩胛提肌和菱形肌。

3. 肩胛上神经(suprascapular nerve,C_5、C_6) 起自臂丛上干,向后与肩胛上动脉伴行,经肩胛横韧带下方入冈上窝。支配冈上肌,主干继续向外绕经肩峰与肩胛颈之间,进入冈下窝,分布于冈下肌。

4. 腋神经(axillary nerve,C_5、C_6) 自臂丛后束起始后,伴旋肱后动脉穿四边孔至三角肌深面;肌支支配三角肌和小圆肌,皮支穿三角肌后缘浅出,分布于肩部和臂外侧上部皮肤(臂外侧上皮神经)。

5. 肩胛下神经(subscapular nerve,C_5、C_6) 已述于腋腔。

6. 胸背神经(thoracodorsal nerve,$C_6 \sim C_8$) 已述于腋腔。

7. 肩胛上动脉(suprascapular artery) 起自甲状颈干,行向外下,经前斜角肌和膈神经的前方,自肩胛横韧带上方进入冈上窝,与肩胛上神经伴行,绕肩胛颈至冈下窝,分布于冈上、下肌及肩胛骨。

8. 颈横动脉(transverse cervical artery) 起自甲状颈干,行向外侧,经前斜角肌和膈神经的前方,越过颈外侧区下部,至肩胛提肌的前缘分为升、降两支。降支经肩胛提肌内侧,沿肩胛骨脊柱缘下降,分布于行程附近的肌肉(如冈上、下肌,斜方肌和背阔肌等)。有人颈横动脉缺如,代之以直接起于锁骨下动脉的肩胛背动脉,亦可分为升、降两支。

此外,尚有已述于腋腔的腋动脉的分支:旋肱前、后动脉,肩胛下动脉及其分支(胸背动脉和旋肩胛动脉)等,均分支供给肩带肌、肩关节及附近结构。

9. 肩胛动脉网 在冈上窝、冈下窝和肩胛下窝,来自锁骨下动脉甲状颈干的肩胛上动脉和颈横动脉降支,与来自腋动脉肩胛下动脉的旋肩胛动脉和胸背动脉形成广泛的吻合,叫作肩胛动脉网。动脉网的存在有助于腋动脉损伤或结扎时(在腋动脉第一、第二段)侧支循环的建立(图5-17)。

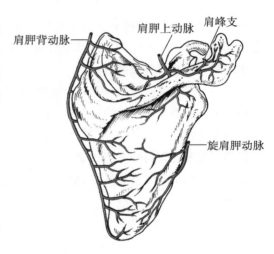

图 5-17 肩胛动脉网

项背部浅层及肩胛三角肌区的解剖步骤与方法

1. 切口及翻皮瓣 将尸体俯卧,垫高肩部。①从枕外隆凸向外沿上项线至乳突,自枕外隆凸沿正中线至两髂后上棘连线间,以弓形沿髂嵴向外至腋中线的下端,自乳突沿颈外侧界向下与胸壁前部的切口相接(不能超过斜方肌前缘),平肩胛下角自正中线向外至腋中线做一水平切口。将皮片从正中线向外翻开。②在臂上1/3与中1/3交界处做一环形皮肤切口(与前述切口交会),将皮肤翻向外(图5-6)。

2. 解剖和分离浅结构 清除浅筋膜时,在背上部和项部于正中线两侧约2 cm处寻觅皮神经及浅血管,背下部则于正中线外侧3~4 cm处寻找,分离出2~3支即可。在枕外隆凸外侧约2.5 cm处寻找枕大神经和枕动脉。在髂嵴上方距正中线4~5 cm处寻找臀上皮神经(此神经远侧段已见于臀部),此处多自背阔肌穿出。

3. 项背部各结构解剖 清除斜方肌、背阔肌、三角肌、冈下肌和大圆肌表面的深筋膜,观察各肌的形态和肌束方向,验明其起止点,并体会各肌的功能。于正中线稍外方,纵行切开斜方肌,将其翻向止点,注意勿伤及深

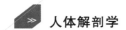

面的菱形肌。翻剥时,寻找其深面的副神经。在斜方肌上部的深面清理夹肌和肩胛提肌,于肩胛提肌的深面寻找肩胛背神经,并追踪至菱形肌深面。在斜方肌中部的深面观察菱形肌,沿肩胛骨脊柱缘,在菱形肌纤维中寻找颈横动脉降支。自肩胛骨下角向下纵切背阔肌,将其翻向外侧。观察骶棘肌的位置、形态、肌束方向和起止,并分析其作用。

4.肩胛区和三角肌区结构的解剖　沿肩胛冈下缘切断翻起三角肌后部肌束,探查肌深面的疏松结缔组织间隙和三角肌下囊,并观察肌深面的腋神经,旋肱前、后动脉。观察冈上、下肌和大、小圆肌的形态与肌束方向,验证各肌的起止点,并体会其作用。观察三边孔、四边孔的周界及通过的结构。剔除各肌表面的筋膜,注意勿伤及神经。将冈上肌从中间切断向两侧稍翻起,清理其深面的肩胛上动脉和肩胛上神经(必要时,可切除部分肌肉),观察它们与肩胛切迹上方的肩胛横韧带之间的关系。将冈下肌自起点切断向外侧翻起,观察冈下窝表面的动脉网,清理由冈上窝绕过肩胛颈至冈下窝的肩胛上神经和肩胛上动脉以及经三边孔至冈下窝参加动脉网的旋肩胛动脉。

临床应用知识点

知识点1:肌腱袖损伤

肌腱袖损伤常常发生于上肢频繁上举的人,比如投掷和频繁使用球拍、游泳以及举重的人。肌腱袖反复炎症发作,特别是相邻的冈上肌肌腱血管区的反复炎症和肌腱袖撕裂是肩部疼痛的常见原因。肌腱袖的肌肉反复使用(例如棒球投手)可能导致肱骨头和肌腱袖反复摩擦喙肩弓,使得喙肩弓和肌腱袖发生炎症。严重的会发生肌腱变形和肌腱袖撕裂。

当一个老年人费力地举起一个重物,比如一个沉重的窗框时,早期变性的肌腱袖可能发生撕裂。肩部着地跌倒也可能撕裂早期变性的肌腱袖。肱二头肌长头腱的囊内部分常常会变得脆弱,甚至发生严重的磨损,与结节间沟发生粘连,从而导致肩关节强直。因为它们粘连在一起,所以当肌腱袖损伤时肩关节囊也常被撕裂,从而使得肩关节腔与肩峰下囊相交通。由于在肌腱袖完全撕裂时冈上肌丧失功能,所以患者丧失了外展上肢的初始动力。如果上肢被动外展15°或15°以上,患者不能通过依靠三角肌的力量来维持外展姿势或进一步增加外展角度。

知识点2:肩关节脱位

肩关节的关节囊薄而松弛,其前、后、上壁有韧带和肌腱加强,下方无韧带和肌腱加强,最为薄弱,并且肩关节活动范围大,当肩关节极度外展时,肱骨头可能滑出关节盂的下方,受肌的牵引,通常向前移位到喙突的下方。与关节囊相连的冈上肌、冈下肌、小圆肌、肩胛下肌或肱二头肌的长头可能被撕裂,紧贴肱骨外科颈走行的腋神经也可能被损伤。肱骨头被内收肌牵引向内,此时肩峰向外侧,位于大结节上方的三角肌所形成的正常隆起消失,出现方肩。

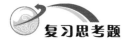

复习思考题

一、名词解释

1.肩袖;2.肩胛动脉网

二、简答题

1.列表总结能使肩关节内收、外展、旋内、旋外、前屈和后伸的肌肉。

2.伏案工作时间过长会造成肩部肌肉酸痛,试分析其解剖学基础。

第四节 臂前部、肘前部和前臂前部

重点内容提示

1.臂前部肌肉的位置、分层、名称、作用和神经支配。

2.臂前部动脉及其主要分支的名称、走行和分布。

3.臂前部神经的名称、支配和走行(与动静脉的伴行关系)。

4.肘关节动脉网的组成。

5.前臂前部肌肉的位置、分层、名称、作用和神经支配。

6.前臂前部动脉及其主要分支的名称、走行和分布。

7.前臂部神经的名称、支配和走行(与动静脉的伴行关系)。

一、皮肤和浅筋膜

臂和前臂前面的皮肤较薄,移动性大,浅筋膜薄而松弛,内含两条重要的浅静脉和多条皮神经(图5-18,5-19)。

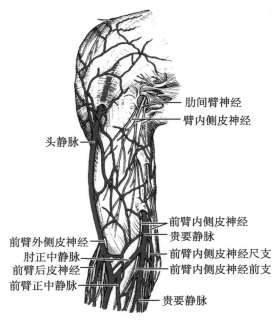

图5-18 臂前区浅层结构

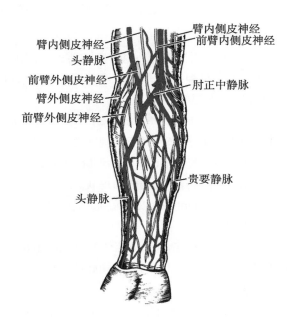

图5-19 前臂前区浅层结构

(一)浅静脉

1.头静脉(cephalic vein) 起自手背静脉网的桡侧,在桡腕关节近侧转到前臂前面,沿前臂桡侧上行,经肘窝前面,再沿肱二头肌外侧上行,行经三角肌胸大肌间沟,穿锁胸筋膜汇入腋静脉或锁骨下静脉。在肘窝中该静脉通过肘正中静脉与贵要静脉吻合。

2.贵要静脉(basilic vein) 起于手背静脉网的尺侧,上行渐转至前臂前面,沿前臂尺侧上行,经肘窝前面,再沿肱二头肌内侧上行,至臂中部穿深筋膜注入肱静脉或伴肱静脉上行,在腋腔与肱静脉合成腋静脉。

上述两条浅静脉与下肢的大隐静脉和小隐静脉相当。

3.肘正中静脉(median cubital vein) 粗而短,位于肘窝前面,变异甚多(图5-18~5-20),通常连于头静脉和贵要静脉之间,有时还接收前臂正中静脉的汇入。此外,肘正中静脉与深静脉间有吻合支。

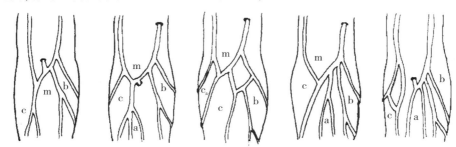

图 5 - 20　肘窝浅静脉类型
a.前臂正中静脉　b.贵要静脉　c.头静脉　d.肘正中静脉

4. 前臂正中静脉(median antebrachial vein)　位于前臂前面中线,为一不甚恒定的细支,起于手掌静脉丛,至肘窝汇入肘正中静脉,或分两头分别汇入贵要静脉和头静脉。

(二)浅淋巴管和浅淋巴结

上肢的浅淋巴管引流皮肤和皮下组织的淋巴,可分为内侧组和外侧组。内侧组收纳手和前臂尺侧部的淋巴,伴随贵要静脉走行,注入**肘淋巴结**(cubital lymph nodes),肘淋巴结的输出管汇入腋淋巴结外侧群。外侧组收纳手和前臂桡侧部的淋巴,伴随头静脉上行,一部分汇入腋淋巴结外侧群,另一部分汇入锁骨下淋巴结。

(三)皮神经

臂部前面的皮神经有臂外侧上、下皮神经,臂内侧皮神经及肋间臂神经。前臂前面有前臂内侧、外侧皮神经。

1. 臂外侧上皮神经(superior lateral brachial cutaneous nerve)　为腋神经的皮支,在三角肌后缘穿深筋膜,分布于臂上外侧部皮肤。

2. 臂外侧下皮神经(inferior lateral brachial cutaneous nerve)　为桡神经的皮支,在桡神经沟内发出,于三角肌止点下方浅出,分布于臂下外侧部皮肤。

3. 臂内侧皮神经(medial brachial cutaneous nerve)　在腋腔起自臂丛内侧束,居于最内侧,下行至臂中部穿筋膜浅出,分布于臂下部内侧面皮肤。

4. 肋间臂神经(intercostobrachial nerve)　已述于胸壁前部。为第2肋间神经的外侧皮支,分布于腋窝底及臂上部内侧面皮肤。

5. 前臂内侧皮神经(medial antebrachial cutaneous nerve)　起自臂丛内侧束,在腋动、静脉之间下行,继而沿肱二头肌内侧沟下行,居于肱动脉的内侧,在臂中部贵要静脉穿深筋膜处浅出,随即分为前、后两支,分布于前臂内侧面皮肤。

6. 前臂外侧皮神经(lateral antebrachial cutaneous nerve)　为肌皮神经的末支,在肘窝稍上方,肱二头肌外侧沟处穿深筋膜浅出,随即分为前、后两支,前支伴头静脉走行,分布于前臂外侧面皮肤。

二、深筋膜

臂部深筋膜包于臂肌表面,向上与三角肌筋膜、胸部筋膜和腋筋膜相续,向下移行于前臂筋膜。筋膜向深部插入,附于肱骨两侧的骨嵴,形成内、外侧肌间隔,将臂部分隔为前、后两区,前区含臂屈肌群、神经和血管等(图 5 - 21)。

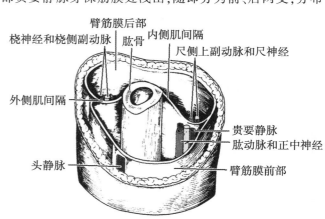

图 5 - 21　臂部骨筋膜鞘

前臂深筋膜包裹前臂各肌,并向深部伸入,内侧附于尺骨后缘,外侧附于桡骨,将前臂分隔为前、后两区。肘部深筋膜较细密,有肱二头肌腱膜编织,同时为前臂前面浅层肌提供了起点。前臂深筋膜在腕部增厚形成腕掌侧韧带,以约束前臂前群肌。

三、臂前群肌

臂前群肌包括浅层的肱二头肌和深层的肱肌、喙肱肌(表 5-3)。本群肌肉均受肌皮神经支配。

表 5-3 臂前群肌的名称、起止、作用及神经支配

名称	起点	止点	作用	神经支配
肱二头肌	长头:肩胛骨盂上结节 短头:肩胛骨喙突	桡骨粗隆	屈肘关节、使前臂旋后;协助屈肩关节	肌皮神经
喙肱肌	肩胛骨喙突	肱骨中部内侧	使肩关节屈和内收	
肱肌	肱骨下半前面	尺骨粗隆	屈肘关节	

四、前臂前群肌

前臂前群肌按其作用可分为屈腕、屈指和前臂旋前的肌肉,按其排列由浅入深可分为四层(表 5-4)。

表 5-4 前臂前群肌的名称、起止、作用及神经支配

层次	名称	起点	止点	作用	神经支配
第一层	肱桡肌	肱骨外上髁上方	桡骨茎突	屈肘关节	桡神经
	旋前圆肌	肱骨内上髁、前臂深筋膜	桡骨外侧面中部	使前臂旋前;屈肘	正中神经
	桡侧腕屈肌		第 2 掌骨底掌面	屈和外展腕;屈肘	
	掌长肌		掌腱膜	屈腕;紧张掌腱膜	
	尺侧腕屈肌		豌豆骨	屈和内收腕;屈肘	尺神经
第二层	指浅屈肌	肱骨内上髁和尺、桡骨前面	第 2~5 指中节指骨体两侧	屈第 2~5 指近侧指骨间关节和掌指关节;屈腕和屈肘	正中神经
第三层	拇长屈肌	桡骨上端前面、附近骨间膜	拇指远节指骨底掌面	屈拇指指骨间关节和掌指关节	正中神经
	指深屈肌	尺骨上端前面、附近骨间膜	第 2~5 指远节指骨底掌面	屈第 2~5 指指骨间关节和掌指关节;屈腕	正中神经尺神经
第四层	旋前方肌	尺骨下 1/4 的前面	桡骨下端前面	使前臂旋前	正中神经

五、臂和前臂前面的血管

(一)肱动脉(brachial artery)

腋动脉在背阔肌下缘易名为肱动脉,在臂部伴正中神经行于肱二头肌内侧沟,肱动脉上段居于正中神经内侧,继则经正中神经的后方转到其外侧。经肱二头肌腱膜深面至肘窝,在桡骨颈高度分为桡动脉和尺动脉(图 5-22,5-23)。肱动脉在肘窝位置表浅,能清楚地摸到搏动,临床上常作为测血压时的听诊部位。肱动脉

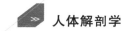

人体解剖学

的主要分支有：

1.**肱深动脉**(deep brachial artery)　在大圆肌下缘的稍下方起于肱动脉后内壁,与桡神经共同经肱三头肌内侧头和外侧头之间转入臂后区的桡神经沟中。肱骨中部骨折时,易损伤肱深动脉和桡神经。

2.**尺侧上副动脉**(superior ulnar collateral artery)　在肱深动脉起点稍下方自肱动脉发出,伴随尺神经穿过内侧肌间隔行向肱骨内上髁背侧面,与尺侧返动脉和尺侧下副动脉吻合。

3.**尺侧下副动脉**(inferior ulnar collateral artery)　在肱骨内上髁上方约 3～4 cm 处起于肱动脉,分布于肱骨内上髁的前、后面,参与肘关节动脉网的构成(图 5－23)。

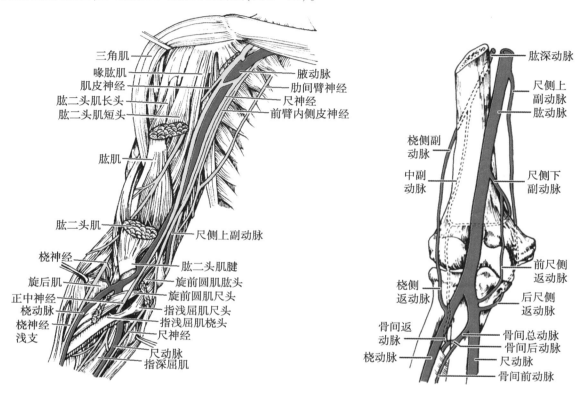

图 5－22　臂前区深层结构　　　　图 5－23　肘关节动脉网

(二)**桡动脉**(radial artery)

为肱动脉的终支之一,在桡骨颈高度分出,于起点不远处发出桡侧返动脉,经肱骨外上髁前面上行,参与肘关节动脉网的组成(图 5－23,5－24)。本干先行于肱桡肌深面,后经肱桡肌腱和桡侧腕屈肌腱之间下行,在该处位置浅表,可以摸到脉搏。桡动脉的下段在桡骨茎突尖端处斜过拇长展肌和拇短伸肌腱深面转至腕骨外侧缘,沿舟骨和大多角骨背面下行至手背。桡动脉在桡腕关节稍上方发出掌浅支入手掌,与尺动脉末支吻合构成掌浅弓。

(三)**尺动脉**(ulnar artery)

为肱动脉较大的终支,发出后斜向内下方走行,经旋前圆肌深面和指浅屈肌的深面,继而行于前臂浅、深屈肌之间至尺侧腕屈肌深面的桡侧,沿该肌垂直下降,到豌豆骨桡侧经腕掌侧韧带和腕横韧带之间达手掌(图 5－23,5－24)。尺动脉在前臂下 2/3 处与尺神经伴行,位于神经的外侧。尺动脉在前臂除发出肌支外,尚发出下列分支:

1.**尺侧返动脉**(ulnar recurrent artery)　尺动脉分出不远处即发出该支,该动脉再分为前支和后支,上行至肱骨内上髁的附近,分别与尺侧下、上副动脉吻合,参与肘关节动脉网的构成(图 5－23)。

· 182 ·

2.骨间总动脉(common interosseous artery) 该动脉为一短而粗的干,平桡骨粗隆高度由尺动脉发出,经指深屈肌和拇长屈肌之间达前臂骨间膜掌侧面的上缘,分为骨间前动脉和骨间后动脉(图5-23),后者穿过前臂骨间膜上缘进入前臂后面。骨间前动脉在指深屈肌和拇长屈肌之间沿前臂骨间膜掌侧面下降至旋前方肌上缘,穿骨间膜进入前臂后部。在骨间前动脉的上端,该动脉还发出一细小的正中动脉,伴随正中神经下降并营养该神经。

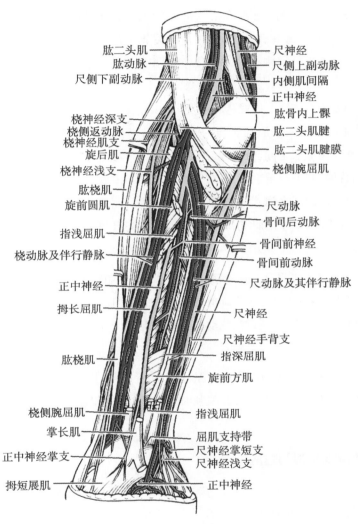

图5-24 前臂前区深层结构

(四)上肢的深静脉

从桡腕关节上方至腋腔的深静脉均与同名动脉伴行。桡静脉、尺静脉和肱静脉均为两条,两条并行的静脉之间有许多吻合支,同时与浅静脉亦有吻合。两条肱静脉通常于胸大肌下缘处合成一条腋静脉。

六、臂和前臂前面深层的神经

1.肌皮神经(musculocutaneous nerve,$C_5 \sim C_7$) 发自臂丛外侧束,行向外下方,斜穿喙肱肌,至肱二头肌和肱肌之间下降,发出肌支支配臂前群肌,终支在肘窝上方自深筋膜穿出,延续为前臂外侧皮神经,伴头静脉走行,分布于前臂外侧面皮肤。

2.正中神经(median nerve,$C_5 \sim T_1$) 首先在肱动脉的外侧与之伴行,至臂中部经过动脉的前方转到动脉的内侧下行,经肱二头肌腱膜深面入肘窝,继而穿过旋前圆肌浅、深两头之间于指浅屈肌与指深屈肌之间下行。在腕上方位于桡侧腕屈肌腱与掌长肌腱之间,经腕管入手掌。正中神经的肌支支配除尺侧腕屈肌和指深屈肌尺侧半,肱桡肌以外的前臂前群肌。

3. 尺神经(ulnar nerve,C_8、T_1) 由内侧束发出,在肱动脉的内侧下降,与尺侧上副动脉伴行,在三角肌止点下方高度穿过内侧肌间隔至后面,继行于尺神经沟(此位置浅表且贴近骨面,故易损伤),再下行穿过尺侧腕屈肌两头之间,进入前臂前面,在尺侧腕屈肌和指浅屈肌之间、尺动脉的内侧下降,经腕横韧带浅面和掌腱膜深面、豌豆骨的桡侧进入手掌。尺神经在臂部无分支,在肘关节处发出分支至肘关节,并发出肌支支配尺侧腕屈肌和指深屈肌尺侧半。尺神经在前臂中、下 1/3 交界处发出手背支,行于尺侧腕屈肌深面,在尺骨小头上方穿出深筋膜,分布于手背。

4. 桡神经(radial nerve,C_5 ~ T_1) 是臂丛后束发出的一条粗大神经,在腋腔内位于腋动脉的后方,在背阔肌下缘和肱深动脉伴行向下,经肱三头肌长头与内侧头之间,沿桡神经沟绕肱骨中段转向外下,在肱骨外上髁上方穿外侧肌间隔至肱桡肌与肱肌之间,分为浅、深两支(图 5 - 22,5 - 24)。浅支为皮支,沿桡动脉下行,在前臂中、下 1/3 交界处转向背面,并下行至手背,分布于手背桡侧半皮肤。深支为肌支,经桡骨头外侧穿旋后肌至前臂背面,行于前臂伸肌群浅、深层之间,并支配前臂背侧各肌。此外,桡神经本干发出臂后皮神经和前臂后皮神经,分布于臂和前臂后部皮肤,还发出肌支,支配臂部的肱三头肌和前臂的肱桡肌。

七、肘窝

肘窝(cubital fossa)位于肘关节前面,为一底朝上、尖向下的三角形凹陷区(图 5 - 22,5 - 24)。上界为肱骨内、外上髁的连线,外侧界为肱桡肌,内侧界为旋前圆肌,窝底为肱肌的下部和旋后肌的前部,顶为深筋膜覆盖。窝内的结构由外侧向内侧依次为肱二头肌腱、肱动脉及其分支、正中神经。窝内充填以脂肪组织、淋巴结。

八、前臂间隙

前臂间隙(antebrachial space)又称为屈肌后间隙,位于前臂下段,指深屈肌、拇长屈肌与旋前方肌和骨间膜之间(图 5 - 24),为疏松结缔组织所充填。前臂脓肿时,该间隙往往积存大量脓液,常向下蔓延到手掌的掌中间隙。

◗ 臂和前臂前面的解剖步骤与方法

1. 切口及翻皮瓣 在前述的肘上部横切口正中点向下做一纵切口至腕部;在腕横纹处做一横切口,沿纵切口向两侧翻剥皮肤,切勿过深,以免损伤皮神经及皮静脉(图 5 - 6)。

2. 清理浅结构 沿已解剖出的头静脉上段往下清理,在前臂找出与该静脉伴行的前臂外侧皮神经,追踪并修洁静脉和神经。在肘窝前面查找肘正中静脉,它多连于头静脉与贵要静脉之间,寻找有无前臂正中静脉。向上清理贵要静脉至臂内侧中点稍下方穿深筋膜处,在此处附近寻找穿出深筋膜的前臂内侧皮神经。向下追踪并修洁浅静脉和皮神经。

3. 观察深筋膜 保留贵要静脉、头静脉、肘正中静脉及各皮神经,修去浅筋膜,显露深筋膜。在肘窝前面寻找肱二头肌及其腱膜,该腱膜在前臂内侧与深筋膜融合。纵切深筋膜并翻向两侧(保留肱二头肌腱膜),在臂部观察内、外侧肌间隔。

4. 解剖及观察臂前群肌 钝性分离臂部前群肌,观察:①喙肱肌,追踪至肱骨中点,可见肌皮神经穿入肌腹;②肱二头肌短头在喙肱肌外侧起于喙突,长头腱位于外侧,被包于肩关节囊内,自结节间沟下降,两头合成一个肌腹,向下止于桡骨粗隆,并有腱膜越过肘窝与前臂深筋膜相续;③肱肌位于肱二头肌深面、喙肱肌的下方。

5. 清理臂部血管、神经 ①追踪观察肱动脉及其分支:在肱二头肌内侧沟找出肱动脉及其伴行静脉,注意观察它与正中神经的位置关系,正中神经起初位于动脉外侧,至臂中部经动脉前方转至其内侧。肱动脉于背阔肌腱下缘处发出肱深动脉,伴桡神经行于桡神经沟内。在臂中部发出尺侧上副动脉,在肱骨内上髁上方发出尺侧下副动脉,二者均参与肘关节动脉网的组成。②在喙肱肌处找到穿过它的肌皮神经,向上追踪至臂丛外侧束,向远侧追踪其穿喙肱肌行于肱二头肌与肱肌之间,在肱二头肌腱外侧缘处浅出,易名为前臂外侧皮神经。③在肱二头肌内侧沟找到正中神经,向上追踪其两根,向远侧追踪时注意它与肱动脉的交叉,直追至肘窝。④在肱动脉的内侧找到尺神经,向上追踪至臂丛内侧束,向下追踪可见它与尺侧上副动脉伴行穿过内侧肌间隔,下行至肱骨内上髁后方的尺神经沟内。⑤在肘关节上方肱肌与肱桡肌之间找出桡神经,可见它由臂后部穿外侧肌间隔至臂前部,向远侧追踪至其分为浅、深两支即可。

6. 清理肘窝 确认肘窝的境界,切断肱二头肌腱膜附着于前臂深筋膜处,向上翻起,注意观察并去除肘淋巴结。

7. 清理和分离前臂前群浅层肌 浅层肌由外侧向内侧依次为肱桡肌、旋前圆肌、桡侧腕屈肌、掌长肌和尺侧腕屈肌,清理它们的起点,在它们的深面还可见指浅屈肌,向远侧分为4条腱入手掌。

8. 分离追踪桡动脉及桡神经浅支 向外侧牵开肱桡肌,可见一血管神经束,为桡神经浅支和桡动、静脉。桡神经浅支位于外侧,向远侧追踪可见其经肱桡肌深面转至手背。桡动脉向远侧绕桡骨茎突下方,经拇长展肌腱和拇短伸肌腱的深面到手背,在腕部发出掌浅支,下行入手掌参与掌浅弓的构成。

9. 分离正中神经 自肘窝部向远侧追踪正中神经,它首先穿旋前圆肌,继而行于指浅屈肌深面,从神经干内侧发出肌支,故清理时宜沿神经的外侧缘进行,注意可有一细小的正中动脉与之伴行。

10. 分离追踪尺动脉和尺神经 向内侧牵开尺侧腕屈肌,可见前臂尺侧血管神经束,它由尺动、静脉和尺神经组成。尺动脉由肘窝向下,经旋前圆肌和指浅屈肌深面至尺侧腕屈肌深面,在腕部经尺侧腕屈肌腱和豌豆骨的外侧,腕横韧带浅面入手掌。在肘窝深部,寻找尺动脉发出的骨间总动脉,再追踪由它分出的骨间前、后动脉。尺神经经过尺神经沟后,穿尺侧腕屈肌的起始部至肌的深面下行,在尺动脉的内侧与之伴行至手掌。在前臂下份,尺神经发出手背支。

11. 解剖分离前臂前群深层肌 在已解剖出的指浅屈肌深面分离指深屈肌,它位于尺骨前面,其桡侧有拇长屈肌,两肌的深面,前臂远侧段前面有旋前方肌,可将其浅面肌腱向两侧牵拉以探查之。指深屈肌、拇长屈肌的深面,旋前方肌浅面的间隙即前臂间隙(屈肌后间隙),待解剖手掌时再进一步观察。

12. 观察各结构在腕部的排列关系 在腕部从桡侧向尺侧各结构依次的排列关系是:肱桡肌腱、桡动脉、桡侧腕屈肌腱、正中神经和掌长肌腱、指浅屈肌腱、尺动脉、尺神经和尺侧腕屈肌腱。

临床应用知识点▶

知识点:压迫肱动脉止血

压迫肱动脉止血的最佳位置在臂中部。因为肘周围的动脉吻合提供了一个功能上和外科上重要的侧支循环,所以可在肱深动脉远侧夹住肱动脉而不产生组织损伤。其解剖学基础是尺动脉和桡动脉仍可经肘周围的吻合接收足够的血液。长时间在肱深动脉近侧夹住肱动脉可导致肘和前臂缺血。

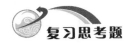复习思考题

一、名词解释

肘关节动脉网

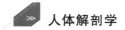
二、简答题

1.前臂和臂部的浅静脉及其和神经的伴行关系。

2.臂前群肌、前臂前群肌的名称、起止、作用和神经支配。

3.正中神经、尺神经、桡神经的走行及其与大动脉的伴行关系。

第五节 手掌部

重点内容提示

1.手掌部肌肉的名称、起止、作用和神经支配。

2.分布于手掌部的神经、血管的走行、支配范围。

3.腕管的构成,其内容物的排列关系及临床意义。

4.掌腱膜的构成及三个筋膜鞘的结构层次,掌中间隙、鱼际间隙的位置关系。

手掌部包括腕前区、手掌和手指掌面三区。**手掌**(palm of hand)界于腕部与手指之间,手掌的中央部凹陷,即手心,外侧部的隆起称为**大鱼际**(thenar),内侧部的隆起称为**小鱼际**(hypothenar)。腕前区是指桡腕关节、腕骨和腕掌关节的前面,是前臂屈肌腱、神经、血管到达手掌的通路。手指掌面,又称为指腹,包括手指前面所有的软组织。上述三个部位关系密切,为了适当地照顾其系统性及解剖时的方便,特将三个部位放在一起描述。

一、皮肤和浅筋膜

腕前区的皮肤和皮下组织薄而松弛,而手掌皮肤厚而韧(鱼际表面稍薄)。掌心部皮下组织致密,结缔组织纤维将皮肤与掌腱膜紧密相连,不能滑动,利于握持物品。手指掌面皮肤厚,末节指腹形成形态各异的指纹,指掌面的皮下组织由纤维分隔成网状,内含小脂肪团,纤维将皮肤紧密地连于屈肌腱的纤维鞘,在末节指,则连于指骨骨膜,故指掌面皮肤的活动度也很小,皮下组织中有指的血管、神经走行。小鱼际皮下组织中有长方形薄肌片,叫**掌短肌**(palmaris brevis),起于掌腱膜内侧缘,止于手掌尺侧缘皮肤,该肌收缩可使小鱼际皮肤产生皱纹。

二、深筋膜

1.**手掌深筋膜** 前臂深筋膜向远侧的延续,掌心部筋膜增厚叫作掌腱膜(图5-25),其近侧端续于掌长肌腱,远侧端分成4束,分别至第2~5指,与手指纤维鞘相续。大鱼际和小鱼际处的筋膜较薄。掌腱膜内、外侧缘各发出一片结缔组织隔,分别叫作内侧肌间隔和外侧肌间隔,向深部插入分别附着于第5和第1掌骨。由内、外侧肌间隔将手掌分为3个筋膜鞘,即外侧鞘,内含手肌外侧群(除拇收肌外),拇长屈肌腱及腱鞘;中间鞘,内含指浅、深屈肌腱及腱鞘、手肌中间群、拇收肌及神经血管;内侧鞘,内含手肌内侧群、小指屈肌腱及腱鞘等(图5-26)。手掌深部覆于掌骨及骨间掌侧肌的前面的一层筋膜叫作骨间掌侧筋膜。

2.**屈肌支持带**(flexor retinaculum) 又叫腕横韧带,前臂深筋膜在腕部增厚,横架于腕骨沟的上方,尺侧附于豌豆骨和钩骨,桡侧附于舟骨和大多角骨,与腕骨沟共同构成**腕管**(carpal canal)。指浅、深屈肌腱及包绕它们的屈肌总腱鞘、拇长屈肌腱及腱鞘、正中神经均通过腕管进入手掌。桡侧腕屈肌腱穿屈肌支持带的桡侧部(名桡侧腕管)止于第2掌骨底,而尺神经和尺动脉经屈肌支持带的浅面和与掌腱膜相连的筋膜(腕掌侧韧带)之间(又名尺侧腕管),进入手掌(图5-26)。

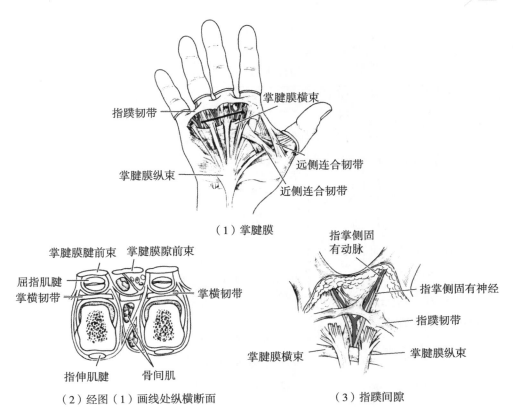

（1）掌腱膜

掌腱膜腱前束　掌腱膜隙前束

屈指肌腱
掌横韧带　　　　　　　　掌横韧带

指伸肌腱　　骨间肌

（2）经图（1）画线处纵横断面

指掌侧固有动脉

指掌侧固有神经

指蹼韧带

掌腱膜横束　　　掌腱膜纵束

（3）指蹼间隙

图 5-25　掌腱膜及指蹼间隙

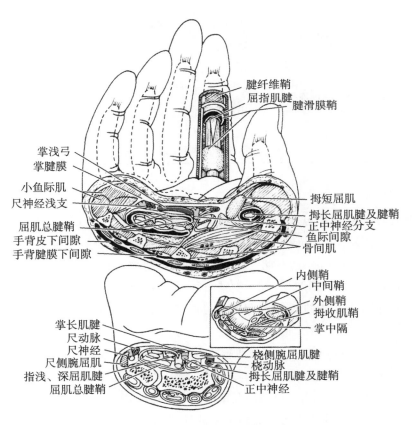

图 5-26　手骨筋膜鞘及其内容物

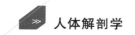

三、手肌

手肌按部位可分为内侧群、中间群和外侧群三群,各肌的名称、起止及作用见表5－5。

表5－5　手肌的名称、起止、作用及神经支配

肌群	名称		起点	止点	作用	神经支配
外侧群	拇短展肌		屈肌支持带、舟骨	拇指近节指骨底	外展拇指	正中神经
	拇短屈肌		屈肌支持带、大多角骨		屈拇指掌指关节	正中神经尺神经
	拇对掌肌			第1掌骨	拇指对掌(屈＋旋前)	正中神经
	拇收肌		斜头:头状骨、屈肌支持带 横头:第3掌骨掌面	拇指近节指骨	拇指内收、屈曲	尺神经
中间群	蚓状肌	1 2	示、中指指深屈肌腱桡侧(单羽肌)	第2～5指指背腱膜	屈第2～5指掌指关节和伸其指间关节	正中神经
		3 4	中、环、小指指深屈肌腱相对缘(双羽肌)			尺神经
	骨间掌侧肌	1 2 3	第2掌骨内侧缘	第2、4、5指指背腱膜	内收第2、4、5指;屈第2、4、5指掌指关节和伸其指骨间关节	
			第4、5掌骨外侧缘			
	骨间背侧肌	1 2 3 4	第1～5掌骨相对缘	第2～4指指背腱膜	固定第3指,外展第2、4指;屈第2～4指掌指关节和伸其指骨间关节	
内侧群	小指展肌		屈肌支持带、豌豆骨	小指近节指骨底	外展及屈小指	
	小指短屈肌		屈肌支持带、钩骨		屈小指关节	
	小指对掌肌			第5掌骨内侧缘	使小指对掌	

四、屈指肌腱及腱鞘

　　屈指肌腱通过腕管时,有滑液鞘包裹,以减少运动时的摩擦。包绕指浅、深屈肌腱的叫作**屈肌总腱鞘**(common flexor sheath),又叫**尺侧囊**(ulnar bursa)。包绕拇长屈肌腱的叫作**拇长屈肌腱鞘**(tendinous sheath of flexor pollicis longus),又叫**桡侧囊**(radial bursa)。此二腱鞘均从屈肌支持带近侧约2.5 cm处开始,向远侧伸延,屈肌总腱鞘与小指指腱鞘相连续,而不与第2～4指指腱鞘相通,在掌指关节近侧形成盲端;拇长屈肌腱鞘向远侧与拇指指腱鞘相通。因此,拇指与小指的腱鞘炎,早期即可向近侧蔓延至拇长屈肌腱鞘或屈肌总腱鞘,进而从一腱鞘累及邻近的另一腱鞘,形成"V"字形的感染区(图2－10)。

　　手指腱鞘(tendinous sheath of fingers)由包绕肌腱的滑液鞘及包绕于滑液鞘外的纤维鞘构成。手指腱滑液鞘为双层圆筒状,内层紧贴附于肌腱表面,外层贴附于纤维鞘内面,两层之间的腔内有少量滑液,以减少肌腱运动时的摩擦。在靠指骨掌面,腱滑液鞘内、外两层互相移行处形成双层的腱系膜,有供应肌腱的血管通过,成人大多数系膜退化,只剩血管穿过部分叫腱纽。腱滑液鞘的外围,由深筋膜增厚形成管状腱纤维鞘,纤维鞘附着于指骨骨膜和指间关节囊的两侧,形成骨性纤维管,以约束腱滑液鞘(图2－9)。

五、手掌的筋膜间隙

自掌腱膜内、外侧缘发出内侧肌间隔和外侧肌间隔,分别附着于第5掌骨骨膜和第1掌骨骨膜。在内、外侧肌间隔,指屈肌腱和蚓状肌深面及骨间掌侧筋膜浅面之间为疏松结缔组织充填的间隙,该间隙又被掌中隔分为内侧的掌中间隙和外侧的鱼际间隙。掌中隔为一片致密结缔组织板,自外侧肌间隔分出,斜向尺侧插向深部,附于第3掌骨骨膜(图5-26)。

1. 鱼际间隙(thenar space) 前界为第2指的屈肌腱和第1蚓状肌,后界为拇收肌筋膜,内侧界为掌中隔,外侧界为掌外侧肌间隔(鱼际隔)。鱼际间隙向近侧是封闭的盲端,向远侧经第1蚓状肌的筋膜鞘通向示指指背。

2. 掌中间隙(midpalmar space) 位于鱼际间隙的尺侧,其前界为第3~5指屈肌腱和第2~4蚓状肌,后界为第3~5掌骨及骨间掌侧肌表面的骨间掌侧筋膜,内侧界为掌内侧肌间隔(小鱼际隔),外侧界为掌中隔。此间隙向近侧经腕管可通前臂间隙(屈肌后间隙),向远侧可沿第2~4蚓状肌筋膜鞘,经第2~4指蹼间隙至第3~5指指背。掌中间隙感染时可沿此路径向近侧或远侧蔓延。

六、手掌的神经

1. 正中神经(图5-27~5-29) 经腕管入手掌,位于掌浅弓与指屈肌腱之间,依次发出下列分支:

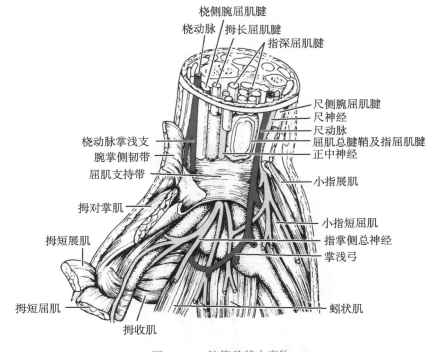

图5-27 腕管及其内容物

(1)返支 在腕远侧横纹下方约2.5 cm处发出,短而粗,发出后行向外上方,于拇短展肌和拇短屈肌间进入深部,支配除拇收肌以外的手外侧群肌。临床上手部手术时,应尽量避免于此处做切口,以免损伤该神经,造成拇指运动障碍。

(2)指掌侧总神经 3支,下行至掌指关节附近,每支分为2支指掌侧固有神经(其中桡侧的指掌侧总神经分为3支),分布于拇指桡侧缘和第1~4指相对缘及桡侧3个半指的掌面及中、远节指背皮肤。并发出肌支,支配第1、2蚓状肌。

此外,正中神经在入腕管前发出掌皮支,分布于掌心部和鱼际部皮肤。

2. 尺神经(图5-28～5-30)　经屈肌支持带浅面入手掌,在豌豆骨的桡侧分为浅、深两支。

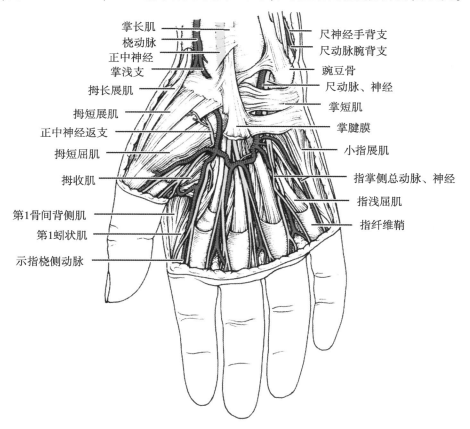

掌长肌
桡动脉
正中神经
掌浅支
拇长展肌
拇短展肌
正中神经返支
拇短屈肌
拇收肌
第1骨间背侧肌
第1蚓状肌
示指桡侧动脉

尺神经手背支
尺动脉腕背支
豌豆骨
尺动脉、神经
掌短肌
掌腱膜
小指展肌
指掌侧总动脉、神经
指浅屈肌
指纤维鞘

图5-28　掌浅弓、正中神经及其分支

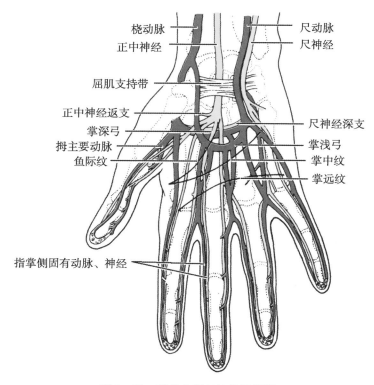

桡动脉
正中神经
屈肌支持带
正中神经返支
掌深弓
拇主要动脉
鱼际纹

尺动脉
尺神经
尺神经深支
掌浅弓
掌中纹
掌远纹

指掌侧固有动脉、神经

图5-29　手掌血管与神经的投影

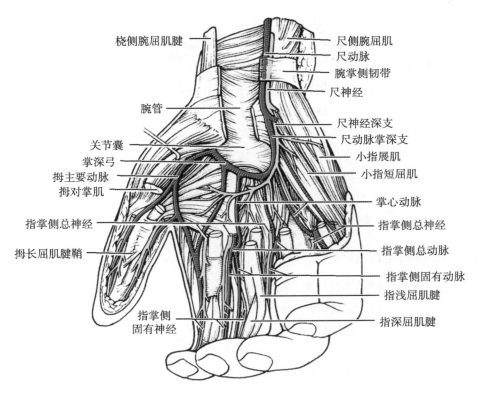

图 5-30 掌浅弓、尺神经及其分支

（1）浅支 除分出掌短肌的肌支外，再分为两支，一支指掌侧固有神经，分布于小指尺侧缘；一支指掌侧总神经，在掌指关节附近分为两条指掌侧固有神经，分布于第4、5指相对缘。

（2）深支 主要为肌支，伴尺动脉掌深支走行，经小指展肌和小指短屈肌之间，穿小指对掌肌至深部，分支布于小鱼际肌，第3、4蚓状肌，骨间掌侧肌和拇收肌以及骨间背侧肌。

此外，尺神经在腕上部尚发出掌皮支和手背支，分布于手掌尺侧1/3部皮肤。手背支将述于手背部。

七、手掌的动脉

1.桡动脉（图5-28~5-30） 从腕前转向手背之前发出浅支，沿鱼际肌表面或穿鱼际肌行向掌心，多数人的浅支与尺动脉终支合成掌浅弓（图5-31）。主干绕桡骨茎突下方，通过拇长展肌腱、拇短伸肌腱和拇长伸肌腱的深面转至手背，再穿经第1掌骨间隙至手掌，与尺动脉的掌深支吻合成掌深弓。在刚穿至手掌时，于拇收肌深面发出**拇主要动脉**（principal artery of thumb），分三支布于拇指掌面两侧缘和示指桡侧缘。

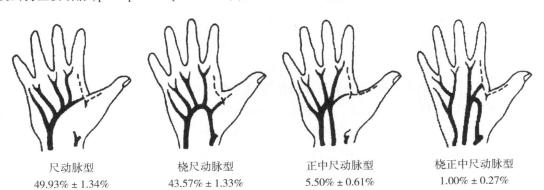

尺动脉型	桡尺动脉型	正中尺动脉型	桡正中尺动脉型
49.93% ± 1.34%	43.57% ± 1.33%	5.50% ± 0.61%	1.00% ± 0.27%

图 5-31 掌浅弓的类型

2.尺动脉(图 5 - 27～5 - 30)　经屈肌支持带的浅面入手掌,在豌豆骨外下方发出掌深支,伴尺神经深支穿小鱼际至掌深部,与桡动脉末端合成掌深弓。终支转向外侧与桡动脉掌浅支吻合成掌浅弓。

3.掌浅弓(superficial palmar arch)　位于掌腱膜深面,指屈肌腱和正中神经的浅面,自弓的凸缘发出 4 个分支,尺侧的 1 支是小指掌侧固有动脉,供应小指尺侧缘;其余 3 支叫指掌侧总动脉,下行至掌指关节附近,各分为 2 条指掌侧固有动脉,至第 2～5 指的相对缘(图 5 - 27～5 - 31)。

4.掌深弓(deep palmar arch)　位于指屈肌腱深面,掌骨及骨间掌侧肌的浅面,为骨间掌侧筋膜所覆盖,由桡动脉终支和尺动脉掌深支组成,与尺神经深支伴行。约在掌浅弓的近侧 1～2 cm 处从弓的凸侧发出 3 条掌心动脉,行于骨间掌侧肌的表面,在掌指关节附近,向浅面穿出,汇入相应的指掌侧总动脉(图 5 - 29,5 - 30)。

手掌二重动脉弓的意义在于保障手在各种姿势和状态下的血液供应,如当手握紧物体时,掌浅弓可能因受压而致血液受阻,但掌深弓却可保证其流通。

● 手掌部的解剖步骤与方法

1.切口及翻皮瓣　视操作情况可在前臂下端离断指浅屈肌腱、指深屈肌腱和拇长屈肌腱,但须在不同的高度平面,以便操作手掌时验证;自前臂切口处沿手掌正中线并通过中指做一纵切口;沿掌指关节处做一横切口,拇指沿第一节指骨中部横切口,将皮瓣向两侧翻剥(图 5 - 6)。

2.清理腕管及通过腕管的诸结构　在浅筋膜内寻找尺神经和正中神经的掌皮支,在小鱼际的近侧部,浅筋膜内可见到掌短肌的横行肌纤维。观察后剔除浅筋膜,显露深筋膜。腕前区的深筋膜上连前臂深筋膜,下与手掌深筋膜相续,深筋膜在腕部增厚形成 2 条韧带:腕掌侧韧带和腕横韧带。深筋膜暂不切开,留待解剖手掌时观察。观察腕管的形成,验证通过腕管的诸结构。

3.清理掌腱膜　手掌结构复杂,特别是掌心部,解剖时应逐层剥离。手心部皮下组织较致密,许多纤维隔连于皮肤与掌腱膜之间,观察后去除,显露白色而发亮的掌腱膜。从掌腱膜近端的离断处向下翻剥,观察从掌腱膜内、外侧缘发出的内、外侧肌间隔及由外侧肌间隔分出的掌中隔,它自掌腱膜的桡侧向深部插入。剥离掌腱膜至手指的 4 条纵行纤维束(切勿过深,以免伤及其深面的血管、神经),纤维束与指纤维鞘相续。在相邻的两纵行纤维束之间的指蹼间隙内,观察至手指的血管、神经和蚓状肌通过(暂不解剖)。

4.解剖掌浅弓及正中神经、尺神经的掌浅层分支　将游离的掌腱膜翻向远侧,观察其深面的结构:腕横韧带(屈肌支持带),掌浅弓及其分支,正中神经和尺神经在掌浅层的分支。自腕前区开始清理腕横韧带近侧的结构,由桡侧至尺侧的位置关系是桡血管、桡侧腕屈肌腱、掌长肌腱、尺血管和尺神经(血管位于神经的桡侧)、尺侧腕屈肌。剔除鱼际肌表面的深筋膜,在拇短屈肌下缘寻找正中神经的返支,它向外上方穿入拇短展肌深面。从腕部向远侧追踪尺动脉和桡动脉的掌浅支,检查二者合成的掌浅弓(有无变异),自弓的凸缘发出 4 个分支:1 支至小指尺侧缘;3 支指掌侧总动脉,在掌指关节处,每支又分为 2 条指掌侧固有动脉至相邻指的相对缘。清理尺神经:它经屈肌支持带浅面入手掌,其浅支布于小指两侧和第 4 指尺侧;深支在小鱼际近端入深部(暂不解剖)。

5.清理正中神经　它经腕管入手掌,在屈肌支持带远侧缘处寻觅终末部及其分支,在此处发出返支(已解剖)。在手掌,正中神经位于掌浅弓的深面,分为 3 条指掌侧总神经,至掌指关节处,每支又分为 2 支指掌侧固有神经,仔细追踪 1 支至中指指尖,观察指掌侧固有神经再分支至中节和远节指背皮肤。

6.检查屈肌总腱鞘和手指腱鞘　在屈肌支持带稍下方,用注射器向腱鞘内注入空气或有色液体,以显示屈肌总腱鞘的范围。去除中指掌面的浅筋膜,显露手指腱鞘,观察腱鞘在指骨前面的纤维呈环形,较厚,而指关节处的纤维呈交叉状,较薄。观察手指的神经血管与腱鞘的关系。最后纵行切开手指腱鞘,查看腱纤维鞘和滑膜鞘的构成。

7. 探查掌筋膜间隙和前臂间隙　轻轻提起或掀起各间隙浅面的屈肌腱,探查各间隙的位置和境界。①前臂间隙:位于前臂指深屈肌腱与旋前方肌之间;②鱼际间隙:位于示指、第 1 蚓状肌与拇收肌筋膜之间;③掌中间隙:此间隙临床上较重要,位于中、环、小指屈肌腱和第 2 ~ 4 蚓状肌的深面,骨间掌侧筋膜的浅面。探查上述两间隙时应特别注意观察示指与中指屈肌腱间插入至第 3 掌骨前面的掌中隔,它分隔鱼际间隙和掌中间隙,参照图谱,弄清三个间隙的周界及通向。

8. 清理屈肌腱和蚓状肌　将已离断的前臂屈肌腱对位,确认各肌腱和神经的名称后,纵行切断屈肌支持带,暴露腕管(切勿伤及管内结构),清理腕管内通过的结构,共 9 条肌腱、1 条神经:指浅屈肌腱(4 条)、指深屈肌腱(4 条)、拇长屈肌腱(1 条)和正中神经。4 条蚓状肌分别起自指深屈肌腱,与血管神经伴行行向第 2 ~ 5 指的掌指关节附近的桡侧再转向手背,加入指背腱膜(可追踪其中 1 条蚓状肌至止点)。寻找由正中神经的指掌侧固有神经分出至第 1、2 蚓状肌的细支。在已解剖出的中指腱鞘内,观察指浅屈肌腱在近节指骨中点分为两叉,止于中节指骨底两侧,指深屈肌腱穿经指浅屈肌腱两叉之间,止于末节指骨底。最后提起屈肌腱,查看连结指骨与肌腱之间的腱钮。

9. 解剖掌深弓及尺神经深支　将指浅、深屈肌腱和正中神经从腕管内提起牵向两侧,观察尺神经进入第 3、4 蚓状肌深面的肌支。切除被覆在拇收肌表面和骨间掌侧肌表面的筋膜,切断拇收肌的起点将其翻起,即显露出穿入手掌的桡动脉和拇主要动脉。从近端往下追踪尺神经和尺动脉,可切断神经和动脉表面的肌肉,随尺神经深支追入深部,了解其分支和分布。在尺神经深支的附近清理掌深弓,观察此弓由桡动脉终支和尺动脉掌深支吻合而成,寻找掌深弓向远端发出的掌心动脉,追踪其中 1 支至与指掌侧总动脉的连结点。清理 3 块骨间掌侧肌,理解它们的起止和作用。

综上操作所见,手掌部层次结构多,以掌心部为例由浅入深依次为:皮肤、浅筋膜、掌腱膜、掌浅弓、正中神经和尺神经、指浅、深屈肌腱和蚓状肌、手掌筋膜间隙、骨间掌侧筋膜、掌深弓和尺神经深支、掌骨及骨间掌侧肌十个层次结构。

10. 解剖鱼际肌和小鱼际肌　切除鱼际肌表面的筋膜,观察居于浅层的 2 块鱼际肌,即拇短展肌(外侧)和拇短屈肌(内侧),钝性分离浅层肌,可见到居于深层外侧(拇短展肌深面)的拇对掌肌,在对掌肌的内侧,可见到拇收肌,位置最深(视情况可切断浅层肌肉〔腱〕),有 2 个头,即横头和斜头,分别起自第 3 掌骨和头状骨及第 2、3 掌骨底。前三者受正中神经支配,拇收肌由尺神经分布。修去小鱼际肌表面的筋膜,见小指展肌和小指短屈肌分居浅层内、外侧。沿尺神经和尺动脉的深支穿入小鱼际处,钝性分离两肌相邻缘,观察居于两肌深面的小指对掌肌。掌短肌已解剖。小鱼际肌受尺神经支配。

临床应用知识点

知识点 1:腕管综合征

腕管综合征可以源于多种损伤(例如滑液鞘感染),此时腕管显著地缩小。滑液潴留、感染和手指的过度锻炼均可引起肌腱及滑液鞘肿胀。正中神经是腕管内最敏感的结构,受影响最大。正中神经有两条分布于手皮肤的感觉终末支,因此感觉异常、感觉迟钝(感觉减退),或感觉缺失可能发生在外侧三个半手指。正中神经也发出一条运动终末支,即鱼际支或返支,支配 3 块鱼际肌。如果正中神经受压原因没有消除,可能发生拇指进行性协调和力量减退(由于拇对掌肌和拇短展肌力量减弱)。正中神经受压迫时,人的拇指不能对掌。如果病情进一步发展,感觉的变化将会放散到前臂和腋窝。

知识点 2:腱鞘炎

手掌被锈钉刺一个小孔的损伤能引起滑液鞘感染。当肌腱和滑液鞘发炎(腱鞘炎)时,可引起手指肿胀,运动时疼痛。由于第 2 ~ 4 指的肌腱几乎总是分隔滑液鞘,故炎症常被局限在感染的手指。但是,如果忽视感染,

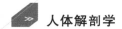

指鞘的近端可能裂开,感染将会蔓延至掌中间隙。又由于小指的滑液鞘常与屈肌总滑液鞘延续,故该指的腱鞘炎则可波及总滑液鞘,从而通过手掌经腕管至前臂。同样拇指腱鞘炎也可经与之相延续的拇长屈肌滑液鞘蔓延(桡侧囊)。指感染究竟蔓延多远取决于其与屈肌总滑液鞘的联系。

拇长展肌和拇短伸肌腱在腕背面位于同一腱鞘内,这些肌腱在共同的腱鞘内摩擦过多会导致腱鞘纤维性增厚和骨性纤维管狭窄。摩擦过多是由于手反复用力抓握和拧而引起(例如挤压有水的湿衣服),这种情况叫作奎尔万腱鞘炎狭窄(痛性腱鞘炎,由于拇长展肌和拇短伸肌共同腱鞘的相对性狭窄),引起手腕至前臂近端的放散性疼痛。在腕外侧面共同纤维腱鞘上可触及局部疼痛。

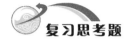复习思考题

一、名词解释

1.腕管;2.掌深弓;3.掌浅弓

二、简答题

1.手的筋膜间隙,鱼际间隙和掌中间隙的境界及交通。

2.手掌部肌肉的作用和神经支配。

3.正中神经和尺神经的支配范围。

第六节　臂后部、前臂后部和手背

重点内容提示

1.臂后部,前臂后部肌肉的名称、起止和作用。

2.运动拇指的肌肉及其作用和神经支配。

3.桡神经的走行和伴行关系。

一、皮肤和浅筋膜

臂和前臂后部的皮肤较厚,但移动性很大,而手背皮肤和皮下组织较薄,有毛、内含皮脂腺,富有弹性。皮肤有张力线,无螺纹。伸指肌腱在皮下清晰可见。浅筋膜内含下列结构。

(一)浅静脉

1.头静脉和贵要静脉的属支　在前臂后面有头静脉和贵要静脉的属支,它们行向前臂前面内、外侧,分别汇入贵要静脉和头静脉。

2.手背静脉网(dorsal venous rete of hand)　由掌背静脉在手背中部互相吻合而成,多呈网状,亦有人为弓状,位于皮神经的浅面,它接收指背静脉和手深部静脉,其桡侧端与拇指的指背静脉汇合成头静脉,尺侧端与小指的指背静脉合成贵要静脉(图5-32)。

(二)浅淋巴管

臂和前臂后面的浅淋巴管的输出管伴头静脉或贵要静脉上行,手背的浅淋巴管亦与浅静脉伴行。手背的淋巴管除接收手背的淋巴回流外,也接收手掌远侧的浅淋巴管网的汇入,因此,当手指或手掌感染时,手背肿胀

明显,这时不能错误地在手背切开引流。

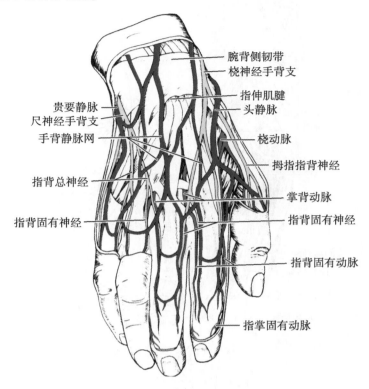

图5-32 手背浅层结构

(三)皮神经

臂后面有臂后皮神经和臂外侧下皮神经,前臂后面有前臂后皮神经,手背及指背有桡、尺神经的手背支。

1. 臂后皮神经(posterior brachial cutaneous nerve) 为桡神经在腋腔中发出的细支,横过背阔肌腱,在大圆肌稍下方穿出深筋膜至臂后面,分布于三角肌附着点以下臂后面的皮肤。

2. 臂外侧下皮神经(inferior lateral brachial cutaneous nerve) 为桡神经在桡神经沟中分出的一细支,穿肱三头肌外侧头及臂外侧肌间隔至浅面,支配臂下半部外侧的皮肤。

3. 前臂后皮神经(posterior antebrachial cutaneous nerve) 较粗大,亦由桡神经在桡神经沟中分出,于臂外侧下份穿肱三头肌外侧头及臂外侧肌间隔,沿臂外侧下降,经肱骨外上髁后方至前臂后面,分布于前臂后面直至桡腕关节的皮肤。

4. 桡神经手背支 为桡神经浅支的直接延续。浅支在前臂中、下1/3交界处穿出深筋膜转向手背,易名为手背支。该支向下越过前臂下端桡侧诸肌腱的表面进入手背,分支分布于手背桡侧半皮肤及桡侧两个半指背的皮肤(图5-32)。

5. 尺神经手背支 为尺神经在腕上方的分支,在尺骨头上方穿出深筋膜,向下外进入手背,分支分布于手背尺侧半皮肤及尺侧两个半指背的皮肤(图5-32)。

二、深筋膜

臂后面的深筋膜包绕肱三头肌;前臂后面的深筋膜厚而坚韧,在两侧分别与尺、桡骨紧紧地连在一起(详见本章第四节)。在桡腕关节背面,深筋膜增厚形成腕背侧韧带,又名伸肌支持带,其桡侧附于桡骨下端外侧缘,尺侧连于尺骨茎突和三角骨。腕背侧韧带向深面发出5个隔板,分别附于桡骨下端背面和尺骨头背面,此韧带与桡、尺骨下端背面形成6个管道,供伸肌腱通过(图5-33,5-34)。

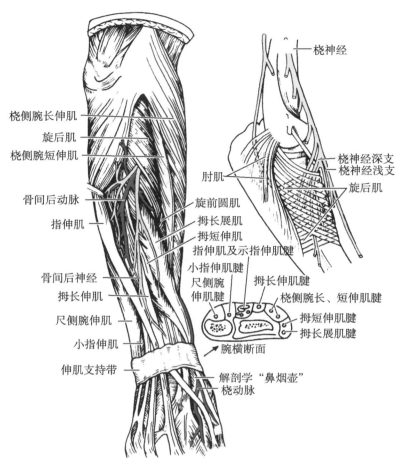

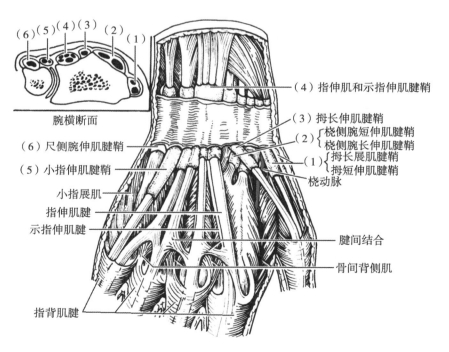

图 5-33　前臂后区深层结构

图 5-34　手背深层结构

三、臂后群肌

臂后群肌仅有 1 块强大的肱三头肌,受桡神经支配。肱三头肌与肱骨桡神经沟构成桡神经管(肱骨肌管)。肘关节后面的肘肌也列入臂后群肌,亦受桡神经支配(图 5 - 35,5 - 36,表 5 - 6)。

表 5 - 6　臂后群肌的名称、起止、作用及神经支配

名称	起点	止点	作用	神经支配
肱三头肌	长头:肩胛骨盂下结节 内侧头:桡神经沟内下方骨面 外侧头:桡神经沟外上方骨面	尺骨鹰嘴	伸肘关节;协助肩关节伸及内收(长头)	桡神经
肘肌	肱骨外上髁	鹰嘴、尺骨背面上 1/4 部	协助伸肘	

四、前臂后群肌

前臂后群肌共有 10 块,可分为浅、深两层,各 5 块(表 5 - 7)。按其作用归类,其中有前臂旋后的肌肉(1 块)、伸展拇指的肌肉(3 块)、伸指的肌肉(3 块)、伸腕的肌肉(3 块)。它们均受桡神经支配。

表 5 - 7　前臂后群肌的名称、起止、作用及神经支配

层次		名称	起点	止点	作用	神经支配
浅层	外侧群	桡侧腕长伸肌	肱骨外上髁及邻近深筋膜	第 2 掌骨底背面	伸和外展腕	桡神经
		桡侧腕短伸肌		第 3 掌骨底背面	伸腕	
	后群	指伸肌		第 2～5 指中节和远节指骨底	伸第 2～5 指和伸腕	
		小指伸肌		小指中节和远节指骨底	伸小指	
		尺侧腕伸肌		第 5 掌骨底	伸和内收腕	
深层	上部	旋后肌	肱骨外上髁、尺骨近侧端	桡骨上 1/3 的前面	前臂旋后	
	下部	拇长展肌	桡、尺骨和骨间膜的背面	第 1 掌骨底	外展拇指及腕关节	
		拇短伸肌		拇指近节指骨底	伸拇指掌指关节	
		拇长伸肌		拇指远节指骨底	伸拇指	
		示指伸肌		示指指背腱膜	伸示指	

五、臂和前臂后面及手背的血管

1. 肱深动脉(deep brachial artery)　由肱动脉发出后,与桡神经伴行入桡神经沟,此处常发出一升支与旋肱后动脉吻合。肱深动脉向下分为中副动脉和桡侧副动脉两终末支,并分支参与肘关节动脉网的构成。肱骨中部骨折时,易损伤肱深动脉和桡神经(图 5 - 35)。

2. 骨间后动脉(posterior interosseous artery)　是骨间总动脉的终支之一,穿过前臂骨间膜上缘上方,经旋后肌与拇长展肌之间进入前臂背侧(图 5 - 23,5 - 24,5 - 33),伴随同名神经在浅、深两层肌肉之间下行,与骨间前动脉的分支吻合。其上部发出骨间返动脉,参与肘关节动脉网。

3. 骨间前动脉(anterior interosseous artery)　在旋前方肌上缘穿过前臂骨间膜至前臂后面(图 5 - 23, 5 - 24),与骨间后神经下端一起通过腕背侧韧带深面的第四管下行,参与腕背动脉弓(网)的构成。在穿前臂骨间膜至前臂后面时,发出分支与骨间后动脉吻合。

4. 桡动脉(radial artery)　在桡骨茎突下方,桡动脉经拇长展肌和拇短伸肌的深面至腕骨背面(鼻烟壶),下行于舟骨和大多角骨背面,穿第 1 骨间背侧肌两头之间入手掌深部。在腕骨背面,桡动脉发出腕背支(图 5 - 37)。

5. 尺动脉腕背支　由尺动脉在腕横韧带近侧缘发出,经尺侧腕屈肌腱与尺骨下端之间至腕背侧。

6. 腕背动脉弓　腕骨背面,伸肌腱的深面,由桡动脉和尺动脉的腕背支以及骨间前动脉的末端连合而成,多呈弓状,也有人呈网状。由弓向远侧发出第 2 ~ 4 掌背动脉,第 1 掌背动脉由桡动脉末端发出。每条掌背动脉在掌骨小头附近再分为 2 条指背动脉,分布于相邻两指近节指背的相对缘。掌背动脉有穿支与掌深弓吻合(图 5 - 32)。

7. 肘关节动脉网　位于肘关节周围,由桡侧副动脉,尺侧上、下副动脉(来自肱动脉),桡侧返动脉(来自桡动脉),尺侧返动脉(来自尺动脉)和骨间返动脉(来自骨间总动脉)等分支吻合而成。肘关节动脉网对侧副循环的建立有一定意义(图 5 - 23)。

六、臂和前臂后面及手背深层的神经

1. 桡神经($C_5 \sim T_1$)　背阔肌下缘伴肱深动脉进入桡神经沟,行进中除发出皮支外,还在腋腔中发出至肱三头肌长头的肌支,在桡神经沟中发出至肱三头肌内侧头和外侧头的肌支。桡神经转至外侧,穿臂外侧肌间隔至肘前外侧沟下降,发出至肘肌的肌支、至肘关节的关节支。本干在肱骨外上髁的前面分为浅、深两终支(图 5 - 33,5 - 35)。浅支较深支小,属于皮支(已述于前)。

2. 骨间后神经(posterior interosseous nerve)　桡神经的深支经肘关节前面,在桡骨颈外侧穿旋后肌,进入前臂后面,易名为骨间后神经。骨间后神经的上段与骨间后动脉伴行,并发出分支至前臂后群肌,向下经浅、深层伸肌之间至腕部(图 5 - 33,5 - 36)。

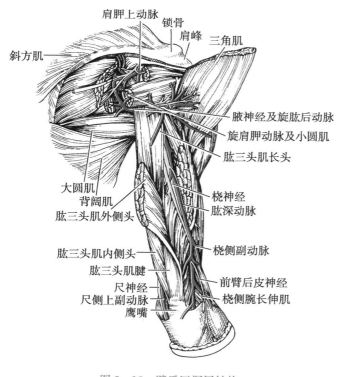

图 5 - 35　臂后区深层结构

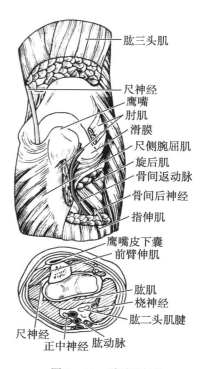

图 5 - 36　肘后区结构

桡神经是上肢后群肌的运动神经,亦是上肢后面皮肤的主要感觉神经。

3.尺神经 已述于前。

七、解剖学鼻烟壶(窝)

当拇指伸开外展时,有一尖向远侧的三角形凹陷,叫作**解剖学鼻烟壶(窝)**(anatomical snuff box),位于腕和手背的桡侧面。其桡侧界为拇长展肌腱和拇短伸肌腱,尺侧界为拇长伸肌腱。窝底为舟骨和大多角骨,窝内有垂直下行的桡动脉(图5-33,5-37)。

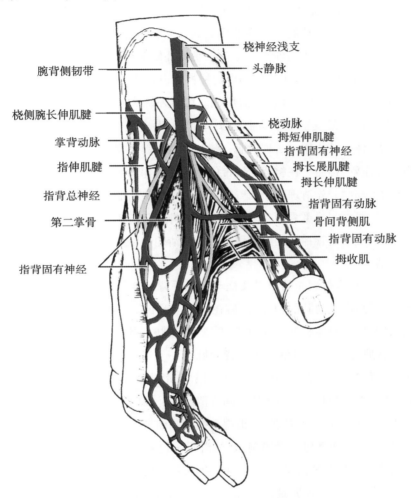

图5-37 "鼻烟壶"境界及其内容物

八、指背腱膜

指背腱膜由手背深筋膜的浅层向下延续与伸肌腱结合而成,此外,尚有骨间肌和蚓状肌的肌腱参与增强,其两侧附着于第2~5指第一节指骨远端背面。指背腱膜的作用是伸手指,另外,对手指的共济运动起重要作用(图5-34)。

⦿ 臂和前臂后面及手背的解剖步骤与方法

1.切口及翻皮瓣 在腕背侧做一横切口;自该切口中点垂直做一纵切口经手背面至中指末节;在各指根部做一横切口。臂及前臂背侧的皮肤由内侧翻向外侧(保留一附着点),手背和中指的皮肤翻向两侧(图5-6)。

2.解剖浅结构 在大圆肌下缘稍下方寻找穿出深筋膜的臂后皮神经,于臂外侧下份的浅筋膜内寻觅臂外侧下皮神经,该支细小,寻找不到可放弃。在肱骨外上髁后方寻找前臂后皮神经,向下追踪至前臂后面,该支是前臂后面的感觉神经。在尺骨头上方的外侧寻找尺神经手背支,向下追踪至手背。桡神经的手背支为桡神经浅支的直接延续,在前臂中、下 1/3 交界处穿出深筋膜转向前臂后面,在前臂下份外侧寻找该支,亦可从前臂前面的外侧找到该神经,向下追踪至手背。观察手背静脉网或静脉弓,它位于皮神经的浅面,其桡侧与拇指指背静脉合成头静脉,尺侧与小指指背静脉合成贵要静脉。

3. 观察深筋膜 去除浅筋膜显露深筋膜。臂部的深筋膜包绕肱三头肌并形成内、外侧肌间隔。前臂后面的深筋膜包绕前臂后群肌并紧密贴附于尺、桡骨。观察腕背侧韧带的形成及各肌腱通过的管道(暂不解剖)。

4. 解剖和观察臂后群肌及血管、神经 去除臂后面的深筋膜,暴露肱三头肌,保留与尺神经伴行的尺侧上副动脉。先辨认肱三头肌长头,于长头的外侧是肱三头肌的外侧头,而内侧头位于长头的内侧(桡神经沟以下骨面),分别清理修洁筋膜。在腋腔中找出已解剖出的桡神经,它与肱深动脉伴行,用钝镊顺桡神经走行方向插入,验证肱骨肌管,它由外侧头覆于桡神经沟表面形成。切断外侧头并翻向两侧,显露桡神经沟及沟内行走的血管神经,观察桡神经在入沟前发支至肱三头肌长头,在沟内发支至内、外侧头,向外下穿外侧肌间隔入臂前区。清理肱三头肌的止点,体会其作用。清理肘肌,观察其形状,起止情况。

5. 解剖前臂后群肌及血管、神经 在腕背侧韧带的近侧横切深筋膜;在前臂后面中线垂直切开深筋膜并翻向两侧,去除各肌表面的深筋膜。先清理位于前臂后面外上方的旋后肌,在该肌后面中部稍下方寻找骨间后神经,在旋后肌下缘与拇长展肌之间寻觅骨间后动脉。血管和神经伴行于浅、深层肌之间,可将指伸肌牵向尺侧,桡侧腕长、短伸肌牵向桡侧观察血管神经的伴行情况。最后清理辨认后群各肌,如辨认不清可留待打开腕背侧韧带和解剖手背时再弄清。

6. 解剖手背的深结构 查看鼻烟壶的边界及桡动脉在手背的走行。先结合活体找出该壶的位置、边界及窝内的结构,可用指尖触摸窝内桡动脉的搏动,然后在尸体上验证。在腕背侧韧带远端做一横切,去除手背深筋膜。手背深筋膜浅层较厚,它与伸肌腱结合,共同形成手背腱膜,其两侧附于第 2~5 掌骨。手背腱膜至指背面延续为指背腱膜。在伸肌腱的深面观察有无手背动脉弓。手背深筋膜的深层即覆于骨间背侧肌和掌骨表面。手背的皮下组织、手背腱膜和手背深筋膜的深层三层间,形成 2 个筋膜间隙(皮下间隙和腱膜下间隙),感染时可互相扩散,致使整个手背肿胀。观察 4 块骨间背侧肌,搞清其起止和作用以及神经支配。

7. 解剖腕背侧韧带 复认前臂后群各肌,仔细观察腕背侧韧带向深面发出的 5 个隔板而形成 6 个骨性纤维管,供伸肌腱通过。各肌腱的表面都包以滑膜鞘,有的滑膜鞘包裹 1 条肌腱,有的滑膜鞘包裹几条肌腱。各骨性纤维管通过的肌腱由桡侧向尺侧依次是:第一管——拇长展肌腱和拇短伸肌腱;第二管——桡侧腕长伸肌腱和桡侧腕短伸肌腱;第三管——拇长伸肌腱;第四管——指伸肌腱和示指伸肌腱;第五管——小指伸肌腱;第六管——尺侧腕伸肌腱。在腕背沿上述各肌腱分别切开腕背侧韧带。验证各肌腱通行的管道,分别追踪各肌腱至止点。

临床应用知识点

知识点:"网球肘"的由来

前臂伸肌大都起自肱骨外上髁及其附近,因此,过度牵拉伸肌总腱可致肱骨外上髁及其周围组织损伤。例如,网球运动员在用力抽球时,前臂过度旋后并过度伸腕,反复的抽球动作易导致此损伤。伤者往往在肱骨外上髁附近有明显压痛,疼痛在手背屈时加重。因为此损伤多见于网球运动员,故有"网球肘"之称。

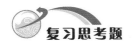 **复习思考题**

一、名词解释

1.指背腱膜;2.伸肌支持带

二、简答题

1.试述上肢后群肌肉的名称、位置、起止、神经支配与作用。

2.试述桡神经及肱深血管的行程、分支及分布。

上肢总结

运动上肢的肌肉包括运动上肢带关节的肌肉和游离上肢关节的肌肉,前者包括胸锁关节和肩锁关节,凡是跨越这两个关节的肌肉均具有运动功能,如斜方肌、菱形肌、肩胛提肌、肩部周围的肌肉以及锁骨下肌和前锯肌等。胸锁关节可沿矢状轴、冠状轴和垂直轴三个运动轴进行运动,是上肢与躯干连结的唯一关节,肩锁关节属平面关节,可做上、下、前、后和旋转运动。这两个关节的活动度均较小,但由于它们的存在,尤其是锁骨支撑肩部向后外方向,大大扩大了游离上肢的活动范围。下面仅归纳运动游离上肢关节的肌肉。

一、运动游离上肢各主要关节的肌肉

(一)运动肩关节的肌肉

肩关节属于球窝关节,能做多轴性灵活运动,同下肢髋关节比较,肩关节的运动幅度较大,但稳固性差。

1.屈 从肩关节冠状轴前方跨过的肌肉具有屈肩关节的作用。重要的肌肉有喙肱肌、三角肌前部纤维、胸大肌锁骨部和肱二头肌短头。前屈的运动范围约为70°。

2.伸 从肩关节冠状轴后方跨过的肌具有伸的作用。主要的肌肉有背阔肌、三角肌后部纤维和肱三头肌长头。后伸时,由于受到关节囊前壁及肱骨头与喙突相接触的限制,故运动范围小于屈的范围,约为60°。

3.内收 从贯肱骨头的矢状轴下方跨过的肌肉能使肩关节内收,主要的肌肉有胸大肌、背阔肌和肩胛下肌。内收时,由于肱骨头滑向关节窝的上方而受到躯干的阻碍,其运动范围很小,约为20°。

4.外展 从矢状轴上方跨过的肌肉,可使肩关节外展,主要的外展肌有三角肌(中部纤维)和冈上肌,当肩关节旋外时,肱二头肌长头也参与外展。肩关节外展时肱骨头滑向关节窝的下方,所以运动范围较大,约为90°。

5.旋内 沿贯穿于肱骨头中心与肱骨小头中心之间的垂直轴,上臂可做旋内和旋外运动。凡由内(起点)向外(止点)从垂直轴前方跨过的肌肉具有旋内作用。旋内的肌肉有背阔肌、胸大肌、肩胛下肌和三角肌前部纤维。旋内时,肱骨头在关节盂内向后滑动,肱骨大结节和肱骨体向前方转动。

6.旋外 从垂直轴后方跨过的肌肉有旋外作用。旋外的肌肉有冈下肌和小圆肌。旋外时,肱骨头在关节盂内向前滑动,肱骨大结节和肱骨体向后方转动。当上肢垂直时,旋转运动的范围最大,可达120°。

(二)运动肘关节的肌肉

肘关节为蜗状关节,主要进行屈伸运动,与下肢的膝关节相当。

1.屈 主要的屈肌有肱肌、肱二头肌和肱桡肌,其中肱二头肌的作用最强。

2.伸 使肘关节伸的肌肉主要是肱三头肌,肘肌伸肘的力量很弱。当肘关节屈曲时,受上臂的限制,而后伸时,受关节前面的关节囊和肌肉的限制,屈伸运动范围约为140°。

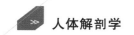

(三)运动前臂的肌肉

桡尺近侧和远侧关节是联合关节,属于车轴关节,可使前臂做旋转运动。旋前的肌肉有旋前圆肌和旋前方肌,旋后的肌肉有旋后肌、肱二头肌和肱桡肌。当上臂固定时,旋转运动的范围为180°,连同肩关节的旋转,上肢旋转范围可达300°以上。

(四)运动手关节的肌肉

手关节与下肢的足关节相当,小型关节较多。下面仅综述桡腕关节和腕骨间关节的运动。手部的运动是由于这两个关节沿两个运动轴(冠状轴和矢状轴)共同运动的结果。

1. 屈 凡是跨越冠状轴前方的肌肉均具有屈的作用。主要的肌肉有指浅、深屈肌,掌长肌,桡侧腕屈肌和尺侧腕屈肌。

2. 伸 从冠状轴后方经过的肌肉有伸腕的作用。重要的肌肉有指伸肌,桡侧腕长、短伸肌和尺侧腕伸肌。

3. 内收 跨过矢状轴内方的肌肉有内收的作用,主要的肌肉有尺侧腕屈肌和尺侧腕伸肌。

4. 外展 从矢状轴外方跨越的肌肉具有外展的作用,主要的肌肉有桡侧腕长、短伸肌和桡侧腕屈肌。

上述两个关节沿冠状轴(桡腕关节为横贯舟、月骨之间;腕骨间关节通过舟骨与头状骨之间)上做屈伸运动,屈的范围为60°～70°,由于掌侧的韧带比背侧的强,伸的范围小,约45°。在矢状轴(纵贯头状骨)上做内收与外展运动,内收的运动范围约40°,外展的范围仅为20°。桡腕关节屈腕运动范围大,而腕骨间关节则伸腕的幅度较大。

手肌的体型小、数目多,可分为三群:中间群和内、外侧群。中间群为蚓状肌和骨间肌,骨间肌分为骨间掌侧肌和骨间背侧肌。蚓状肌的作用是屈掌指关节和伸指间关节;骨间掌侧肌的作用是使手指内收,而骨间背侧肌的作用使手指外展(手指的收展以中指为中线)。内侧群的肌肉主要是运动小指的,而外侧群的肌肉则主要是运动拇指的。拇指运动的肌肉较多,除了外侧群肌肉外,还有前臂至拇指的屈拇指和伸拇指的肌肉。拇指腕掌关节为鞍状关节,有两个运动轴:冠状轴和矢状轴。在横贯第1掌骨底的冠状轴上可做屈伸运动,沿纵贯大多角骨的矢状轴可做收展运动,此外,还可做环转运动。拇指的对掌运动发生在第1腕掌关节,对掌运动是一个复杂而连续的运动,先是第1掌骨外展,继而旋内和屈曲,使拇指与其他四指的掌面接触。

二、上肢骨不同部位骨折移位的解剖基础

运动各个关节的各组肌肉,既相互配合,又在配合中相互对抗,对抗的目的在于稳定关节和骨骼,而配合的目的在于使某一肌群更好地发挥作用。如某一肌群瘫痪或骨折时,这个关节的各组运动肌群间的协同和对抗作用将发生改变,从而引起畸形或骨折断端移位。

(一)肱骨外科颈骨折

骨折线常见于肱骨大、小结节与胸大肌及背阔肌止点之间,骨折的上端呈外展外旋位,这是由冈上肌(外展)、冈下肌和小圆肌(外旋)作用的结果;下断端由于胸大肌、背阔肌及大圆肌的作用内收,再由于三角肌、肱二头肌和肱三头肌的作用而向上移位(图5-38)。

(二)三角肌止点以上肱骨干骨折

上断端因胸大肌、背阔肌及大圆肌的作用而内收;下断端因三角肌的作用而向上移位(图5-38)。

(三)三角肌止点以下骨折

上断端因三角肌、喙肱肌和冈上肌的作用而外展;远侧断端则因肱二头肌及肱三头肌的作用而向内上移位(图5-38)。

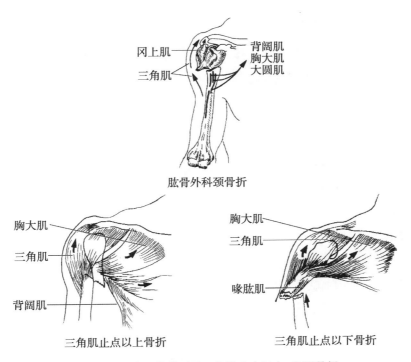

冈上肌 背阔肌 胸大肌 大圆肌 三角肌

肱骨外科颈骨折

胸大肌 三角肌 背阔肌

三角肌止点以上骨折

胸大肌 三角肌 喙肱肌

三角肌止点以下骨折

图 5-38 肱骨外科颈及三角肌止点以上、以下骨折

(四)桡骨干旋前圆肌止点以上骨折

上断端因肱二头肌及旋后肌的作用使其向后呈外旋位;远侧断端因旋前圆肌和旋前方肌的作用而呈旋前位(图5-39)。

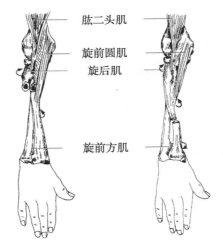

肱二头肌 旋前圆肌 旋后肌 旋前方肌

旋前圆肌止点以上骨折　　旋前圆肌止点以下骨折

图 5-39 桡骨干骨折

(五)桡骨干旋前圆肌止点以下骨折

近断端因旋前圆肌和旋后肌的作用而位于中位,远断端则因旋前方肌的作用呈旋前位(图5-39)。

(六)桡骨远端骨折

桡骨远端骨折又称为 Colles 骨折,骨折线靠近关节面(3 cm 内),近断端因旋前方肌的作用向前移位,远断端因外力及肱桡肌的作用向后及向桡侧移位,同时,手偏向桡侧,侧观呈"银叉"式畸形。

三、上肢的动脉

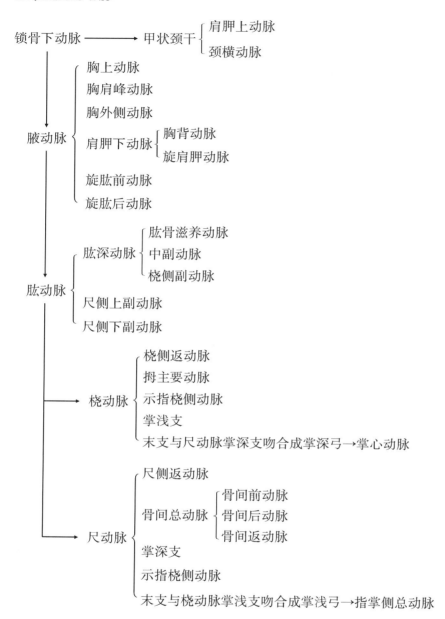

锁骨下动脉 ——→ 甲状颈干 { 肩胛上动脉 / 颈横动脉

腋动脉 { 胸上动脉 / 胸肩峰动脉 / 胸外侧动脉 / 肩胛下动脉 { 胸背动脉 / 旋肩胛动脉 } / 旋肱前动脉 / 旋肱后动脉

肱动脉 { 肱深动脉 { 肱骨滋养动脉 / 中副动脉 / 桡侧副动脉 } / 尺侧上副动脉 / 尺侧下副动脉

桡动脉 { 桡侧返动脉 / 拇主要动脉 / 示指桡侧动脉 / 掌浅支 / 末支与尺动脉掌深支吻合成掌深弓→掌心动脉

尺动脉 { 尺侧返动脉 / 骨间总动脉 { 骨间前动脉 / 骨间后动脉 / 骨间返动脉 } / 掌深支 / 示指桡侧动脉 / 末支与桡动脉掌浅支吻合成掌浅弓→指掌侧总动脉

四、上肢的静脉

深静脉→桡、尺静脉→肱静脉→腋静脉→锁骨下静脉

贵要静脉

浅静脉→手背静脉网　肘正中静脉

头静脉

五、上肢的淋巴回流

乳房的淋巴 ──────────┐

胸前外侧壁、腹壁上部的淋巴→腋淋巴结前群

上肢的淋巴→腋淋巴结外侧群→腋淋巴结中央群→腋淋巴结尖群→锁骨下淋巴干→胸导管（左）或右淋巴导管（右）
└──→ 肘淋巴结 ──┘

背部、肩胛部淋巴→腋淋巴结后群

六、上肢的神经

臂丛
- 锁骨上方的分支
  - 肩胛背神经：支配肩胛提肌，大、小菱形肌
  - 肩胛上神经：支配冈上肌、冈下肌
  - 胸长神经：支配前锯肌
  - 锁骨下肌神经：支配锁骨下肌
- 锁骨下方的分支
  - 内侧束
    - 臂内侧皮神经：分布于臂内侧
    - 前臂内侧皮神经：分布于前臂内侧的皮肤
    - 尺神经：支配尺侧腕屈肌，指深屈肌内侧半，骨间肌，第3、4蚓状肌，拇收肌，拇短屈肌深头，手指掌面尺侧3/10指及手指背面尺侧3/10指的皮肤
    - 胸内侧神经：支配胸大、小肌
    - 正中神经内侧根
    - 正中神经外侧根 ── 正中神经支配：前臂前面除尺侧腕屈肌、指深屈肌内侧半和肱桡肌以外的全部肌肉，在手掌支配第1、2蚓状肌、拇短展肌、拇短屈肌浅头、拇对掌肌、手指掌面桡侧7/10指的皮肤
  - 外侧束
    - 肌皮神经：支配喙肱肌、肱二头肌、肱肌，分布于前臂外侧的皮肤（前臂外侧皮神经）
    - 胸外侧神经：支配胸大肌
  - 后束
    - 桡神经：支配肱三头肌和前臂背侧全部肌肉，分布于臂和前臂背面、手指背面桡侧1/2指的皮肤
    - 腋神经：支配三角肌、小圆肌，分布于臂外侧皮肤
    - 肩胛下神经：支配肩胛下肌、大圆肌
    - 胸背神经：支配背阔肌

七、上肢重要神经损伤后的主要症状

（一）正中神经损伤

正中神经运动障碍表现为前臂的旋前运动丧失,屈腕及外展力弱,屈腕时手向尺侧倾斜,拇指、示指和中指不能屈曲,拇指不能对掌,鱼际萎缩塌陷,称为"猿手"(图 5-40,典型的"猿手"为正中神经和尺神经合并损伤的表现)。感觉障碍表现为手掌桡侧和手指掌面桡侧 7/10 的皮肤感觉丧失(图 5-40,5-41)。

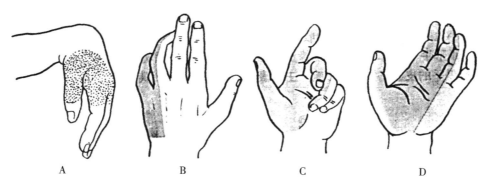

图 5 - 40　桡、尺、正中神经损伤时的手形及皮肤感觉丧失区
A.垂腕(桡神经损伤)　B.爪形手(尺神经损伤)　C.正中神经损伤手型　D.猿掌(正中神经与尺神经损伤)

(二)桡神经损伤

桡神经不同部位的损伤有不同的症状。在腋部伤及桡神经时,出现上肢伸肌和前臂旋后肌瘫痪,表现为不能伸肘、伸腕和伸指,前臂旋后运动障碍,肱三头肌反射消失,腕部和手指屈曲。手部呈"垂腕"状态。感觉障碍表现为臂部后面及下外侧、前臂背面,手背桡侧半和桡侧两个半指指背皮肤感觉丧失。如桡骨颈骨折伤及桡神经深支,患者伸肘正常,臂部无感觉障碍,仅出现腕及手的上述症状(图 5 - 40A,5 - 41)。

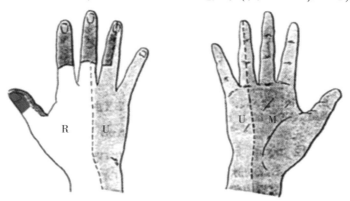

图 5 - 41　手皮肤的神经分布
M.正中神经　U.尺神经　R.桡神经

(三)尺神经损伤

尺神经在肘以上受损伤后表现为:屈腕力弱,手不能向尺侧屈曲,拇指不能内收,小鱼际肌,第 3、4 蚓状肌及全部骨间肌瘫痪,并发生显著萎缩,小指和环指的指关节弯曲,不能伸直,而这两指掌指关节不能屈,呈过度伸直状态,各手指不能内收和外展,呈"爪状手"。感觉障碍表现为手掌面尺侧3/10、手背面和手指背面尺侧1/2的感觉障碍(图 5 - 40B,5 - 41)。

(冯宇鹏　寇珍珍)

第六章 颈 部

6

第一节 概 述

颈部介于头部、胸部和上肢之间。颈部后方以颈椎为界,与项部分隔。颈部由前方的舌骨上、下肌群,外侧的胸锁乳突肌,后方(即颈椎的前方)的椎前肌和斜角肌群围成。颈腔内容纳呼吸道和消化道的颈段及其两侧的大血管、神经和淋巴结等。颈根部还有胸膜顶及肺尖等自胸廓上口突入。这些结构间有疏松结缔组织填充,并于肌肉、器官与血管、神经周围形成筋膜和筋膜间隙。

一、境界

上界为头部的下界,即下颌骨下缘、下颌角、乳突尖、上项线、枕外隆凸的连线;下界为胸部和上肢的上界,即胸骨颈静脉切迹、胸锁关节、锁骨上缘和肩峰至第7颈椎棘突的连线。

二、颈部的分区

颈部一般分为两大部分。两侧斜方肌前缘之间和脊柱颈段前方的部分,称为固有颈部,即通常所指的**颈部**;斜方肌覆盖的深部与脊柱颈部之间的部分,称为**项部**。

颈部以胸锁乳突肌为标志划分为三区,即颈前区、胸锁乳突肌区和颈外侧区(图6-1)。

1. 颈前区 境界是胸锁乳突肌前缘、前正中线和下颌骨下缘,呈尖向下、底朝上的三角形,故又名颈前三角。颈前区又可分为下列四个小(三角)区,即由二腹肌前后腹和下颌骨下缘围成的下颌下三角,容纳下颌下腺;由左、右二腹肌前腹和舌骨体围成的颏下三角;由胸锁乳突肌前缘、颈前正中线和肩胛舌骨肌上腹围成的肩胛舌骨肌气管三角,又叫肌三角,内有甲状腺和气管等;由胸锁乳突肌前缘、肩胛舌骨肌上腹和二腹肌后腹围成的颈动脉三角,内有颈总动脉、颈内动脉、颈外动脉及其分支。

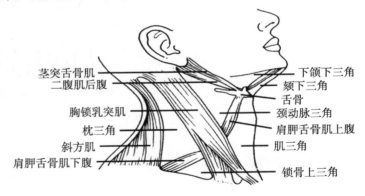

茎突舌骨肌
二腹肌后腹
胸锁乳突肌
枕三角
斜方肌
肩胛舌骨肌下腹

下颌下三角
颏下三角
舌骨
颈动脉三角
肩胛舌骨肌上腹
肌三角
锁骨上三角

图6-1 颈部的分区

2.颈外侧区 位于胸锁乳突肌后缘、斜方肌前缘和锁骨中 1/3 上缘之间,是一个底朝下、尖向上的三角形,又名颈外侧三角。颈外侧区可分为两个小(三角)区,即以斜行的肩胛舌骨肌下腹划分为上方的枕三角和下方的肩胛舌骨肌锁骨三角,又称锁骨上三角。枕三角内有副神经从中点向外下方斜过。肩胛舌骨肌锁骨三角的深部有锁骨下动脉越过,并有肺尖和胸膜顶自胸腔突入。

3.胸锁乳突肌区 是指胸锁乳突肌所在的区域。

三、表面解剖

(一)体表标志

1.胸骨上窝(suprasternal fossa) 为位于颈静脉切迹上方的凹陷,常利用此窝触诊气管,以判断气管的位置是否居于正中。

2.锁骨上大窝(greater supraclavicular fossa) 位于锁骨中 1/3 上方。窝底可触及锁骨下动脉搏动及第 1 肋骨。

3.胸锁乳突肌(sternocleidomastoid) 是颈部分区的重要标志,其前、后缘明显,起始端的二头之间为锁骨上小窝。

4.颈动脉结节(carotid tubercle) 即第 6 颈椎横突前结节,颈总动脉越过其前方。在胸锁乳突肌前缘,平环状软骨处向后加压,可阻断颈总动脉的血流。

5.舌骨(hyoid bone) 双目平视时,舌骨体平颏隆凸下缘,其后方正对第 3 颈椎,体的两侧可摸到舌骨大角。

6.甲状软骨(thyroid cartilage) 位于舌骨下方,其上缘平面对第 4 颈椎,前面正中线有喉结,男性突出,女性不显著。

7.环状软骨(cricoid cartilage) 位于喉结下方,环状软骨弓平第 6 颈椎横突,此软骨可作为计数气管环的标志(图 6-2)。

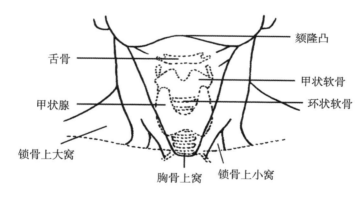

图 6-2 颈部的体表标志

(二)体表投影

1.颈总动脉及颈外动脉(common carotid artery and external carotid artery) 自下颌角与乳突尖之间的中点至右侧胸锁关节或左侧锁骨上窝的连线,即两动脉的投影线。甲状软骨上缘是二者的分界标志(图 6-3)。

2.锁骨下动脉(subclavian artery) 相当于自右侧胸锁关节、左侧自锁骨上小窝向外上至锁骨上缘中点的弧线,最高点距锁骨上缘 1 cm。

3.颈外静脉(external jugular vein) 位于下颌角至锁骨中点的连线上,是小儿静脉穿刺的常用部位。

4.副神经(accessory nerve) 自乳突尖与下颌角连线的中点,经胸锁乳突肌后缘上、中 1/3 交点至斜方肌中、下 1/3 交点的连线。

5.胸膜顶及肺尖(cupula of pleura and apex of lung)　位于锁骨内1/3上方,最高点距锁骨上方2~3 cm。

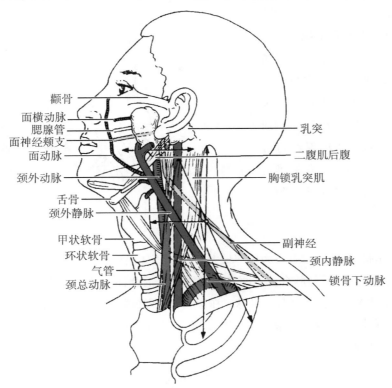

图 6 - 3　颈部有关器官的透视图

第二节　颈部层次

1.颈深筋膜的分层、三个间隙的位置和感染时炎症的蔓延途径。

2.颈动脉鞘的构成。

颈部结构的解剖关系很复杂。颈筋膜将颈部的内脏器官、血管、神经、淋巴管和淋巴结等结构,分隔于筋膜间隙中,各筋膜间隙又有疏松结缔组织把它们连接起来。因此学习颈部的筋膜及其层次,对于了解临床上手术分层,辨认脏器都有重要意义。同时筋膜可限制颈部炎症的扩散,而筋膜间隙又往往是化脓性炎症的蔓延途径。

一、颈部浅结构

(一)皮肤

颈部的皮肤较薄,活动性较大,横纹明显,手术时,宜做横切口,以利愈合。

(二)浅筋膜

颈部的浅筋膜一般较薄,含有少量脂肪,在颈前部和颈外侧部浅筋膜内含有颈阔肌。浅筋膜内还有浅静脉、浅淋巴结和皮神经,均位于颈阔肌的深面。

1. 颈阔肌(platysma) 为阔而薄的肌片,起于胸大肌上部和三角肌表面的筋膜,向上行,前部肌纤维附于下颌骨下缘。后外侧部纤维越过下颌骨下缘延至面部,与口角的肌纤维交织。前部纤维在颏下方与对侧颈阔肌纤维交织,而越往下两侧肌间的距离越远(图6-4)。颈阔肌变异较大,可一侧或双侧缺如。收缩时,颈部皮肤出现斜行皱纹。其前部纤维可协助降下颌,后份纤维可牵下唇和口角向下。颈阔肌受面神经颈支及颈丛皮支支配。

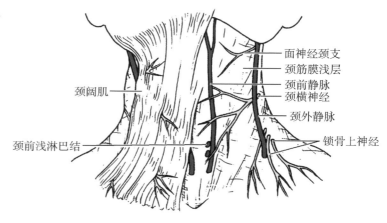

图6-4 颈阔肌及颈部浅层结构

2. 颈部浅静脉

(1)**颈外静脉**(external jugular vein) 为颈部最大的静脉,它由前、后支合成(图6-4,6-5)。前支是面后静脉的后支,后支由枕静脉与耳后静脉合成。两支在下颌角处汇合,沿胸锁乳突肌浅面行向外下方,在距锁骨中点上方2.5 cm处,穿过深筋膜注入锁骨下静脉。在穿入处,深筋膜与静脉壁紧密愈着,当静脉损伤时,管腔不易闭合,易发生气栓。颈外静脉末端,通常只有一对瓣膜,不能完全阻止血液倒流,故当上腔静脉回流受阻,静脉压升高时,可使颈外静脉曲张。

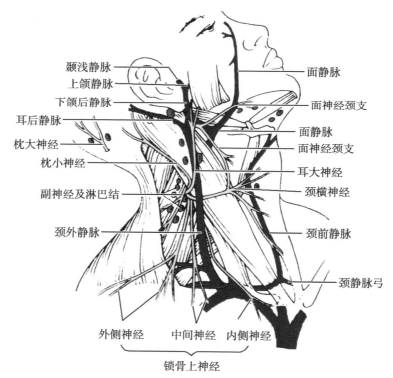

图6-5 颈部浅层结构

(2)**颈前静脉**(anterior jugular vein) 起自颏下部,沿正中线两侧下降,进入胸骨上间隙内,呈直角转向外侧,经胸锁乳突肌深面,注入颈外静脉,偶有注入锁骨下静脉或无名静脉者(图6-4,6-5)。在胸骨上间隙内,两侧颈前静脉间常有吻合支相连,称**颈静脉弓**(jugular venous arch)。颈前静脉无瓣膜,离心脏距离较近,受胸腔负压影响较大,故颈部手术(如甲状腺手术、气管切开术等)时,需注意防止空气吸入静脉。颈前静脉有时只有一条,其位置居于中线。

3. 颈浅淋巴结(superficial cervical lymph nodes)　沿颈外静脉排列,收纳外耳部分、腮腺区下部和下颌角等区域的浅淋巴管,其输出管注入颈深淋巴结(图6-6)。

4. 颈部皮神经　包括颈丛发出的皮支和面神经的颈支两种。

(1)颈丛的皮支　于胸锁乳突肌后缘中点处穿出颈深筋膜浅层分布于皮下(图6-4,6-5)。

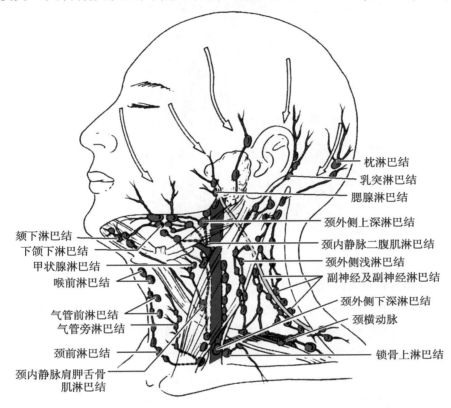

枕淋巴结
乳突淋巴结
腮腺淋巴结
颈外侧上深淋巴结
颈内静脉二腹肌淋巴结
颈外侧浅淋巴结
副神经及副神经淋巴结
颈外侧下深淋巴结
颈横动脉
锁骨上淋巴结

颏下淋巴结
下颌下淋巴结
甲状腺淋巴结
喉前淋巴结
气管前淋巴结
气管旁淋巴结
颈前淋巴结
颈内静脉肩胛舌骨
肌淋巴结

图6-6　颈部淋巴结

①枕小神经(lesser occipital nerve):沿胸锁乳突肌后缘上行,分布于枕部皮肤。

②耳大神经(great auricular nerve):绕胸锁乳突肌浅面向前上方行,分布于耳廓及其周围的皮肤。该神经较粗大,受麻风杆菌侵犯时经皮肤可触及。

③颈横神经(transverse cutaneous nerve of neck):经胸锁乳突肌浅面横行向前,呈扇形分支,分布于颈前部皮肤。

④锁骨上神经(supraclavicular nerves):行向下外,分为前、中、后数支,分布于颈前外侧部、胸前壁第2肋以上及肩部皮肤。

(2)面神经颈支(cervical branch of facial nerve)　从腮腺下端穿出,行向前下方,分布于颈阔肌,为该肌的运动神经。腮腺手术时,面神经颈支可作为寻找面神经主干的标志之一。

二、颈部浅层肌

(一)胸锁乳突肌

胸锁乳突肌(sternocleidomastoid muscle)以两个头分别起于胸骨柄和锁骨的胸骨端,合成一个肌腹,斜行向外上方,止于乳突和枕骨上项线的外侧部(图6-7)。一侧收缩时,可使头倾向同侧,面部转向对侧;两侧同时收缩,可使头后仰,并可屈颈。受副神经和第2、3颈神经前支的分支支配。

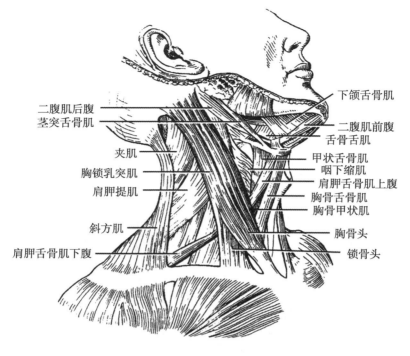

图 6－7　颈部肌

(二)舌骨上肌群和舌骨下肌群(图6－7)

舌骨上肌群位于舌骨、下颌骨、颞骨茎突和乳突之间,主要为封闭口底的肌肉,由浅面的二腹肌和茎突舌骨肌,深面的下颌舌骨肌和颏舌骨肌组成。舌骨下肌群为位于中线两侧的扁条肌,浅层为并列的胸骨舌骨肌和肩胛舌骨肌,深层为上、下相续的胸骨甲状肌和甲状舌骨肌。它们的具体起止见表6－1。

表6－1　舌骨上、下肌群各肌的名称、起止点、作用及神经支配

肌群	名称	起点	止点	作用	神经支配
舌骨上肌群	二腹肌	乳突切迹	下颌骨二腹肌窝	拉下颌骨向下,上提舌骨	三叉神经(前腹),面神经(后腹)
	茎突舌骨肌	茎突根部	舌骨大角基部	拉舌骨向后上	面神经
	下颌舌骨肌	下颌骨内面颌舌线	舌骨体	拉舌骨向前上	三叉神经
	颏舌骨肌	下颌骨颏棘	舌骨体	拉舌骨向上	舌下神经
舌骨下肌群	胸骨舌骨肌	胸骨柄和锁骨内侧端后面	舌骨体内侧半	下拉舌骨	颈袢(颈1~3)
	肩胛舌骨肌	肩胛骨上缘和肩胛横韧带	舌骨体外侧半	下拉舌骨	颈袢(颈1~3)
	胸骨甲状肌	胸骨柄和第一肋骨后面	甲状软骨板斜线	下拉甲状软骨	颈袢(颈1~3)
	甲状舌骨肌	甲状软骨板斜线	舌骨侧面	下拉舌骨	颈1~2神经前支

三、颈深筋膜及筋膜间隙

颈部的深筋膜位于浅筋膜及颈阔肌的深面,包绕颈部的肌肉、血管、神经和脏器,形成浅、中、深三层。颈部器官借致密的筋膜互相分隔,筋膜之间有由疏松结缔组织充填的间隙,称筋膜间隙(图6－8,6－9)。

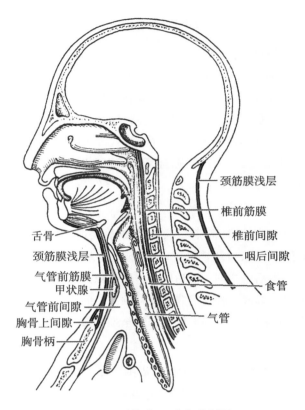

图 6-8　颈筋膜(正中矢状断面)

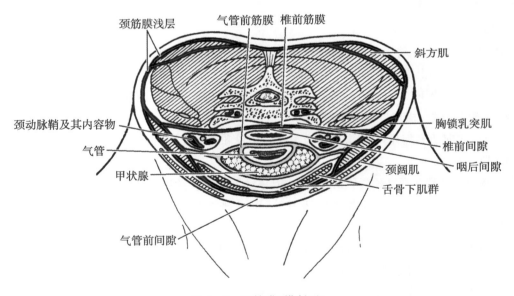

图 6-9　颈筋膜(横断面)

(一)浅层

颈深筋膜的浅层(superficial layer),又称**套层**,环绕颈部。后部附着于项韧带及颈椎棘突,向外侧再转向前方,依次包绕斜方肌、胸锁乳突肌,然后被覆于舌骨下肌群表面至正中线与对侧者愈合,构成颈白线。

浅层筋膜上方附着于枕骨上项线及乳突,向前包绕腮腺形成腮腺鞘;继而在下颌骨下方,分为两层,包绕下颌下腺,附着于下颌骨,形成下颌下腺鞘。

浅层筋膜下方附着于肩峰、锁骨及胸骨柄。在颈静脉切迹上方,分为浅、深两层,分别附着于切迹前、后缘,

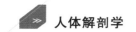

两者之间的间隙称胸骨上间隙,含有颈静脉弓及淋巴结。

(二)内脏筋膜(颈深筋膜中层)

内脏筋膜又称**气管前筋膜**(pretracheal fascia),可分为脏层和壁层。脏层薄而疏松,包绕颈部器官,如喉、气管、甲状腺、咽和食管,包绕甲状腺的部分构成甲状腺假被囊。壁层较致密,位于颈部器官的前面,贴于舌骨下肌群的后面,向两侧形成颈动脉鞘,包绕颈总动脉、颈内静脉和迷走神经。脏、壁两层之间形成气管前间隙,内含疏松结缔组织,左、右甲状腺下静脉构成的甲状腺奇静脉丛,位于间隙内。在幼儿的气管前间隙的下段有胸腺上部,向下通上纵隔前部。因此,颈部气管前间隙有感染或出血时,可沿此间隙向下到达前纵隔。前纵隔如有脓肿亦可沿此间隙上延到颈部。

(三)椎前筋膜

椎前筋膜(prevertebral fascia)即颈部深筋膜深层,包裹椎前肌,前、中斜角肌,肩胛提肌,臂丛及锁骨下血管,构成颈外侧三角的底,并向外下方伸展,包绕锁骨下动、静脉及臂丛,与腋鞘相续。向上附着于颅底,向下与脊柱的前纵韧带融合。椎前筋膜与咽后壁之间为咽后间隙。此间隙的脓肿,可向咽腔膨出,患者可出现吞咽和发音困难。感染时炎症可向下延至后纵隔。椎前筋膜与脊柱颈部之间有椎前间隙,颈椎结核的脓肿,脓液多积于此间隙内,也可顺此间隙向下蔓延至后纵隔,或向两侧扩散至颈侧部,或穿破椎前筋膜至咽后间隙。

(四)颈动脉鞘

颈动脉鞘(carotid sheath)为内脏筋膜在颈部大血管周围增厚形成,内部包绕着颈总动脉和颈内动脉、颈内静脉、迷走神经。该鞘上达颅底,下至纵隔,周围以疏松结缔组织与颈部深筋膜浅层及椎前筋膜相连续。

颈部层次的解剖步骤与方法

1.切口和翻皮瓣

(1)用木枕将肩垫高,或将头部垂于操作台边缘下方,头尽量后仰,伸展颈部。

(2)自颏下至胸骨柄上缘沿前正中线做一纵切口。

(3)自纵切口上端沿下颌骨体下缘向外后方,经下颌角和耳廓下方,延至乳突根部,做一横切口。自纵切口下端向外侧,沿锁骨再做一横切口至肩部。

(4)将皮自中线向两侧翻开,至斜方肌前缘为止。切皮和剥离皮瓣时,均需注意颈部皮肤较薄,切勿过深,以免损伤颈阔肌。

2.分离颈阔肌 清理并观察颈阔肌的纤维方向、厚薄及起止。然后将该肌自起点处翻起,向上轻轻剥离,翻至下颌骨体下缘为止。游离颈阔肌时,勿伤及其深面的皮神经及浅静脉等结构,并注意观察面神经颈支至颈阔肌的分布情况,保留其分支。

3.分离颈部浅静脉 在胸锁乳突肌浅面,分离颈外静脉,向上追踪至下颌角,向下追踪观察其穿过深筋膜处,并沿颈外静脉寻找颈浅淋巴结,观察后摘除之。

在颈前正中线两侧,寻找颈前静脉,观察其走行及汇入。用刀柄探查胸骨上间隙的范围及内容物。

4.分离颈丛的皮神经 在胸锁乳突肌后缘中点附近,寻找呈辐射状排列的枕小神经、耳大神经、颈横神经及锁骨上神经等浅出处。再沿各支神经向周围剥离,观察它们的分布范围。在暴露枕小神经时,注意勿损伤深面的副神经。

5.解剖颈筋膜浅层及颈部浅层肌 保留浅静脉和皮神经,去除浅筋膜,观察颈筋膜浅层(套层),包绕胸锁乳突肌,向后外方覆盖颈外侧区的情况,向前覆于舌骨下肌群的前面、至正中线形成颈白线的情况。

分离胸锁乳突肌,观察其起止,并体会其作用;分离舌骨下肌群,浅层为并列的肩胛舌骨肌(外侧)和胸骨舌骨肌(内侧);深层为上下排列的胸骨甲状肌和甲状舌骨肌。

6. 逐个辨认颈前区和颈外侧区各三角的名称和境界。

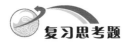复习思考题

问答题

简述颈深筋膜的分层、三个间隙的位置和感染时炎症的蔓延途径。

第三节　颈前区(颈前三角)

重点内容提示

1. 颈外动脉的分支。

2. 甲状腺的形态、位置和毗邻。

3. 颈丛、臂丛和颈交感干的组成、来源和分布。

4. 颈袢,颈动脉窦,颈动脉体。

一、颏下三角

颏下三角(submental triangle)位于两侧二腹肌前腹与舌骨体之间。其浅面有皮肤、浅筋膜及颈筋膜浅层;深面为下颌舌骨肌及其筋膜,下颌舌骨肌深面为颏舌骨肌。三角内有数个小淋巴结,叫**颏下淋巴结**(submental lymph nodes),位于下颌舌骨肌的浅面,收纳颏部、下唇内侧部、舌尖、下切牙及口腔底部的淋巴,其输出管注入下颌下淋巴结和颈深淋巴结(图 6 - 2,6 - 10)。

二、下颌下三角

下颌下三角(submandibular triangle)为二腹肌前、后腹与下颌骨下缘所围成,底由下颌舌骨肌、舌骨舌肌及咽上缩肌等构成。此区颈深筋膜的浅层,下方附着于舌骨,向上分为浅、深两层,包绕下颌下腺,形成下颌下腺鞘(图 6 - 2,6 - 10)。

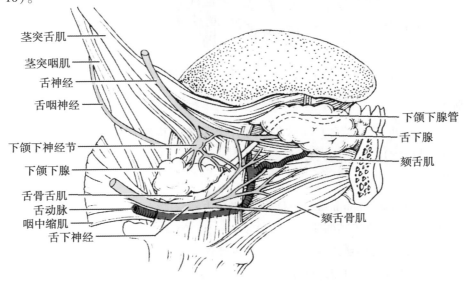

图 6 - 10　下颌下三角的内容物

1.下颌下腺(submandibular gland) 是口腔三大唾液腺之一。腺体与鞘之间有疏松结缔组织,易于分离。腺体的浅面,上部与下颌骨体内侧面的下颌下腺窝及翼内肌下部邻接;下部越过下颌骨体下缘,为下颌下腺鞘所包被。腺体深面与下颌舌骨肌、舌骨舌肌等相邻。下颌下腺可分为浅、深两部,浅部较大,位于下颌舌骨肌浅面;深部位于下颌舌骨肌的深面,浅、深两部在下颌舌骨肌的后缘相续。下颌下腺管由腺体深部向内面的前端发出,行向前上方,经舌神经和舌下腺深面,开口于口底黏膜的舌下肉阜。

2.下颌下淋巴结(submandibular lymph nodes) 3~6个,主要位于下颌下腺鞘内,下颌下腺和下颌骨下缘之间,其中有两个淋巴结紧贴面动脉,手术时可作为寻找面动脉的标志。此群淋巴结收纳面部、口腔、下颌下腺及舌下腺等处的淋巴,其输出管注入颈深上淋巴结。

在此区内还有面前静脉、面动脉及舌下神经(见本节后述)以及舌神经、下颌下神经节(详见头部)。

三、颈动脉三角

颈动脉三角(carotid triangle)内有颈总动脉及其分支、颈内静脉及其属支、迷走神经、舌下神经、颈袢及颈部交感干等重要结构(图6-11)。

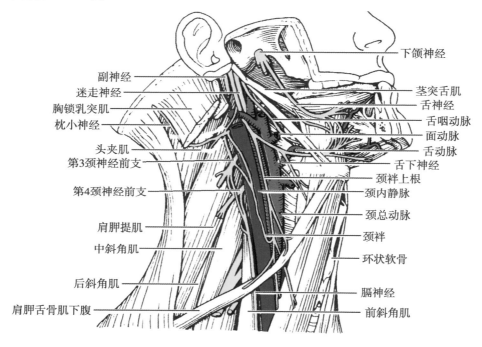

图6-11 颈动脉三角的内容物

(一)颈动脉鞘

颈动脉鞘(carotid sheath)包绕着颈总动脉和颈内动脉(位于前内侧)、颈内静脉(位于前外侧)和迷走神经(居于二者的后方)(图6-9)。

(二)颈深淋巴结

颈深淋巴结(deep cervical lymph nodes)数量较多,沿颈内静脉排列,上自颅底,下达颈根部(图6-6)。此群淋巴结直接或间接接收头颈诸淋巴结的输出管和颈部一些器官的淋巴管,其输出管集合成**颈干**(jugular trunk),伴颈内静脉下行,左颈干注入**胸导管**,右颈干汇入**右淋巴导管**。

颈深淋巴结群,以肩胛舌骨肌和颈内静脉的交叉点为界又可分为上、下两群。

1.颈深上淋巴结(superior deep cervical lymph nodes) 收纳颈浅部、腮腺、下颌下、颏下等淋巴结群的输出管,即头部的淋巴最后均直接或间接地注入颈深上淋巴结。此外,咽、喉、食管、气管和腭扁桃体的淋巴管亦注入颈深上淋巴结。颈深上淋巴结的输出管汇入颈深下淋巴结或直接合成颈淋巴干。此群中最上方的淋巴结位于鼻咽部后方的咽后间隙内,叫咽后淋巴结,是鼻咽癌转移首先侵及的点。另外有一较大的淋巴结,位于二腹肌后腹、面前静脉和颈内静脉之间,叫**颈内静脉二腹肌淋巴结**(角淋巴结),此群淋巴结接收舌根、鼻咽部、腭扁桃体等处的淋巴,鼻咽癌转移时,也较先被累及,此结肿大时,可在下颌角下方,胸锁乳突肌前缘触及。另一较大的淋巴结,在肩胛舌骨肌与颈内静脉交叉处附近,称**颈内静脉肩胛舌骨肌淋巴结**,此结接收舌尖的淋巴,舌癌时常侵及该淋巴结。

2. 颈深下淋巴结(inferior deep cervical lymph nodes) 位于颈内静脉下段周围,并向外伸展达锁骨上三角,沿臂丛和锁骨下血管排列。颈深下淋巴结除收纳颈深上淋巴结及气管的部分淋巴结的输出管外,还收集头颈部的淋巴。此外胸壁上部和乳腺上部的淋巴管也可达此群淋巴结。沿锁骨下动脉排列的淋巴结称**锁骨上淋巴结**,肺癌时可转移到此群淋巴结,胃癌或食管癌患者可经胸导管逆流转移到左侧锁骨上淋巴结。

(三)颈总动脉

颈总动脉(common carotid artery)是头颈部的动脉干,右侧者发自头臂干;左侧者直接起于主动脉弓(图6-11,6-12)。两侧的颈总动脉均经过胸锁关节后方向上,位于斜角肌与颈长肌前方,内侧邻食管、喉、气管和甲状腺,外侧有颈内静脉伴行,后外方有迷走神经。颈总动脉下段前方有胸锁乳突肌和舌骨下肌群遮盖,上端进入颈动脉三角,在甲状软骨上缘平面分为颈内动脉和颈外动脉。颈总动脉在颈动脉三角内,位置较浅表,前方仅有颈深筋膜浅层、颈浅筋膜和颈阔肌覆盖,可触及动脉搏动。结扎颈总动脉在此三角或在肩胛舌骨肌上腹上方处(无重要结构)进行。颈总动脉结扎后,头颈部的血液供给主要依靠两侧颈外动脉的吻合支或由对侧颈内动脉经脑部血管分流而来。颈总动脉经过第6颈椎横突前方上行,可于该处压迫颈总动脉达到暂时止血或做某些试验之用。颈总动脉的体表投影为胸锁关节至下颌角与乳突尖连线中点之间的连线。颈总动脉分为颈内动脉和颈外动脉处,有两个重要结构。

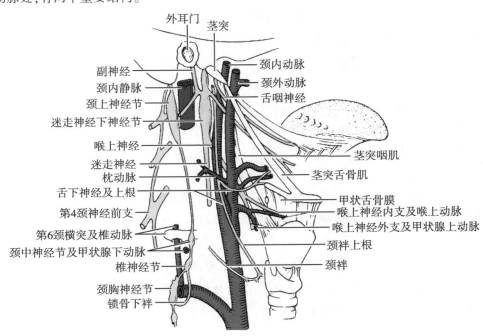

图6-12 颈内、外动脉与脑神经的关系

1. 颈动脉窦（carotid sinus） 是颈内动脉起始处的膨大部分，壁内有特殊的感觉神经末梢（压力感受器）。当动脉压升高时，引起窦壁扩张，刺激神经末梢向中枢发放神经冲动，反射性地引起心跳减慢，末梢血管扩张，从而降低血压。颈动脉窦也可能位于颈总动脉分叉处。

2. 颈动脉体（球）（carotid body） 是一个红褐色的扁椭圆形小体，位于颈内、外动脉分叉处的后方，以结缔组织连于动脉壁上，它由特殊的细胞团包以结缔组织构成，是感受血中 CO_2 浓度变化的化学感受器，能反射性地调节呼吸运动。

颈动脉窦和颈动脉体有舌咽神经的分支窦神经及迷走神经的分支分布。舌咽神经在颅底处分出窦神经，向下行于颈内、外动脉之间，最后到达颈动脉窦及颈动脉体。迷走神经分支多起于结状神经节，然后合并于窦神经。窦神经将上述两个结构的感觉冲动传向延髓。

（四）颈内动脉

颈内动脉（internal carotid artery）在颈动脉三角内平甲状软骨上缘处，起自颈总动脉。先在颈外动脉后外侧，后转向其后内侧，在第 3～1 颈椎横突前方上行，抵达颅底，经颈动脉管入颅中窝。颈内动脉营养大脑之大部及眼眶内各结构。它在颈部无分支，这是鉴别颈内、外动脉的一个依据。

（五）颈外动脉

颈外动脉（external carotid artery）在平对甲状软骨上缘处起于颈总动脉，向上前行，初在颈内动脉的前内侧，继而跨过颈内动脉的前方，绕至其外侧，经二腹肌后腹和茎突舌骨肌深面上行，入下颌后窝，穿过腮腺继续上行，在下颌颈处，分为颞浅动脉和颌内动脉两支而终，两侧颈外动脉的许多分支之间有丰富的吻合（图 6-11,6-12）。颈外动脉在颈动脉三角处位置表浅，是结扎颈外动脉的首选部位。结扎后，颈外动脉血流由对侧颈外动脉吻合支而来。颈外动脉的分支自下而上依次如下。

1. 甲状腺上动脉（superior thyroid artery） 起自颈外动脉的前壁，弯向前下方，行于颈总动脉与喉之间，至甲状腺侧叶上端分为前、后两支，分布于甲状腺（图 6-14）。甲状腺上动脉及其后支的内侧，有喉上神经的外支，神经从血管后方转至其内侧伴行。甲状腺上动脉发出的喉上动脉与喉上神经内支伴行，经甲状舌骨膜入喉，营养喉黏膜和喉肌。甲状腺手术结扎甲状腺上动脉时，应紧贴甲状腺上极处进行，以免损伤喉上神经外支。甲状腺上动脉还发出胸锁乳突肌支和环甲肌支，后者沿甲状腺侧叶的内侧缘和峡的上缘行向正中线与对侧同名动脉吻合。

2. 舌动脉（lingual artery） 在甲状腺上动脉稍上方，于舌骨大角处，舌动脉起自颈外动脉前壁。行向上前内方，于舌骨上方、舌下神经内侧，经舌骨舌肌后缘的深面进入舌内，分支营养舌肌、舌和口底黏膜、腭扁桃体、下颌牙龈和舌下腺等。舌动脉在未至舌骨舌肌深面之前的一段，表面有舌下神经同行，此段舌动脉位置浅表，需结扎舌动脉时可在此进行。

3. 面动脉（facial artery） 在舌动脉的上方，于颈动脉三角内起自颈外动脉前壁，经二腹肌后腹的深面行向前上，继而经下颌下腺深面，至咬肌前缘越过下颌骨体下缘至面部。面动脉在起始部发出分支，分布于软腭、腭扁桃体和下颌下腺等。

4. 枕动脉（occipital artery） 平面动脉起始高度发自颈外动脉后壁，经二腹肌后腹深面和乳突根部内侧向后上行，在斜方肌起点与胸锁乳突肌止点之间穿出至皮下，分数支分布于颅顶后部。

5. 胸锁乳突肌动脉（sternocleidomastoid artery） 有两支，起于颈外动脉后壁或枕动脉，向后下方与副神经一起入胸锁乳突肌。

6. 耳后动脉（posterior auricular artery） 在二腹肌后腹和茎突舌骨肌上方，由颈外动脉后壁发出。在腮腺内面行向后上方，分支分布于耳廓后面皮肤、附近肌肉、中耳及腮腺。

7. 咽升动脉（ascending pharyngeal artery） 发自颈外动脉靠起始处的内侧壁，行于颈内、外动脉之间，后经颈内动脉与咽侧壁之间上行至颅底，分支至咽、腭扁桃体、颅底及颈部深层肌。

颈外动脉的两终支，即颞浅动脉和颌内动脉详见头面部。

（六）颈内静脉及其颅外属支

颈内静脉（internal jugular vein）是头颈部最粗大的静脉干，在颅底颈静脉孔处续于颅内乙状窦（硬脑膜静脉窦），起始处膨大称颈静脉上球（图 6 - 11,6 - 13,6 - 14）。颈内静脉上端位于颈内动脉的背侧，靠近咽的外侧壁，然后沿颈总动脉外侧下行，并与迷走神经一起被包于颈动脉鞘内，在锁骨的胸骨端后方与锁骨下静脉汇合形成头臂静脉。颈内静脉下端也膨大，形成颈静脉下球，球的上方有一对瓣膜，有时下方也有一对瓣膜，以防止血液逆流。

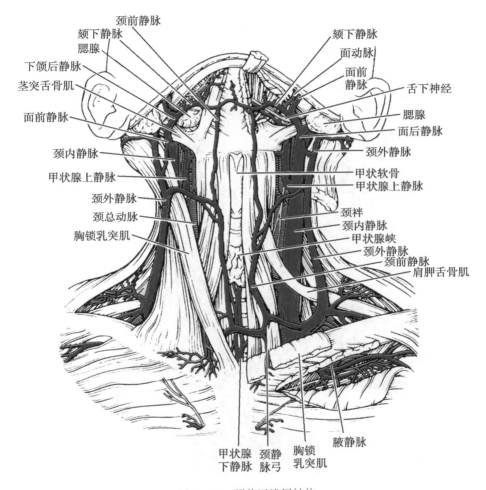

图 6 - 13 颈前区浅层结构

颈内静脉接收脑、面部和颈部的静脉血。颈内静脉包于颈动脉鞘内，肩胛舌骨肌的中间腱以结缔组织固定于鞘壁，由于肌肉收缩的牵拉，使静脉管壁经常处于扩张状态，有利于血液的回流。但当颈内静脉损伤时，由于静脉管腔不能塌陷，加之胸腔负压的作用，可能吸入空气造成空气栓塞。

颈内静脉的颅外属支，收集咽、舌、甲状腺、面部和颈部的静脉血，这些属支多在舌骨大角附近汇入颈内静脉。

1. 面前静脉（anterior facial vein） 收集面部的静脉血，在面部与面动脉伴行，越过下颌骨体下缘，斜向后下行于下颌下腺、二腹肌后腹和茎突舌骨肌的表面，在下颌角稍前下方，接收面后静脉（下颌后静脉）前支的汇入，然后跨过舌动脉、舌下神经、颈内动脉、颈外动脉等结构表面。于舌骨大角处，汇入颈内静脉。

2. 面后静脉(posterior facial vein)　又称**下颌后静脉**,由颞浅静脉和颌内静脉在腮腺内汇合而成,下行至腮腺下端,分为前、后两支。前支向前下汇入面前静脉,后支向下穿颈深筋膜浅出,与耳后静脉汇合形成颈外静脉。

3. 咽静脉(pharyngeal vein)　起于咽壁外面的静脉丛,注入颈内静脉,位置较深较高。

4. 舌静脉(lingual vein)　收集舌的静脉血,与舌动脉伴行,在舌骨舌肌后缘穿出,于舌骨大角处,汇入颈内静脉。

5. 甲状腺上静脉(superior thyroid veins)　通常有两条,从甲状腺上部起始,与甲状腺上动脉伴行,约在颈总动脉分叉处注入颈内静脉。

在颈动脉三角处,由上向下有面前静脉、舌静脉和甲状腺上静脉位于颈动脉鞘表面。在颈外动脉结扎时,切开颈深筋膜层后,在颈动脉鞘的表面,即可遇到上述静脉,必须慎重牵开或结扎。

6. 甲状腺中静脉(middle thyroid vein)　有无和大小均不恒定(约半数人有)。自甲状腺外侧面中、下 1/3 交界处起始,向外横过颈总动脉前面,在肩胛舌骨肌上腹后方注入颈内静脉。甲状腺手术时,分离甲状腺和颈动脉鞘时,应先结扎此静脉,以免造成损伤。

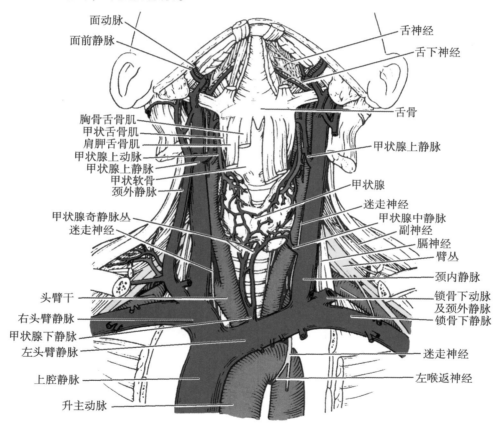

图 6 - 14　颈前区深层结构

(七)迷走神经

迷走神经(vagus nerve)是第Ⅹ对脑神经,属混合性神经,含有内脏和躯体运动以及内脏和躯体感觉等4种纤维成分(图 6 - 14,6 - 15)。

内脏运动(副交感)纤维,是迷走神经的主要成分,支配自咽至结肠左曲以上消化管管壁平滑肌收缩和腺体分泌,腹腔消化腺的分泌;支配从喉至肺的呼吸管道黏膜腺体以及气管、各级支气管壁的平滑肌收缩;支配心肌(心率减慢)和冠状动脉、肺动脉壁平滑肌收缩。

躯体运动纤维支配咽、喉、食管等器官横纹肌和部分腭肌。

躯体感觉纤维传导耳廓、外耳道皮肤和脑膜的感觉。

内脏感觉纤维的分布范围与内脏传出纤维支配范围相同。

迷走神经自颈静脉孔出颅,在神经干上有两个感觉神经节:**上神经节(颈静脉节)** 呈球形位于颈静脉孔处;**下神经节(结状节)** 为颈静脉孔下方的梭形膨大,长约 2.5 cm。迷走神经在颈动脉鞘内垂直下行,先在颈内动脉、静脉之间,后在颈总动脉与颈内静脉之间的后方,下行至颈根部,右迷走神经在锁骨下动脉第一段与无名静脉之间,气管的右侧入胸腔;左迷走神经在无名静脉之后,左颈总动脉与左锁骨下动脉之间入胸腔,然后进入腹腔,分布于胸腔和腹腔脏器。迷走神经在颈部的分支如下。

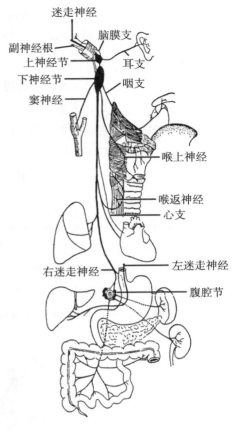

图 6-15 迷走神经的分支

1. 耳支(auricular branches) 极细,在颈静脉孔处起自上神经节,穿过颞骨内的小管至耳廓,分布于耳廓背面、外耳道底的皮肤及邻近处的鼓膜外面。该支含躯体传入纤维。

2. 咽支(pharyngeal branches) 发自下神经节的上部,经颈内、外动脉之间至咽肌表面,与交感神经及舌咽神经分支组成咽丛。此丛的迷走神经纤维分布至咽肌和部分腭肌(腭帆张肌除外)以及咽黏膜。

3. 喉上神经(superior laryngeal nerve) 发自下神经节中部,先在颈内动脉之后,后至颈内动脉内侧,沿咽侧壁下行,分为内、外两支;**喉上神经内支**与喉上动脉一同穿过甲状舌骨膜入喉,分支分布于会厌、会厌谷、梨状隐窝,以及声门裂以上的喉黏膜,主要含一般内脏感觉和味觉纤维。**喉上神经外支**细小,与甲状腺上动脉及其后支伴行,在胸骨甲状肌深面下降,支配环甲肌。

4. 心支(cardiac branches) 有 2~3 支,细小,上支起于颈上部,常和交感干的心神经连在一起,在颈总动脉后方下行入心深丛。下支起于颈根部,右侧者在头臂干前方或其侧面下行至心深丛。左侧者跨过主动脉弓前方至心浅丛。此外,有时还有附加的心支,起于双侧喉返神经及右迷走神经干,这些心支均终于心深丛。

5. 喉返神经(recurrent laryngeal nerve) 左、右喉返神经的起始和行程不同,右侧者在颈根部发出,由前向后钩绕锁骨下动脉,在颈总动脉后方斜行上升,再沿气管右侧上行;左侧者在左迷走神经经主动脉弓前方处分出,位于动脉韧带的左侧,从前向后钩绕主动脉弓,而后沿气管左侧上行。两侧喉返神经在颈部均在气管与食管之间的沟内上行,紧邻甲状腺侧叶后面或后内侧面,并与甲状腺下动脉或其分支交叉,在甲状软骨下角与环状软骨连结处的后方,穿入喉内,分支支配除环甲肌以外的全部喉肌,并分布于声门裂以下的喉黏膜。喉返神经与甲状腺下动脉及甲状腺侧叶紧邻,行甲状腺手术时,应防止损伤喉返神经。

6. 脑膜支(meningeal branches) 起自上神经节,经颈静脉孔返回颅腔,分布至颅后窝硬脑膜。迷走神经损伤后,主要表现为脉速、心悸、恶心、呕吐、呼吸深慢和窒息等。由于咽喉部感觉障碍和肌肉瘫痪,可出现声音嘶哑、语言困难、发呛、吞咽障碍、软腭瘫痪及腭垂偏向患侧。

(八)舌下神经

舌下神经(hypoglossal nerve)为第Ⅻ对脑神经,属舌的运动神经(图 6-12,6-14)。舌下神经经舌下神经管出颅,先在颈内动脉、迷走神经和舌咽神经之后,继而向下行于颈内动、静脉之间,在颈动脉三角内,由枕动脉起始处后方浅出,并呈弓形弯向前行,跨越颈内、外动脉及舌动脉之浅面,在舌骨大角的上方,经二腹肌后腹及茎突舌骨肌深面至下颌下三角内,在舌骨舌肌浅面前行,分支支配舌内肌和舌外肌。一侧舌下神经损伤时,损伤侧舌肌瘫痪、萎缩,伸舌时,舌尖偏向患侧。

(九)颈袢

颈袢(ansa cervicalis)又称**舌下神经袢**,位于颈动脉鞘的表面,由上、下两根组成(图6-13,6-16)。第1颈神经前支的一部分纤维加入舌下神经,这些纤维在颈动脉鞘内或浅面,又从舌下神经中分出,称颈袢上根。颈袢下根由第2、3颈神经前支的一部分纤维联合构成,在颈动脉鞘浅面下降,在肩胛舌骨肌中间腱上缘处,上根与下根汇合,形成环状的颈袢。由袢发出分支,支配舌骨下肌群。颈袢的下缘约平环状软骨,手术中应在环状软骨平面以下,切断舌骨下肌群,可避免损伤颈袢及其分支。

(十)颈交感干

颈交感干(cervical sympathetic trunk) 上至颅底,下达颈根部,在第1肋骨颈前方续于胸交感干。颈交感干位于颈动脉鞘后方,为椎前筋膜覆盖。颈交感干由颈上、颈中和颈下三个神经节及联系于神经节间的节间支构成。三个神经节所接收的节前纤维起自上胸段脊髓,经上部胸神经(主要是胸1~3)及其白交通支至交感干。在交感干内上行至颈部各交感神经节,与各该节内的神经细胞(节后神经元)形成突触。由节后神经元发出的节后纤维形成各节的分支,分布于血管和各器官。这些分支内尚含有内脏传入纤维。

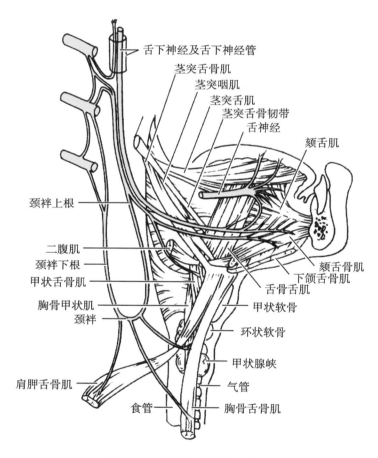

图6-16 颈袢及其支配的肌肉

1. **颈上神经节**(superior cervical ganglion) 最大,呈梭形,长约2.5 cm,平对第2、3颈椎,位于颈动脉鞘与头长肌之间,迷走神经上神经节的下部位于颈上神经节的前方(图6-12)。颈上神经节的分支如下。

(1)**血管支** 包括颈内动脉神经和颈外动脉神经,二者均为数支,缠绕动脉并分别构成颈内动脉丛和颈外动脉丛,随血管之分支分布至头颈部器官、血管壁、皮肤等。由于支配头部的交感神经节前神经元在脊髓胸段上部,而节后神经元在颈上神经节,故脊髓胸段上部的损害,或胸交感干上段以及颈交感干任何部位的阻断,均可引起同侧面部无汗、眼裂变窄、眼球内陷和瞳孔缩小等征象,**称霍纳综合征**(Horner syndrome)。

（2）**灰交通支** 穿头长肌至第1~4颈神经,随第1~4颈神经分布。

（3）**心上神经** 2~3条细支,于颈总动脉与颈长肌之间下行,经甲状腺下动脉和喉返神经前方,并与之交叉,右侧心上神经经锁骨下动脉之后,头臂动脉后外方下行,至主动脉弓后方入心深丛;左侧心上神经位于左颈总动脉的前方,下行至胸廓,由主动脉弓前方入心浅丛。心上神经常与交感干其他心神经或迷走神经心支连结,或合并在一起下行。心上神经无内脏传入纤维。

（4）**咽支** 有数支,与迷走、舌咽神经的分支在咽壁组成咽丛。

此外颈上神经节尚有一些交通支至迷走神经下神经节、舌下神经和舌咽神经。

2. **颈中神经节**(middle cervical ganglion) 是三个颈交感节中最小的一个,有时缺如(图6-12,6-17)。位于颈总动脉与甲状腺下动脉之间,平第6颈椎,颈中节与颈下节之间有两条节间支,其中一支钩绕锁骨下动脉,形成锁骨下袢。颈中神经节的分支如下:

（1）**灰交通支** 向外后随第5、6颈神经分布。

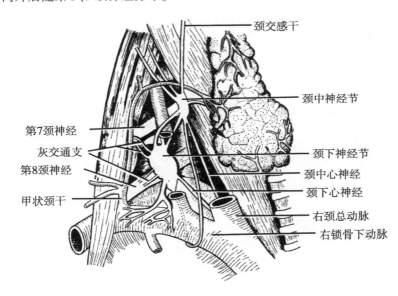

图6-17 颈交感干的颈中、下神经节(右侧)

（2）**甲状腺支** 与甲状腺下动脉伴行,并与喉上神经喉外支、喉返神经相联系,分布于甲状腺与甲状旁腺。

（3）**心中神经** 是交感神经最大的心支,也可起自颈中、下神经节之间的交感干,右侧的心中神经在颈总动脉后方下降,经锁骨下动脉之前或后,然后沿气管下降至心深丛。左侧者在颈总动脉和锁骨下动脉之间入胸腔至心深丛。

3. **颈下神经节**(inferior cervical ganglion) 形状不规则,位于第7颈椎横突根部和第1肋骨颈之间,椎动、静脉的后方(图6-12,6-17)。此节常与第一胸交感节合并为**星状神经节**,也叫**颈胸神经节**。颈下神经节有如下的分支:

（1）**灰交通支** 至第7、8颈神经和第1胸神经。

（2）**血管支** 分支缠绕锁骨下动脉及其分支,形成动脉丛。

（3）**心下神经** 经锁骨下动脉后方入胸腔,沿气管前面下行,加入心深丛。

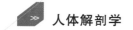

四、肌三角（肩胛舌骨肌气管三角）

在**肌三角**（muscular triangle）中主要有甲状腺、甲状旁腺、咽、喉、气管和食管颈段等器官（图6-2,6-11）。

（一）甲状腺

甲状腺（thyroid gland）属内分泌腺，分泌的激素的主要作用是促进机体新陈代谢，维持机体正常生长发育，尤其是对骨骼和神经系统的发育有重要影响。

1.形态和位置　甲状腺呈棕褐色，略呈"H"形，分为左、右两侧叶，中间以峡部相连。有的从峡部向上伸出一锥状叶，长短大小各异，位置多偏向左，长者可达舌骨。甲状腺的侧叶呈锥体形，贴附喉下部和气管上部的侧面，上端达甲状软骨中部，下端抵第6气管软骨环，长约5 cm，宽约2.4 cm，有时下极可伸至胸骨后称胸骨后甲状腺。峡部横过第2～4气管软骨环的前面，其宽窄因人而异。有的人峡部不发达，仅含结缔组织。甲状腺重30～60 g，在正常生理情况下，甲状腺大小变化较大，可随年龄、季节、营养状况而有所不同。尤其是女性在月经期、青春期或妊娠期，由于激素的刺激，甲状腺可稍增大。国人甲状腺的形态变化如图6-18所示。

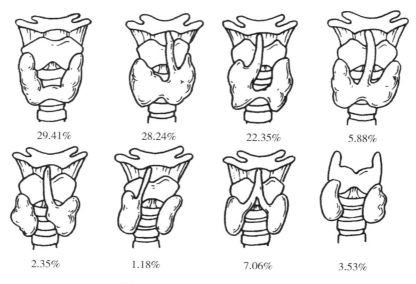

| 29.41% | 28.24% | 22.35% | 5.88% |
| 2.35% | 1.18% | 7.06% | 3.53% |

图6-18　甲状腺的形态和类型

2.甲状腺的被膜和毗邻　甲状腺表面由结缔组织构成的纤维囊包裹，称为**真被囊**，囊的纤维束伸入实质内，将实质分隔为若干小叶。真被囊的外面还有一层**假被囊**，由颈深筋膜的内脏筋膜脏层构成。在侧叶内侧缘和峡的后面，假被囊向后方附着于喉软骨，在峡部以上，假被囊明显增厚，叫作甲状腺悬韧带。因此当吞咽时，甲状腺可随喉上、下移动。借以鉴定此区肿块与甲状腺的关系。真被囊和假被囊之间填充以疏松结缔组织，其中含有静脉丛及甲状旁腺。喉返神经行经假被囊之外，故甲状腺手术在假被囊内进行，可避免损伤喉返神经。

甲状腺的毗邻关系较复杂。前面由浅入深的层次是：皮肤、皮下组织、颈深筋膜浅层、舌骨下肌群、内脏筋膜壁层和脏层。后面与喉、气管、咽、食管以及喉返神经相邻。后外侧有颈动脉鞘及其内容物、颈交感干。当甲状腺肿大时，可压迫气管和食管，严重时可致气管软骨环软化，引起呼吸、吞咽困难；如压迫喉返神经，则可引起声音嘶哑；甲状腺癌时，可压迫交感干，出现霍纳综合征，以及颈总动脉搏动向外移位等症状。

3.甲状腺的血管及神经　甲状腺的动脉供给极为丰富，有成对的甲状腺上、下动脉，有时还有甲状腺最下动脉。此外，气管和食管动脉也有小分支分布于腺体。各动脉的分支在腺内互相吻合。

（1）**甲状腺上动脉**　见前述。

（2）**甲状腺下动脉**（inferior thyroid artery）　起自锁骨下动脉的甲状颈干，沿前斜角肌内侧缘上升至第6颈椎平面,几乎呈直角弯向内下,经颈动脉鞘的后方,入腺体的后面,一侧不存在甲状腺下动脉者约占 19%,且多见于左侧(图 6 - 19 ~ 6 - 21)。

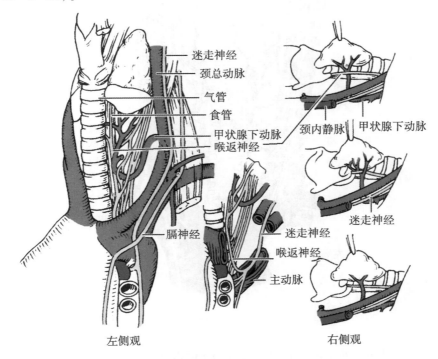

图 6 - 19 甲状腺下动脉与喉返神经的关系

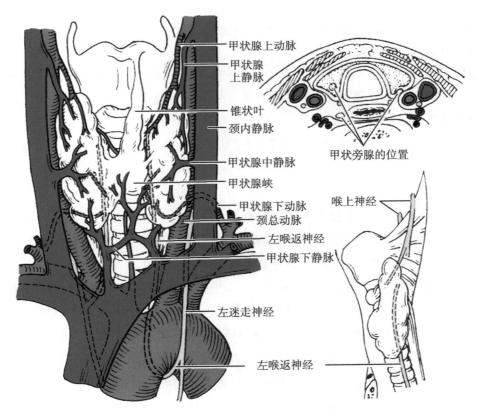

图 6 - 20 甲状腺静脉

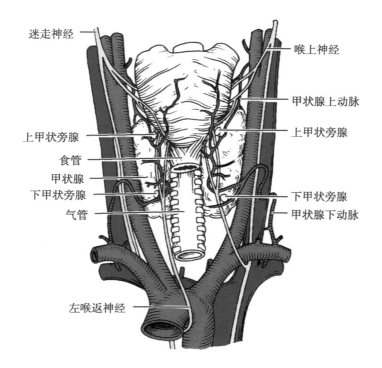

图 6-21　上、下甲状旁腺的位置(后面观)

（3）**甲状腺最下动脉**（thyroid ima artery）　较小,约13%的人有此动脉。此动脉起点变异甚多,可发自主动脉弓、头臂干、右颈总动脉、锁骨下动脉或胸廓内动脉等处。起始后,沿气管前方上升,进入甲状腺峡,并参与甲状腺动脉在腺内、外部的吻合,做气管切开时,注意有无甲状腺最下动脉,以避免损伤造成出血。

（4）**甲状腺上静脉**（superior thyroid vein）　与同名动脉伴行,汇入颈内静脉。

（5）**甲状腺中静脉**　见前述。

（6）**甲状腺下静脉**（inferior thyroid vein）　起于侧叶下极,汇入头臂静脉,两侧甲状腺下静脉在气管前的许多吻合支位于峡的表面及其下部,形成甲状腺奇静脉丛。在行低位气管切开术时,应避免损伤此血管。

（7）**甲状腺的淋巴**　见前述。

（8）**甲状腺的神经支配**　交感神经来自颈中节,伴甲状腺上动脉入腺体,其功能是使血管收缩。迷走神经也有小支分布于腺体。

（二）甲状旁腺

甲状旁腺（parathyroid gland）为扁圆形小体,直径6~8 mm,一般左、右各两个,呈棕黄色,多位于甲状腺侧叶后面,真、假被囊之间,但有时位于甲状腺实质内,或在假被囊外气管周围的结缔组织中（图6-21）。上一对甲状旁腺一般位于甲状腺侧叶后缘的中部;下一对甲状旁腺在侧叶下1/3的后方,靠近甲状腺下动脉附近。

甲状腺旁腺的血液供给和神经支配与甲状腺相同。在甲状腺次全切除时,如甲状旁腺被误摘,则可发生血钙降低,出现抽搐现象。所以,手术时,常把甲状腺侧叶后面一薄层楔形腺体留在体内,如检查切下的腺组织中有甲状旁腺,需将其移植于周围的肌肉组织内,以保证机体的钙磷代谢正常进行。

（三）气管颈段

气管颈段（cervical part of the trachea）上接环状软骨（即第6颈椎平面）,下至胸骨颈静脉切迹（图6-19,6-20）。长约6.5 cm,横径1.5~2.5 cm。有6~8个气管环,当仰头或低头时,气管可上、下移动1.5 cm。颈段的上份位置较浅表,下份位置较深,距皮肤约4 cm。头转向一侧时,气管随之转向该侧,而位于气管后方的食管却移向对侧。做气管切开术时,需严格保持头正中位,并后仰,使气管接近体表,以利手术的进行。

气管的毗邻关系,前面由浅入深的层次为皮肤、浅筋膜、颈深筋膜浅层、胸骨上间隙及其内的颈静脉弓、舌骨下肌群及内脏筋膜。在第 2~4 气管环的前方还有甲状腺峡部,峡的下方有甲状腺奇静脉丛,可能还有甲状腺最下动脉。小儿胸腺及头臂静脉也可在其前方。两侧为甲状腺的两侧叶。后方为食管,二者之间两侧的沟内有喉返神经走行。后外侧为颈动脉鞘及其内容物(图 6-9)。

气管颈段的血液供给来自甲状腺下动脉。静脉注入甲状腺下静脉回流至头臂静脉。淋巴由颈深淋巴结收纳。气管颈段的交感神经来自颈中节;副交感神经来自迷走神经。

(四) 食管颈段

食管颈段(cervical part of the esophagus)在第 6 颈椎处续于咽,下至胸骨颈静脉切迹,移行于食管胸段。食管颈段主要由横纹肌组成,内衬以黏膜,食管起始处为第一狭窄部位,它距中切牙约 15 cm。

食管颈段的毗邻:前方与气管紧相邻,但食管位置稍偏左侧,故食管颈段手术入路,以经左侧为宜。与气管之间的沟内有喉返神经。后方隔椎前筋膜对向颈长肌和颈椎。外侧为颈动脉鞘及甲状腺两侧叶。后外侧与交感干相邻。

食管颈段血液由甲状腺下动脉供给;静脉回流至甲状腺下静脉。迷走神经的分支与交感神经交织构成食管丛。淋巴回流至颈深淋巴结。

颈前区解剖步骤与方法

1. 颏下三角

(1) 在颏下三角寻找颏下淋巴结,观察后去除之。

(2) 修洁深筋膜,查看二腹肌前腹和位于二腹肌前腹深面的下颌舌骨肌。

2. 下颌下三角

(1) 下颌下三角内有下颌下腺,腺表面有颈深筋膜浅层包绕下颌下腺形成腺鞘。在下颌下腺的表面或附近可见几个下颌下淋巴结,观察后修去。在腺的浅面可见面前静脉,向下追踪面前静脉,见其与面后静脉的前支汇合后,注入颈内静脉。修洁面前静脉并保留之。

(2) 分离和观察二腹肌后腹和茎突舌骨肌。茎突舌骨肌的止端被二腹肌中间腱所穿过,检查下颌下三角的境界。

(3) 观察下颌下腺的形态,向下轻轻牵拉下颌下腺,在腺与下颌骨下缘之间寻找面动脉,它行经腺的深面,在面前静脉的前方,至咬肌前缘处越过下颌骨体的下缘,与面前静脉伴行上行入面部,向下一直追踪到动脉起点。

(4) 在下颌下腺的内下方找出舌下神经,它在二腹肌后腹的下方,从后上方行向前下方,越过颈内、外动脉进入下颌舌骨肌深面。沿下颌骨体下缘切断下颌舌骨肌,向下方翻起,观察深面结构:

①下颌下腺深部位于下颌舌骨肌深面,与浅部在肌的后缘相续。在深部的前端追踪下颌下腺导管直至口底。

②下颌下腺的下方,为舌神经,向外上可追踪至颈内动、静脉间,向内下可追踪至进入下颌舌骨肌深面及分支入舌肌。舌下神经分布于舌外肌和舌内肌。

③在上述三结构的深面,有一块肌肉,肌肉纤维从上向下附着于舌骨和舌之间,为舌骨舌肌。在舌骨舌肌深面有舌动脉和舌静脉。

3. 颈动脉三角

(1) 修洁胸锁乳突肌表面及其前、后缘的颈深筋膜浅层,保留皮神经和颈外静脉。在胸锁乳突肌的起始部

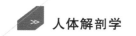

横断该肌,逐步向外方翻起。

（2）观察沿颈动脉鞘排列的颈深上、下淋巴结,思考其收纳范围及颈干的构成。

（3）在颈动脉鞘的浅面寻找颈襻的两个根,观察颈襻发出分支支配舌骨下肌群的状况。顺颈襻上根向上追踪至舌下神经,可见舌下神经由颈内动、静脉之间穿出,在二腹肌后腹下方深面,向前越过颈内、外动脉的浅面,在舌骨大角上方,经下颌舌骨肌深面,分布到舌肌。顺颈襻下根向上追踪至颈丛处,检查其来源。

（4）分开颈动脉鞘,观察颈总动脉位于内侧,颈内静脉位于外侧,迷走神经位于二者之间的后方,并仔细分离迷走神经发出的心支。

（5）观察颈内、外动脉的位置关系。查看颈内动脉起始处或颈总动脉末端膨大的颈动脉窦。在颈内、外动脉分叉处的后方,寻找米粒大的颈动脉体,其外包有纤维被囊。上述两结构处有舌咽神经的颈动脉窦支分布。

（6）分离并追踪颈外动脉的主要分支,主要分离和辨认颈外动脉前壁的分支。

①甲状腺上动脉行向前下方,到甲状腺侧叶上端,分出喉上动脉及喉上神经内支伴行。在甲状腺上动脉的后内侧找到喉上神经的喉外支,它经肩胛舌骨肌和胸骨甲状肌深面至环甲肌。

②舌动脉平舌骨大角起于颈外动脉的前壁,在舌下神经深面,向前上呈弓形、在舌骨舌肌深面入舌。

③在舌动脉上方,有面动脉起始,也可与舌动脉共干,经过下颌下腺的深面,咬肌前缘到面部,追踪到面部后保留之。

颈外动脉后壁的分支有胸锁乳突肌动脉、枕动脉和耳后动脉,可不必一一追踪分离。

此外在颈外动脉内侧壁,或颈内、外动脉分叉处试找咽升动脉。

（7）观察和解剖颈内静脉及其主要属支。面前静脉,甲状腺上、中静脉,特别注意观察甲状腺中静脉汇入颈内静脉的部位及静脉的长短。

（8）在颈动脉鞘的深面,用尖镊撕开椎前筋膜,寻找颈交感干,并向上追踪至颈上神经节,颈中神经节较小或缺如,颈下神经节位置较深,留待以后观察。

4.肌三角

（1）观察颈筋膜及分离舌骨下肌群　在颈部正中线观察颈深筋膜形成的颈白线。用尖镊提起颈筋膜浅层,纵行划破,分离位于浅层的胸骨舌骨肌及肩胛舌骨肌上腹,深层的是位于下方的胸骨甲状肌及上方的甲状舌骨肌。此二肌深面的筋膜即内脏筋膜壁层。注意保留颈襻至舌骨下肌群的神经。分别切断胸骨舌骨肌和肩胛舌骨肌的起始部,向上翻起,上翻胸骨甲状肌时,用刀柄伸入该肌深面（即气管前间隙）轻轻使之与甲状腺分离,暴露出甲状腺及气管,查明甲状腺的形态、位置、峡部的位置以及有无锥状叶。

（2）分离甲状腺囊、观察甲状腺的血管　在甲状腺侧叶表面剪开由内脏筋膜脏层形成的甲状腺假被膜,由侧叶上极向上剥离筋膜,追踪甲状腺上动脉起自颈外动脉处,与之伴行的甲状腺上静脉汇入颈内静脉。分离甲状腺上动脉发出的喉上动脉及与之伴行的喉上神经喉内支,以及与甲状腺上动脉伴行的喉上神经喉外支,并注意动脉与神经的位置关系。在甲状腺侧叶中、下1/3交界处附近,查看有无甲状腺中静脉,注意其越过颈总动脉汇入颈内静脉。

在甲状腺侧叶与颈总动脉之间的间隙中,寻找甲状腺下动脉,它起自锁骨下动脉,在颈总动脉的后方弯向内侧,在甲状腺侧叶中部的后缘入腺内。解剖时不必追踪至起点。在峡部的下方试寻找有无甲状腺最下动脉,如发现则可追踪至其起点。在甲状腺侧叶下极处寻找甲状腺下静脉,观察其形态、支数及汇入头臂静脉的情况。

（3）分离追踪喉返神经　将甲状腺侧叶尽量向前内方牵拉,在气管和食管之间的沟中,寻找喉返神经,注意观察甲状腺下动脉与喉返神经交叉时的位置关系,并对比两侧是否一致。

（4）寻找并观察甲状旁腺 在甲状腺侧叶上、中 1/3 处的后方,寻找上甲状旁腺,在甲状腺下极附近试找下甲状旁腺。

5.结合讲义观察和复习气管颈段、食管颈段的形态、位置和毗邻。

临床应用知识点▶

知识点 1:霍纳综合征

霍纳综合征(Horner syndrome)是由于交感神经至眼部和面部的神经通路受到压迫或破坏(如甲状腺Ⅲ度肥大时),引起患侧瞳孔缩小、眼球内陷、上睑下垂及面部潮红无汗的综合征。

知识点 2:甲亢和甲减

甲状腺分泌的激素称甲状腺素,可调节机体的基础代谢并影响机体的生长发育。当甲状腺素分泌过剩时,可引起甲状腺功能亢进,患者常表现为心动过速、失眠、烦躁、体重减轻、多汗或有眼球突出等症状。甲状腺素分泌不足时,成人可患黏液性水肿,出现皮肤变厚、毛发脱落及性功能减退等症状;婴儿可患呆小症,患儿身材矮小、脑发育障碍而智力低下。

知识点 3:甲状腺手术注意事项

行甲状腺手术结扎甲状腺上动脉时,应紧贴甲状腺上极处进行,以免损伤喉上神经外支;甲状腺手术结扎甲状腺下动脉时,应远离甲状腺下端,防止损伤喉返神经。

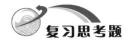**复习思考题**

一、名词解释

1.颈袢;2.颈动脉窦;3.颈动脉体;4.霍纳综合征

二、简答题

用所学的解剖学知识分析甲状腺手术时应注意的事项,并回答其相关结构受损时患者会产生哪些症状。

第四节　颈外侧区和胸锁乳突肌区

重点内容提示

1.锁骨下动脉的分段。

2.胸导管的走行及收纳范围。

3.臂丛的根干股束关系。

胸锁乳突肌所被覆的区域叫胸锁乳突肌区,该区上部的结构,主要为颈丛及其分支;下部为**颈根部**,主要结构为锁骨下动、静脉、颈静脉角及胸导管和右淋巴导管、胸膜顶和肺尖(图 6-22 ~ 6-24)。**颈外侧区**(图 6-1)被肩胛舌骨肌下腹分为**枕三角**(occipital triangle)和**肩胛舌骨肌锁骨三角**(omoclavicular triangle)。其含有的重要结构为锁骨下动、静脉、斜角肌群、臂丛及其发出的几条短神经以及副神经。为了叙述方便,本节将此二区的结构按系统予以描述。

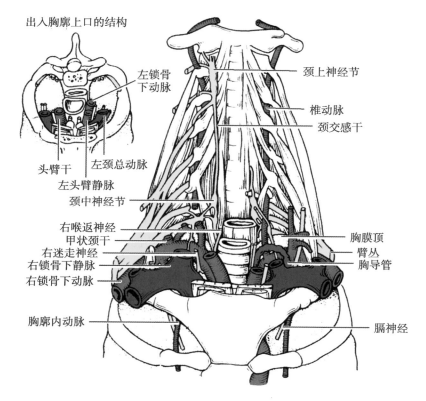

出入胸廓上口的结构

左锁骨下动脉

头臂干　左颈总动脉

左头臂静脉

颈中神经节

右喉返神经

甲状颈干

右迷走神经

右锁骨下静脉

右锁骨下动脉

胸廓内动脉

颈上神经节

椎动脉

颈交感干

胸膜顶

臂丛

胸导管

膈神经

图 6-22　颈根部

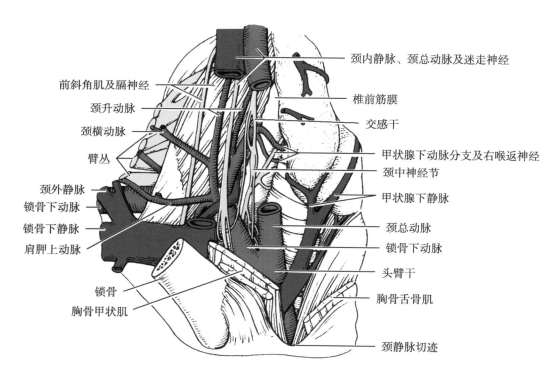

前斜角肌及膈神经

颈升动脉

颈横动脉

臂丛

颈外静脉

锁骨下动脉

锁骨下静脉

肩胛上动脉

锁骨

胸骨甲状肌

颈内静脉、颈总动脉及迷走神经

椎前筋膜

交感干

甲状腺下动脉分支及右喉返神经

颈中神经节

甲状腺下静脉

颈总动脉

锁骨下动脉

头臂干

胸骨舌骨肌

颈静脉切迹

图 6-23　前斜角肌的毗邻关系

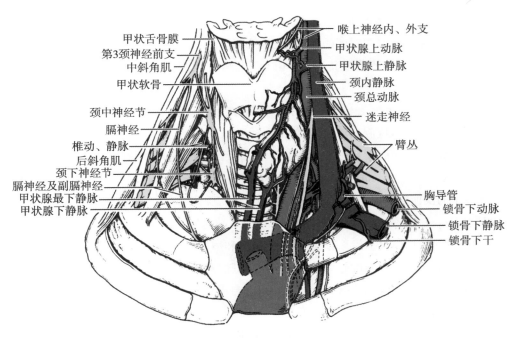

图6-24 椎动脉三角及其内容物

喉上神经内、外支
甲状腺上动脉
甲状腺上静脉
颈内静脉
颈总动脉
迷走神经
臂丛
胸导管
锁骨下动脉
锁骨下静脉
锁骨下干

甲状舌骨膜
第3颈神经前支
中斜角肌
甲状软骨
颈中神经节
膈神经
椎动、静脉
后斜角肌
颈下神经节
膈神经及副膈神经
甲状腺最下静脉
甲状腺下静脉

一、颈外侧区的筋膜及肌肉

颈深筋膜浅层覆盖颈外侧区所有结构,颈深筋膜深层(椎前筋膜)覆盖椎前肌和**斜角肌**(scalenus)。斜角肌每侧三块,按位置排列命名为前、中、后斜角肌,均起自颈椎横突,纤维斜向外下,分别止于上两条肋骨。详见表6-2。

表6-2 斜角肌起止点、作用和神经支配

名称	起点	止点	作用	神经支配
前斜角肌	第3~6颈椎横突前结节	第1肋斜角肌结节	颈侧屈,侧旋,前屈,上提1、2肋	颈5~6神经前支
中斜角肌	第3~7颈椎横突后结节	第1肋中份上面		
后斜角肌	第5~6颈椎横突后结节	第2肋中份		

前、中斜角肌之间称**斜角肌间隙**,内有锁骨下动脉和臂丛通过。前斜角肌肥厚或痉挛,可压迫锁骨下动脉和臂丛,引起前斜角肌综合征。

二、血管和淋巴管

(一)锁骨下动脉

左锁骨下动脉(left subclavian artery)起于主动脉弓,右锁骨下动脉在右胸锁关节后方起自头臂干(图6-22~6-24)。左、右锁骨下动脉在颈部呈向上凸弯的弓形,行向外侧,经胸膜顶的前方和前斜角肌后方,越过颈根部,至第1肋骨外侧缘,续于腋动脉。以前斜角肌为标志,将其分为三段:第一段位于前斜角肌的内侧,越过胸膜顶前方,其前面的内侧有迷走神经,外侧有膈神经越过。第二段居于前斜角肌后方,其上方紧靠臂丛,下方为胸膜顶。第三段为前斜角肌外侧缘至第1肋外侧缘之间的部分,其外上方有臂丛、前方为锁骨下静脉。各段的主要分支如下。

1. 椎动脉(vertebral artery) 是最大的分支,由锁骨下动脉第一段上壁发出,沿前斜角肌内侧与颈长肌之间的沟内垂直向上,位于椎动脉三角(由前斜角肌、颈长肌和锁骨下动脉所围成)内。上升途中被甲状腺下动脉所越过,继而穿经第6~1颈椎横突孔,向后绕过寰椎后弓上的椎动脉沟,穿寰枕后膜和硬脊膜,经枕骨大孔入颅腔,沿枕骨斜坡上行,在脑桥下缘与对侧的椎动脉合成基底动脉。椎动脉主要分布于脑。在颈部有分支分布于项部深肌,以及经椎间孔至脊髓颈段及其被膜。由于颈椎疾患引起横突孔变小,可压迫椎动脉,使其分布区(主要是脑)供血不足。

2.胸廓内动脉(internal thoracic artery) 在胸膜顶前方,正对椎动脉起始处,发自锁骨下动脉的下壁,在锁骨下静脉后方和胸膜顶前方降入胸腔(详见胸腔解剖)。

3.甲状颈干(thyrocervical trunk) 短而粗,在前斜角肌内缘处由锁骨下动脉前壁发出,立即分为以下各支。

(1)**甲状腺下动脉**(inferior thyroid artery) 沿前斜角肌内侧缘上升,约达环状软骨的高度转向内行,经颈动脉鞘之后,交感神经干的浅面或后方,椎动、静脉前方,到达甲状腺侧叶。(详见甲状腺部)

(2)**肩胛上动脉**(superior scapular artery) 在前斜角肌前面向外下行,经锁骨后面,继续向后外至肩胛上切迹,入冈上窝,绕过肩胛颈至冈下窝。沿途分支至冈上、下肌和肩胛骨,并与腋动脉的分支肩胛下动脉和肩胛背动脉吻合,在肩胛骨背面形成肩胛动脉网。该网是锁骨下动脉与腋动脉间重要的侧支吻合。

(3)**颈升动脉**(cervical ascending artery) 细小,也可起自甲状腺下动脉,在颈椎横突前方,膈神经的内侧上升,营养颈深肌及脊髓和脊髓被膜。

(4)**颈浅动脉**(superficial cervical artery) 较肩胛上动脉略高,横过前斜角肌、膈神经和臂丛的前方,经颈后三角达肩胛提肌前缘,在斜方肌深面分支分布于邻近的肌肉。

(5)**颈横动脉**(tansversal cervical artery) 往往与甲状腺下动脉共干或单独发自锁骨下动脉第三段,其行程与肩胛上动脉相似,穿过臂丛向后,分布于菱形肌周围。

4.肋颈干(costocervical trunk) 起自锁骨下动脉第二段,行向后越过胸膜顶,分为颈深动脉和最上肋间动脉,前者上行与枕动脉降支吻合,后者在胸膜顶后方降入胸廓,分布于第1、2肋间隙后部。

(二)锁骨下静脉及其属支

锁骨下静脉(subclavian vein)是腋静脉的延续(图6-23),始于第1肋骨外侧缘,在锁骨后方,静脉位于锁骨下动脉第三段的前方,越过前斜角肌下端的前方,至其内侧缘,与**颈内静脉**汇合成**头臂静脉**。两静脉汇合处形成**静脉角**。左静脉角有胸导管注入,右静脉角有右淋巴导管注入。锁骨下静脉在离其末端约2 cm处有一对瓣膜。

锁骨下静脉壁与第1肋骨骨膜、锁骨下肌和前斜角肌的筋膜紧密结合,故静脉管壁经常处于扩张状态,同时可随锁骨的运动而扩大,这有利于上肢静脉血的回流,但在静脉损伤时,管壁不易塌陷,空气易进入而形成空气栓塞。锁骨与锁骨下静脉之间有锁骨下肌分隔,该肌对静脉有保护作用,故锁骨骨折虽多见,而并发锁骨下静脉损伤的却较少。锁骨下静脉位置固定,管腔粗大,故临床常做锁骨下静脉穿刺(在锁骨的下方进行),较长期留置导管,以进行输液、测量中心静脉压等。

锁骨下静脉的主要属支为颈外静脉,于前斜角肌外缘附近注入锁骨下静脉。另外,肩胛上静脉和颈横静脉偶尔也直接注入锁骨下静脉。

(三)头臂静脉的颈部属支

1.椎静脉(vertebral vein) 行于椎动脉外侧,穿过第1~6颈椎横突孔下行,注入头臂静脉的后上壁。

2.胸廓内静脉(internal thoracic vein) 收集同名动脉分布区的静脉血,并与之伴行,注入头臂静脉。

(四)颈外侧区及颈根部的淋巴结和淋巴导管

1.副神经周围淋巴结 沿副神经排列,约3~20个,收纳枕、耳后的淋巴,输出管注入颈深下淋巴结,在做颈后三角淋巴结清扫时,需注意保护副神经(图6-25)。

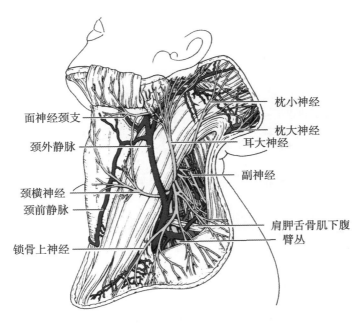

图 6 - 25　枕三角内容物

2. 颈深下淋巴结(deep inferior cervical lymph nodes)　位于肩胛舌骨肌下方,颈内静脉周围和颈横血管周围,又称锁骨上淋巴结,收纳颈深上淋巴结的输出管及附近器官的淋巴,是头颈部浅、深淋巴的总汇合处(图 6 - 26)。颈深下淋巴结位于左侧颈根部静脉角的淋巴结,称为**魏尔啸淋巴结**(Virchow node),常为胃癌、食管癌转移的淋巴结之一。

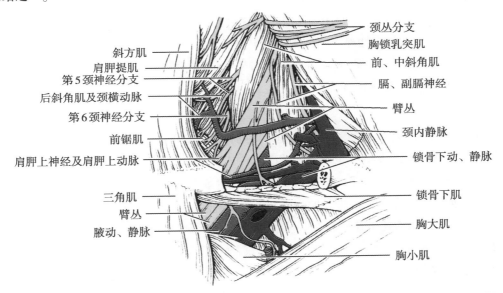

图 6 - 26　肩胛舌骨肌锁骨三角内容物

3. 胸导管颈段(cervical part of the thoracic duct)　胸导管起源于乳糜池,行经胸腔,在食管与左锁骨下动脉起始处之间上升,于第 7 颈椎高度,形成胸导管弓,转向前下,跨过左胸膜顶,注入左静脉角(图 6 - 27)。胸导管弓的前方有颈动脉鞘,后方有前斜角肌、膈神经、锁骨下动脉及其分支。

胸导管引流左、右腰干以及肠干的淋巴,又收纳左颈干、左锁骨下干和左支气管纵隔淋巴干的淋巴,是收集全身约 3/4 区域淋巴的最大淋巴管。多数的胸导管以一单干汇入静脉角,少数分为 2 ~ 4 支汇入。在汇入静脉处,有一对瓣膜,可阻止血液逆流入胸导管。

4.右淋巴导管(right lymphatic duct)　右淋巴导管长约 1 cm,位于右颈根部,接收右颈干、右锁骨下干和右支气管纵隔干,汇入右静脉角(图 6－27)。

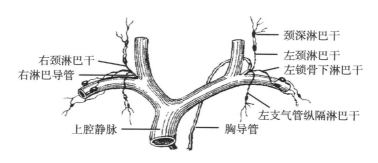

右颈淋巴干
右淋巴导管
颈深淋巴干
左颈淋巴干
左锁骨下淋巴干
上腔静脉
胸导管
左支气管纵隔淋巴干

图 6－27　胸导管及右淋巴管

三、神经

(一)副神经

副神经(accessory nerve)经颈静脉孔出颅,走行于颈内动、静脉之间,在二腹肌后腹深面,越过颈内静脉,向后下行,在乳突尖下方约 2.5 cm 处,胸锁乳突肌前缘上、中 1/3 交点,潜入该肌深面,并支配该肌(图 6－25)。还发出分支自该肌后缘中点稍下方处,进入颈外侧区,最后在斜方肌前缘中、下 1/3 交界处,进入该肌深面,并支配该肌。一侧的副神经损伤,同侧转头及抬肩无力。

(二)颈丛

颈丛(cervical plexus)位于胸锁乳突肌深面和中斜角肌、肩胛提肌浅面之间,由第 1～4 颈神经前支组成,其分支有皮支(已述于颈浅部)、肌支(分布于颈深肌)和膈神经(图 6－17,6－23,6－24,6－26)。

膈神经(phrenic nerve)为混合性神经,发自第 3～5 颈神经前支,在前斜角肌前面为椎前筋膜所覆盖,向内下行,前方有胸锁乳突肌、肩胛舌骨肌、颈内静脉及颈横动脉;左侧有胸导管弓;内侧有甲状颈干。向下经锁骨下动、静脉之间入纵隔(图 6－22～24,6－26)。

(三)臂丛

臂丛(brachial plexus)由第 5～8 颈神经前支和第 1 胸神经前支的一部分组成(图 6－22～6－24,6－26)。各神经出椎间孔后,前支形成臂丛的 5 个根,然后组成上、中、下 3 个干,即第 5、6 颈神经前支合为上干;第 7 颈神经前支为中干;第 8 颈神经前支和第 1 胸神经一部分前支合成下干。每个干在锁骨中点上方,各分为前、后 2 股。上干和中干的前股合并成外侧束;下干的前股自成内侧束;三个干的后股合成后束。这三个束分别位于腋动脉的内侧、外侧和后方(已叙述于腋窝部分)。椎前筋膜向外下延展,包裹臂丛和血管,形成腋鞘。臂丛在锁骨中点上方 2 cm 处比较集中,位置也较浅。此处为进行臂丛阻滞麻醉的部位。但应注意臂丛内侧有胸膜顶,内下方有锁骨下动脉,切勿损伤。

臂丛在锁骨上部发出的神经主要如下。

1.胸长神经　第 5～7 颈神经的前支(臂丛根部)发出,沿前锯肌表面下行,支配该肌。

2.肩胛背神经　由第 5 颈神经前支发出,经中斜角肌与肩胛提肌之间,向后下分布于肩胛提肌及大、小菱形肌。

3.肩胛上神经　由上干分出,向外与同名动脉伴行,经肩胛切迹至冈上窝,绕肩胛颈至冈下窝,分布于冈上、下肌。

四、胸膜顶

胸膜顶(cupula of pleura)自胸腔上口突入颈根部达第 1 肋骨颈平面(图 6－22)。从前方看,胸膜顶越过锁骨内 1/3 约 2~3 cm,于第 7 颈椎横突及第 1 胸椎体,延伸到第 1 肋骨内侧缘,其前方为前斜角肌及锁骨下动脉;内侧在右侧为头臂干,在左侧为左颈总动脉;外侧有中斜角肌及臂丛跨过。

◉ 颈外侧区及颈根部的解剖步骤与方法

1. 分离副神经　复查胸锁乳突肌,在该肌上部前缘的深面,寻找副神经进入胸锁乳突肌处。副神经发出分支入该肌后,斜越颈外侧区至斜方肌。注意观察副神经穿出胸锁乳突肌的部位以及进入斜方肌的部位,在解剖副神经的同时,观察并清理副神经周围淋巴结。

2. 分离锁骨下静脉及其属支　将胸锁乳突肌向外上方翻开、暴露锁骨下静脉,向外侧追踪至其续于腋静脉,向内侧行至前斜角肌内侧缘处与颈内静脉汇合,形成静脉角,并合成头臂静脉。为清楚暴露颈根部结构,可将胸锁关节切开,将锁骨胸骨端向前牵拉。复查颈外静脉注入锁骨下静脉的情况,以及注入锁骨下静脉的其他属支,保留颈外静脉、锁骨下静脉,其他属支看清后可剪掉。头臂静脉还收纳一些属支,观察后可清除。保留头臂静脉主干。

3. 分离胸导管和右淋巴导管　在左侧静脉角处寻找胸导管。首先在食管左侧寻找胸导管,然后追踪其行径、观察其汇入左静脉角的情况。也可在左静脉角的后内方寻找胸导管主干,然后逆行追踪其行径和颈干、锁骨下干、支气管纵隔干三者汇入情况。胸导管较细,管壁很薄,必须轻拉,以免损坏。

在右侧寻找右淋巴导管。该管很细,有时不形成总的导管,各淋巴干直接注入静脉。

4. 解剖颈丛及其分支　剪开椎前筋膜,暴露出颈丛,清理颈丛的皮支。在前斜角肌的表面寻找斜向下行的膈神经,观察其起始及与甲状颈干的关系。追踪其在锁骨下动、静脉之间进入胸腔。查看有无副膈神经。

5. 辨认前、中、后斜角肌及前、中斜角肌之间的斜角肌间隙。间隙内有臂丛和锁骨下动脉通过。

6. 分离锁骨下动脉及其分支　在前斜角肌内侧缘,寻找锁骨下动脉。首先将颈内静脉向外侧牵开,如特别粗大者可自根部切断,向上翻起。将前斜角肌自止点切断,以暴露锁骨下动脉各段及其分支:①椎动脉在前斜角肌内侧缘向上向内,进入第 6 颈椎的横突孔;②在锁骨下动脉的下缘与椎动脉起点相对应处,寻找胸廓内动脉,向前下方进入胸腔;③寻找甲状颈干,清理其分支甲状腺下动脉、颈升动脉、颈浅动脉、颈横动脉和肩胛上动脉;④肋颈干位置很深,可不必追踪。

7. 检查臂丛的根、干、股、束,试找胸长神经、肩胛背神经、肩胛上神经。

8. 探查胸膜顶,在臂丛下方深面,用手指触摸胸膜顶,观察其毗邻关系。

▎临床应用 知识点 ▶

知识点:斜角肌间隙

斜角肌间隙位于前斜角肌的后方,由前、中斜角肌和第 1 肋围成,内有臂丛和锁骨下动脉穿行。在锁骨中点上方,为锁骨上臂丛神经阻滞麻醉处。

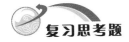

复习思考题

一、名词解释

1. 斜角肌间隙;2. 静脉角;3. 胸膜顶

二、简答题

1. 简述锁骨下动脉的分段。

2. 简述臂丛的根干股束关系。

第五节　咽

1. 咽的位置及分部。

2. 咽淋巴环。

一、咽的形态和位置

咽（pharynx）是上宽下窄、前后略扁的漏斗形肌性管道（图 2 - 20,6 - 28）。上起颅底,下达第 6 颈椎下缘水平续于食管。位于鼻腔、口腔和喉的后方,所以咽几乎无前壁,分别经鼻后孔、咽峡和喉口与鼻腔、口腔、喉腔相通,是食物和空气的共同通道。咽的后壁紧贴上 6 个颈椎椎体和椎前肌。两侧有颈部的大血管。

二、咽的分部

根据咽腔向前方的通道,可分为上、中、下三部,即鼻咽部、口咽部及喉咽部（图 2 - 20）。

(一)鼻咽部

鼻咽部（nasal part of pharynx）上起颅底,下至软腭平面,是鼻腔后部的直接延续,向前经鼻后孔通向鼻腔,咽顶呈拱状,称咽穹。后部黏膜内有丰富的淋巴组织,称**咽扁桃体**（pharyngeal tonsil）,在婴幼儿时期较发达,10 岁后完全退化,有时婴儿可出现异常增大,叫**增殖腺**（adenoids）。约在下鼻甲后方 1 cm 处,咽侧壁上有咽鼓管咽口,经咽鼓管通向中耳鼓室。在咽鼓管口的前、上、后方,明显隆起,称咽鼓管圆枕。圆枕后方与咽后壁之间有一纵行的隐窝,为**咽隐窝**（pharyngeal recess）,是鼻咽癌的好发部位之一,咽隐窝向上距破裂孔约 1 cm,鼻咽癌的癌细胞可经破裂孔向颅内转移。

位于咽鼓管口周围的淋巴组织称为**咽鼓管扁桃体**（pharyngotympanic tubal tonsil）。

(二)口咽部

口咽部（oral part of pharynx）为位于软腭和会厌上缘平面之间的咽腔,借咽峡通向口腔。当张口并将舌背向下压时,可经口腔观察咽峡和咽后壁黏膜的色泽。舌根的后方为会厌,二者之间有三条纵行皱襞,外侧襞与正中襞之间有一对凹陷,称**会厌谷**（vallecula）,异物易在此处滞留。腭帆两侧各有两对弧形向下的黏膜皱襞,前方的一对叫腭舌弓,其黏膜深面为腭舌肌。后方的一对叫腭咽弓,黏膜的深面为腭咽肌。前、后两弓之间的三角形凹陷为**扁桃体窝**（tonsillar cleft）,容纳腭扁桃体。

腭扁桃体（palatine tonsil）是一对淋巴器官,呈卵圆形,位于扁桃体窝内,有防御功能。腭扁桃体内侧面被覆黏膜,并有 10 ~ 20 个深陷的小凹陷,称扁桃体小窝。腭扁桃体上部实质内有一深的缝隙,称扁桃体上窝（扁桃体内裂隙）。扁桃体内面对向口腔,它的外侧面和前、后面均包被以薄层结缔组织膜,称扁桃体囊,囊借疏松结缔组织连于咽壁的内侧,故扁桃体及其被囊易于被剥离。腭扁桃体在出生后 4 ~ 6 个月内开始发育,至 4 ~ 10 岁最为发达,14 ~ 15 岁以后又逐渐缩小。

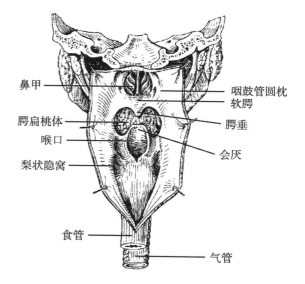

图 6 - 28　咽的后面观

鼻甲

咽鼓管圆枕
软腭

腭扁桃体

腭垂

喉口

会厌

梨状隐窝

食管

气管

腭扁桃体的血液供应丰富,上、下、前、后方分别有腭降动脉、面动脉、舌背动脉和咽升动脉的扁桃体支供血。以上各动脉均属颈外动脉的分支,扁桃体摘除手术如大出血无法制止时,可结扎颈外动脉止血。

咽扁桃体、双侧咽鼓管扁桃体、双侧腭扁桃体和舌扁桃体共同形成一环形的**咽淋巴环**(pharyngeal lymphoid ring),围绕在口、鼻腔与咽腔的通道周围,具有重要的防御作用和免疫功能。

(三)喉咽部

喉咽部(laryngeal part of pharynx)从会厌平面至第 6 颈椎水平,向下续于食管,位于喉口和喉的后面,是咽腔最狭窄的部分。喉口的两侧,有一对深窝,称为**梨状隐窝**(piriform recess),是异物易滞留的部位。隐窝外侧壁的黏膜上有一条由外上向内下斜行的小皱襞,内有喉上神经内支,在黏膜深面经过。

三、咽壁的构造

咽壁自内向外,由黏膜、黏膜下层、肌层和外膜构成,咽的黏膜和鼻腔、口腔、喉腔的黏膜都相连续。鼻咽部的上皮为假复层柱状纤毛上皮,口咽部和喉咽部的黏膜均为复层扁平上皮,但无角化层,黏膜内有大量的腺体、淋巴小结和弥散的淋巴组织,尤其在咽扁桃体处更为多见。肌层由环形的**咽上、中、下缩肌**,自下而上呈叠瓦状排列。它们从前向后包绕,止于后壁的正中缝。咽缩肌收缩可将食团推入食管。纵形肌有**茎突咽肌**和**腭咽肌**。茎突咽肌起自颞骨茎突,在咽上缩肌和咽中缩肌之间进入咽壁。腭咽肌在腭咽弓深面,自腭垂直向下,纵行肌在咽缩肌的内面分散,形成咽壁纵行肌层,纵行肌收缩可使咽上提,协助吞咽和封闭喉口(图 2 - 21,6 - 29)。

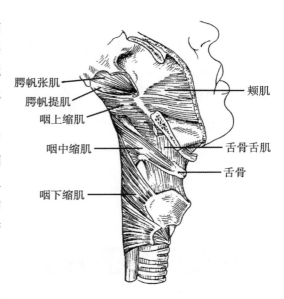

图 6 - 29　咽肌(侧面观)

四、咽的血管、神经和淋巴

分布到咽的动脉主要是直接或间接发自颈外动脉的小支:咽升动脉、腭升动脉、腭降动脉的分支及翼管动脉。咽的静脉主要在咽外膜内形成咽静脉丛,一部分汇入翼丛,一部分汇入椎静脉丛,其余各支合成咽静脉注入颈内静脉或其属支甲状腺上静脉和舌静脉。咽的淋巴主要注入咽后淋巴结和颈深淋巴结。咽的神经来自舌咽神经、迷走神经的咽支及交感干的颈上神经节咽支,在咽外壁内形成咽丛。

五、腭肌(图 6 - 30)

(一)腭咽肌

腭咽肌(palatopharyngeal muscle)位于腭咽弓内,起自喉咽部后壁的咽纤维膜和甲状软骨板后缘、向内上止于腭腱膜,其中有一部分纤维向上止于咽鼓管软骨,称咽鼓管肌。腭咽肌的作用是紧张腭咽弓,使其向中线靠拢,缩小咽峡。两侧同时收缩,可向后下方牵引软腭,迫使软腭后缘接触咽后壁。另外,还可扩大咽鼓管。

(二)腭舌肌

腭舌肌(palatoglossal muscle)位于腭舌弓内,起自舌侧缘,肌纤维与舌横肌相混,向上止于腭腱膜,收缩时下拉软腭,缩小咽峡。

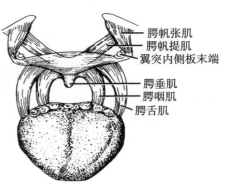

图 6 - 30　腭肌模式图

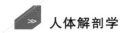

(三)腭帆张肌

腭帆张肌(tensor veli palatine muscle)为一薄三角肌片,起自蝶骨角棘、翼突根部、翼突窝、咽鼓管软骨部和膜部,纤维向下集聚成小腱,绕翼突钩略呈直角,折向正中线编入腭腱膜,此肌收缩使腭帆紧张,牵引咽鼓管向外下方,从而扩大咽鼓管。

(四)腭帆提肌

腭帆提肌(levator veli palatine muscle)在腭帆张肌的后内侧,起于咽鼓管软骨部下面及邻近的颞骨岩部下面,纤维向下并斜向前内方,止于腭腱膜,作用为上提腭帆。

(五)腭垂肌

腭垂肌(uvular muscle)位于腭垂内,起于鼻后棘和腭腱膜,止于腭垂尖端,此肌收缩时,使腭垂向后上方,并使其缩短。

腭肌除腭帆张肌由下颌神经支配外,其余均由迷走神经咽支支配。

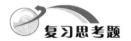**复习思考题**

名词解释
咽淋巴环

第六节　喉

■ 重点内容提示

1. 喉的软骨及其连结。
2. 喉肌运动与声门和声带的关系。

一、喉的形态和位置

喉(larynx)是呼吸的通道,也是发音的器官。上通咽腔,下接气管。喉的后方是咽的喉咽部,前方有舌骨下肌群覆盖,两侧有颈部的血管、神经和甲状腺侧叶。喉相当于第 3～6 颈椎的高度,女性喉较男性为高,小儿喉较成人为高。

喉由软骨作为支架,软骨间借关节、韧带连结,并有肌肉附着,使关节运动,喉内面衬以黏膜,形成喉腔。

二、喉的软骨及其连结

(一)喉的软骨

主要包括不成对的甲状软骨、环状软骨、会厌软骨,以及成对的杓状软骨(图 2－33)。此外,还有 2 对小角软骨。

1. 环状软骨(cricoid cartilage)　形如指环,构成喉的底座,前部低窄,称**环状软骨弓**;后部高阔,称为**环状软骨板**。环状软骨是喉与气管中唯一完整的软骨环,对于保持呼吸道的通畅有重要意义,环状软骨的损伤可导致喉狭窄。

2. 甲状软骨(thyroid cartilage)　为喉软骨中最大的一块,由左、右两块四角形软骨板构成。两板的前缘以直角连接成前角,前角的上缘形成一"V"字形的切迹,为甲状上切迹,是颈部的重要体表定位标志。切迹的下方向前凸出称**喉结**(laryngeal prominence),在成年男子特别显著。甲状软骨板的后缘游离,上、下各有一突起,称上角和下角。

3.杓状软骨(arytenoid cartilage) 位于环状软骨板的上方,呈三棱锥体状,基底与环状软骨板上缘形成环杓关节。基底向前方伸出一突起叫**声带突**,为声韧带附着处。基底外侧的突起,叫**肌突**,较钝圆,有喉肌附着。

4.会厌软骨(epiglottic cartilage) 形似树叶,上宽下窄,前后扁平,上缘游离,构成喉口上缘。下端细窄,形如叶柄,借韧带连于甲状软骨前角的内面。

(二)喉的连结

包括喉软骨彼此间的关节、膜和韧带,以及喉软骨与舌骨和气管软骨间的膜和韧带。

1.环杓关节(cricoarytenoid joint) 由环状软骨板上缘与杓状软骨基底的关节面构成。杓状软骨可在此关节的垂直轴上做旋转运动,使声带突转向内侧或外侧。另外,也可进行滑动,使两杓状软骨相互靠近或离开。

2.环甲关节(cricothyroid joint) 由甲状软骨两下角与环状软骨外侧面的关节面构成。甲状软骨在冠状轴上做前倾和复位的运动。由于声带附着于甲状软骨内面与杓状软骨声带突之间,故前倾时,甲状软骨和杓状软骨声带突间的距离加大,使声带紧张,复位时,二者间的距离缩小,声带则松弛。

3.环甲膜(cricothyroid memberane) 又称**弹性圆锥**(elastic conus),为圆锥形的弹性结缔组织膜,圆锥的尖附着于甲状软骨前角的内面,底附着于环状软骨上缘和杓状软骨声带突,上缘游离增厚,张于杓状软骨声带突和甲状软骨之间,构成**声韧带**(vocal ligment),为**声襞**(vocal fold)的基础(图6-31)。弹性圆锥前部的纤维组织增厚,呈垂直方向,系于甲状软骨下缘与环状软骨弓之间,叫**环正中韧带**。急性喉阻塞时,可在此穿刺或切开以进行急救。

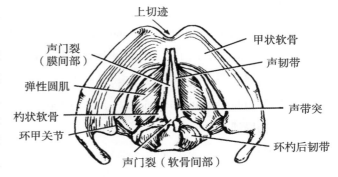

图6-31 弹性圆锥(上面观)

4.方形膜(quadrangular membrane) 为略呈四方形成对的结缔组织膜,由会厌软骨侧缘与甲状软骨前角后面向后连于杓状软骨前内侧缘,构成喉前庭外侧壁的基础。其上缘较强厚,包于杓会厌襞内。下缘较薄且游离,附于杓状软骨与甲状软骨前角内面之间,构成前庭韧带,为室襞的基础。

5.甲状舌骨膜(thyrohyoid membrane) 是甲状软骨上缘与舌骨下缘之间的结缔组织膜。

6.环状软骨气管韧带(cricotracheal ligment) 是连于环状软骨下缘与第一气管软骨环上缘之间的结缔组织膜。

三、喉肌

喉肌(图6-32)为横纹肌,主要作用是紧张或松弛声带,以调节发音时振动频率和振幅;缩小或扩大声门裂或喉口,以调节气量。

(一)环甲肌

环甲肌(cricothyroid muscle)起自环状软骨弓的外侧面,呈扇形向后上方止于甲状软骨的下缘,此肌作用为使甲状软骨前倾,紧张声襞。

(二)甲杓肌

甲杓肌(thyroarytenoid muscle)起自甲状软骨前角的内面,分为内、外侧部,外侧部止于杓状软骨的外侧面、肌突;内侧部止于声带突,位于声襞内,特称声带肌。外侧部收缩时可使声门裂缩小,内侧部收缩时可使声襞松弛。

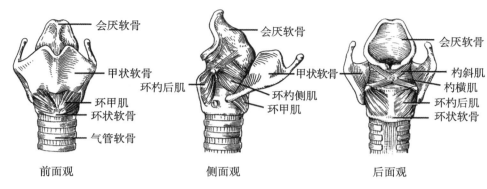

图 6 – 32　喉肌

(三)环杓后肌

环杓后肌(posterior cricoarytenoid muscle)起自环状软骨板的后面,纤维行向上外方,止于杓状软骨的肌突,此肌收缩时,牵引肌突向后,声带突转向外侧,开大声门裂。

(四)环杓侧肌

环杓侧肌(lateral cricoarytenoid muscle)起自环状软骨弓的上缘和外面,斜向后上方,止于杓状软骨的肌突。此肌收缩使肌突向前,声带突向中线靠拢,缩小声门裂。

(五)杓斜肌

杓斜肌(oblique arytenoids muscle)起自杓状软骨肌突,斜向上行,两侧交叉止于对侧杓状软骨尖。

(六)杓横肌

杓横肌(transverse arytenoids muscle)在杓状软骨的后面,杓斜肌的深面,肌束横行,连接两侧杓状软骨。上述两肌收缩,使两侧杓状软骨靠近,关闭声门裂。

(七)杓会厌肌

杓会厌肌(aryepiglottic muscle)位于杓会厌襞内,此肌收缩,可缩小喉口。

综合所述,可将喉肌的主要功能归纳如下:

声带紧张:环甲肌和环杓后肌。

声带松弛:甲杓肌和环杓侧肌。

声门裂开大:环杓后肌。

声门裂缩小:杓横肌、杓斜肌、甲杓肌和环杓侧肌。

四、喉腔

喉腔(cavity of larynx)是由喉壁围成的管形腔。喉壁是以喉软骨借韧带和纤维膜连接,并附以喉肌为基础,内面衬以喉黏膜而构成的。喉黏膜极为敏感,受异物刺激可引起咳嗽。喉腔上方借喉口开口于喉咽部,向下直通气管。可分为上、中、下三部。上部最宽大为喉前庭;中部最狭窄为喉中间部;下部为喉下腔(图 6 – 33)。

喉腔的上口为喉口,由会厌上缘、杓会厌襞及杓状软骨间切迹所围成。正常呼吸时,喉口呈开放状态,吞咽时关闭。

喉前庭(laryngeal vestibule)上宽下窄,呈漏斗形,上界为喉口,下界为两侧的室襞及其间的前庭裂。室襞又称假声带,呈浅红色。

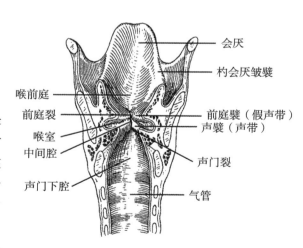

图 6 – 33　喉腔

喉中间腔(intermediate laryngeal cavity)体积最小,但构造比较复杂,具有重要功能,不仅是气体出入必经之路,也是语言和发音器官。上界为室襞,下界为声襞,两侧向外侧突出的间隙为喉室,其上端有时可高达甲状软骨上缘附近,以盲端而终。声襞即**声带**(vocal cord)是由声韧带和声带肌为基础,表面贴以黏膜而成的(图 6 – 34)。活体上呈苍白色。声门裂较前庭裂长而狭窄,是喉腔最狭窄的部分,前 3/5 位于两侧声襞之间,叫作膜间部(声带部);后 2/5 位于两侧杓状软骨底内侧缘和声带突之间,叫作软骨间部(呼吸部)。声门裂附近黏膜下层比较疏松,发炎时可引起黏膜水肿,导致声音嘶哑、呼吸困难,幼儿严重时可发生喉阻塞。

喉下腔(inferior laryngeal cavity)为声门裂以下的喉腔部分,又称声门下腔。

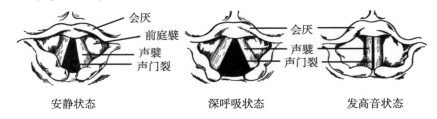

安静状态　　　　　　深呼吸状态　　　　　　发高音状态

图 6 – 34　声门裂的变化

五、喉的神经、血管和淋巴

声门裂以上的喉黏膜腺体和感觉,由喉上神经的喉内支支配;声门裂以下的喉黏膜腺体和感觉,由喉返神经支配。喉肌除环甲肌由喉上神经的喉外支支配外,其余均由喉返神经支配。

喉上部由甲状腺上动脉的喉上动脉分布,喉下部由甲状腺下动脉的喉下动脉分布。喉的静脉最后汇入颈内静脉。

喉的淋巴汇入颈深淋巴结。

■ 咽和喉的解剖步骤与方法

咽和喉的解剖分为两种,一种为正中矢状断,制成头、颈、上肢标本。一种为将喉上自舌骨,下至第 6 颈椎下缘处截取下来,制作成喉标本。

1.头、颈、上肢正中矢状断标本

(1)清理、观察喉腔。将喉腔自上向下依次清理,观察由会厌软骨和杓状会厌襞围成的喉口,在喉侧壁上观察上方的前庭襞和下方的声襞,以及二襞之间向侧方凸出的喉室,分清喉腔的三部分,即喉前庭、喉中间腔和喉下腔。

(2)清理并观察咽腔软腭以上部分的鼻咽,在下鼻甲后缘水平,寻找咽鼓管咽口,并观察从前、上、后包绕该口的咽鼓管圆枕,以及圆枕后方的咽隐窝。在口咽观察咽峡侧壁的腭舌弓和腭咽弓,二弓之间的扁桃体隐窝和腭扁桃体,体会由舌扁桃体、腭扁桃体、咽鼓管扁桃体及咽扁桃体组成的扁桃体环的立体情况。在舌根和会厌间观察深陷的舌会厌谷。在喉咽部喉口侧方,观察梨状隐窝。

2.喉标本　按教员要求剥制。

(1)喉软骨支架标本,观察并依次去除各喉肌,去除喉黏膜,修洁喉软骨及其连接,保留甲状舌骨膜。

(2)喉肌标本

①修去舌骨下肌群、胸骨甲状肌、甲状舌骨肌的附着点,保留并修洁甲状舌骨膜。

②修出环甲肌、环杓后肌、杓斜肌和杓横肌。

③将一侧甲状软骨板切除大部分,暴露并修出环杓侧肌、甲杓肌的外侧部和内侧部,从喉口观察甲杓肌内侧部和声襞的关系。

3.借助标本、模型观察咽和喉未解剖到的内容物。

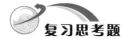

知识点:环甲膜穿刺术

　　环甲膜又称弹性圆锥,当遇到喉腔阻塞的患者,没有条件立即进行气管切开时,可用粗穿刺针或其他小利器,行紧急环甲膜穿刺或切开,建立临时呼吸通道。穿刺部位在甲状软骨和环状软骨之间的环甲膜正中浅凹处。穿刺针由浅入深穿经皮肤、浅筋膜、深筋膜、环甲膜和喉黏膜,进入声门下腔。

复习思考题

一、名词解释
1. 环甲膜;2. 方形膜;3. 声带

二、简答题
简述喉肌运动与声门和声带的关系。

颈部总结

一、颈部深筋膜

浅层(套层)向上形成下颌下腺鞘及腮腺鞘;在胸骨上缘处分为两层,形成胸骨上间隙。

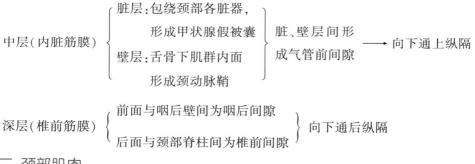

二、颈部肌肉

皮肌:　颈阔肌　　位于皮下　　面神经支配

前外侧群肌　　　　　　胸锁乳突肌　　　　　副神经支配

$$
后群 \begin{cases} 外侧群 \begin{cases} 前斜角肌 \\ 中斜角肌 \\ 后斜角肌 \end{cases} \\ 内侧群 \begin{cases} 头长肌 \\ 颈长肌 \end{cases} \end{cases} 颈丛肌支支配
$$

三、颈部的动脉

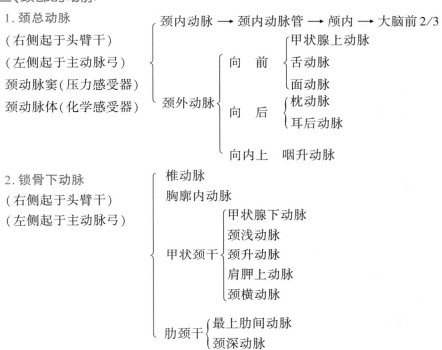

1. 颈总动脉
（右侧起于头臂干）
（左侧起于主动脉弓）
颈动脉窦（压力感受器）
颈动脉体（化学感受器）

颈内动脉 → 颈内动脉管 → 颅内 → 大脑前2/3

颈外动脉：
- 向前：甲状腺上动脉、舌动脉、面动脉
- 向后：枕动脉、耳后动脉
- 向内上：咽升动脉

2. 锁骨下动脉
（右侧起于头臂干）
（左侧起于主动脉弓）
- 椎动脉
- 胸廓内动脉
- 甲状颈干：甲状腺下动脉、颈浅动脉、颈升动脉、肩胛上动脉、颈横动脉
- 肋颈干：最上肋间动脉、颈深动脉

四、颈部静脉

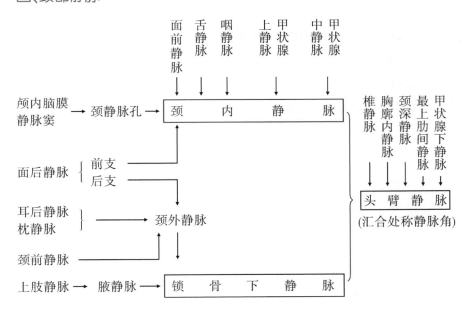

面前静脉、舌静脉、咽静脉、上静脉、甲状腺、中静脉、甲状腺

颅内脑膜静脉窦 → 颈静脉孔 → 颈内静脉 ← （面前静脉、舌静脉、咽静脉、甲状腺上静脉、甲状腺中静脉）

面后静脉：前支、后支

耳后静脉、枕静脉 → 颈外静脉

颈前静脉 → 颈外静脉

上肢静脉 → 腋静脉 → 锁骨下静脉

椎静脉、胸廓内静脉、颈深静脉、最上肋间静脉、甲状腺下静脉 → 头臂静脉（汇合处称静脉角）

五、颈部淋巴结及淋巴管

1. 重要淋巴结群

颏下淋巴结 ——— 颏下三角

下颌下淋巴结 ——— 下颌下三角

颈浅淋巴结 ——— 沿颈外静脉排列

颈深上淋巴结 ⎱ 沿颈内静脉排列
颈深下淋巴结 ⎰ （锁骨上淋巴结常为胃癌、食管癌转移处）

2. 淋巴管

肠干 ⎱
左右腰干 ⎰ 乳糜池 → 胸导管 → 左静脉角

左颈部淋巴 → 左颈干
左上肢淋巴 → 左锁骨下干
左侧胸腔淋巴 → 左气管纵隔淋巴干

右颈部淋巴 → 右颈干
右上肢淋巴 → 右锁骨下干 ⎱ 右淋巴导管 → 右静脉角
右侧胸腔淋巴 → 右气管纵隔淋巴干

六、颈部神经

1. 下四对脑神经

Ⅸ 舌咽神经 ⎰ 咽支 → 构成咽神经丛
舌后 1/3 味觉及一般感觉
窦神经
岩小神经 → 耳节 → 腮腺

Ⅹ 迷走神经 ⎰ 耳支
咽支
心支 → 心丛
喉上神经 ⎰ 内支（喉内神经）—— 声带以上黏膜腺体及感觉
外支（喉外神经）—— 环甲肌
喉返神经 ⎰ 环甲肌以外的喉肌
声带以下的黏膜腺体及感觉

Ⅺ 副神经 —— 胸锁乳突肌及斜方肌

Ⅶ 舌下神经 —— 舌内、外肌

2. 脊神经

（1）颈丛
（颈 1～4 脊神经前支）

皮支 ⎰ 枕小神经
耳大神经
颈横神经
锁骨上神经

肌支支配颈部深部肌
膈神经 → 膈肌
（混合性）

（2）颈袢

颈 1 脊神经前支 ——上根
颈 2~3 脊神经前支——下根
} 合并为颈袢 → 支配舌骨下肌群

（3）臂丛

组成:颈 5~8 及胸 1 脊神经前支

位置:斜角肌间隙

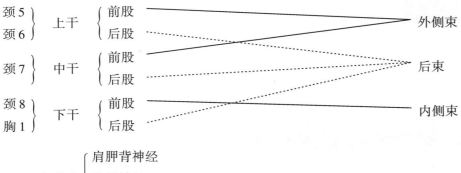

锁骨上部分支 {
肩胛背神经
胸长神经
肩胛上神经
}

3. 交感干(颈部)

位置:上达颅底,下抵颈根部(第 1 肋颈前)续于胸部交感干

组成:颈上、中、下三个交感节及节间支组成

来源及分布:上胸部脊髓侧角 → 白交通支 → 上胸部脊神经 → 胸部交感干
　　　　　　　(节前神经元)

→ 上升 → 颈部交感干 → 颈部交感节 → {
血管支 → 形成血管丛
内脏支 → 颈部脏器及心脏
灰交通支 → 随脊神经分布
}
　　　　　　　　　　　　(节后神经元)

（武胜昔 黄 静）

第七章 胸 部

7

第一节 概 述

重点内容提示

1. 胸部的境界及体表标识。
2. 胸部常用的标志线。

胸部包括胸壁以及胸腔内包藏的内脏、神经、血管等。胸部后方的胸椎、两侧的肋骨和前方的胸骨借骨连接构成骨性胸廓,肌肉充填于肋间隙形成胸壁。胸壁和膈共同围成胸腔。

一、胸腔

胸腔(thoracic cavity)经胸廓上口与颈部相通。胸廓下口有穹窿形的膈肌附着,将胸腔和腹腔分开。膈肌向上凸入胸部,顶部高达第5~6肋平面。因此胸壁不仅保护着胸部脏器,还保护着腹腔上部的器官。新生儿胸部横切面接近圆形,左右径与前后径几乎等长。成人胸部横切面呈肾形,左右径较前后径约大1倍。

二、胸腔的分区

胸腔两侧为胸膜囊所充满,胸膜囊包裹着左、右肺。介于两胸膜囊之间所有的器官总称为纵隔,包括心包及心脏,出入心的大血管,以及进出和通过胸腔的结构,如气管和支气管、食管、胸导管、膈神经、迷走神经等。

三、胸部常用的体表标志

1. 颈静脉切迹(jugular notch) 胸骨柄上缘的切迹,后平第2胸椎体下缘,女性略低。

2. 胸骨角(sternal angle) 胸骨体和胸骨柄连接处微向前突出的角。胸骨角平面为上、下纵隔的分界面。位于此平面上的还有主动脉弓起、止端,气管分杈及左主支气管与食管相交处。胸骨角的两侧连接第2肋软骨,可作为计数肋骨的标志。

3. 剑突(xiphoid process) 与胸骨体下端相连接的、扁而薄的骨突。其向后平第9胸椎,恰为食管与胸主动脉交叉高度。剑突两侧与第7肋软骨相连。

4. 肋(rib) 除第1肋在锁骨内侧端的后方不易摸到外,其余肋均可触及。肋间隙的序数与上位肋骨序数相同。在胸前壁的下缘可摸到肋弓。两侧肋弓形成向下开放的角叫胸骨下角。肋弓与剑突间的夹角为剑肋角。左侧剑肋角常为心包穿刺的进针部位。

5. 乳头(mammary papilla) 男性乳头平第4肋间隙高度。

四、胸部的标志线

为了便于描述和临床上的应用,通常胸部以下列几条垂直线或连线作为定位和分区的标志(图7-1)。

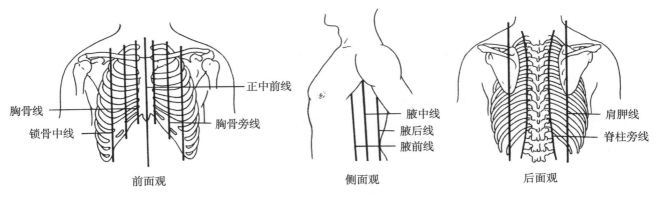

图 7-1 胸部标志线

1. 前正中线(anterior median line) 胸骨正中的垂线。

2. 胸骨线(sternal line) 沿胸骨最宽处外侧缘的垂线。

3. 锁骨中线(midclavicular line) 通过锁骨中点的垂线。

4. 胸骨旁线(parasternal line) 位于胸骨线和锁骨中线连线中点的垂线。

5. 腋前线(anterior axillary line) 沿腋前襞的垂线。

6. 腋后线(posterior axillary line) 沿腋后襞的垂线。

7. 腋中线(midaxillary line) 腋前、后线连线中点的垂线。

8. 肩胛线(scapulary line) 两臂下垂时,通过肩胛下角的垂线。

9. 脊柱旁线(paravertebral line) 各椎骨横突尖端的连线,常为凹向外侧的弧线。

10. 后正中线(posterior median line) 沿各棘突尖的连线。

第二节 胸 壁

重点内容提示

1. 胸壁的构成和层次结构。

2. 胸部固有肌的位置、纤维方向和作用。

3. 肋间血管、神经的分布,肋下神经、肋间臂神经的分布。

4. 胸神经前支的节段性分布。

胸壁浅层的肌肉为胸部上肢肌、项背肌和腹肌所覆盖(详见第五章)。胸壁深层结构有位于肋间隙和胸前壁深面的胸部固有肌及覆于其内面的筋膜,走行于肋间隙内的肋间血管、神经及胸廓内血管等。

一、胸部固有肌及胸内筋膜

1. 肋间外肌(external intercostal muscle) 位于相邻两肋之间,起于上位肋骨下缘,肌纤维斜向前下方,止于下位肋骨上缘。该肌在肋软骨间的部分移行为腱膜,称**肋间外膜**(external intercostal membrane)。肋间外肌收缩时可提肋助吸气。

2. 肋间内肌(internal intercostal muscle) 位于肋间隙肋间外肌的深面,起自下位肋骨的上缘,肌纤维斜向前上方,与肋间外肌的纤维方向呈交叉状,止于上位肋骨的下缘。该肌自胸骨侧缘向后达肋角,于肋角内侧移

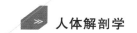
行为**肋间内膜**（internal intercostal membrane）。肋间内肌收缩时可降肋助呼气。

3.**肋间最内肌**（innermost intercostal muscle）　位于肋角至腋前线的肋间隙段，肌纤维方向与肋间内肌相同。肋间血管和神经穿行于肋间内肌与肋间最内肌之间。由于在肋间隙的前、后份，肋间最内肌缺如，该处的肋间神经和血管紧贴胸内筋膜走行（图7-2）。

4.**胸横肌**（transverse thoracic muscle）　位于胸前壁的深面，起自剑突和胸骨体下半的内面，以数个肌束呈扇形散开行向外上方，止于第2~6肋软骨内面。该肌由肋间神经支配，收缩时可降肋助呼气（图7-3）。

5.**胸内筋膜**（endothoracic fascia）　为衬于胸廓内面的一层致密结缔组织膜。除脊柱两侧处的部分较薄外，其他部分均较发达。胸内筋膜向上经胸廓上口突入颈根部覆盖于胸膜顶并增厚，称为**胸膜上膜**（suprapleural membrane）；向下被覆于膈肌上面的部分为膈上筋膜。在胸内筋膜和壁胸膜之间有少量疏松结缔组织（图7-4）。

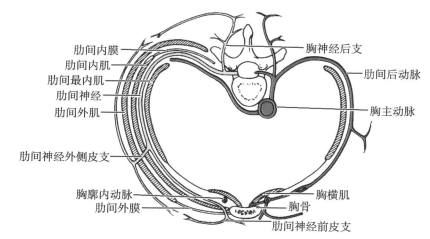

图7-2　肋间后动脉和肋间神经

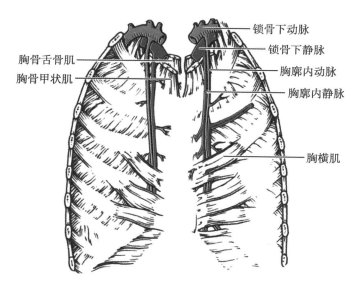

图7-3　胸廓内血管和胸横肌

二、胸壁的血管

1.**肋间动脉**（intercostal arteries）　又叫**肋间后动脉**（posterior intercostal arteries），除第1、2肋间动脉来自锁骨下动脉的分支肋颈干外，其余9对肋间动脉和1对肋下动脉均发自胸主动脉。各肋间动脉行于相应的肋间隙内,在肋间隙后部,行于胸内筋膜与肋间内膜之间。至肋角附近,穿行于肋间最内肌与肋间内肌之间,并紧贴肋沟前行。至腋前线以前则在相应肋骨下缘下方,肋间内肌与胸内筋膜之间走行。肋间动脉行至脊柱两旁在肋骨小头下缘附近发出后支,向后穿至背部,分支至脊髓、背部肌和皮肤。肋间动脉在近肋角处还分出一肋间**侧副支**(collateral branches),向前下走行,继而沿下位肋骨的上缘前行。在腋前线附近发出**外侧皮支**(lateral cutaneous branches),与肋间神经的同名支一起浅出。上9对肋间动脉及其侧副支的末端在肋间隙内与胸廓内动脉的肋间前支(又叫肋间前动脉)相吻合。如在肋间隙前部穿刺时,进针部位应在上、下肋之间。而在肋角的内侧部位穿刺时,应在下位肋骨的上缘刺入。各肋间静脉与同序数的肋间动脉伴行,位于动脉上方(图7-2,7-4,7-5)。肋间静脉向后汇入奇静脉、半奇静脉或副半奇静脉。

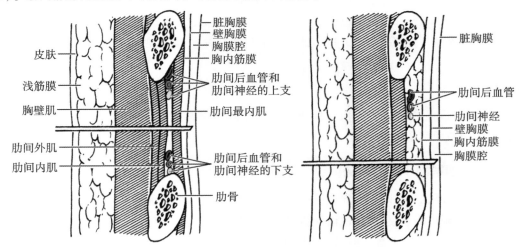

图 7-4 胸壁层次和胸膜腔穿刺部位

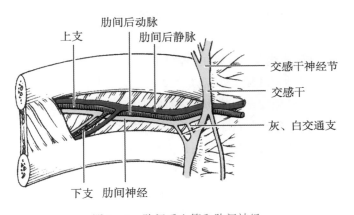

图 7-5 肋间后血管和肋间神经

2.**胸廓内动脉**(interal thoracic artery) 发自锁骨下动脉第一段的下壁,沿胸骨外侧缘1~2 cm处下行,居于上6肋软骨和肋间内肌的深面,胸横肌和胸内筋膜的浅面。至第6肋间隙处分为**腹壁上动脉**(superior epigastric artery)和**肌膈动脉**(musculophrenic artery)两终支。前者下行进入腹直肌鞘;后者在第7~9肋软骨后方斜向外下方,分支至心包下部和膈。在第1肋附近,从胸廓内动脉发出**心包膈动脉**(pericardiophrenic artery),与膈神经伴行,经肺根前方,在心包与纵隔胸膜之间下行至膈,沿途发出分支至心包和胸膜。胸廓内动脉在下行经过上6位肋间隙处发出肋间**前支**和**穿支(前皮支)**,前者向外侧走行并与肋间动脉终末支及其侧副支末端相吻合;后者与肋间神经前皮支一起浅出,分布于胸前壁浅结构。胸廓内动脉一般有两条静脉与之伴行,分支亦有同名静脉伴行(图7-3)。

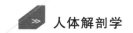

三、肋间神经和肋下神经

肋间神经(intercostal nerves)共 11 对,位于相应的肋间隙内。**肋下神经**(subcostal nerve)有 1 对,位于第 12 肋下方。肋间神经和肋下神经均为胸神经前支,与肋间动、静脉伴行。在肋间隙后部,即肋角的内侧,位于肋间隙的中部,与肋间动、静脉的排列次序不定。在肋角前方,位于肋间内肌和肋间最内肌之间,其排列关系自上而下依次为肋间静脉、肋间动脉和肋间神经,即血管行于肋沟内,神经沿肋下缘前行(图 7-2,7-4,7-5)。肋间神经沿途分支支配肋间肌、胸横肌等。在腋前线附近分出外侧皮支穿至皮下,第 2 肋间神经的外侧皮支较粗大,横过腋窝底至臂内侧,与臂内侧皮神经相连,称为**肋间臂神经**(intercostobrachial nerve)。肋间神经末端在胸骨侧缘向前发出前皮支,穿至胸前壁皮下。下 5 对肋间神经和肋下神经的前段离开肋间和肋下,向前下入腹壁,分布于腹肌和腹壁的皮肤。因此,下位肋间及肋下神经在胸部受到刺激时(如胸膜炎),可引起腹壁肌肉的反射性紧张和皮肤的疼痛。腹部手术时若过多地切断下位肋间神经,可出现所支配的腹壁肌肉瘫痪及皮肤感觉迟钝或消失。

四、淋巴结

胸骨旁淋巴结在胸骨两侧沿胸廓内血管排列。收集胸前壁、乳房内侧、膈、肝上面的淋巴回流。其输出管注入胸导管(左)及支气管纵隔干(右)。

▶ 胸前、外侧壁的解剖步骤与方法

1. 观察和解剖肋间外肌　在以往胸部上肢肌解剖的基础上,清除胸大肌和胸小肌残存的起始纤维。可选择第 3 和第 4 肋间隙,剥离深筋膜,修洁浅面的肋间外肌及其前部的肋间外膜,观察肋间外肌的纤维走行方向。自腋前线稍前方处开始,沿肋骨下缘向前以刀尖划开肋间外肌(不可过深,以免损及深面的肋间内肌),向下翻起。翻起时,有时可见支配该肌的肋间神经细小分支。继之,全部剔除向下翻起的肋间外肌。

2. 观察和解剖肋间内肌　剔除肋间外肌后,可见暴露的肋间内肌,肌纤维自外下向前上方走行,与肋间外肌的肌纤维方向呈交叉状。

3. 分离肋间血管和神经　在腋前线及前锯肌在肋骨上的齿状突起附近,在肋间隙找寻肋间神经外侧皮支。发现后用镊子轻轻夹起,并追踪它(们)的穿出处,观察是否有血管与其伴行。沿上位肋骨下缘以刀尖划开肋间内肌(注意保留已找到的肋间神经外侧皮支),将肋间内肌向下翻起。循已找到的外侧皮支追查肋间神经主干,观察神经和位于肋沟内血管的走行,分辨它们自上而下的排列关系。同时,在下位肋骨的上缘寻找肋间动脉的侧副支。剔除肋间内肌,可见薄弱且不太完整的肋间最内肌。向胸骨方向追踪肋间血管和神经。观察肋间动脉与胸廓内动脉的分支相吻合的情况。

4. 探查胸廓内动脉　在第 2~6 肋间隙、靠近胸骨外侧缘 1~2 cm 处,清除肋间外膜和肋间内肌,显露和探查胸廓内动脉的走行。寻找肋间神经的前皮支及其伴行的血管。

▶ 临床应用知识点

知识点 1:带状疱疹后肋间神经痛

带状疱疹是临床常见的病毒感染,由水痘-带状疱疹病毒引起,以沿单侧周围神经分布的簇集性水疱为特征,多发于 50 岁以上的中老年人和免疫力低下者,并伴有显著的神经痛。在发疹前、发疹时以及皮损痊愈后均可发生,但多在皮损完全消退后或者 1 个月内消失,少数患者神经痛可持续超过 1 个月,称为带状疱疹后遗神经痛,其中以肋间神经痛为多见,表现为持续性锐痛或闪电样疼痛,皮肤对触觉敏感,神经痛可持续数月或数年,各种治疗效果不佳。目前临床上对带状疱疹后遗神经痛多采用以下治疗方法:①药物治疗:包括麻醉性止疼药、抗抑郁药、抗惊厥药、激素类和消炎镇痛类药物;②区域神经阻滞及交感神经阻滞;③综合治疗:包括针灸、

理疗、外用搽剂或油膏配合药物治疗；④椎管内注药；⑤电生理治疗，如经皮肤、经脊髓电刺激术等；⑥射频神经毁损术；⑦冷冻止痛。

知识点 2：胸外心脏按压

胸外心脏按压是心脏停搏时采用人工方法使心脏恢复跳动的急救方法，心搏停止应立即进行胸外心脏按压。患者仰卧于硬板床或地上，抢救者紧靠患者胸部一侧，按压部位为胸骨中、下 1/3。具体定位方法是：抢救者以左手示指和中指沿肋弓向中间滑移至两侧肋弓交点处，即胸骨下切迹，然后将示指和中指横放在胸骨下切迹的上方，示指上方的胸骨正中部即为按压区，将另一手的掌根紧挨示指放在患者胸骨上，再将定位之手取下，将掌根重叠放于另一手手背上，使手指翘起脱离胸壁，也可采用两手手指交叉抬手指。抢救者双肘关节伸直，双肩在患者胸骨上方正中，肩手保持垂直用力向下按压，下压深度为 5～6 cm，按压频率为 100～120 次/分，按压与放松时间大致相等。对儿童进行闭胸心脏按压时，按压部位与按压频率与成人相同，但按压深度为胸部前后径的三分之一，4～5 cm，动作要平稳，不可用力过猛。如胸外心脏按压的对象是婴儿，其操作与成人及儿童有一定区别。婴儿的按压部位在胸骨上两乳头连线与胸骨正中线交界点下一横指，抢救者用中指和无名指按压，不可用力过猛。

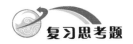

复习思考题

简答题

1. 参与呼吸的肌肉有哪些？试述其位置、作用和神经支配。
2. 肋间血管和肋间神经在肋间隙的排列顺序如何？

第三节　胸膜和胸膜腔

重点内容提示

1. 胸膜的概念、分部，胸膜顶的位置和毗邻。
2. 胸膜腔、胸膜隐窝的概念、位置及临床意义。
3. 胸膜的体表投影及意义。

一、胸膜

胸膜（pleura）是一层薄而光滑的浆膜，具有分泌和吸收等功能。可分为互相移行的内、外两层，内层被覆于肺的表面，称为脏胸膜或**肺胸膜**（pulmonary pleura）；外层衬于胸腔壁内面，称为壁胸膜。

1. 脏胸膜（visceral pleura）　紧贴于肺的表面，与肺实质紧密结合，在肺叶间裂处深入于裂内，包被各肺叶。

2. 壁胸膜（parietal pleura）　依其所贴附的部位不同可分为四个部分。包被在肺尖上方的部分叫**胸膜顶**（cupula of pleura），呈穹窿状突入颈部，高出锁骨内侧 1/3 上方 2～3 cm。贴附在胸壁内面的叫**肋胸膜**（costal pleura），与胸壁易于剥离。**纵隔胸膜**（mediastinal pleura）呈矢状位，贴附于纵隔两侧，其中部包绕肺根后移行于脏胸膜。在肺根的下方，系于纵隔外侧面与肺内侧面之间的脏、壁胸膜移行部形成双层的胸膜皱襞，叫作**肺韧带**（pulmonary ligament）。与膈上面紧密结合的部分叫**膈胸膜**（diaphragmatic pleura）。

二、胸膜腔及胸膜的隐窝

由于胸膜脏、壁两层在肺根和肺韧带处互相移行,在左、右两肺周围各形成了完全封闭的**胸膜腔**(pleural cavity)。胸膜腔的压力低于大气压,呈负压状态。腔内有少量浆液,以减少呼吸运动时胸膜脏、壁层间的摩擦。正常情况下,由于胸膜腔内负压及浆液的吸附作用,使脏、壁胸膜紧密地贴在一起。但在壁胸膜各部转折处,脏、壁胸膜之间留有一定的间隙,称为**胸膜隐窝(窦)**(pleural recess)。其中以肋胸膜和膈胸膜转折处与肺下外缘之间形成的**肋膈隐窝**(costodiaphragmatic recess)最大且位置最深,即便是在深吸气的情况下也不能完全被肺所充满。肋膈隐窝是胸膜腔的最低处,胸膜腔积液常首先蓄积于此处。左侧肋胸膜与纵隔胸膜在前方的转折处与左肺前内缘(相当于肺的心切迹处)之间为**肋纵隔隐窝**(costomediastinal recess),位于胸骨左侧第4~5肋间隙的深面(图2-39)。

三、胸膜的神经分布

支配壁胸膜的神经为肋间神经和膈神经,其内含躯体感觉神经纤维。胸膜炎等疾患刺激神经引起的疼痛不仅可沿肋间神经向胸、腹壁放射,还可沿膈神经向颈部和肩部放射。脏胸膜的神经来自肺丛,经肺门沿肺动脉的外膜、支气管周围和小叶间隔进入肺后达及脏胸膜,属内脏神经,对触摸和冷热等刺激不敏感,但对牵拉刺激敏感。

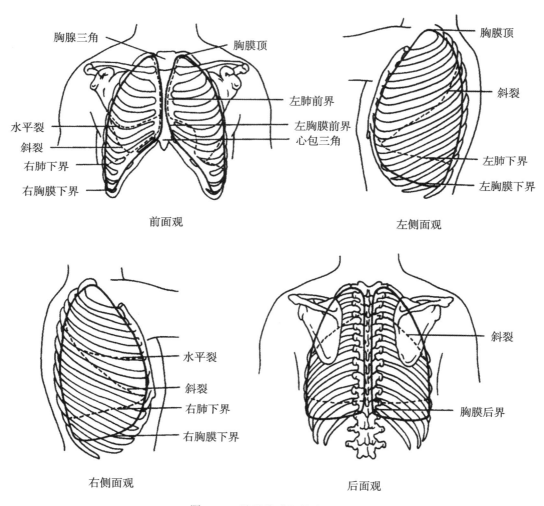

图7-6 肺及胸膜的体表投影

四、壁胸膜的反折线及其体表投影

胸膜的前界为肋胸膜与纵隔胸膜的反折线,左、右侧略有不同。双侧均从胸膜顶起始,经胸锁关节后面斜向下内,至第2胸肋关节水平,向中线靠拢,并垂直向下,到第4胸肋关节处,两侧分开。右侧者向下跨过右剑肋角(剑突与肋弓之间的夹角)转向外侧,移行于下界。左侧自第4胸肋关节处转向外下,在距胸骨外侧缘约2.5 cm处下行,达左侧第6肋软骨中点移行于下界。两侧胸膜前界中段靠拢,上、下端分开,各形成一个三角形的无胸膜区,上方位于胸骨柄的后方,称为**上胸膜间区(胸腺区)**;下方的无胸膜区位于胸骨左缘和第4、5肋间隙前端的后方,称为**下胸膜间区(心包区)**。

胸膜的下界为肋胸膜与膈胸膜的反折线。右侧自第6胸肋关节、左侧自第6肋软骨中点起始,两侧均转向外下方,在锁骨中线与第8肋相交;在腋中线与第10肋相交;由此向后,几乎水平向内,达第12胸椎棘突。右侧由于膈的存在而位置稍高,其胸膜下界亦略高(图7-6)。

第四节 肺

```
■■ 重点内容提示

1.肺下界的体表投影及意义,肺的形态及分叶。
2.肺门与肺根的概念,肺根的组成和毗邻,出入肺门的结构。
3.肺的功能血管及营养血管。
4.肺的神经支配。
5.支气管肺段的概念。
```

一、肺的位置和体表投影

1.肺的位置　肺(lungs)位于胸腔内,借肺根和肺韧带固定于纵隔两侧。肺表面包有胸膜脏层,透过胸膜脏层,可观察到多边形肺小叶的轮廓。肺的颜色随年龄、职业而不同,婴幼儿呈淡红色,成人由于大量尘埃的吸入和沉积,多呈深灰色,并混有很多黑色斑块。肺内含有空气,呈海绵状,质地柔软。

2.肺的体表投影　肺(即脏胸膜)的体表投影前界与壁胸膜大致相同,仅左肺前界在第4胸肋关节处,沿第4肋软骨转向外侧,至左胸骨旁线稍内侧处转向外下,在第6肋软骨中点处移行于下界,与壁胸膜前界间形成肋纵隔隐窝。肺的下界较壁胸膜下界在各标志线高约两个肋骨,即在锁骨中线与第6肋相交、在腋中线与第8肋相交,最后在脊柱侧方达第10胸椎棘突平面(图7-6)。肺下缘与壁胸膜下界间形成半环形的肋膈隐窝。

二、肺的形态和分叶

肺的形态依空气充盈程度和胸廓的形状而变化,一般为圆锥形。每侧肺都分为上部的**肺尖**(apex of lung),下部的**肺底**(basis of lung),即膈面,外侧的肋面和内侧的纵隔面以及三个面交界处的前、后、下三个缘。肺底与膈穹相适应略向上凹。肋面膨隆,与胸壁的肋和肋间隙相接触。纵隔面对向纵隔。**肺前缘**(anterior border)锐利,在肋面与纵隔面之间。右肺前缘近乎垂直,左肺前缘的下半有**心切迹**(cardiac notch),下方有一突起叫**左肺小舌**(lingula of left lung)或称舌叶。**下缘**(inferior border)也较锐利,伸向膈与胸壁所夹的间隙内,**后缘**(posterior border)则较圆钝。左、右肺由**斜裂**(oblique fissure)分为上、下两叶。右肺又为**水平裂**(horizontal fissure),分为上、中、下三个叶。肺斜裂的投影位置相当于由第3胸椎棘突向外下方,再绕胸前外侧部至锁骨中线与第6肋相交的斜线。右肺水平裂的投影为自右第4胸肋关节水平向外,达腋中线与斜裂相交(图7-6,7-7)。

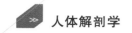

三、肺门与肺根

肺门（hilum of lung）位于肺纵隔面中部的凹陷处，为支气管，肺动、静脉，支气管动、静脉，神经及淋巴管进出肺的门户。这些结构借结缔组织相连并被胸膜包绕形成**肺根**（radix of lung）。此处胸膜由脏层向壁层反折，呈宽松的袖状，上部包绕肺根，下部前、后两层相贴形成肺韧带。两肺根各结构的位置关系由前向后相同，即上肺静脉、肺动脉和支气管。由上而下，左、右略有不同。左肺根为肺动脉、支气管、肺静脉。右肺根为上叶支气管、肺动脉、中下叶支气管和肺静脉。左、右下肺静脉位置最低（图7-7）。

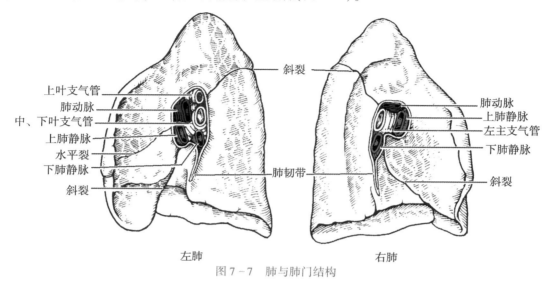

图7-7 肺与肺门结构

四、肺的血管、淋巴和神经

肺的血管根据功能和来源可分为组成肺循环的肺动、静脉以及属于体循环的支气管动、静脉。前者为肺的功能血管，参与气体交换；后者为肺的营养血管，供给氧气和营养物质。**肺动脉干**（pulmonary trunk）起于右心室，在主动脉弓下方分为左、右肺动脉。左肺动脉横跨胸主动脉的前方，经左主支气管的前上方进入肺门。右肺动脉较长，在升主动脉和上腔静脉的后方，奇静脉弓的下方进入右肺门。左、右肺动脉进入肺门后，其分支与支气管的分支伴行。右肺上叶支气管位于动脉的上方，称动脉上支气管。其余的支气管一般位于伴行动脉的下方或背侧，称动脉下支气管。两侧肺静脉逐级汇集成左、右侧的上、下肺静脉。左侧上肺静脉收集左肺上叶的血液，右侧上肺静脉收集右肺上叶和中叶的血液，左、右侧下肺静脉分别收集两肺下叶的血液。上、下肺静脉分别平第3、4肋软骨高度注入左心房。

支气管动脉（bronchial arteries）一般每侧两条，大多数发自胸主动脉，随支气管的分支而分支。在肺内分布于支气管壁、肺动脉和肺静脉壁、小叶间结缔组织及脏胸膜等。其静脉一部分汇集成支气管静脉，出肺门后右侧注入奇静脉，左侧注入半奇静脉；一部分则汇入肺静脉的属支。

肺的淋巴管可分为浅、深两组。浅组为分布于肺脏胸膜及其深面的淋巴管丛，由此丛汇合成淋巴管注入**支气管肺（门）淋巴结**（bronchopulmonary hilar lymph nodes）。深组位于各级支气管和血管周围，并形成淋巴管丛，然后汇合成淋巴管，注入沿肺血管和各级支气管分布的**肺淋巴结**（pulmonary lymph nodes）以及支气管肺（门）淋巴结。两组淋巴管丛在胸膜下和肺门处有吻合。

肺的神经来自肺丛。该丛由迷走神经的肺支和来自胸2~5交感神经节发出的内脏神经纤维组成。肺丛的分支随血管和支气管进入肺组织。迷走神经的传出纤维（副交感纤维）支配支气管的平滑肌收缩、血管扩张和腺体分泌。交感神经的传出纤维则使支气管平滑肌舒张，腺体分泌减少。迷走神经内的传入纤维（感觉纤维）分布于支气管的黏膜、肺胸膜和肺的结缔组织，形成呼吸反射弧的传入部分。

五、肺内支气管及肺段

左、右支气管先在肺门处分出**肺叶支气管**(lobar bronchi),再反复分支,越分越细,呈树状,故称支气管树。每支肺段支气管与所属的肺组织称为**支气管肺段**(bronchopulmonary segment)。肺段在形态和功能上都有一定的独立性。通常将右肺分为 10 个肺段,即上叶分 3 段、中叶 2 段、下叶 5 段。左肺分为 8 个或 9 个肺段。此部内容详见第二章第三节。

胸膜和肺的解剖步骤与方法

1. 打开胸前壁 沿两侧腋中线纵行将肋间肌逐个切断至肋弓处,并在切断处各将其剥除宽 2 cm 左右。注意不要损及深面的壁胸膜。用手指探入各肋间隙,向深面推开贴附于胸壁内表面之壁胸膜,将肋骨剪尖端插入肋骨与推开的壁胸膜之间,沿剥除肋间肌的连线将肋骨一一剪断。沿第 1 肋间隙横行切断肋间肌直至胸骨柄外侧缘 2 cm 处,看清楚并保留纵行的胸廓内血管后,可直切至胸骨侧缘。以手指或刀柄从胸骨柄侧缘插入,将深面的结构与胸骨柄分离。用钢锯将胸骨柄横行锯断。此时可慢慢地将胸前壁轻轻掀起,在掀起过程中进一步将胸前壁与深面的壁胸膜钝性分离。一侧胸廓内血管干可切断,使之附着于胸前壁。试保留另一侧胸廓内血管,将其自胸前壁游离。在下方因胸横肌位于血管之后,可切开该肌。掀开胸前壁时,还需将连于胸骨体上、下端的胸骨心包韧带切断。待完全掀起并向下翻开胸前壁以后,在胸前壁的内面透过胸内筋膜观察胸廓内血管、胸横肌、肋间内肌、肋间最内肌、肋间血管和神经以及它们的位置关系。清理胸廓内血管,寻认在胸骨外侧缘肋间隙内动脉穿支和肋间神经的前皮支。向下清理胸廓内动脉的终支腹壁上动脉和肌膈动脉。

2. 探查胸膜、胸膜腔及隐窝 沿锁骨中线纵行剪开壁胸膜,即可见肺及紧贴于肺表面的脏胸膜。手探入胸膜腔,检查壁胸膜的分部、范围及各部间相互移行的反折线。向上探查胸膜顶伸入颈部的情况及其重要毗邻结构;向下探查肋膈隐窝的位置、形状及其与肺下缘的关系。在内侧探查肺根、肺韧带的位置。可在右侧纵隔肺根下方,左手掀起右肺下部,右手探入,用手指夹撮额状位的肺韧带。将已掀起的胸前壁复回原位,检查肺前、下缘和叶间裂的体表投影。

3. 摘除肺并解剖 将肺向外牵拉,在纵隔面中部找到肺根及伸向下方的肺韧带,靠近肺门,切断肺根及肺韧带后将肺取出。辨认已切断的肺门诸结构,比较两侧肺门结构排列的异同。用尖镊沿肺动、静脉及支气管清除其周围的肺组织,在支气管分叉处可见小而呈黑灰色的肺门淋巴结。继续对支气管和肺动脉及其分支清理至各肺段支气管。在剥离支气管时,注意观察与之伴行的支气管动脉,辨认各段支气管的名称和分布,并将带有支气管以及周围剩余肺组织的材料修理整齐,制成支气管肺段标本。

临床应用知识点

知识点 1:气胸

气体进入胸膜腔,造成积气状态,称为气胸。多因肺部疾病或外力影响使肺组织和脏胸膜破裂,或靠近肺表面的细微气肿泡破裂,肺和支气管内空气逸入胸膜腔。气胸可分为自发性气胸、外伤性气胸及医源性气胸,前者根据有无基础肺疾病,又可进一步分为原发性气胸和继发性气胸。自发性气胸多见于男性青壮年或患有慢性支气管炎、肺气肿、肺结核者。典型症状为突发性胸痛,继之有胸闷和呼吸困难,并可有刺激性咳嗽,这种胸痛常为针刺样或刀割样,持续时间很短暂,刺激性干咳因气体刺激胸膜所致。X 线检查是诊断气胸的重要方法。其作为气胸诊断的常规手段,若临床高度怀疑气胸而后前位胸片正常时,应该进行侧位胸片或者侧卧位胸片检查。气胸胸片上大多有明确的气胸线,即萎缩肺组织与胸膜腔内的气体交界线,呈外凸线条影,气胸线外为无肺纹理的透光区,线内为压缩的肺组织。大量气胸时可见纵隔、心脏向健侧移位,合并胸腔积液时可见气液面。

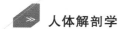

自发性气胸是呼吸内科急症之一,若未及时处理往往影响患者工作和日常生活,尤其是持续性或复发性气胸患者诊疗不及时或不恰当,常损害肺功能,甚至威胁生命。因此积极治疗,预防复发是十分重要的。基本治疗原则包括卧床休息、保守观察治疗、排气疗法、胸膜腔穿刺抽气、胸腔闭式引流、手术疗法及原发病和并发症防治等。气胸早期处理目标主要是排除张力性气胸,缓解呼吸困难症状。根据患者是原发性气胸还是继发性气胸选择合理的治疗方法。

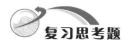

简答题

1. 简述胸膜的神经支配。

2. 胸膜腔积液穿刺宜在何处进行? 为什么?

3. 试述肺的血液供应。

4. 壁胸膜可分为几部分? 脏、壁胸膜之间如何进行反折?

第五节 纵 隔

重点内容提示

1. 纵隔的境界、分区以及各分区中脏器的位置关系。

2. 纵隔内各脏器的结构、位置及功能。

3. 心包及心包窦的概念,心脏的位置及体表投影。

4. 心脏各腔内的结构,心脏传导系的组成及其功能。

5. 冠状动脉的起始、主要分支及分布,冠状窦及其属支。

6. 气管的位置、毗邻和构造,左右支气管的长度、口径及其与气管中轴的夹角。

7. 食管胸段的行程和重要毗邻;食管的长度和生理性狭窄。

8. 胸交感干的位置、组成,神经节和灰白交通支的纤维来源和分布。

一、概述

(一)纵隔的概念和境界

纵隔(mediastinum)是两侧纵隔胸膜之间所有器官的总称。纵隔内的器官主要包括心包,心脏及出入心的血管、气管、主支气管、食管、胸导管、神经、胸腺和淋巴结等。它们之间借疏松的结缔组织互相连结,以利于各器官活动。纵隔的前界是胸骨,后界为脊柱胸段,两侧为纵隔胸膜。上经**胸廓上口**(superior thoracic aperture)与颈部相通,底为膈。成人纵隔稍偏向左侧。纵隔正常位置的维持取决于两侧胸膜腔压力的平衡。当一侧胸膜腔压力增高(如气胸)或降低(如肺不张)时,可引起纵隔的位移或摆动。

(二)纵隔的分区

解剖学上通常采用四分法,即以胸骨角平面为界,将纵隔分为上、下纵隔。下纵隔又以心包的前、后面为界分为前、中、后纵隔三部,心包前面与胸骨之间为前纵隔,心包及大血管所占据的区域为中纵隔,心包后面与脊柱之间为后纵隔(图 7 - 8)。

临床多采用三分法。以气管和气管杈的前面以及心包的后面的额状面为界,分为前、后纵隔。前纵隔又以胸骨角平面为界分为上、下纵隔。

以下按四分法予以描述。

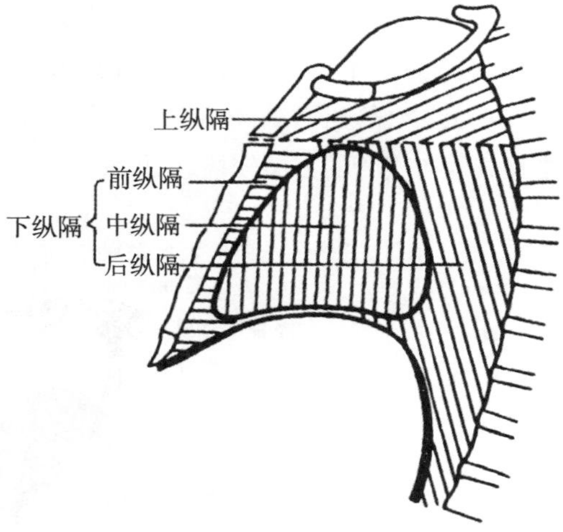

二、上纵隔

上纵隔位于胸廓上口和胸骨角平面之间,前界为胸骨柄,后界为第 1~4 胸椎及椎间盘,两侧为纵隔胸膜。

上纵隔由前向后可分为三层。胸骨后层,主要有胸腺,左、右头臂静脉和上腔静脉及其属支;中间层,主要有主动脉弓及其三大分支、膈神经及迷走神经;脊柱前层,主要有气管、食管、胸导管和左喉返神经等。

图 7-8 纵隔的分区(四分法)

(一)胸腺

胸腺位于上纵隔的前份、气管的前方。**胸腺**(thymus)的大小有明显的年龄特点。新生儿的胸腺体积较大,上端可达甲状腺下缘,下端可遮盖于心包上部。青春期为腺体发育最旺盛的时期,以后则迅速退化。成年后逐渐萎缩并被脂肪组织所替代,成为有被膜的类淋巴组织。胸腺除具有内分泌功能外,还在机体免疫反应中起着重要作用。胸廓内动脉分支供应胸腺。

(二)上腔静脉及其属支

上腔静脉(superior vena cava)收纳胸部、上肢、头颈等部的静脉血。它由左、右头臂静脉在右侧第 1 胸肋结合处下缘的后方汇合而成,沿升主动脉右侧垂直下行,于第 3 胸肋关节下缘平面注入右心房。约在右侧第 2 肋软骨的后方,接收奇静脉的汇入。

头臂静脉(brachiocephalic vein)由锁骨下静脉和颈内静脉在胸锁关节的后方汇合而成。汇合处在外侧所形成的夹角称为**静脉角**(venous angle)。右头臂静脉较短,长约 3 cm,近乎垂直。左头臂静脉较长,约 7 cm,经胸骨柄、胸腺的后方和主动脉弓三大分支的前方斜向右下,在右侧第 1 胸肋结合处下缘与右头臂静脉合成上腔静脉。

(三)主动脉弓及其分支

主动脉弓(aortic arch)位于胸骨柄下半的后方。在右侧第 2 胸肋关节的后方续于升主动脉上端,由右前方弯向左后方,达第 4 胸椎体下缘的左侧移行为胸主动脉。弓的上缘高者可达胸骨柄中份或稍上方,下端平**胸骨角**(sternal angle)。主动脉弓上发出三大分支,即头臂干、左颈总动脉和左锁骨下动脉。主动脉三大分支的前方是左头臂静脉,主动脉弓的下方是肺动脉杈、左主支气管、动脉韧带、左喉返神经和位于韧带右侧的心神经浅丛。主动脉弓的左前方有肺、左侧胸膜、左膈神经、左心包膈血管、左迷走神经和颈交感神经节发出的心支。弓的右侧前方是上腔静脉;右侧后方由前向后依次是气管、左喉返神经、食管、胸导管(图 7-9)。

(四)气管胸段及主支气管

气管胸段(thoracic part of trachea)位于上纵隔后部正中,长约 5 cm。于胸骨角平面分为左、右主支气管。气管分杈处其腔内面有一前后向的半月形隆起,称**气管隆嵴**(carina of trachea),其为气管镜检时辨认左、右主支气管起点的重要标志。一岁前幼儿的气管分杈位置较高,随年龄的增长逐渐降低。

气管前方邻接胸腺、左头臂静脉和头臂干的近段;左侧邻主动脉弓、左颈总动脉和左锁骨下动脉;右侧邻接头臂干的远段、右头臂静脉、上腔静脉及奇静脉弓、右胸膜囊、右迷走神经等;后方是食管。气管和食管间左侧的沟内有左喉返神经上行。

左、右**主支气管**(main bronchi)下方的夹角一般为 65° ~ 80°,女性稍大于男性。左主支气管细而长,长约 5 cm,走行近水平位,平第 5 胸椎高度,由气管权处斜向左下外方,经左肺动脉的后方、胸主动脉的前方入左肺门。右主支气管粗而短,较陡直,长约 3 cm,约平第 6 胸椎高度,经右肺动脉和升主动脉后方入右肺门。由于右主支气管与气管的方向较接近,故气管异物常坠入右肺下叶支气管内(图 7 - 9)。

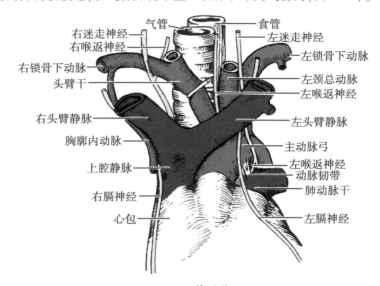

前面观

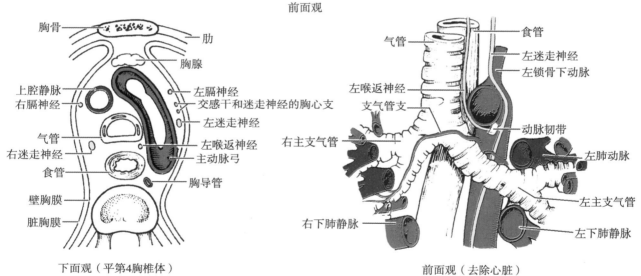

下面观(平第4胸椎体)　　　　　前面观（去除心脏）

图 7 - 9　上纵隔

三、前纵隔

前纵隔(anterior mediastinum)为心包前面与胸骨体之间的潜在间隙。其内有纵隔前淋巴结、胸廓内血管及其分(属)支、由上纵隔向下延伸的胸腺和疏松结缔组织等。

四、中纵隔

中纵隔(middle mediastinum)为心包和心脏所在的部位。此外,还有出入心脏的大血管、膈神经、心包膈血管、心神经丛及淋巴结等结构(图 7 - 10)。

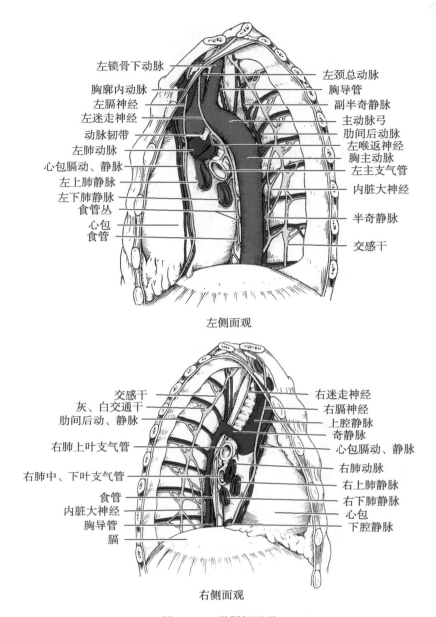

图 7 - 10　纵隔侧面观

1. 心包　心包(pericardium)为包裹心脏及大血管根部的囊状结构,由内、外两层构成。外层叫**纤维心包**(fibrous pericardium),由致密结缔组织构成,上方附着于大血管的根部并与血管外膜相续;下方附着于膈的中心腱;前方与胸骨体间有胸骨心包上、下韧带,以固定心包;两侧与纵隔胸膜相邻,在纵隔胸膜与心包纤维层之间有膈神经和心包膈血管通过。内层为**浆膜心包**(serous pericardium),又分为脏、壁两层。壁层衬于纤维心包的内面,脏层附于心肌层外面,即心外膜。脏、壁两层在大血管根部相互移行。两层间的腔隙为**心包腔**(pericardial cavity),内含少量浆液,心脏搏动时起润滑作用。心包腔在一些部位腔隙较大,叫作**心包窦**。主要有位于左、右肺静脉根部,下腔静脉的左侧,在左心房后壁与心包后壁之间的**心包斜窦**(oblique pericardial sinus);位于升主动脉、肺动脉的后方与上腔静脉、左心房前壁之间的**心包横窦**(transverse pericardial sinus)。心包横窦可容示指(或中指)通过。在心直视手术时,可在横窦处暂时中断主动脉和肺动脉的血流。另外,浆膜心包壁层的前部移行于下部处与心尖之间形成的隐窝,称为**心包前下窦**。心脏因舒张而扩大时,该隐窝仍不会消失,其深度约1 ~ 2 cm,为心包积液及进行穿刺的部位(图 7 - 11)。

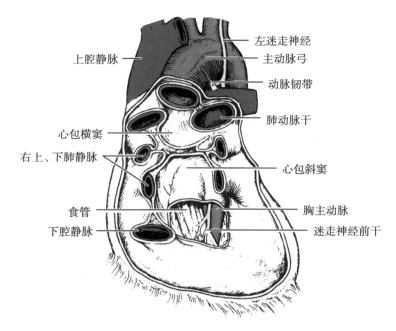

图 7－11　心包和心包窦

（二）心脏

1.心脏的位置、毗邻和体表投影　**心脏**（heart）位于中纵隔内,裹以心包,约2/3居于前正中线的左侧,1/3在前正中线的右侧。前方平对胸骨体和第3～6肋软骨,后面平对第5～8胸椎。心脏前方的大部分为胸膜和肺遮盖,仅前下部有一个三角区域（相当于左肺**心切迹处**）,隔以心包与胸骨体下半以及左侧第4～5肋软骨相贴。因此,心内注射多选择在胸骨左缘第4肋间隙进针,可免刺伤胸膜和肺而引发气胸。心脏的两侧面隔心包与左、右纵隔胸膜及肺的纵隔面相邻。心脏的后方有胸主动脉、食管、胸导管、迷走神经及纵隔后淋巴结等结构。心脏的下方为膈的中心腱,上方有进出心脏的大血管。

心脏边界的体表投影可依下述点及其连线确定。

左上点:左侧第2肋软骨下缘,距胸骨左缘约1.2 cm。

右上点:右侧第3肋软骨上缘,距胸骨右缘约1 cm。

右下点:右侧第6胸肋关节。

左下点:左侧第5肋间隙,距离前正中线7～9 cm或距离锁骨中线内侧约1～2 cm,即心尖搏动处。

左、右上点间连线为心上界,左、右下点间连线为心下界,左上、下点间微凸向左侧的弧形连线为心左界,右上、下点间微凸向右的弧形连线为心右界。此外,由左侧第3胸肋关节与右侧第6胸肋关节的连线,标志心房和心室的分界线（图7－12）。

2.心脏的外形　心脏外形近似倒置的圆锥形,比自身握紧的拳头略大,长轴与身体正中线约成45°。可分为朝向右后上方的心底和朝向左前下方的心尖,以及对向胸廓的胸肋面和坐于膈肌上的膈面。近心底处有一环形的沟,称**冠状沟**（coronary sulcus）,是心房和心室外面的分界。冠状沟前段被肺动脉隔断,沟内有供养心壁的血管及脂肪组织。

心底（basis of heart）居于右后上方,大部分由左心房、小部分由右心房构成。左、右各有两条肺静脉注入左心房,上、下腔静脉分别开口于右心房的上部和下部。

心尖（apex of heart）圆钝,由左心室构成,朝向左前下方,平对左侧第5肋间隙,锁骨中线内侧1～2 cm处。由于心尖邻近胸壁,因此在胸前壁左侧第5肋间隙常可看到或摸到心尖搏动。

胸肋面(sternocostal surface)朝左前上方,此面有一自冠状沟向下达心尖右侧的浅沟,称**前室间沟**(anterior interventricular groove),它是左、右心室表面的分界。胸肋面主要由右心房和右心室构成,左心室和左心耳仅参与构成其左侧的一小部分。**膈面**(diaphragmatic surface)隔心包与膈中心腱部相邻。有一浅沟自冠状沟延至心尖右侧,称**后室间沟**(posterior interventricular groove)。后室间沟与冠状沟的交点称**心交点**(crux of heart)。前、后室间沟在心尖右侧的会合处稍凹陷,称**心尖切迹**(cardiac apical incisure)。膈面主要由左心室后壁组成,右心室后壁只构成其一小部分。心脏的左缘圆钝,由左心室及其上方的左心耳构成,斜向左下。右缘垂直,由右心房构成,向上延续为上腔静脉。下缘近水平位,较锐,大部分为右心室,仅心尖处由左心室构成(图 2 - 55)。

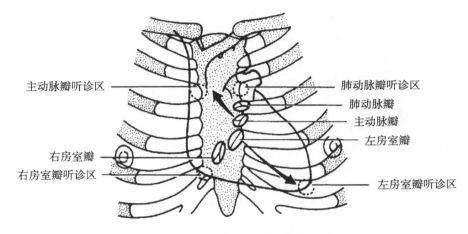

图 7 - 12　心脏及各瓣膜的体表投影

3.心腔　中空的心腔被房间隔和室间隔分为互不相通的左、右两半,各半又以房室口为界分为心房和心室。因此,心腔由右心房、右心室、左心房和左心室组成。

(1)**右心房**(right atrium)　位于心的右上部,壁薄腔大。右心房可分为前、后两部,前部由原始心房演变而来,为固有心房。其前上部的盲囊突出部称为**右心耳**(right auricle),遮盖于主动脉根部右侧;后部为**腔静脉窦**(vena caval sinus)。两部在心表面以叫作**界沟**(terminal sulcus)的浅沟分界。房腔内与界沟对应处,形成的一条纵形的肌肉隆起,称为**界嵴**(terminal crest)。固有心房内面有从界嵴向前发出的平行肌隆起,称为**梳状肌**(pectiniform muscles),右心耳内面的肌隆起则交织成网。腔静脉窦内壁光滑,其后上部有上腔静脉口,后下部有下腔静脉口,前下部有房室口。下腔静脉口与房室口之间有冠状窦口,口的下缘有冠状窦瓣。在下腔静脉口的前内侧缘有一镰状皱襞称**下腔静脉瓣**(valve of inferior vena cava)。在右心房的后内侧壁,房间隔的下部有一浅窝称**卵圆窝**(oval fossa),为胎儿时期的卵圆孔在出生后闭锁留下的遗迹(图 2 - 56)。

(2)**右心室**(right ventricle)　位于右心房的前下方,是心腔最靠前方的部分,靠近胸骨和左侧第 4、5 肋软骨的后面,心内注射多在胸骨左缘第 4 肋间隙旁注入该室。由于室中隔凸向右心室,故室腔横切面呈半月形。

右心室腔按功能可分为流入道和流出道,两部以**室上嵴**(supraventricular crest)为界。流入道的入口为右房室口,流出道的出口是肺动脉口。室上嵴是介于两口之间的弓形肌性隆起。其作用是在心室收缩时帮助缩窄右房室口,室上嵴肥大可引起漏斗部狭窄。

右房室口位于右心室的后上方,呈卵圆形,周径 11 cm 左右,约可容自身的三个手指尖。口周缘为结缔组织构成的纤维环,环上附有三个近似三角形的帆状瓣膜,叫作**右房室瓣**(right atrioventricular valve)或称**三尖瓣**(tricuspid valve),按部位分为前、后和隔侧瓣。瓣膜的尖端指向室腔,瓣的边缘与室面通过数条结缔组织构成的**腱索**(tendinous chorda)连于乳头肌。**乳头肌**(papillary muscles)是从室壁突向室腔的锥状肉柱,有前、后和隔侧(内侧)三组,分别称为前、后和隔侧乳头肌。前乳头肌较大,有 1 ~ 2 个,起于室前壁的下部;后乳头肌位置、大小不恒定;隔侧乳头肌最小,有时缺如。由一个乳头肌起始的腱索分别连于相邻的两个瓣膜(图7-13)。当心室收缩时,血液推顶瓣膜,封闭房室口。由于乳头肌的收缩,腱索牵紧瓣膜,使之不能翻入右心房,从而防止血液逆流。右心室壁上还有纵横交错的肌隆起,称**肉柱**(trabeculae carneae)。右心室内有一束肌肉从室中隔连至前乳头肌根部,称其为**隔缘肉柱**(septomarginal trabecula),又称**节制带**(moderator band)。右心室腔向右上延伸的流出道向上渐变细,呈倒置的漏斗形,叫作**动脉圆锥**(arterial cone)或**漏斗**(infundibulum)(图2-58)。

肺动脉口的周缘附有三个袋状半月形的瓣膜称为**肺动脉瓣**(valves of pulmonary trunk),分别是前、左和右半月瓣。每个瓣游离缘的中央有一小结节,称**半月瓣结**(nodules of semilunar valves)。心室收缩时,瓣膜顺血流方向被冲开;心室舒张时,袋状瓣膜被倒流的血液充盈而关闭,以阻止血液返回右心室(图7-13)。

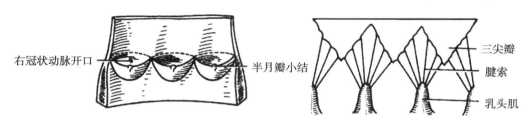

右冠状动脉开口 　半月瓣小结 　三尖瓣 　腱索 　乳头肌

图7-13　心瓣膜示意图

(3)**左心房**(left atrium)　构成心底的大部分,位于主动脉和肺动脉起始部的后方,其向左前方突出的盲囊为**左心耳**(left auricle)。左心房有四个肺静脉入口,左、右各两个,开口于左心房的侧壁。左心房的出口为左房室口,位于左心房的前下部。左心房腔前部(即左心耳部分)梳状肌发达,而后部腔壁光滑(图2-59)。

(4)**左心室**(left ventricle)　位于右心室的左后下方,其壁厚约为右心室的2~3倍。由于室间隔凸向右心室,左心室腔的横切面呈圆形。左心室腔也分为流入道和流出道。流入道的内口是左房室口,较右房室口小,位于左心室的右后上方。口周缘纤维环上附有两个近似三角形的瓣膜,称为**左房室瓣**(left atrioventricular valves)或**二尖瓣**(mitral valves)。二尖瓣有前、后之分,前(尖)瓣较大,位于前内侧,介于主动脉口和左房室口之间。借此将左心室腔分为流入道和流出道两部分。后(尖)瓣较小,位于后外侧。前、后瓣底部的内、外侧端连合处分别称前外侧连合和后内侧连合。二尖瓣的边缘和心室面也有腱索连于乳头肌。左室乳头肌较右室者大,分前、后两组(个)。前乳头肌起于左心室前壁中部,后乳头肌起于后壁的内侧部。每个乳头肌发出的腱索同时连于两个瓣膜。

左心室流出道壁光滑无肉柱,称**主动脉前庭**(aortic vestibule)。主动脉口是左心室泵出血流的出口,位于左房室口的前内侧。其周缘的纤维环上附有三个半月形袋状的**主动脉瓣**(aortic valves),分别是左、右和后半月瓣。瓣膜大而坚韧,半月瓣结也较显著。瓣膜与动脉壁之间的内腔膨大称**主动脉窦**(aortic sinus),可依瓣膜分为左、右和后窦。在左、右窦的主动脉壁上分别有左、右冠状动脉开口(图7-13)。心室收缩时,血液推动左房室瓣,关闭左房室口,同时冲开主动脉瓣,血液射入主动脉。心室舒张时,主动脉瓣关闭,阻止血液倒流回左室,同时二尖瓣开放,左房血液流入左室。左右两侧的心房、心室收缩与舒张同步,两侧房室瓣和两动脉瓣的启闭也是几乎同步的。

4.心壁的构造　心壁由心内膜、心肌和心外膜三层组成。

(1)**心内膜**(endocardium)　菲薄且光滑,衬于心的内面,与血管内膜相延续。在房室口与动脉口处,心内膜折叠成瓣膜,其间有少量结缔组织。主动脉瓣和肺动脉瓣一般无血管,二尖瓣和三尖瓣的基部有小血管分布。

(2)**心肌**(myocardium)　是心壁的主要组成部分,心房肌较薄,心室肌较厚,而左心室肌最厚。心房肌和心室肌均附着于纤维环,它们不相连续。因此,心房肌和心室肌可不同时收缩。

①**纤维支架**(fibrous skeleton):由致密结缔组织构成,为心肌纤维束及瓣膜提供了附着点。在左、右房室口,

主动脉口和肺动脉口处形成**纤维环**(fibrous ring)。在左房室口之前、主动脉口之后形成**左纤维三角**(lift fibrous trigone)。在左、右房室口之间,主动脉口后方形成**右纤维三角**(right fibrous trigone)。右纤维三角向下向前伸展延续于室中隔膜部(图 7 - 14)。

②**心房肌**(myocardium of atrium):分浅、深两层,浅层为环绕两心房的横行肌纤维,有些伸入房间隔;深层为各房所固有,为袢状纤维束,附于纤维环,并以环状肌束,围绕于静脉口及心耳等处。

③**心室肌**(myocardium of ventricle):分为三层,浅层斜行,肌纤维在心尖部捻转形成心涡,然后进入深部移行为纵行的深层肌,形成肉柱和乳头肌;中层为环形,位于浅、深层之间,分别环绕左、右心室(图 7 - 15)。

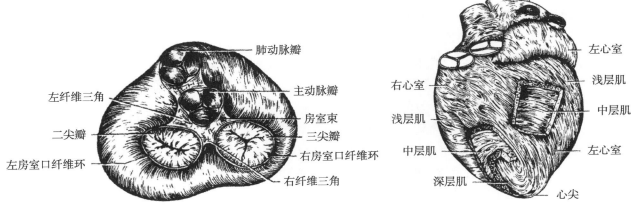

图 7 - 14　心的纤维组织支架　　　　　　　图 7 - 15　心壁肌层

(3)**心外膜**(epicardium)　被覆在心肌层的表面,亦即浆膜心包的脏层。

(4)**房间隔和室间隔**　**房间隔**(interatrial septum)介于左、右心房之间,由于左心房位于右心房的左后方,故房间隔呈斜位,约与矢状面成 45°。房间隔的两侧面为心内膜,中间夹有结缔组织,并含部分肌束。房间隔在卵圆窝处最薄,主要由结缔组织构成,房间隔缺损多发生于此。**室间隔**(interventricular septum)位于左、右心室之间,也成 45° 斜位。室间隔可分为肌部和膜部,肌部构成室间隔的绝大部分,膜部为位于室间隔后上部约 1.5 ~ 2.0 cm 直径的卵圆区,由两层心内膜及其间的结缔组织构成,缺乏肌纤维,厚约 1 mm。膜部的右侧面被三尖瓣的隔侧瓣附着缘分为上、下两部。上部分隔右心房和左心室,因此该部又称**房室隔**(atrioventricular septum);下部分隔左、右心室。室间隔膜部的成因是由于胚胎时期左、右心室相通,在发育过程中室间隔自下向上生长,上缘留有室间孔,降生前室间孔封闭,形成室间隔膜部,而将左、右心室完全分隔。如发育受阻,则形成室间隔缺损。

5. **心传导系**　心传导系位于心壁内,由特殊分化的心肌细胞组成。其功能是产生并传导冲动,以维持心的正常节律性搏动。它受交感神经和迷走神经双重支配。心传导系由窦房结、房室结、房室束及其分支组成。

(1)**窦房结**(sinoatrial node)　位于上腔静脉与右心房交界处前方的心外膜深面,呈梭形。人的窦房结由结细胞团与致密结缔组织混杂,使结没有明显的界限。结中央有窦房结动脉穿过。

(2)**房室结**(atrioventricular node)　位于房间隔下部右心房侧的心内膜下,呈扁椭圆形,较窦房结小。房室结接收窦房结传来的冲动,继传至房室束。在正常情况下,房室结不产生冲动,但当窦房结病损或出现传导障碍时,亦可产生冲动(图 7 - 16)。

(3)**房室束**(atrioventricular bundle)　又名 His 束,呈圆索状,从房室结前端发出并向前穿右纤维三角,沿室间隔膜部的后缘下行。在室间隔肌部上缘分为**左束支**(left bundle branch)(左脚)和**右束支**(right bundle branch)(右脚),分别沿室间隔左、右侧心内膜深面下行。左束支呈扁带状,下行一段后又分为前支和后支,分别至前、后乳头肌的根部，再分为许多细小分支，形成**浦肯野（Purkinje）纤维网**，分布于乳头肌及室壁等处的心内膜下，最后连于一般心肌纤维。左束支在前、后支之间还发出间隔支，分布于室间隔左侧面中、下部的心肌。右束支较左侧者细，呈圆索状，经室间隔右侧面薄层肌束的深面行向前下，再经隔缘肉柱至右室前乳头肌根部，亦分成许多分支，散成 Purkinje 纤维网（图 7-16）。

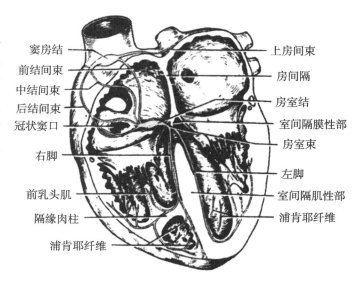

图 7-16　心的传导系统示意图

根据解剖、生理、生化和临床的研究，在窦房结与房室结之间还有结间束相连，能将窦房结产生的冲动较快地传至房室结。一般认为，结间束有三条，即前、中和后结间束。前结间束由窦房结发出，经上腔静脉的前缘，向左分为两束，一束至左心房，称上房间束，另一束为降支，在卵圆窝前方下行至房室结上缘；**中结间束**自窦房结后缘发出，向右绕至上腔静脉后面，经卵圆窝前方（前结间束降支的后方），止于房室结上缘；**后结间束**沿界嵴、下腔静脉瓣和冠状窦口上方，止于房室结的后缘（图 7-16）。但结间束在形态学方面的证据尚不充分。有研究还证明，心房和心室之间，除借正常的传导束联系外，在某些人中还有副传导束的存在，如由心房直接与心室肌束联系，由房室结、房室束或左、右束支发出直接至室间隔肌的传导束等。副传导束可使心室肌提前接收冲动而收缩。有副传导束的人常常会产生阵发性心动过速，心电图检查显示不正常波形，称为预激症候群。

6. 心的血管、淋巴管和神经

（1）心的动脉　心壁由左、右冠状动脉的分支供血。

①**左冠状动脉**（left coronary artery）：一般较右冠状动脉粗，起于主动脉左窦，经左心耳与肺动脉根部之间向左行，随即分为前室间支和旋支。**前室间支**（anterior interventricular branch）沿前室间沟下行，绕过心尖切迹，终于后室间沟下部，与右冠状动脉的后室间支吻合。**旋支**（circumflex branch）沿冠状沟横行向左，绕心左缘至膈面。旋支最恒定的分支是**左缘支**（left marginal branch），沿心的左侧缘下行。此外，尚发出窦房结支和房室结支。左冠状动脉主要分布于左心房、左心室、右心室前面的一部分、室间隔前 2/3 和房室束的左束支（图 2-55）。

②**右冠状动脉**（right coronary artery）：起于主动脉右窦，在右心耳和肺动脉根部之间入冠状沟，向右行绕过心右缘经冠状沟后部至心交点处常分为两支。一支较粗，为主干的延续，向下弯行，移行为**后室间支**（posterior interventricular branch），沿后室间沟下行，终于后室间沟的下部，与前室间支末梢吻合。另一支较细，自冠状沟心交点处向左，然后向下分布于左室后壁，形成右冠状动脉的**左室后支**。右冠状动脉的主要分支有**动脉圆锥支、右缘支**（right marginal branch）以及窦房结支和房室结支等。动脉圆锥支为右冠状动脉向右室壁发出的第一个分支，与前室间支的相应分支相吻合，是左、右冠状动脉间的一个重要的侧支循环通路。右缘支恒定而发达，沿心下缘走行，是冠状动脉造影时辨认分支的一个标志。窦房结支起于右冠状动脉近侧段，沿右心耳内侧面上行至窦房结。房室结支一般在心交点处起于右冠状动脉的主干或其分支，并分布于房室结和房室束的近侧部。右冠状动脉主要分布于右心房、右心室、室间隔的后 1/3 及左室后壁等（图 2-55）。

（2）心的静脉　心壁静脉大部分汇集成数条静脉，注入冠状窦，开口于右心房。**冠状窦**（coronary sinus）位于冠状沟的后部，长约 3~5 cm。冠状窦的主要属支有：**心大静脉**（great cardiac vein），位于前室间沟，上行至冠状沟，再向左绕过心左缘至心后面注入冠状窦的左侧端；**心中静脉**（middle cardiac vein），位于后室间沟，向上注入冠状窦右侧端;**心小静脉**(small cardiac vein),行于右冠状沟内,绕过心右缘向左注入冠状窦右侧端;**左房斜静脉**(oblique vein of left atrium)(Marshall 斜静脉),在左心房后面斜行向下,注入冠状窦左侧端。另外,还有**心前静脉**(anterior cardiac veins)2~3 支,起于右心室前壁,越过冠状沟,直接开口于右心房(见图 2-55)。数目甚多的心最小静脉,从心肌层直接注入各心腔。

(3)心的淋巴管 在心内膜下、心肌层和心外膜下细小的淋巴管分别构成丛,并相互连通。一般由深向浅汇流至心外膜下丛,最后汇集成左、右淋巴干,注入气管支气管淋巴结和纵隔前淋巴结。

(4)心的神经 心的神经来自心丛,包括**交感神经**(sympathetic nerve)、**副交感神经**(parasympathetic nerve)和感觉神经纤维。交感神经来自颈交感节和上位胸交感节的节后纤维,支配心房肌、心室肌、心传导系统以及心冠状动脉。交感神经兴奋使心跳加快,房、室收缩力增强和心冠状动脉扩张。副交感神经节前纤维来自迷走神经干及其分支,在心丛内的神经节细胞换元后支配心房肌、心室肌、心传导系统和冠状动脉。副交感神经兴奋与交感神经的作用相拮抗,可使心跳减慢,房、室收缩力降低和冠状动脉收缩。心的感觉纤维随迷走神经进入延髓,其主要作用是反射性地调节减慢心率。随交感神经经第 1~5 胸神经后根入脊髓的纤维含有传递痛觉的纤维。

五、后纵隔

后纵隔(posterior mediastinum)位于心包后面与下 8 个胸椎之间,上平胸骨角平面,下至膈。后纵隔的内容物包括食管、气管和支气管、胸主动脉、胸导管、奇静脉和半奇静脉、左和右迷走神经、交感干及其发出的内脏大、小神经等。

1. 食管(esophagus) 上端平第 6 颈椎下缘,起于咽;下端平第 11 胸椎高度,与胃贲门相续。食管可分为颈、胸、腹三段,其中穿经上纵隔和后纵隔的部分为胸段。食管胸段在上纵隔居中线略偏左。在主动脉弓的右后方下行,入后纵隔稍偏向右侧,并沿胸主动脉的右侧继续下行。约至第 7 胸椎高度,食管斜跨胸主动脉的前面至其前方。平第 10 胸椎高度穿膈的食管裂孔入腹腔。食管胸段在平第 4 胸椎下缘处,行经主动脉弓和左支气管的后方时,因受这些器官压迫而形成第 2 个生理性狭窄,距中切牙约 25 cm。此外,食管在起始处和穿过膈肌食管裂孔处分别出现第 1 和第 3 个生理性狭窄,第 1 个狭窄距中切牙约 15 cm,第 3 个狭窄距中切牙约 40 cm(图 7-17)。这些狭窄处常是异物滞留和肿瘤的好发部位。

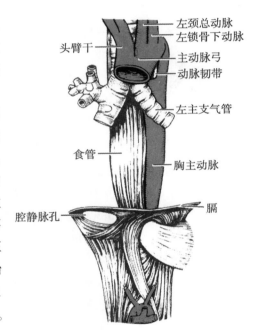

图 7-17 食管和主动脉

食管胸段前方的器官由上向下是气管、左喉返神经、左主支气管、心包和膈。后方为胸椎体,食管与脊柱之间为食管后间隙。间隙内有奇静脉、半奇静脉、副半奇静脉、右侧肋间动脉和静脉及胸导管。在第 4 胸椎平面,食管的左侧邻左颈总动脉、左锁骨下动脉、主动脉弓、胸导管上段。第 5~7 胸椎处与胸主动脉相邻。第 8 胸椎以下与左纵隔胸膜相接触。食管的右侧邻右纵隔胸膜和奇静脉弓。食管下段被迷走神经形成的丛所包绕。供应食管胸段的血液在上纵隔来自支气管动脉的分支,后纵隔段主要来自胸主动脉的分支,亦有来自第 5~7 肋间动脉及膈上动脉的分支。各动脉间虽有吻合,但不丰富。食管的静脉与动脉伴行,其大部汇入奇静脉、半奇静脉和副半奇静脉。食管下段的静脉可与胃左静脉的食管支吻合,从而与门静脉系沟通,是构成门、上腔静脉系间的重要侧副循环部位。故当门静脉高压时,部分门静脉血可通过食管下段的静脉网注入奇静脉(图7-18)。

图中标注:左颈总动脉、左锁骨下动脉、主动脉弓、动脉韧带、头臂干、左主支气管、食管、胸主动脉、膈、腔静脉孔

2.**胸主动脉**(thoracic aorta)   于第4胸椎下缘左侧续于主动脉弓,沿脊柱左前方下行,经左肺根后方贴近食管左侧,在平第8～9胸椎处经食管后方并与之交叉。在第12胸椎体前面穿膈肌的主动脉裂孔进入腹腔。胸主动脉的左侧有纵隔胸膜遮盖,左后方有半奇静脉,右侧上份有食管、胸导管和奇静脉。胸主动脉发出的壁支有肋间后动脉和膈上动脉;脏支有支气管动脉、食管动脉以及心包支和纵隔支(图7-19)。

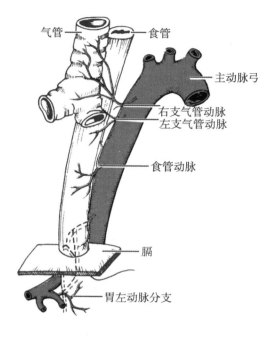

图7-18   胸主动脉的支气管支和食管支

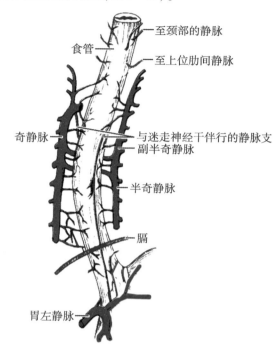

图7-19   食管的静脉

3.**胸导管**(thoracic duct)   起自乳糜池,在主动脉的右后方沿脊柱前方上行,穿膈主动脉裂孔入后纵隔。在后纵隔内,胸导管初位于脊柱的右前方,奇静脉与主动脉之间,食管的后方。此段胸导管常为右侧纵隔胸膜所覆盖。上行到第4～5胸椎平面时,逐渐从胸主动脉和食管的后方越过中线至脊柱的左前方,最后出胸廓上口,进入颈根部,注入**左静脉角**(venous angle)。胸导管在上纵隔处位于食管的左侧,左锁骨下动脉的后方并与左侧纵隔胸膜相贴(图7-20)。

4.**奇静脉**(azygous vein)   起自右腰升静脉,在右侧上升至第7～8胸椎高度,接收左侧的半奇静脉和副半奇静脉的横干。奇静脉达第4胸椎高度,形成**奇静脉弓**(arch of azygous vein)转向前行,跨越右肺根上缘,注入上腔静脉。奇静脉沿途收纳食管、纵隔、心包和支气管来的静脉血,还接收右侧的除第1肋间静脉以外的肋间静脉的汇入。**半奇静脉**(hemiazygous vein)是奇静脉的重要属支,于左膈脚处起自左腰升静脉,上行于脊柱左前方,至第8胸椎平面转向右行注入奇静脉。**副半奇静脉**(accessory hemiazygous vein)汇集左侧第4～7肋间静脉(上位其余肋间静脉由最上肋间静脉收集),有时收纳左主支气管静脉。副半奇静脉在脊柱左侧下行,于第7胸椎平面注入奇静脉(图7-20)。奇静脉、半奇静脉和副半奇静脉变异较多,三条静脉均存在者约占66%,副半奇静脉缺少者约占27%。

5.**交感干**(sympathetic trunk)   胸部交感干位于脊柱两侧,奇静脉和半奇静脉的外侧。其上段位于肋小头及肋间静脉的前面,下段则渐内移,位于胸椎体的两旁。胸交感干与脊神经间以**白交通支**(white ramus communicans)和**灰交通支**(grey ramus communicans)相联系。白交通支中大部分由胸髓交感神经元发出的节前纤维构成,至胸交感节与节后神经元形成突触连接。节后神经元发出的节后纤维主要经灰交通支回到胸神经,随胸神经分布于胸、腹壁的血管、汗腺和竖毛肌。灰交通支一般位于白交通支的内侧。此外,从第5～9胸交感干神经节发出内脏大神经,从第 10、11(12)胸交感节发出内脏小神经。二者均由交感神经节前纤维构成,向下穿膈,参与腹腔丛的构成,并与腹腔神经节的节后神经元形成突触连接。

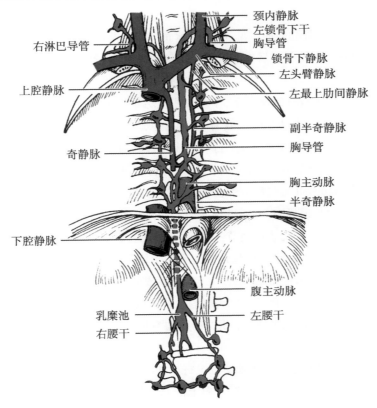

图 7 - 20 胸导管和奇静脉

六、胸腔脏器的淋巴管和淋巴结

胸腔脏器的淋巴管回流至以下三群淋巴结。

1. 纵隔前淋巴结(anterior mediastinal lymph nodes) 位于头臂静脉和主动脉弓发出的三大分支的前方,汇集胸腔前部、胸腺、膈的前份、部分心包、心和纵隔胸膜的淋巴。此外,部分肝膈面的淋巴管也可回流于此群淋巴结。其输出管注入支气管纵隔淋巴干。

2. 纵隔后淋巴结(posterior mediastinal lymph nodes) 位于心包之后,食管和主动脉之前,汇集食管胸段、心包的后部和膈后部的淋巴。其输出管汇入支气管纵隔淋巴干或直接汇入胸导管。

3. 肺、支气管、气管的淋巴结 肺淋巴结在肺内沿支气管和肺动脉的分支排列,其输出管汇入位于肺门的支气管肺淋巴结(肺门淋巴结)。此淋巴结的输出管汇入位于支气管杈下方和左、右主支气管周围的气管支气管淋巴结。气管支气管淋巴结还接收支气管、气管、食管和心的淋巴管的汇入。它的输出管汇入位于气管两侧的气管旁淋巴结。左、右气管旁淋巴结的输出管分别汇成左、右支气管纵隔干,右侧者注入右淋巴导管,左侧者注入胸导管。

纵隔的解剖步骤与方法

1. 观察纵隔诸结构的位置、毗邻。在以往解剖的基础上撕除壁胸膜,按以下所列内容依次观察。

(1)左侧面观 由于心包偏向左侧,并有主动脉弓,故称动脉侧。以肺根为中心,肺根的上方有主动脉弓及由弓上缘发出的左颈总动脉和左锁骨下动脉。胸导管和食管上段位于左锁骨下动脉的右后方。左膈神经和左迷

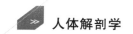

走神经在左颈总和左锁骨下动脉之间下行。左迷走神经在主动脉弓下方发出左喉返神经。左肺动脉与主动脉弓间有动脉韧带相连。肺根后方有胸主动脉及左迷走神经。前方有心包、心和位于心包两侧的膈神经及心包膈血管。下方有食管下段。

（2）右侧面观 此面上、下腔静脉显而可见，故称静脉面。以肺根为中心，根的上方有奇静脉弓和气管。前上方为上腔静脉、右头臂静脉和头臂干。后方有食管、右迷走神经、胸导管和奇静脉。下方有下腔静脉的末端和食管右缘。

2. 解剖左、右侧纵隔 在以上观察的基础上，于左肺根上方循主动脉弓钝性分离，追踪其至肺根后方移行为胸主动脉。追踪左迷走神经越过主动脉弓左侧时，发出左喉返神经勾绕主动脉弓而返行向上。在肺根后方分离左膈神经和心包膈血管。在肺根后方分离下行并形成食管丛的左迷走神经。分离左侧胸交感干以及从交感节发出的内脏大、小神经。在右侧肺根后方分离接收多个肋间静脉属支的奇静脉，其续为弓跨过肺根上方并汇入上腔静脉。钝性分离在右肺根和心包后方的食管。右迷走神经在肺根的后方下行，形成丛围绕食管，将食管牵向前方，在脊柱前寻找奇静脉远段左侧的、壁薄且管径不均匀的胸导管。分离并显露近心部的下腔静脉。用解剖左侧时的方法分离胸交感干和交感神经节，内脏大、小神经，右肺根前方的右膈神经和心包膈血管等。

3. 解剖上纵隔 切开胸锁关节，截除连接胸骨柄的第1肋软骨，切断附着于胸骨上的胸锁乳突肌和舌骨下肌群等，去除残留的胸骨柄，必要时剪除部分锁骨。分离胸腺或清除胸腺退化后残留的结缔组织和脂肪，暴露上腔静脉及其属支头臂静脉。观察并清理汇入左头臂静脉的甲状腺下静脉、椎静脉、胸廓内静脉和最上肋间静脉等。清理主动脉弓及从弓上发出的头臂干、左颈总动脉和左锁骨下动脉。注意主动脉弓前面有左迷走神经和左膈神经跨过。

4. 解剖心包 沿左、右膈神经和心包膈血管前方纵行剪开心包至膈的稍上方，再于膈的稍上方水平切开心包，贯通上述两切口的下端，将三切口连成"U"形片向上翻起。伸手指入心包腔内探查浆膜心包脏、壁层的转折。抬起心尖，探查心后方的心包斜窦，注意左心房与食管的位置关系。继而可将手指探入上腔静脉和升主动脉之间并伸向左方，指尖从肺动脉和左心耳之间露出，手指探过的间隙即为心包横窦。探查"U"形切口下方心包残余部与心尖之间的心包前下窦。

5. 摘除并解剖心脏 在心包腔内紧贴心包反折缘，逐一剪断进出心包的诸动、静脉后，取出心脏。

（1）解剖心的血管 在心前面沿前室间沟，用刀尖轻轻划开浆膜性心包脏层（心外膜），用尖镊剔除血管周围的脂肪组织，观察冠状动脉前室间支及心大静脉的走行、分支及分布。沿冠状沟清理左、右冠状动脉及伴行的静脉，在冠状沟后部，寻认短而粗的冠状窦和冠状窦右端的心小静脉。清理后室间沟的脂肪，观察右冠状动脉后室间支及心中静脉。

（2）解剖右心房 自上腔静脉下端沿右心房上缘切至右心耳尖，继转向下，沿右心耳左前切向下，再经冠状沟上缘达下腔静脉上方。将切开之"⊏"形的右心房壁向右翻起，观察右室内腔的界嵴、梳状肌、卵圆窝和冠状静脉窦口的位置、右房室口的形状和位置。

（3）解剖右心室 在动脉圆锥上部做一横切口，在横切口的左端向下沿前室间沟之右方切向心下缘。在横切口的右端向右下沿冠状沟之下方切至心下缘，然后将此"梯形"的右室前壁翻向下。观察腔内瓣膜、腱索、乳头肌、肉柱等结构。在肺动脉起始处略上方，横切肺动脉前壁，再于切口两端向下纵切，开口至肺动脉口稍上方。向下掀开"∏"形管壁，观察肺动脉口内半月瓣的形态。

（4）解剖左心房 在左房后部沿冠状沟稍上方横切，由切口两端再向上沿左、右肺静脉的基部纵切，向上翻起"U"形左房后壁，观察左房内腔结构，注意左房室口及左、右肺静脉开口位置以及右心耳内壁的梳状肌等结构。

（5）解剖左心室 从心尖切迹的左侧开始，分别沿前、后室间沟之左侧约0.5 cm处切至冠状沟。沿切口将左心室掰开分向两侧,观察瓣膜、腱索、乳头肌等。探查室间隔肌部和膜部。以切开肺动脉的方法暴露主动脉根部内腔,观察与肺动脉相似的主动脉半月瓣,注意其位置排列及冠状动脉的开口。

6. 后纵隔内结构的进一步解剖和观察　分离并剪除心包,暴露后纵隔,在已经观察和解剖后纵隔内大部分器官的基础上,剔除结缔组织,进一步分离和修洁气管与支气管、食管以及分布于其上的迷走神经丛、胸主动脉和分支、奇静脉及其属支、胸导管的走行等。注意其相互间的位置关系。在胸后壁内面选 1 ~ 2 个肋间隙再检查肋间血管和神经的位置排列关系,清理出 2 ~ 3 个交感神经节与肋间神经间的白交通支和灰交通支。

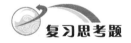

知识点 1:乳糜胸

乳糜胸是由于乳糜液从胸导管或其他淋巴管漏至胸膜腔所致。导致乳糜胸的原因可以为:①胸部外伤或胸内手术引起的胸导管及其分支损伤;②胸腔内肿瘤如淋巴肉瘤、肺癌等压迫胸导管发生梗阻;③产伤或先天性胸导管闭锁;④其他原因,如感染、丝虫病等导致的胸导管阻塞等。胸导管从主动脉裂孔进入胸腔后,在食管后脊柱前行走于主动脉和奇静脉之间,在第 4 或第 5 胸椎水平转至椎体左侧再向上汇入左静脉角。乳糜胸可以发生于任何一侧或双侧胸腔。

知识点 2:心肌桥

冠状动脉心肌桥(myocardialbridge,MB)是一种冠状动脉先天性发育异常。通常情况下,冠状动脉主干及其分支走行于心脏表面的心外膜下脂肪中或心外膜深面。若某部分或某几部分冠状动脉走行于心肌纤维中,被形似桥的心肌纤维所覆盖,该心肌纤维束被称为心肌桥,被心肌覆盖的这段冠状动脉被称为壁冠状动脉。心肌桥在人群中发生率为 5% ~ 12%,以男性多见。常见部位在左前降支的近、中 1/3 处。心肌桥可以单发,也可以有多个。随着冠脉造影等技术的普及,心肌桥的发现逐渐增多。以往多认为心肌桥是一种良性解剖变异。但目前越来越多的研究表明,心肌桥可以导致心肌缺血、心肌梗死、心律失常甚至心源性猝死。

知识点 3:冠状动脉造影术

冠状动脉造影术是利用导管对冠状动脉解剖进行放射性影像学检查的一种介入性诊断技术,被认为是诊断冠心病的"金标准"。其目的在于检查冠状动脉血管树的全部分支,了解其解剖的详细情况,包括冠状动脉起源和分布的变异、解剖和功能的异常以及冠状动脉间和冠状动脉内的侧支交通情况,从而为冠心病诊断提供可靠的解剖和功能信息,为介入治疗或冠状动脉搭桥术方案的选择提供科学依据。

复习思考题

简答题

1. 试述左、右心房与左、右心室的内部结构。

2. 试述心传导系的组成。

3. 如何保障心腔内血液的定向流动?

4. 气管隆嵴的位置及临床意义。

5. 食管的三个狭窄及临床意义。

6. 胆囊炎时,为什么常常会感觉颈部或肩部疼痛?

7. 胸膜炎时,为什么常常会感觉腹壁疼痛?

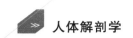

胸部总结

　　胸椎、12 对肋骨和肋软骨与胸骨借软骨、韧带和关节连接成扁圆锥形的胸廓,构成胸腔的骨性基础。胸廓上附丽有胸部上肢肌(已述于上肢)和胸部固有肌(肋间外肌、肋间内肌、肋间最内肌和胸横肌),还有附于背面的背部上肢肌和背部固有肌(竖脊肌)(已述于上肢和背部)。此外,胸廓还为腹部肌提供了起止点。膈肌封闭于胸廓下口,将胸、腹腔分隔。

　　胸部在生命活动过程中的每一时刻都进行着显著运动。胸腔内容纳着许多重要器官,两侧胸膜囊包裹着肺,中间的心包包裹着心脏。肺是机体和外界进行气体交换的场所,而肺扩张和回缩是随着胸廓容积的增减而变化的。在吸气时,主要吸气肌肋间外肌收缩,使肋骨上提,胸廓的横径和矢状径增大。另一主要吸气肌膈肌收缩,使膈穹下降,胸腔的垂直径加大,结果胸腔容积增大,胸膜和肺随之扩张。因而凡能使肋骨上提的肌肉都可以协助吸气,如胸部上肢肌、斜角肌以及后上锯肌等,都参与深吸气活动。胸膜及胸膜腔内的浆液可减少肺运动时的摩擦。在呼气时,肋间内肌收缩加之重力作用使肋骨下降,胸腔的横径和矢状径缩小,同时膈肌舒张,膈穹上升,胸腔的垂直径缩小,肺随胸腔容积而缩小。心脏是循环系统的机能中心器官,它的节律性收缩起着泵的作用,推动着血液运行和循环。在纵隔中还有一些微动的器官如气管、支气管、食管、与心脏相连的大血管干,以及相对静止的器官如淋巴结、淋巴干、胸导管和分布于体壁、脏器的神经等。

一、胸部的血管

1.肺循环

右心室 → 肺动脉 → 肺内各级肺动脉分支

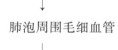

肺泡周围毛细血管
↓
左心房 ← 肺静脉 ← 肺内各级静脉属支

2.体循环的动脉干及其分支

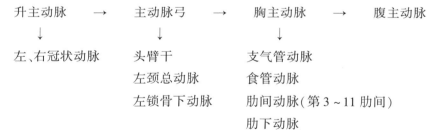

3.体循环的静脉干及其属支

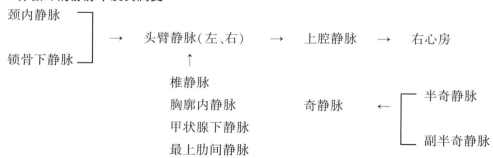

4. 冠状循环

左主动脉窦 → 左冠状动脉 → 左心房、左心室、室间隔的前 2/3、部分右室前壁

右主动脉窦 → 右冠状动脉 → 右心房、右心室、室间隔的后 1/3、部分左室后壁

心大静脉 ⎤
心中静脉 ⎬ → 冠状静脉窦 → 右心房
心小静脉 ⎦

心前静脉 → 右心房

心最小静脉 → 心脏各腔

二、胸部的淋巴结和淋巴管

1. 乳房的淋巴回流

外侧部 → 腋胸肌淋巴结群

上部 → 腋淋巴结尖群

内侧部 → 胸骨旁淋巴结

内下部 → 膈上淋巴结(与肝上面的淋巴结有联系)

2. 胸壁的淋巴回流

膈、心包前部、肝上面的淋巴管 → 膈上淋巴结 → ⎡ 前部 → 胸骨旁淋巴结 → 纵隔前淋巴结
　　　　　　　　　　　　　　　　　　　　　　 ⎣ 后部 → 纵隔后淋巴结 → 胸导管

胸后壁淋巴管 → 肋间淋巴结 → 纵隔后淋巴管 → 胸导管

3. 胸腔脏器的淋巴回流

胸腺、心包、心、纵隔胸膜、膈前部、肝上面的淋巴管 →纵隔前淋巴结

食管、胸主动脉、心包后部、膈后部的淋巴管 → 纵隔后淋巴结 →胸导管

肺淋巴管 →肺淋巴结 →支气管肺淋巴结 →气管支气管(上、下)淋巴结 →气管旁淋巴结

4. 支气管纵隔干

左纵隔前淋巴结 ⎤
　　　　　　　　⎬ → 左支气管纵隔干 → 胸导管 → 左静脉角
左气管旁淋巴结 ⎦　　　　　　↑
　　　　　　　纵隔后淋巴结

右纵隔前淋巴结 ⎤
　　　　　　　　⎬ → 右支气管纵隔干 → 右淋巴导管 → 右静脉角
右气管旁淋巴结 ⎦

三、胸部的神经

1. 躯体神经

膈神经(C_3, C_4 〔 C_5 〕)前支 ⎡ 肌支:膈肌
　　　　　　　　　　　　　　　　⎣ 感觉支:胸膜壁层、心包壁层、膈下面、肝、胆囊等

胸神经前支(肋间神经和肋下神经) ⎡ 肌支:肋间肌及腹前外侧壁肌
　　　　　　　　　　　　　　　　　⎣ 感觉支:胸腹壁皮肤,胸、腹膜壁层

$$\text{节段分布} \begin{cases} T_2\text{胸骨角} \\ T_4\text{乳头(男性)} \\ T_6\text{剑突} \\ T_8\text{肋弓} \\ T_{10}\text{脐} \\ T_{12}\text{耻骨联合与脐连线中点平面} \end{cases}$$

2. 内脏神经

胸交感干位于胸部脊柱的两侧,它们都有白交通支和灰交通支与胸神经相连。节前纤维起始于脊髓胸段的侧角细胞,经前根加入胸神经,再经白交通支与相应的交感节相连,大部分节前纤维与节后神经元发生突触连接,从节后神经元发出的节后纤维部分经灰交通支返回胸神经,随胸神经及其分支分布于胸腹壁的血管平滑肌、汗腺和竖毛肌;部分节后纤维可攀附于邻近的血管壁,随之分布于各器官。

一部分节前纤维并不终止于相应交感干神经节,而是在交感干内上升或下降到另一些交感节,与节内的神经元形成突触连接。最明显的例子是从上位胸髓来的交感节前纤维,上升到颈部交感干各节。此外,有的节前纤维仅穿过交感干神经节,然后汇成独立的神经,如从 $T_5 \sim T_9$ 交感节穿行组成的内脏大神经和从 $T_{10} \sim T_{11}$ 交感节穿行组成的内脏小神经。它们穿膈脚抵达腹腔神经丛,在该丛的腹腔神经节及其副节(如肠系膜上节、肾节等)内,与节后神经元形成突触连接。颈交感节和上4胸节的节后纤维,支配胸部呼吸器官、心脏和食管。在分布于肺和心之前,分别形成肺丛和心丛。

交感神经对心血管、呼吸和消化器官的作用是使心率加快,冠状动脉舒张;气管、支气管平滑肌舒张;食管、胃、肠蠕动减缓,消化腺分泌减少等。

胸部的副交感神经来自左、右迷走神经。左、右迷走神经干在颈部发出心支和喉返神经,参加心丛的构成;左、右迷走神经干在胸部经过肺根后方时,发出许多细支形成左、右肺丛,并在食管上形成前、后丛,最后又合成前、后干,随食管一并穿过食管裂孔进入腹腔。

迷走神经对心血管、呼吸和消化器官的作用是使心率变慢,收缩力量减弱,冠状动脉收缩;气管、支气管平滑肌收缩;食管、胃、肠蠕动增强,消化腺分泌增加等。

传递胸腔内脏的感觉,特别是痛信息传入纤维部分伴随交感纤维走行,进入胸髓上段;部分伴随迷走神经走行,进入延髓。

(董玉琳)

第八章

8

腹 部

腹部位于胸部和盆部之间,其上界可触及的体表标志有剑突、肋弓;下界有耻骨联合上缘、耻骨结节、髂前上棘和髂嵴,还有张于髂前上棘和耻骨结节间的腹股沟韧带。腹部包括腹壁、腹腔和腹腔器官。腹壁以腋后线为界分为前方的腹前外侧壁和后方的腹后壁。腹腔的顶为膈所封闭,借之与胸腔分隔,向下经骨盆入口续于盆腔。腹腔器官包括消化器官的大部分、部分泌尿器官、肾上腺及脾等,由于膈穹向胸腔膨隆,所以一些腹腔器官(如肝、胃、肾等)的上部与胸部相重叠。另外,一些器官(如小肠、乙状结肠)部分经骨盆上口降入盆腔中。

为了便于描述腹腔脏器的位置和进行体表触摸,常将腹部以两条水平线和两条垂直线划分为九个区。上水平线为通过两侧肋弓最低点的连线,下水平线是通过两侧髂嵴最高点的连线。两条垂直线分别通过两侧腹股沟韧带的中点。九个区的名称是:腹上区和左、右季肋区;脐区(腹中区)和左、右腰区;腹下区和左、右腹股沟区(图8-1)。

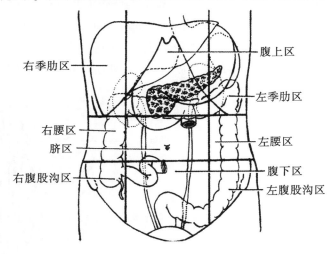

图8-1 腹部的分区

第一节 腹前外侧壁

🔲 重点内容提示

1. 腹前外侧壁的层次、血管和神经的分布。
2. 腹壁肌纤维的起止、走行和作用。
3. 腹股沟管的位置、构成和内容物。
4. 腹股沟三角的界限和位置,腹壁下动脉与腹股沟疝的关系。

一、腹前外侧壁的层次

腹前外侧壁是腹部手术的入路部位,了解它的层次和结构特点在医学实践中具有重要意义。

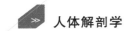

（一）皮肤

腹前外侧壁皮肤薄而有弹性,易与深部的组织分离。除腹股沟区皮肤移动性较小外,其余则有较大的移动性,以适应腹部和盆部脏器容积的变化。腹部中点稍下方为脐,有胎儿与母体联系的脐动、静脉以及卵黄囊管和脐尿管等结构所通过。胎儿娩出脐带脱落后,脐的局部封以致密的结缔组织板,叫作脐筋膜,向深部直接与腹膜壁层相连,形成腹壁最薄弱的部位,也是疝的好发部位。

（二）浅筋膜

由脂肪组织和疏松结缔组织构成。脐平面以下,浅筋膜可分为两层。浅层为脂肪层,叫作 Comper **筋膜**,厚度因人的胖瘦而异,向下与股部浅筋膜相延续;深层为膜性层,由疏松结缔组织构成,叫作 Scarpa **筋膜**,在中线处与腹白线相愈着,向下在腹股沟韧带下方约一横指处附着于股部的阔筋膜而形成盲囊,但向内下方经耻骨联合和耻骨结节间续于会阴浅筋膜(Colle 筋膜)。所以,当尿道球部损伤尿外渗时,尿液通过会阴浅筋膜与深筋膜间的间隙扩散,可向上达于腹壁 Scarpa 筋膜的深面,但却不能越过前正中线,也不能下达于股部。

1.**浅动脉** 腹前壁下半部有两条较大的浅动脉,即在股前部解剖中已经寻找过的**腹壁浅动脉**(superficial epigastric artery)和**旋髂浅动脉**(superficial iliac circumflex artery),均起自股动脉,前者上行越过腹股沟韧带走向脐部;后者分布于髂前上棘附近。由于这些浅动脉走行于浅筋膜的浅、深层之间,故在此部切取带血管蒂的皮瓣时,宜保留足够的浅筋膜组织。此外还有来自肋间动脉、肋下动脉、腰动脉等的细小分支(图 8-2)。

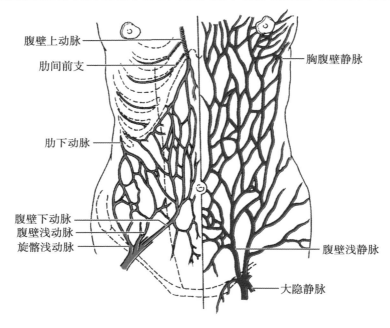

图 8-2 腹前外侧壁的血管

2.**浅静脉** 腹前壁的浅静脉甚丰,互相吻合成网,尤以脐区最发达(图 8-2)。脐以上的浅静脉经腹外侧部的胸腹壁静脉汇入胸外侧静脉,再汇入腋静脉。脐以下的浅静脉经腹壁浅静脉和旋髂浅静脉汇入大隐静脉,回流入股静脉,从而沟通上、下腔静脉系的血液。脐区的浅静脉与深部的腹壁上、下静脉之间有吻合,此外还与门静脉的属支附脐静脉相吻合。所以当门静脉高压症时,门静脉的血液可经脐周的静脉网回流,致使脐周静脉怒张、弯曲,貌似希腊海蛇女神的卷发,故称海蛇头。

3.**浅淋巴管** 脐以上的浅淋巴管注入腋淋巴结;脐以下的淋巴管注入腹股沟浅淋巴结;肝脏的淋巴管可沿肝圆韧带至脐。

4.**皮神经** 来自第 7~11 肋间神经、肋下神经和髂腹下神经。它们都发出外侧皮支和前皮支。外侧皮支在腋中线穿深筋膜浅出;前皮支在前正中线旁开 2~3 cm 处穿腹直肌鞘前层浅出。

腹前外侧壁皮肤的感觉神经分布呈现明显节段性。第 7 肋间神经分布于剑突平面,第 10 肋间神经分布于脐平面,第 1 腰神经前支分布于腹股沟韧带的上方,所以当胸椎或脊髓胸段发生病变时可从腹壁感觉障碍的平面来判定病变的部位。但每一神经分布区域的皮肤同时还受其上、下邻近神经的支配。如脐平面主要受第 10 肋间神经支配,但也受第 9 和第 11 肋间神经支配。因此只有当胸髓或胸神经损伤三个节段以上时,才产生一个节段皮肤的感觉消失。

(三)深筋膜

腹前外侧壁的深筋膜与此部位的阔肌分层相适应,也分为若干层,覆盖于肌肉的表面或充填于相邻的两层肌肉之间,并衬于最内层肌肉的内面。一般临床上计算腹壁层次时,只计数表面的腹外斜肌筋膜和最内面的贴于腹横肌内面的腹横筋膜。

(四)腹前外侧壁肌

腹前外侧壁肌由紧靠前正中线两侧纵行排列的腹直肌和两侧的三层阔肌组成(图8-3)。

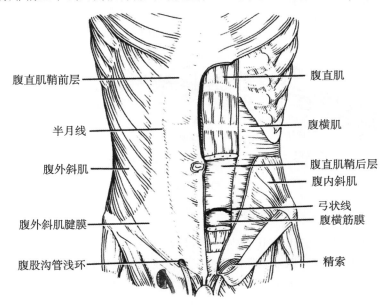

图 8-3 腹前外侧壁的肌肉

1.腹前外侧壁各肌的起止和作用(表8-1)

表 8-1 腹前外侧壁各肌的起止、作用及神经支配

肌肉	起点	止点	作用	神经支配
腹直肌	第 5~7 肋软骨和剑突前面	耻骨嵴和耻骨联合前面	脊柱前屈,胸廓下降,增加腹压	第 5~11 肋间神经、肋下神经
腹外斜肌	下 8 肋骨外面	髂嵴前部、耻骨联合并形成腹股沟韧带;借腱膜止于腹白线	增加腹压,使脊柱前屈、侧屈及回旋	第 5~11 肋间神经、肋下神经、髂腹下神经和髂腹股沟神经(L_1)
腹内斜肌	腰背筋膜、髂嵴、腹股沟韧带外侧 1/2	借腱膜止于腹白线和下 3 肋;下部肌纤维形成提睾肌		
腹横肌	腰背筋膜、髂嵴、腹股沟韧带外侧 1/3	借腱膜止于腹白线,下部纤维形成提睾肌		

2.腹直肌和腹直肌鞘　**腹直肌**(rectus abdominis)位于前正中线两侧,居腹直肌鞘内。为上宽下窄的长带状肌,有 3～4 个腱划(多数位于脐上)将肌分为 4～5 个肌腹,是发生过程中肌节愈合的遗痕。腱划与腹直肌鞘前层愈合紧密,但不与鞘的后层粘连。

腹直肌鞘(sheath of rectus abdominis)由腹部三层阔肌的腱膜包被腹直肌而形成,其中腹内斜肌腱膜分为前、后两层,分别包被于腹直肌的前后面,即前层与腹外斜肌腱膜构成腹直肌鞘前层,后层与腹横肌腱膜构成腹直肌鞘后层,后层的上份还有腹横肌的肌质部参加,但后层并不完整,在脐下 4～5 cm 处缺如,形成一个弧形游离缘,叫作弓状线(半环线)。弓状线以下部分腹直肌后面直接与腹横筋膜相贴。三层腹阔肌的腱膜在弓状线下方均从腹直肌前面跨过参与腹直肌鞘前层的构成(图 8-4)。

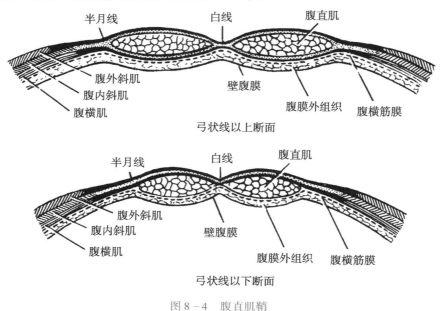

图 8-4　腹直肌鞘

两侧腹直肌鞘的纤维在腹部正中线互相交织,形成**白线**(linea alba)。白线中部为脐环。自脐向上的白线较明显,宽约 1 cm,脐以下因两侧腹直肌互相靠拢而变窄。白线组织坚实且血管少。

3.腹阔肌　从浅向深由腹外斜肌、腹内斜肌和腹横肌三层组成。**腹外斜肌**(obliquus externus abdominis)的纤维方向由外上斜向内下,在距腹直肌外缘约一横指处移行为腱膜,形成半月线。**腹内斜肌**(obliquus internus abdominis)的纤维方向与腹外斜肌交叉,由外下斜向内上,但其下部纤维几近水平,在腹直肌外侧缘处移行为腱膜。**腹横肌**(transversus abdominis)纤维由后外向前内平行,也在腹直肌外侧缘处变为腱膜,但其上部肌纤维在腹直肌后方向内侧延伸参与构成腹直肌鞘后层。由于三肌的纤维交织排列,提高了腹壁的强度。

(五)腹横筋膜(transversalis fascia)

腹横筋膜为深筋膜的最内层,是腹内筋膜衬于腹横肌深面的部分,上与膈下筋膜相续,后方连于髂腰筋膜,向下附着于髂嵴内缘及腹股沟韧带,并在腹股沟韧带中点上方随精索突出形成漏斗状的腹环。

(六)腹膜外组织

腹膜外组织为充填于腹膜壁层和腹横筋膜之间的脂肪层,向后与腹膜后间隙的疏松结缔组织相续。

(七)腹膜壁层

详见本章第二节。

二、腹股沟区

腹股沟区为腹下部外侧的三角区,左右各一。上界为两侧髂前上棘的连线,下界为腹股沟韧带,内侧界为腹直肌外侧缘。此区由于有精索或子宫圆韧带通过,致使腹壁肌肉留有潜在裂隙,即腹内斜肌、腹横肌的下缘内侧部游离,不与腹股沟韧带相连,同时腹外斜肌肌质部移行为腱膜,并生有裂隙。当人体站立时,此区比腹壁其他部分承受更多的压力,所以是疝的好发部位。

(一)层次

1. 皮肤

2. 浅筋膜 分为浅层的 Comper 筋膜和深层的 Scarpa 筋膜两层。

3. 腹外斜肌筋膜和腱膜(图 8 - 5) 腹外斜肌在此区移行为腱膜,下缘形成一条外侧附着于髂前上棘,内侧附着于耻骨结节的向后上方卷曲增厚的边缘,叫作**腹股沟韧带**(inguinal ligament)。在耻骨结节的外上方,腱膜形成一个三角形裂隙,叫**腹股沟管浅环**(superficial inguinal ring)或**皮下环**。其内侧脚附着于耻骨联合,外侧脚附着于耻骨结节。外侧脚的部分纤维向内侧翻转,经内侧脚的后方参与腹白线的构成,叫作**反转韧带**(reflected ligament)。此外,腹股沟韧带内侧端一部分纤维向下后方反转附着于耻骨梳,叫**腔隙韧带**(lacunar ligament)。覆于耻骨梳的筋膜叫**耻骨梳韧带**(Cooper 韧带)。这些韧带在行疝修补术时具有重要意

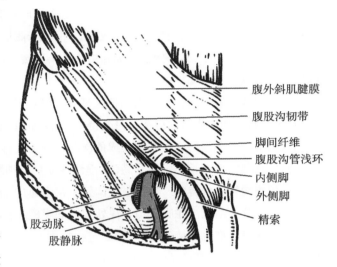

图 8 - 5 腹外斜肌腱膜

义。腹外斜肌筋膜覆于腹外斜肌腱膜表面,二者愈合甚紧密不易分离,但在皮下环处,可见其从两脚之间跨过,并包被于精索的表面形成精索外筋膜。

4. 腹内斜肌和腹横肌下部纤维 腹内斜肌和腹横肌下部纤维多互相愈合,尤其在下缘处难以分离,从髂前上棘和腹股沟韧带外侧部起始后呈拱形向下内侧行,历经精索的前方、上方跨过,移行为腱膜,叫作**腹股沟镰**(inguinal falx),经精索后方抵止于耻骨梳。所以腹内斜肌和腹横肌的游离下缘,构成腹股沟管前壁的一部分、上壁以及后壁的一部分。部分纤维随精索下降,形成包绕精索和睾丸的肌肉襻叫作提睾肌(图 8 - 6)。

5. 腹横筋膜 腹横筋膜在腹股沟区较致密,其内侧部构成腹股沟管的后壁。在腹股沟韧带中点上方约 1.5 cm 处,该筋膜呈漏斗状突出包在精索表面叫作精索内筋膜。漏斗的上口即构成**腹股沟管深环**(deep inguinal ring),位于腹壁下动脉的外侧。

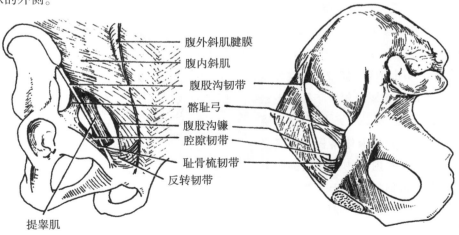

图 8 - 6 腹股沟区的韧带

腹横筋膜的深面依次为腹膜外组织和腹膜壁层。

(二)腹股沟管

腹股沟管(inguinal canal)是位于腹股沟韧带内侧半上方的肌肉裂隙,是胚胎时期睾丸或子宫圆韧带下降时所遗留的通道。

1.腹股沟管的管壁和开口 腹股沟管可以理解为具有典型的上、下、前、后四壁和内、外两口的管形结构,居于腹股沟韧带上方的内侧半。腹外斜肌腱膜构成管的前壁及外口;外口即浅环或称皮下环,是腹外斜肌腱膜在耻骨结节外上方的三角形裂隙。腹外斜肌腱膜下缘卷曲增厚的部分——腹股沟韧带构成管的下壁;腹横筋膜构成管的后壁和内口,内口即深环或称腹环,位于腹股沟韧带中点上方约一横指处。腹内斜肌和腹横肌的弓状下缘主要构成上壁,其外侧份则加强由腹外斜肌腱膜构成的前壁,而其内侧份——腹股沟镰则加强由腹横筋膜构成的后壁。

由于腹股沟管是斜行的肌肉和腱膜裂隙,所以当腹压升高时管的前后壁被压扁而互相靠近。由于腹阔肌收缩,腹内斜肌和腹横肌的弓状下缘变得平直,从而使上壁向下壁(腹股沟韧带)靠拢,管的口径变小。同时,腹横肌收缩带动其深面的腹横筋膜形成的深环向外上方移动,环口缩窄,使腹腔内容物不致从腹股沟管疝出。但在腹肌发育薄弱伴有长期腹压升高(如慢性咳嗽)时,则腹腔内容物可经此薄弱区疝出。

2.腹股沟管的内容物 男性腹股沟管有精索通过,精索由输精管、睾丸动脉、蔓状静脉丛和淋巴管、腹膜鞘突的残余部分等组成。在腹股沟管深处腹横筋膜覆于精索表面下降,称为精索内筋膜;来自腹内斜肌和腹横肌弓状下缘的肌纤维也随精索下降,形成包绕精索和睾丸的网状细肌束,称为提睾肌;当精索通过腹股沟管浅环的裂隙时,腹外斜肌筋膜又包在提睾肌的周围形成精索外筋膜。输精管在精索中位于精索动、静脉的内后方。女性子宫圆韧带出腹股沟管后即分散为纤维结构,止于耻骨结节和大阴唇的皮下组织。

3.腹股沟管的成因(图8-7) 在胚胎早期睾丸原基位于脊索的两侧,居于腹后壁腹膜和腹横筋膜之间。由于腹膜囊向颅侧推移,其尾侧部分形成成对的鞘突,位于将来发育成阴囊的部位。睾丸尾侧端生有胚性结缔组织构成的睾丸引带,随鞘突下降直抵阴囊底部。随着胚胎的生长睾丸引带相对缩短而牵引睾丸逐渐向尾侧移位。至胚胎第三个月时睾丸下降到髂窝内,七个月时下降到腹股沟管深环处。一般在出生前降入阴囊内,此时鞘突形成鞘膜囊包被睾丸形成固有鞘膜的脏层(直接被覆于睾丸外膜的表面)和壁层,鞘突与腹膜囊相连接的部分则闭锁成鞘韧带。如在发生过程中由于某种因素的影响睾丸停留于腹后壁或下降的中途,称为隐睾症。如果鞘突未闭,鞘膜囊与腹膜腔相通,致使腹膜腔内液体蓄积于鞘膜囊内而形成鞘膜积液,或腹腔内容物沿开放的鞘突疝出,形成先天性腹股沟斜疝。由于一般右侧睾丸下降速度较左侧者慢,鞘突闭合的时间也晚,故右侧先天性腹股沟斜疝多于左侧。

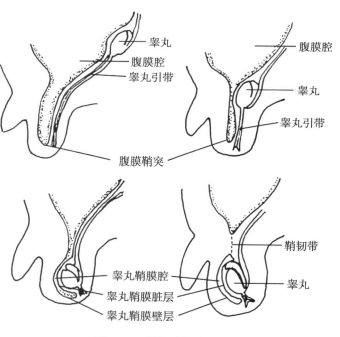

图8-7 睾丸下降过程

4.腹股沟三角(inguinal triangle) 又叫**海氏三角**(Hesselbach's triangle),由腹壁下动脉、腹直肌外侧缘和腹股沟韧带围成。三角的底(深面)是腹横筋膜和腹股沟镰,浅面正对腹股沟管浅环。肌肉发育薄弱的人腹直肌细窄,腹股沟三角扩大,当腹压增加时易形成直疝。

5.腹股沟疝 腹股沟区由于先天性鞘膜囊未闭和后天腹部肌肉组织发育薄弱等内因,加以腹压增加等外因,使腹腔内容物(如肠襻、大网膜等)经薄弱的腹壁疝出而构成腹股沟疝。其中经腹股沟三角直对腹股沟浅环疝出者叫腹股沟直疝。经腹股沟管深环、腹股沟管、腹股沟管浅环疝出者叫腹股沟斜疝。其中疝入未闭锁的鞘膜囊者叫先天性斜疝。而鞘突已闭锁,腹腔内容物经腹股沟管全程疝出者叫后天性斜疝。

三、腹前外侧壁的神经、血管和淋巴管

(一)腹前外侧壁的神经

分布于腹前外侧壁的神经为第 7～12 胸神经的前支以及来自腰丛的髂腹下神经、髂腹股沟神经和生殖股神经(图 8-8)。

1.第 7～12 胸神经前支 第 7～11 胸神经前支叫作**肋间神经**(intercostal nerves)。第 12 胸神经前支叫作**肋下神经**(subcostal nerve)。在胸廓下缘分别由相应的肋间隙或第 12 肋前端进入腹壁,在腹横肌和腹内斜肌之间斜向内下方走行,至腹直肌的外侧缘处进入腹直肌鞘。这些神经除支配腹前外侧壁各肌外,在腹直肌鞘内还向前发出前皮支,穿过腹直肌和腹直肌鞘前层分布于腹前壁的皮肤;在腋中线附近还发出外侧皮支,分布于腹外侧部皮肤。

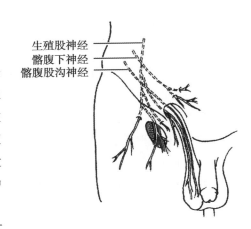

生殖股神经
髂腹下神经
髂腹股沟神经

图 8-8 腹股沟区的神经

2.髂腹下神经(iliohypogastric nerve)(T_{12}、L_1) 起于腰丛,从腰大肌外缘穿出后行于腹横肌与腹内斜肌之间,至髂前上棘内侧 2～3 cm 处穿过腹内斜肌,行于腹内斜肌和腹外斜肌腱膜之间,至腹股沟管浅环上方穿过腹外斜肌腱膜,分布于耻骨联合上方的皮肤。该神经支配行程沿途的腹前外侧壁肌。

3.髂腹股沟神经(ilioinguinal nerve)(T_{12}、L_1) 位于髂腹下神经下方一横指处并与之平行走行,穿出腹内斜肌后入腹股沟管,居于精索或子宫圆韧带的前外侧,出皮下环后分布于阴囊或大阴唇的皮肤。

4.生殖股神经(genitofemoral nerve)(L_1～L_2) 自腰大肌前面穿出,沿该肌下降,分为生殖支和股支。生殖支又名精索外神经,经深环入腹股沟管,与精索或子宫圆韧带伴行,在精索的内侧出浅环,分布于提睾肌和阴囊肉膜。股支又名腰腹股沟神经,伴髂外动脉下降,穿股血管鞘前壁或卵圆窝分布于股三角区的皮肤。

(二)腹前外侧壁的动脉

腹前外侧壁的深动脉包括腹壁上、下动脉,第 10、11 肋间动脉与肋下动脉,腰动脉。

1.第 10、11 肋间动脉,肋下动脉和腰动脉 是胸主动脉和腹主动脉的壁支,节段性地走行于腹横肌和腹内斜肌之间,供给腹前外侧壁肌肉。

2.腹壁上动脉(superior epigastric artery) 是起于锁骨下动脉的胸廓内动脉的终支,走行于腹直肌与腹直肌鞘后层之间,分支供给腹直肌,并向前穿过腹直肌及肌鞘前层至腹前壁皮下。

3.腹壁下动脉(inferior epigastric artery) 在腹股沟韧带上方起自髂外动脉,在腹横筋膜深面与腹膜壁层之间经腹股沟管深环的内侧行向内上方,在弓状线(半环线)进入腹直肌鞘并沿腹直肌深面上行。腹壁下动脉与腹壁上动脉可在腹直肌后面或腹直肌内形成吻合。

4.旋髂深动脉 为髂外动脉的分支,沿腹股沟韧带行向外上,在髂前上棘附近穿腹横肌入腹内斜肌和腹横肌之间供给腹外侧壁肌肉。

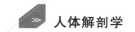

（三）腹前外侧壁的静脉

腹前外侧壁的深静脉与同名动脉伴行。其中腹壁上、下静脉和旋髂深静脉分别上、下行回流入胸廓内静脉和髂外静脉；肋间静脉和肋下静脉回流入奇静脉或半奇静脉；腰静脉回流入下腔静脉和腰升静脉。

（四）腹前外侧壁的淋巴管

腹前外侧壁的深淋巴管伴随静脉，上部的淋巴管汇入肋间淋巴结或胸骨旁淋巴结；中部者汇入腰淋巴结；下部者汇至髂外淋巴结。

腹前外侧壁的解剖步骤与方法

腹前外侧壁以双侧髂前上棘连线为界划分为上部的腹前外侧区和下部的腹股沟区。

1. 腹前外侧区

（1）皮肤切口和翻皮瓣

①从前正中线沿肋弓向外下方做斜切口，止于腋中线相交处。

②沿前正中线自剑突向下做直切口，环绕脐至耻骨联合上缘。

③沿两侧髂前上棘连线做横切口，将横切口上方的皮瓣从内侧向外侧翻至腋中线。

（2）观察腹壁浅筋膜　寻找腹壁浅动、静脉和皮神经，浅静脉内有淤血，浅动脉内有红色乳液灌注，可作为标志。在前正中线旁开2～3 cm处寻找并分离1～2支胸神经前皮支及与其伴行的动、静脉；在腋前线寻找胸神经的外侧皮支；在外侧部寻找行向胸部的胸腹壁浅静脉。

（3）沿上述皮肤切口切开浅筋膜，成层向外侧翻起，观察腹外斜肌筋膜及其深面的腹外斜肌纤维方向，以及肌纤维与腱膜的移行部位。

（4）腹阔肌解剖　自腹直肌外缘沿肋弓向外下方至腋前线切断腹外斜肌纤维，沿腋前线向下切至髂前上棘，再转向内侧横切至腹直肌外缘，将腹外斜肌及其腱膜片（呈"匚"形）向内侧翻起，观察其深面的腹内斜肌纤维的方向后，再将腹内斜肌依上法翻起（切口比腹外斜肌者略小以显示层次）。观察其深面的腹横肌的纤维方向，注意肌质部与腱膜的移行部位，上部的肌纤维一直向内侧延伸，参加腹直肌鞘后层的构成。在腹内斜肌与腹横肌之间有第10、11肋间神经和肋下神经走行，可用刀柄将之推向腹横肌表面；第7～9肋间神经可在肋弓深面觅得。将腹横肌按较腹内斜肌略小的切口翻开，暴露其深面的腹横筋膜。

（5）腹直肌及其鞘的解剖　沿前正中线旁开2 cm处纵向切开腹直肌鞘前层，向两侧翻开，观察腹直肌的纤维行向及肌腹间的腱划。平髂嵴高度横断腹直肌，向上、下两端翻起，观察肋间神经从鞘的外侧缘进入，节段性地支配腹直肌的情况，提起腹直肌下半观察腹直肌鞘后层在下1/4处缺如，形成弓状线，在弓状线下方用刀柄略向深部压，可见该部腹直肌后面直接与腹横筋膜相贴。在弓状线下方尽可能地将腹阔肌的腱膜由外侧向内侧分离，观察其参与构成腹直肌鞘前、后层的情况。

在腹直肌鞘内清理腹壁上、下动脉及其伴行静脉的行径和吻合。

2. 腹股沟区

（1）将该区皮瓣自前正中线翻向外下方。

（2）将浅筋膜浅层（脂肪层，Comper筋膜）与深层（膜性层，Scarpa筋膜）分别翻向外下方，用刀柄或手指伸入浅筋膜深层的深面，即其与腹外斜肌筋膜之间，向下方探查，可见其在腹股沟韧带下方一横指处与深面的阔筋膜愈合成盲囊，而向内下方则可通入阴囊（或大阴唇）。

在耻骨结节上方3～4 cm处寻找髂腹下神经的前皮支。分离在股前外侧区解剖时已经观察过的腹壁浅动脉和旋髂浅动脉。

（3）观察腹外斜肌腱膜及其表面的筋膜。腹外斜肌腱膜下缘向深面卷曲,架于髂前上棘和耻骨结节之间,叫作腹股沟韧带。其内侧端上方有精索(或子宫圆韧带)自深面穿出,用刀柄或圆头镊钝分精索的外侧和内侧,暴露由腹外斜肌腱膜形成的裂口——腹股沟管浅环及其内侧脚和外侧脚,在两脚之间可见有腹外斜肌筋膜覆盖并包被于精索或子宫圆韧带的表面。

（4）在浅环上方约 3 cm 处寻找髂腹下神经穿腹外斜肌腱膜的浅出处,在其下方寻找与之平行的髂腹股沟神经。

（5）沿腹直肌鞘外侧缘切开腹外斜肌腱膜,将该层向外下方翻起,注意保持浅环的完整,清除腹内斜肌表面的筋膜并观察纤维的方向及其与腹股沟韧带的关系,然后沿腹外斜肌腱膜切口切断腹内斜肌腱膜,将之翻向外下方,并注意保护其深面的肋下神经、髂腹下神经和髂腹股沟神经,可用刀柄将之推向腹横肌表面。清理腹横肌表面的筋膜,观察肌纤维的方向及其与腹股沟韧带的关系,腹内斜肌和腹横肌在下缘处愈合,很难分离。观察此二肌的游离下缘形成拱形的腹股沟镰跨越精索的情况,即拱形下缘的外侧部位于精索的前方,然后跨越精索的上方,内侧部绕到精索的后方,末端形成腱膜,参与构成腹直肌鞘并部分止于耻骨梳。再按同法切断腹横肌腱膜并将之向外下方翻起,暴露其深面的腹横筋膜。在相当于腹股沟韧带中点的上方 1.5 cm 处可见输精管与精索血管的交汇,此处即腹股沟管深环,观察腹横筋膜在该处包被输精管及精索内血管移行为精索内筋膜的情况。深环的内侧缘有纵行的窝间韧带加强,顺窝间韧带纤维的行向分离腹壁下动脉,并在该动脉的内侧观察腹股沟三角的境界。

综合观察腹股沟管四壁、两口的构成和位置。

（6）追踪髂腹股沟神经穿腹内斜肌进入腹股沟管,行经精索的前外侧,出皮下环至阴囊。在精索的内侧寻找生殖股神经生殖支。

（7）将精索提起,观察腹股沟浅环外侧脚部分纤维向下外方反折,形成腔隙(陷窝)韧带的情况;部分纤维经精索后方折向内上方止于腹白线,形成反转韧带。

临床应用知识点

知识点:腹前外侧壁常用手术切口

腹前外侧壁外科手术切口选择的基本原则是充分暴露并易于接近要手术的器官;结构损伤较少;操作方便,可根据手术需求扩大或延长;局部血供良好,切口缝合后张力小,易于切口愈合。常用手术切口如下。

1.纵切口 位于腹直肌范围内。

（1）正中切口 是沿腹部白线所做的切口,位于腹前正中线上,又称中线切口。经过层次为皮肤、浅筋膜、腹白线、腹横筋膜、腹膜外组织、壁腹膜。此切口损伤血管神经少,层次简单、易于延长。其缺点是血供较差,切口缺乏肌保护,术后有时发生切口疝或切口裂开。正中切口是腹部常用切口之一。上腹部正中切口适用于胃、空肠、横结肠、肝、胆道、胰、脾等手术;下腹部正中切口适用于回肠、膀胱、盆腔以及多种妇科手术。

（2）旁正中切口 是位于腹前正中线外侧 2~3 cm 且与正中线平行的切口。经过层次为皮肤、浅筋膜、腹直肌鞘前层、腹直肌(游离内侧缘后牵向外侧)、腹直肌鞘后层、腹横筋膜、腹膜外组织、壁腹膜。此切口的优点是操作方便、不易损伤肌和神经、易于延长、关闭和愈合较好。其缺点是不能充分暴露对侧区的病变器官。右侧腹中部的旁正中切口适用于剖腹探查术;右上腹部的旁正中切口适用于肝胆手术。

此外还有经腹直肌切口和旁腹直肌切口,切口层次同旁正中切口,但损伤肌、神经和血管较多。

2.斜切口 位于腹前外侧壁的阔肌区。

（1）肋缘下斜切口 是自正中线沿肋缘下方 2~3 cm 且与肋缘平行的切口。此切口适用于特殊肥胖体型和胸骨下角宽阔的患者,可充分暴露膈下器官。其缺点是损伤肌、神经和血管较多。右侧切口适用于肝胆手术;左侧切口适用于胃、脾手术。

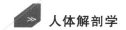

(2)阑尾切口 又称 McBurney 切口,是在脐与右髂前上棘连线的中、外 1/3 交界处做的与该线垂直的切口。此切口与腹外斜肌纤维走向一致,在肌层顺肌纤维方向分开三层阔肌,故损伤血管、神经和肌较少。其缺点是显露手术野范围小,不利于扩大和延长。适用于阑尾切除术和盲肠造瘘术。

此外,腹壁的斜切口还包括左、右下腹部切口和腹股沟区切口。这些切口基本上沿肌纤维方向分离,且与神经走行方向一致,缝合后愈合良好。下腹部切口适用于暴露乙状结肠、回盲部、输尿管和髂血管等;腹股沟区切口适用于腹股沟疝修补术。

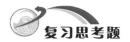 复习思考题

简答题

1.简述腹股沟管的位置、构成和内容物。

2.简述腹直肌鞘的构成。

3.试述腹股沟直疝和斜疝的疝囊各通过哪些途径到达阴囊或大阴唇皮下。分析腹股沟直疝和斜疝的解剖学区别。

第二节　腹膜和腹膜腔

重点内容提示

1.腹膜与腹腔各主要脏器的位置关系。

2.腹膜形成物的位置和名称。

3.网膜囊的位置和境界。

4.腹膜腔的分区及各区之间的交通。

一、腹膜的结构和功能概述

腹膜(peritoneum)属于浆膜,由对向腹膜腔表面的间皮及其下面的结缔组织构成,覆盖于腹、盆腔壁的内面和脏器的外表,薄而透明,光滑且有光泽。依其覆盖部位的不同可分为**壁腹膜**(parietal peritoneum)和**脏腹膜**(visceral peritoneum)。前者被覆于腹壁、盆壁和膈下面;后者包被脏器,构成脏器的浆膜。两者互相延续。腹膜脏层与脏层、脏层与壁层之间的不规则腔隙,叫作**腹膜腔**(peritoneal cavity)。腹膜腔内含少量浆液,有润滑和减少脏器运动时相互摩擦的作用(图 8-9)。男性腹膜腔是完全封闭的,女性由于输卵管腹腔口开口于腹膜腔,因而可经输卵管、子宫和阴道腔而与外界相通。

腹膜除对脏器有支持固定的作用外,还具有分泌和吸收功能。正常情况下腹膜可分泌少量浆液,以润滑脏器表面,减少脏器运动时的摩擦。由于腹膜具有广阔的表面积,所以有较强的吸收能力。在病理情况下,腹膜渗出增加则可形成腹水。

腹膜具有较强的修复和愈合能力。因而在消化道手术中浆膜层的良好缝合可使接触面光滑,愈合速度加快,且减少粘连。如果手术操作粗暴,腹膜受损则术后并发粘连。由于腹膜具有这一特征,腹膜的某些形成物(如大网膜)在手术中常用作某些损伤器官的修补材料。此外,腹膜还具有防御机能,一方面其本身具有一些防御或吞噬功能的细胞;另一方面,当腹腔脏器感染时,周围的腹膜形成物尤其是大网膜可迅速趋向感染病灶,包

裹病灶或发生粘连,使病变局限不致迅速蔓延。

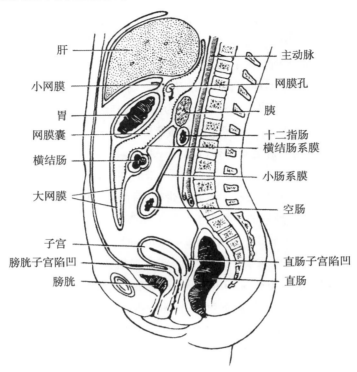

图 8-9 腹膜及腹膜腔(矢状面观)

二、腹膜与脏器的关系

根据脏器表面被腹膜覆盖的多少可将腹腔和盆腔脏器分为三种类型(图 8-10)。

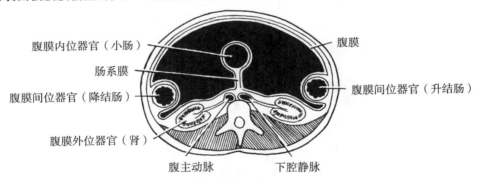

图 8-10 腹膜与脏器的关系示意图(水平切面观)

1.腹膜内位器官 这些器官几乎全部被腹膜所包被,如胃、空肠、回肠、十二指肠上部、盲肠、阑尾、横结肠、乙状结肠、脾、卵巢、输卵管等。

2.腹膜间位器官 器官的大部分或三面均被腹膜所覆盖,叫腹膜间位器官,如肝、胆囊、升结肠和降结肠、直肠上段、子宫和膀胱等。

3.腹膜外(后)位器官 器官仅有一面被腹膜所覆盖,叫作腹膜外位器官。由于这些器官大多位于腹膜后腔,仅前面被覆腹膜,故又称腹膜后位器官。如胰腺、十二指肠的降部和水平部、直肠中部和下部、肾、肾上腺和输尿管等。

了解脏器和腹膜的关系,在外科手术中可根据情况选择最佳的手术入路。

三、腹膜形成物

腹膜从壁层向脏层移行,或从一器官移行于另一器官,构成双层的腹膜结构。两层腹膜间常有血管、神经和淋巴管走行。这些形成物依其本身结构特点和特定脏器联系而分别命名为韧带、网膜和系膜。另外,腹膜在一些特定部位形成小而浅的隐窝或大而深的陷凹;在覆盖一些血管或韧带时形成向腹腔内隆起的皱襞。

1.肝镰状韧带(falciform ligament of liver) 呈镰刀状,一端起于脐以上的腹前壁正中线稍偏右侧和膈下面的壁腹膜,另一端连于肝的膈面,借之将肝从外形上分为左、右两叶。该韧带的游离下缘肥厚,内含由脐至肝门的脐静脉索(由胚胎时脐静脉闭锁构成),特名为**肝圆韧带**(round ligament of liver)。

2.肝冠状韧带和左、右三角韧带 **肝冠状韧带**(coronary ligament of liver)由膈下面的壁腹膜连于肝的膈面的腹膜构成,呈冠状位,由前、后两层构成。前层可视为镰状带的左、右两层分别向左、右侧的延续,后层则可理解为腹后壁的壁腹膜从膈下面向肝上面的反折。冠状韧带前、后两层之间有一定距离,这部分肝脏因无腹膜被覆故名**肝裸区**(bare area of liver)。此处肝的被膜直接与膈下筋膜愈合。在肝冠状韧带的左、右两端处,前、后两层互相靠近,叫作**左、右三角韧带**(left and right triangular ligament)。

3.小网膜(lesser omentum) 是联系于肝门与胃小弯、十二指肠上部之间的双层腹膜结构,呈冠状位(图8-11)。小网膜的左侧部为**肝胃韧带**(hepatogastric ligament),系于肝门与胃小弯之间,内含胃左、右动静脉,胃上淋巴结和胃的神经等。右侧部为**肝十二指肠韧带**(hepatoduodenal ligament),系于肝门与十二指肠上部之间,其游离右缘肥厚,有胆总管(紧靠右侧游离缘)、肝固有动脉(位于胆总管的左侧)和门静脉(位于上述两管的后方)走行于其中。

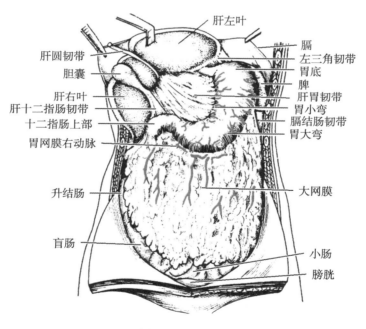

图8-11 网膜

4.大网膜(greater omentum) 由自胃大弯双层垂下至盆腔上口高度再向后上反折至横结肠的四层腹膜构成(图8-11)。成体大网膜四层互相愈合,呈围裙状遮于腹腔下部器官的前方。其中前两层自胃大弯下降至横结肠前方并与之愈着,叫作**胃结肠韧带**(gastrocolic ligament),内有胃网膜血管走行。大网膜组织内含有吞噬细胞,有重要的防御功能。当腹腔器官发生炎症时,大网膜的游离部向病灶处移动,包裹病灶以限制其蔓延。小儿大网膜较短,故当下腹部器官病变时(如阑尾炎穿孔),由于大网膜不能将其包围局限,常导致弥漫性腹膜炎。

5.胃脾韧带(gastrospienic ligament)　为连于胃底部和脾门间的双层腹膜结构,与大网膜的左端相续,内含胃短动脉,为脾动脉向胃底的分支(图8-12)。

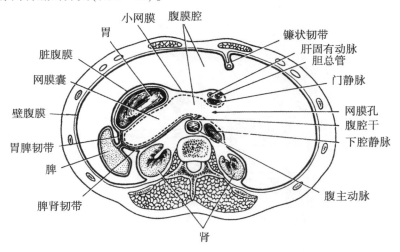

图 8-12　腹腔横断面(通过网膜孔)观

6.脾肾韧带和脾膈韧带　为系于脾门和左肾前面、膈的双层腹膜结构,其中反折至左肾前面的叫**脾肾韧带**(splenorenal ligament),而向上附于膈的叫**脾膈韧带**(splenophrenic ligament)。脾膈韧带上部为自胃贲门和食管腹段系于膈的部分,叫作**胃膈韧带**(gastrophrenic ligament)。脾肾韧带内有脾血管走行,胰尾亦位于该韧带内(图8-12)。

7.网膜囊和网膜孔　**网膜囊**(omental bursa)是小网膜、胃后壁和腹后壁腹膜之间的扁窄间隙,又称为小腹膜腔,或 Winslow 囊(图8-12)。囊的前壁自上而下依次为小网膜、胃后壁的腹膜和胃结肠韧带;后壁是覆盖于胰、左肾和左肾上腺前方的腹后壁腹膜,下方还有横结肠及其系膜;上壁为膈下面的腹膜和肝尾叶;下壁为大网膜前两层与后两层的愈合部;左壁为脾、胃脾韧带、脾肾韧带和脾膈韧带;右侧借网膜孔与大腹膜腔相通。

网膜孔(omental foramen)(又称 Winslow 孔)上界为肝尾叶,下界为十二指肠的上部起始段(球部),前界为肝十二指肠韧带的游离缘,后界为覆盖下腔静脉的腹后壁腹膜。网膜孔一般仅可通过1~2根手指。

网膜囊的结构和毗邻特点在临床上具有重要意义。如胃溃疡胃后壁穿孔时内容物常局限于网膜囊内,形成上腹部局限性腹膜炎,继之常引起粘连,如胃后壁与横结肠系膜或与胰腺粘连,从而增加了胃手术的复杂性。胃后壁、胰腺疾患或网膜囊积液时均须进行网膜囊探查,一般采取切开胃结肠韧带的入路,但由于邻近器官的炎性病变粘连,胃结肠韧带与其深面的横结肠系膜可发生粘连,在切开胃结肠韧带时应特别予以注意。

8.小肠系膜(mesentery)　是将空、回肠连于腹后壁的双层腹膜结构,呈扇形,附着于肠壁的一端,与小肠长度一致,可达6~7 m,而附于腹后壁的一端,长度仅15 cm左右——即**肠系膜根**(radix of mesentery)(图8-9,8-13)。由于肠系膜两缘的差异甚大,故肠系膜形成许多皱褶,系膜的两层间有小肠血管及其分支、淋巴管和神经走行,并含有脂肪和淋巴结。由于回肠的系膜较长,所以肠系膜扭转多发生于该部。

9.阑尾系膜(mesoappendix)　呈三角形,将阑尾系于小肠系膜下端。在其游离缘中有阑尾血管走行(图8-13)。

10.十二指肠悬韧带(suspensory ligament of duodenum)　又叫 Treitz **韧带**,是联系于横结肠系膜根与十二指肠空肠曲之间的腹膜皱襞,内含十二指肠悬肌。该肌由纤维和结缔组织构成,起于右膈肌脚,止于十二指肠空肠曲上部的后面,有悬吊固定十二指肠空肠曲的作用。手术时常以此韧带作为判定空肠起端的标志。

11.横结肠系膜(transverse mesocolon)　将横结肠系于腹后壁,系膜根为横位,右端起自结肠右曲,向左依次横过右肾、十二指肠降部、胰头、胰体、左肾至结肠左曲。系膜中含有结肠血管、淋巴管、淋巴结和神经等

（图 8 - 8,8 - 9,8 - 13）。通常以横结肠系膜根为标志将腹膜腔划分为结肠上区和结肠下区。此外,由膈连至结肠左曲的腹膜皱襞叫**膈结肠韧带**(phrenicocolic ligament),对脾起承托作用。

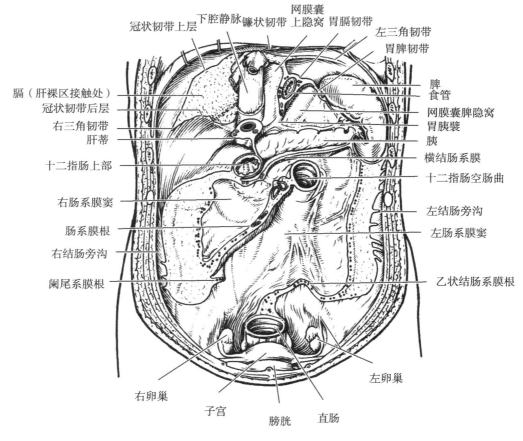

图 8 - 13　腹膜形成物

12.乙状结肠系膜(sigmoid mesocolon)　位于左髂窝,将乙状结肠系于盆壁。系膜根附着于左髂窝和骨盆的左后壁,内含乙状结肠的血管、淋巴管、淋巴结和神经等(图 8 - 13)。由于乙状结肠活动度较大,加之系膜较长,故易发生系膜扭转而致肠梗阻。

13.腹后壁的隐窝　在十二指肠空肠曲、盲肠和乙状结肠系膜根附近,常形成隐窝。如在十二指肠空肠曲左侧的十二指肠空肠隐窝,在回肠与盲肠的连接处有位于回肠上、下方的回盲上、下隐窝和位于盲肠后方的盲肠后隐窝,在乙状结肠系膜根左侧的乙状结肠间隐窝等。这些隐窝一般均较浅,但腹腔病变时是残余的血液、脓液的积存部位,术中冲洗腹腔时应予注意。在肝右叶后缘与右肾、结肠右曲之间有较大的隐窝叫**肝肾隐窝**(hepatorenal recess),仰卧位时是腹腔的最低部位,上腹部的脓液及渗出液多聚积于此。

14.盆腔的陷凹　腹前壁腹膜经盆腔覆于器官表面,然后移行于腹后壁腹膜,在盆腔脏器之间形成深的陷凹。在男性膀胱与直肠之间有大而深的**直肠膀胱陷凹**(rectovesical pouch)。在女性由于子宫位于直肠和膀胱的中间,在子宫与膀胱、子宫与直肠之间各自形成一个隐凹。前者较小而浅叫作**膀胱子宫陷凹**(vesicouterine pouch);后者大而深叫作**直肠子宫陷凹**(rectouterine pouch),又称 Douglas 窝,陷凹的底部与阴道后壁上份相邻,腹膜渗出液、脓、血等因重力作用常积存于此处,可经阴道后壁穿刺抽取。在直肠子宫陷凹的两侧腹膜形成自子宫颈后方连至骶骨前面的弧形皱襞叫作**直肠子宫襞**(rectouterine fold)。

15.腹前壁下部的腹膜皱襞和窝(图 8 - 14)　腹前壁下份在内侧面形成 5 条向脐部集中纵行的皱襞,分别是位于正中的**脐正中襞**(median umbilical fold),位于脐正中襞两侧成对的**脐内侧襞**(medial umbilical fold),以及最外侧的成对的**脐外侧襞**(lateral umbilical fold)。脐正中襞是胚胎时期脐管闭锁形成的脐正中韧带,其表面覆以腹膜而形成;脐内侧襞内含有闭锁的脐动脉的远侧段;脐外侧襞内含腹壁下动脉,故又名腹壁下动脉襞。五条皱襞在膀胱上方和腹股沟韧带上方形成三对浅凹,由内侧向外侧依次是膀胱上窝、腹股沟内侧窝和腹股沟外侧窝。腹股沟内侧窝和腹股沟三角(海氏三角)位置相当,与腹股沟管浅环(皮下环)相对;腹股沟外侧窝则与腹股沟管深环(腹环)相对。此外,在腹股沟内侧窝的下方隔着腹股沟韧带还有一个浅凹,叫作股窝,为股环覆以腹膜而形成。

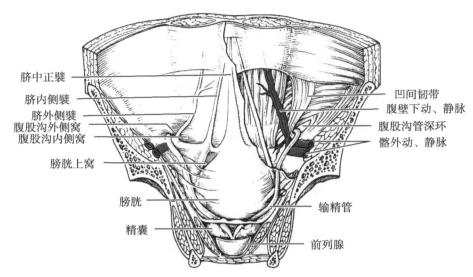

图 8-14 腹前壁下部的腹膜皱襞和窝

四、腹膜腔的分区

以横结肠及其系膜为界可将腹膜腔分成结肠上、下两大区。

(一)结肠上区(图 8-15)

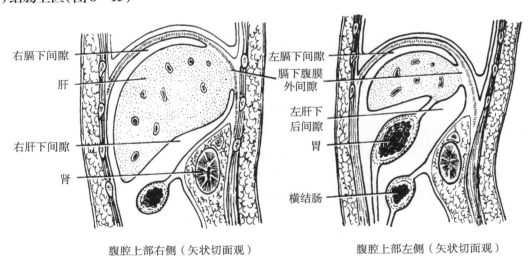

腹腔上部右侧（矢状切面观）　　　腹腔上部左侧（矢状切面观）

图 8-15 结肠上区

此区位于膈肌与横结肠及其系膜之间,又称膈下间隙。首先其可被肝脏分为肝上间隙和肝下间隙。

1.肝上间隙被肝镰状韧带分为右肝上间隙和左肝上间隙;右肝上间隙又被肝冠状韧带分为较大的右肝上前间隙和较小的右肝上后间隙。此外,冠状韧带前后两层间的肝裸区与膈下筋膜间充以疏松结缔组织,叫作膈下腹膜外间隙,肝脓肿可经此间隙溃破入胸腔。

2.肝下间隙借肝圆韧带分为右肝下间隙(肝肾隐窝)和左肝下间隙。左肝下间隙又可被胃及小网膜分为左肝下前间隙和左肝下后间隙(网膜囊)。上述七个间隙发生的脓肿统称为膈下脓肿,但以右肝上后间隙多见,右肝下间隙和右肝上前间隙次之。

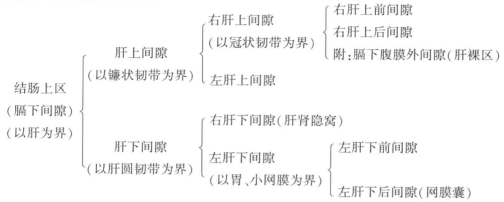

(二)结肠下区(图8-16)

此区包括四个间隙,即左、右结肠旁(外侧)沟和左、右肠系膜窦。右结肠旁沟与膈下间隙相通,左结肠旁沟由于膈结肠韧带的存在而与膈下间隙有一定程度的阻隔;左、右结肠旁沟分别经左、右髂窝通入盆腔的陷凹。

横结肠及其系膜以下,升、降结肠间的区域被小肠系膜根分为左、右两个间隙。右侧者叫右肠系膜窦,呈三角形,周界几乎是封闭的,为小肠祥所占据;左侧者叫左肠系膜窦,呈向下开口的斜方形,向下与盆腔的陷凹相通。

五、腹腔消化器官和腹膜的形态发生概况

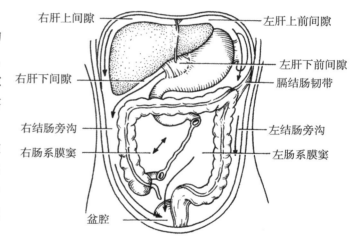

图8-16 腹膜腔间隙的沟通

1.原始消化管和原始腹膜腔 人胚第3周时胚盘向腹侧卷折形成圆柱状胚体,卵黄囊的背侧份在胚体内形成颅尾方向纵行的原始消化管或称**原肠**(primitive gut)。由内胚层上皮构成管腔的内表面,周围围以脏壁中胚层。它们从颅侧向尾侧可分为前、中、后肠三段。前肠颅侧端封以口咽膜,后肠尾侧端封以肛膜。它们分别于胚胎第4周和第8周破裂,原肠两端遂与外界相通。中肠借卵黄柄连于脐,以后中肠生长迅速,卵黄囊则渐缩小,卵黄柄逐渐变细而闭锁。

腹腔消化器官中食管腹段、胃和十二指肠(胆总管开口处以上部分)由前肠尾端发生;中肠演化成小肠、盲肠、升结肠和横结肠的右侧2/3部;后肠演化为结肠其余部分和直肠肛管齿状线以上部分。

包于肠周围的脏壁中胚层发展成从体腔中线背侧延伸至腹侧的双层隔膜,将体腔分为左、右两半。原肠被包在两层隔膜之间。在原肠背侧的叫**背系膜**(dorsal mesentery),位于原肠腹侧的叫**腹系膜**(ventral mesentery)(图8-18)。它们分别将原肠系于背侧和腹侧体壁上。以后中、后肠的腹侧系膜消失,致使左、右体腔通过前肠腹侧系膜的游离缘尾侧而互相交通。

2.胃、十二指肠的发生及其腹、背侧系膜的演化(图8-17,8-18) 前肠尾侧端的胃原基首先呈梭形膨大,继之背侧缘增长形成胃大弯,腹侧缘生长较慢形成胃小弯。十二指肠原基形成凸向腹侧的"C"字形祥,并向腹

侧系膜中生出肝突,进入原始横膈的间充质中。此外十二指肠壁还向腹侧系膜中伸出腹侧胰突。

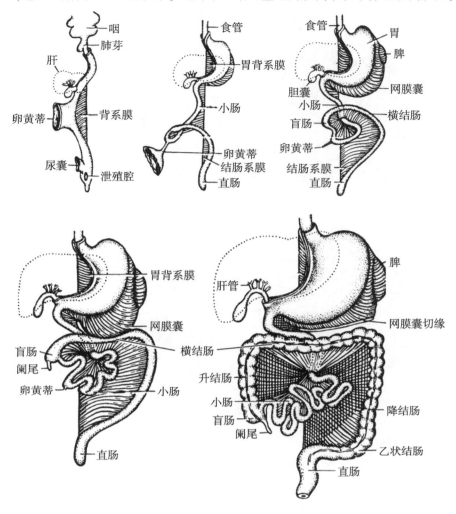

图 8 - 17　胃肠及腹膜发生过程

　　胃背侧系膜上份的间充质中有脾原基发生,遂将此处的背侧系膜分成两部分,居于胃大弯和脾之间的部分将来演变为胃脾韧带;位于脾和腹后壁之间的部分将来演变为脾肾和脾膈韧带。胃背侧系膜的下份迅速增长,呈围裙状(四层)向尾侧垂下,形成大网膜。后两层上份与横结肠及其系膜融合而消失。此外在十二指肠背侧系膜中由十二指肠壁伸出背侧胰突。

　　3. 胃、十二指肠转位及系膜调整(图 8 - 17,8 - 18)　胃、十二指肠及其腹侧和背侧系膜在发生过程中经历了一次转位才达到成体的位置。一方面胃的腹侧系膜生长缓慢,肝在腹侧系膜中迅速发育,并被固定于腹的右上方,导致胃的前缘(小弯)被拉向右侧;另一方面胃背侧系膜生长较快,胃的后缘(大弯)及背侧系膜被推至左侧,即胃向右转 90°使胃由矢状位转为冠状位,胃右面变为后面,而左面变成前面,左半侧腹膜腔扩大成为胃前面的大腹膜腔,而右半侧腹膜腔则缩小为胃和小网膜后面的网膜囊(小腹膜腔)。在胃转位的同时,胃的上端向左偏移,而下端向右偏移并略上提。

　　十二指肠随着胃的转位也向右旋转 90°,由矢状位变为冠状位。原来向前凸弯的“C”形肠袢转为向右凸弯,其背侧系膜连同其内的胰腺贴于腹后壁腹膜,背侧系膜消失,只保留覆盖于最表面的一层与腹后壁腹膜相续。十二指肠腹侧系膜由于肝的发生而被分为两部分,连于腹前壁和肝之间的部分演化为肝镰状韧带和肝冠状韧带前层。连于肝与十二指肠之间的部分为肝十二指肠韧带,也由矢状转为冠状位。原来的游离下缘转为

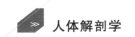

游离右缘。由于十二指肠贴于腹后壁而使原来经游离下缘广泛相通的左、右腹膜腔的交通部位缩小,即被十二指肠贴壁而阻断,形成位于肝十二指肠韧带游离缘后方的网膜孔。

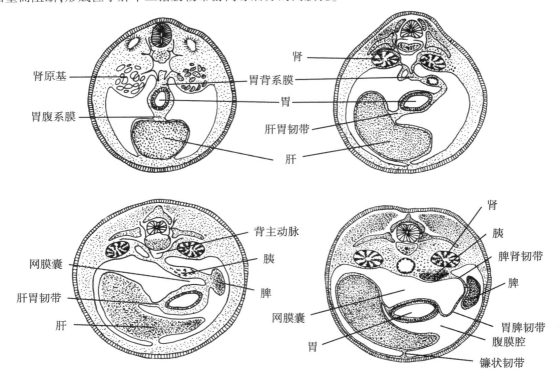

图 8-18　胃肠转位及网膜囊的形成过程(胚胎横切面观)

4. 肠的发生及其系膜改建　人胚第 4 周末自十二指肠尾端至泄殖腔是一条简单的直管,背侧以系膜固定于腹后壁正中线上。由于肠管生长速度较腹壁快,最初形成"U"形肠袢,称**中肠袢**(midgut loop),其弯曲处与卵黄蒂相连,肠系膜上动脉走行于肠袢系膜的中轴部位。以卵黄蒂为界将之划分为近侧段的肠袢头支和远侧段的肠袢尾支。在第 5 周末卵黄囊蒂脱离肠袢并逐渐消失。有人的肠壁上该处留有突出的盲囊,在成体位于距回盲端的 0.5 m 左右的回肠壁上,叫作 Meckel **憩室**。在第 6 周时距尾支的起始部不远处有盲肠突形成,是盲肠和阑尾的原基,将来大、小肠的分界处。以后肠袢生长迅速,腹腔容积相对较小,致使肠袢进入脐带内的胚外体腔(即脐腔),形成胚胎性的生理性脐疝。胚胎第 10 周时,随着腹腔体积的增大,肠袢开始从脐腔退回腹腔,脐腔继之闭锁。在肠袢退回腹腔时,头支在前,尾支在后,并且以肠系膜上动脉为中轴再逆时针旋转 180°,使头支转至左侧,尾支转至右侧,盲肠突转到腹腔的右上方,居于肝的下方。此后,原肠在三个地方急剧增长,一是头支迅速增长并盘曲,形成小肠袢;二是靠近盲肠原基的尾支迅速增长,使盲肠原基下降至右髂窝,引伸出升结肠;三是位于左髂窝的尾支部分迅速增长,形成乙状结肠。

小肠在演化过程中一度生长很快,背侧系膜系于小肠部分也随之迅速增长,但系于体腔后壁的部分却生长缓慢,使小肠系膜渐成扇形。小肠系膜根的附着部位从正中线渐向右移位,自十二指肠空肠曲斜向右下方达于右髂窝。

结肠的背侧系膜演化随着尾支的转位和增长可分为三种情况:①升结肠和降结肠的背侧系膜与腹后壁腹膜相贴,进一步粘连、消失,使升、降结肠变为腹膜间位器官。②横结肠背侧系膜随着头支逆时针方向扭转,系膜根由垂直位转为横位。③乙状结肠的背侧系膜经过粘连、移位,其系膜根移向左髂窝。

5. 胰腺的发生　胰腺来源于两个原基。胚胎第 4 周末,在前肠靠近肝憩室的部位,肠管内胚层上皮增生形成两个芽状突起,一个位于背侧,称**背胰芽**(dorsal pancreatic bud);另一个位于腹侧,称**腹胰芽**(ventral pancreatic

bud)。背胰芽的位置稍高,体积略大(图8-19)。背、腹两个胰芽的上皮细胞不断增生,并反复分支,其末端细胞增生成团,形成腺泡,与腺泡相连的细胞索形成各级导管。于是由背、腹两个胰芽分化成了背胰和腹胰。在背胰和腹胰的中轴线上均有一条导管贯穿其中央,分别称为背胰管和腹胰管。

由于胃和十二指肠向右旋转以及肠壁本身的生长不均等,致使腹胰由十二指肠的腹侧转至背侧,并与背胰靠近,继而融合形成一个单一的胰腺。腹胰构成胰头的下份,背胰构成胰头的上份、胰体和胰尾。胰腺导管由腹胰管的全部和背胰管的远侧段构成,其与胆总管汇合后共同开口于十二指肠大乳头,而背胰管的近侧端或退化或形成副胰导管,开口于十二指肠小乳头。

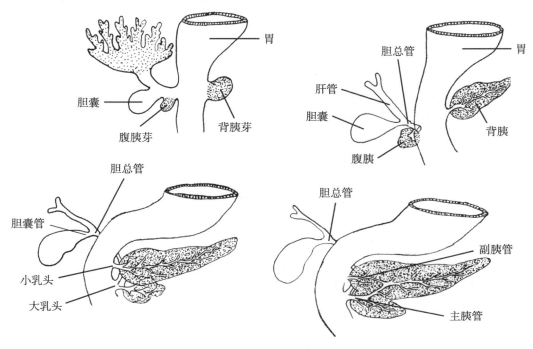

图8-19 胰腺的发生

6. 内脏位置异常 在胚胎发育过程中,因某种因素的影响,致使内脏的扭转与一般的方向相反,从而造成内脏位置异常,或称内脏反位。又可分为部分器官反位或内脏完全反位两种。

腹膜和腹膜腔的解剖步骤与方法

1. 打开腹膜腔 自剑突向两侧沿肋弓切开至腋中线,再向下切至髂前上棘,将腹前外侧壁向下方翻起。翻起时可见肝镰状韧带自脐和腹前壁连于肝的膈面和肝门,可在靠近腹前壁处切断之,并剪断韧带游离下缘内的肝圆韧带。

2. 原始腹膜腔和脏器的观察 打开腹膜腔后,可见贴附于腹内筋膜内面光滑的膜,即腹膜壁层;覆盖于脏器表面的光滑的浆膜为腹膜脏层。另外在器官与器官之间或器官与腹壁之间有腹膜形成物(韧带、网膜、系膜)相连。腹膜壁层与脏层、脏层与脏层之间的潜在腔隙即腹膜腔,正常情况下,仅有少量浆液存在,腹膜腔的形态随器官充盈、运动等因素而变化。在两侧肋弓围成的胸骨下角内,可见到肝膈面的一部分露出。肋下缘与右锁骨中线相交处可见胆囊底。肝下缘与左肋弓之间可见到胃体及胃大弯的一部分。自胃大弯向下垂有围裙状的大网膜,成人几乎覆盖了胃下方全部的腹部脏器。小儿大网膜较短,仅能覆盖一部分脏器。将大网膜翻起,可见盘曲的小肠袢,小肠袢周围有大肠围绕,即居于右髂窝的盲肠和阑尾、右侧的升结肠、上方的横结肠、左侧的降结肠和左髂窝的乙状结肠等。

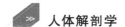

3. 检查腹膜腔上部的腹膜形成物　肝镰状韧带一端已从腹前壁切下,将右侧肋弓上提,将肝推向下方,可见镰状韧带呈上宽下窄的镰刀状。用手指搓捻其游离下缘,内含结缔组织索即肝圆韧带。将手指插入肝膈面与膈之间,指尖可触及肝镰状韧带两层分别向左、右侧分开,系于膈与肝上面之间,构成冠状韧带的前层,沿此层向左、向右可探查到位于其两端的左、右三角韧带。绕过左三角韧带的游离缘可摸到冠状韧带的后层。

将肝推向右上方,可见肝门与胃小弯和十二指肠上部间有薄而疏松的小网膜(左侧的肝胃韧带和右侧的肝十二指肠韧带)。

沿胃大弯下方约 2 cm 处,剪开大网膜前两层,将右手示指由切口伸入胃后面的网膜囊,在胃底部和脾门之间,用拇指和示指夹撮胃脾韧带,再用左手沿脾与膈之间向后绕过脾后缘,与右手示指间探查脾肾韧带。在脾的下方可见从结肠左曲连于膈的膈结肠韧带。

4. 探查网膜囊和网膜孔　将右手示指自胃大弯下缘的切口伸入网膜囊,依次探查囊的上壁为肝左叶和膈下面的腹膜,下壁即大弯切口处、大网膜前两层和后两层的愈着部,左界为胃脾韧带和脾肾韧带,右界为小网膜游离右缘后方的网膜孔。再将左手示指伸入网膜孔,使左、右手示指在网膜囊内会合,证实网膜孔为网膜囊右侧的开口。摸触网膜孔的四界,前界为小网膜(肝十二指肠韧带)的游离右缘;后界为覆盖下腔静脉的腹后壁腹膜;上界为肝尾叶;下界为十二指肠上部。

5. 观察扇形的小肠系膜后将小肠襻推向左侧,检查小肠系膜根自第 2 腰椎左侧,斜向右下至右骶髂关节前方。

6. 循大肠走向依次观察阑尾系膜、横结肠系膜及乙状结肠系膜的附着部位以及升、降结肠三面被覆腹膜的情况,升、降结肠外侧的结肠旁沟。

7. 观察腹膜的陷窝和陷凹,将手伸至右肾的上方,探查右肾与肝之间的肝肾隐窝,该处常有液体蓄积,是平卧位时腹膜腔的最低点。将小肠襻推向右侧,并将横结肠向上翻起,在横结肠系膜根部可见一腹膜皱襞,延伸到十二指肠空肠曲上部,即 Treitz 韧带(十二指肠悬韧带)。在盆腔,腹前壁腹膜向腹后壁腹膜移行,男性在膀胱和直肠间形成直肠膀胱陷凹;女性则形成膀胱子宫陷凹和直肠子宫陷凹,后者较深,当半卧位时是腹膜腔的最低点。

8. 依次从正中线向两侧观察腹前壁下部的腹膜皱襞和窝。分别是脐正中襞、成对的脐内侧襞和脐外侧襞(腹壁下动脉壁)以及位于其中间的成对的膀胱上窝、腹股沟内侧窝以及位于脐外侧襞外侧的腹股沟外侧窝。

9. 观察腹膜腔分区,注意各分区的位置和通向。

临床应用知识点

知识点:腹部手术后体位与腹膜腔分区的关系

腹膜具有分泌功能,在正常情况下,可分泌少许浆液,以减少脏器之间的摩擦。病理情况下腹膜腔内液体增加,超过 200 ml 时称为腹腔积液。腹膜腔内液体的扩散与各腹膜腔间隙之间的交通有关。肝肾隐窝为仰卧位时腹膜腔内最低点;站立或半卧位时,男性的直肠膀胱陷凹与女性的直肠子宫陷凹是腹膜腔内的最低点。腹部手术后或腹膜腔内积液时,常取半卧位。此时积液可沿右结肠旁沟、左结肠旁沟或左肠系膜窦下方开口引流至盆腔凹陷内,不仅减少了脓液与腹膜的接触面积,而且由于此处腹膜吸收速度较慢,可减轻中毒症状。此外脓液积聚于盆腔凹陷可通过直肠指诊、阴道后穹隆指诊或穿刺等方法进行检查,穿刺或切开引流亦比较方便安全。

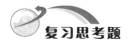 **复习思考题**

简答题

1. 腹膜腔的概念、分区及各区之间的交通。

2. 网膜囊的位置、境界及临床意义。

第三节 腹主动脉的不成对脏支和门静脉

重点内容提示

1. 腹腔干主要分支的走行和分布范围。
2. 肠系膜上、下动脉的走行、分支和分布范围。
3. 门静脉的组成、走行、主要属支和收纳范围。

腹主动脉为降主动脉的腹段,在第 12 胸椎平面,膈肌主动脉裂孔处续于胸主动脉,沿腰椎体左前方下降,至第 4 腰椎下缘平面分为左、右髂总动脉。腹主动脉的分支按其所供给的部位分为脏支和壁支两类。分布于脏器的脏支,有的成对发出,供给成对的泌尿生殖和内分泌器官;不成对的脏支有腹腔干、肠系膜上动脉和肠系膜下动脉,主要供给腹腔消化器官和脾脏。

腹腔器官的静脉回流基本可以分为两种情况:从成对器官回流的静脉,大多直接汇入下腔静脉;而消化器官和脾的静脉汇合成门静脉,入肝后与肝动脉血共同汇入肝血窦,再汇合成肝静脉,经第二肝门汇入下腔静脉。

一、腹腔干

腹腔干(celiac trunk)是腹主动脉发出的第一个分支,在膈肌稍下方,约平第 12 胸椎处起于腹主动脉的前壁,长约 2 ~ 3 cm。从腹腔干上发出胃左动脉、肝总动脉和脾动脉三大分支(图 8 - 20,8 - 21)。

(一)胃左动脉(left gastric artery)

胃左动脉从腹腔干发出后,行向左上方,至胃贲门处向上发出食管支供给食管腹段,本干急转向右,在肝胃韧带内沿胃小弯右行,陆续发出 5 ~ 6 条胃支,供给胃小弯左半部。胃左动脉在胃小弯中部常与胃右动脉吻合。此外,胃左动脉有时发出肝左副动脉,分布于肝左叶。肝左副动脉一般多取代肝左叶外侧段动脉,有时甚至完全取代肝固有动脉左支(肝左动脉),故胃手术结扎胃左动脉时应予以注意,以确保肝的血液供应。

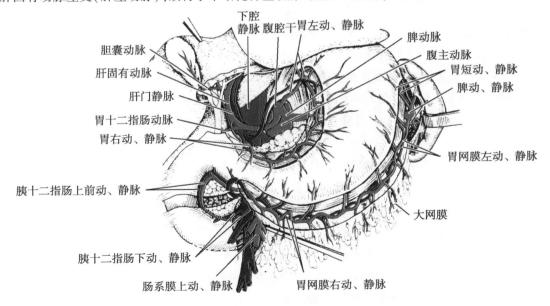

图 8 - 20 腹腔干及其分支(1)

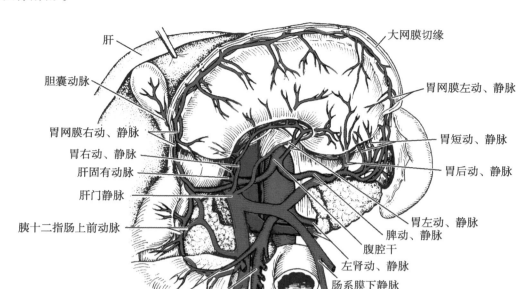

图8-21 腹腔干及其分支(2)

(二)肝总动脉(common hepatic artery)

肝总动脉主干较短,自腹腔干发出后,在腹膜后沿胰头上缘行向右前方,至十二指肠上部分为肝固有动脉和胃十二指肠动脉。

1.肝固有动脉(proper hepatic artery) 从肝总动脉发出后,在小网膜游离缘(肝十二指肠韧带)内走行,位于胆总管和肝管的左侧,门静脉的左前方,上升至肝门附近分为肝右动脉和肝左动脉,有时尚有肝中动脉。此外,在靠近起始部发出胃右动脉。

(1)**胃右动脉**(right gastric artery) 起自肝固有动脉,在小网膜内沿胃小弯左行,与胃左动脉吻合。发出胃支分布于小弯右半的前、后壁,还分出小支到十二指肠上部。胃右动脉有时起自肝总动脉或胃十二指肠动脉。

(2)**肝右动脉**(right hepatic artery) 分出后开始居于胆总管的后方,有时也可见位于胆总管或胆囊管的前方,行向右上方,经胆囊三角自肝门入肝,供给肝右叶。在胆囊三角处发出**胆囊动脉**(cystic artery),经胆囊管上方至胆囊颈,分为深、浅两支。浅支分布于胆囊下面,深支至胆囊上面常有小支至与胆囊相邻的肝组织。胆囊动脉常见两支者,发出部位有时也变异。胆囊三角为肝下面与胆囊管和肝总管围成的尖向下的三角形,又称 Calot **三角**。

(3)**肝左动脉**(left hepatic artery) 自肝总动脉分出后行经左肝管和门静脉左支之间入肝左叶,常有小支至肝方叶。

(4)**肝中动脉** 不恒定,起自肝总动脉或肝左、右动脉,主要分布于肝方叶。

2.胃十二指肠动脉(gastroduodenal artery) 自肝总动脉发出后,行经十二指肠上部的后面,至幽门下缘处分为胃网膜右动脉和胰十二指肠上前、上后动脉。

(1)**胃网膜右动脉**(right gastroepiploic artery) 自胃十二指肠动脉处发出后,在大网膜前两层之间(即胃结肠韧带内)沿胃大弯左行,与胃网膜左动脉吻合。在起始部发出幽门支,分布于幽门。沿途向上发出胃支,分布于胃大弯右半部的前、后面,与胃右动脉的胃支吻合;向下发出网膜支,分布于大网膜。网膜支中有几条比较粗大,称为大网膜左、中、右动脉。大网膜中动脉一般分为2~3支,分别与大网膜左、右动脉吻合成弓。弓主要位于大网膜的远侧部,亦有少数位于大网膜中间部或近侧部。

(2)**胰十二指肠上前和上后动脉** **胰十二指肠上前动脉**(anterior superior pancreaticoduodenal artery)为胃十

二指肠动脉的终支之一,沿胰头前面和十二指肠降部之间的沟内下行,与胰十二指肠下动脉的前支吻合。沿途分小支至胰头和十二指肠。**胰十二指肠上后动脉**(posterior superior pancreaticoduodenal artery)在胰头后面与胰十二指肠下动脉后支吻合。

(3)**十二指肠上动脉**(supraduodenal artery) 是胃十二指肠动脉的小分支,分布于十二指肠上部。此支发出部位不恒定,有时缺如。

(4)**十二指肠后动脉**(retroduodenal arteries) 为2~3个细小支,分布于十二指肠上部的后面。

(三)脾动脉(splenic artery)

脾动脉是腹腔干最大的分支,发出后在腹膜(网膜囊后壁)后方沿胰腺上缘迂曲左行,经脾肾韧带抵达脾门,分为2~3支入脾。沿途分出下列分支。

1.**胰支**(图8-22) 为多数小支,分布至胰。其中两条较大。

(1)**胰背动脉**(dorsal pancreatic artery) 发自脾动脉的起始部,分为左、右两支。右支至胰头,与胰十二指肠上前动脉吻合;左支进入胰腺内,与胰腺管平行向左,叫作胰横动脉。

(2)**胰大动脉**(great pancreatic artery) 约在胰腺左、中1/3交界处起自脾动脉,进入胰腺实质内分为左、右两支,右支与胰背动脉左支吻合,左支与其他胰支吻合。

2.**胃短动脉**(short gastric arteries) 一般为3~4支,为脾动脉末端的分支,有时起于脾支,在胃脾韧带内行向右上方,分布于胃底的前、后壁。

3.**胃网膜左动脉**(left gastroepiploic artery) 在脾门附近发自脾动脉,行经胃脾韧带向右下进入大网膜第一、二层之间。沿胃大弯右行,与胃网膜右动脉吻合。沿途向右下方发出胃支,分布于胃体的前、后壁,向下发出网膜支。胃短动脉斜向右上,而胃网膜左动脉发出的胃支斜向右下,因此,在此两种胃支间有明显的少血管区,可作为临床胃大部手术切除时确定部位的标志。此外,胃网膜左、右动脉吻合处胃支小而稀疏,也可作为胃适量切除时的依据。

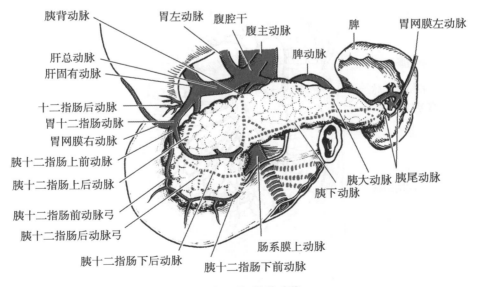

图8-22 胰、脾的动脉

二、肠系膜上动脉

肠系膜上动脉(superior mesenteric artery)约在第1腰椎高度起自腹主动脉前壁,在脾静脉和胰头的后方下行,跨过胰腺钩突的前方,在胰腺下缘和十二指肠水平部之间进入小肠系膜根,斜行向右下,至右髂窝处其末端与回结肠动脉的回肠支吻合。肠系膜上动脉的主干呈向左侧稍凸的弓状,从弓的凸侧依次发出胰十二指肠动

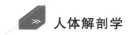

脉和十余支空、回肠动脉,从弓的凹侧依次发出中结肠动脉、右结肠动脉和回结肠动脉(图8-23)。

(一)胰十二指肠下动脉(inferior pancreaticoduodenal artery)

胰十二指肠下动脉细小,经肠系膜上静脉的后方行向右上,分为前、后两支,分别与胰十二指肠上前和上后动脉吻合。此动脉有时起自第一空肠动脉。

(二)空、回肠动脉

空、回肠动脉发自肠系膜上动脉的凸侧,约12~16支,行于肠系膜内。分布于空肠的叫作**空肠动脉**(jejunal arteries);分布于回肠的叫作**回肠动脉**(ileal arteries)。每条动脉都分为升、降两支与相邻的肠动脉的升、降支吻合,形成第一级动脉弓。动脉弓的分支再吻合成二级弓,依次可形成三、四、五级弓。由最末一级动脉弓发出许多细小的直(管)动脉,自小肠系膜缘进入小肠壁,但这些动脉间的吻合甚少,尤其小肠系膜相对缘血运较差。一般在空肠近侧段仅有一级动脉弓,以后动脉弓级数渐增多,至空肠末段和回肠近侧段可多达4~5级,但到回肠末段又减少至1~2级。直(管)动脉空肠者长而粗大,回肠者短而细小。

(三)中结肠动脉(middle colic artery)

中结肠动脉在胰头下缘起于肠系膜上动脉的凹侧,随即进入横结肠系膜,行向右前方;分为左、右两支。右支行向右上,至结肠右曲处与右结肠动脉的升支吻合;左支向左行,与左结肠动脉的升支吻合,称为Riolan动脉弓。左、右支在行程中发出小支分布于横结肠。

(四)右结肠动脉(right colic artery)

右结肠动脉在中结肠动脉起点下方起自肠系膜上动脉,或与中结肠动脉共干起始,经腹后壁腹膜深面右行,在靠近升结肠左缘处分为升、降支。升支上行与中结肠动脉右支吻合;降支下行与回结肠动脉的上干吻合。该动脉发出小支分布于升结肠上2/3部和结肠右曲。

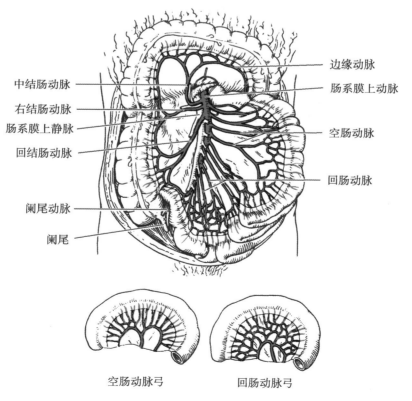

图8-23 肠系膜上动脉

（五）回结肠动脉（ileocolic artery）

回结肠动脉为肠系膜上动脉凹侧最下方的分支，在腹后壁腹膜深面斜向右下行，一般分为上、下两干。上干与右结肠动脉降支吻合；下干下行与肠系膜上动脉的末端吻合成弓（图 8 - 24）。沿途分支如下：

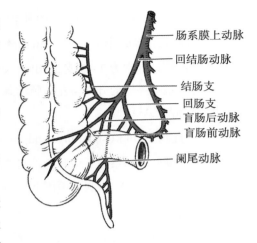

图 8 - 24 回结肠动脉

1. 结肠支（colic branch）　又称升支，斜向右上行，分布于升结肠下 1/3 部。

2. 盲肠前、后动脉（anterior and posterior cecal arteries）　发出后向右下行，分别行经盲肠前、后方，分布于肠壁。

3. 回肠支（ileal branch）　为下干的延续，向下至回肠末端附近与肠系膜上动脉的终支吻合，但吻合不甚充分，在行右半结肠切除术结扎回结肠动脉时，需同时将回肠末段一并切除，以免因血流供应不足而引起不良后果。

4. 阑尾动脉（appendicular artery）　多起自下干或回肠支，向下经回肠末端的后方入阑尾系膜，沿系膜游离缘行至阑尾尖，沿途分小支至阑尾。

三、肠系膜下动脉

肠系膜下动脉（inferior mesenteric artery）在平第 3 腰椎高度起自腹主动脉前壁，在腹后壁腹膜深面行向左下方，在左髂窝从髂总动、静脉前方越过，经左输尿管内侧入乙状结肠系膜，末端下降移行为直肠上动脉，沿途发出左结肠动脉和乙状结肠动脉（图 8 - 25）。

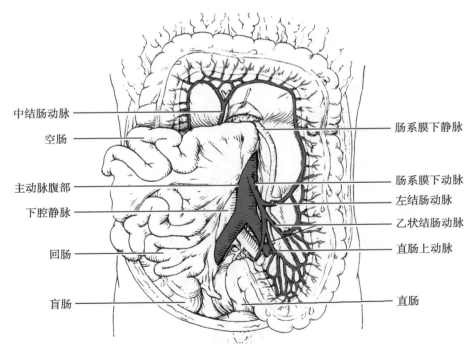

图 8 - 25 肠系膜下动脉

（一）左结肠动脉（left colic artery）

左结肠动脉为肠系膜下动脉最上方的分支，在腹后壁腹膜深面左行，从前方跨过左睾丸（或卵巢）血管，左

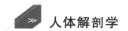

输尿管和左腰大肌,至降结肠的右缘附近分为升、降支。升支在左肾前面行向左上方,至结肠左曲与中结肠动脉左支吻合;降支与乙状结肠动脉的升支吻合。

(二)乙状结肠动脉(sigmoid arteries)

乙状结肠动脉常为2～3支,发出后入乙状结肠系膜,至乙状结肠附近,每条动脉分为升、降两支,互相吻合成动脉弓。最上一支的升支与左结肠动脉的降支吻合,最下一支的降支与直肠上动脉多无吻合。分支分布于降结肠下部及乙状结肠。

(三)直肠上动脉(superior rectal artery)

直肠上动脉为肠系膜下动脉的末支,在乙状结肠系膜内下行,经髂总动脉前方入盆腔,在第3骶椎高度直肠后方分为左、右两支,沿直肠两侧下行,分布于直肠上部。在直肠壁内与髂内动脉的分支直肠下动脉吻合。

四、门静脉系

肝门静脉(portal vein)是一个短而粗的静脉干,长约6 cm,直径约1.5 cm,由脾静脉和肠系膜上静脉在胰颈后方汇成,斜向右上行,进入肝十二指肠韧带的游离缘内,居于胆总管和肝固有动脉的后方,上行至第一肝门,分为左、右两支入肝。在肝内反复分支,最后形成小叶间静脉,与肝动脉的分支小叶间动脉共同汇入肝血窦,肝门静脉是肝脏血液的主要来源(约占70%)。肝门静脉起源于腹腔消化器官(消化管和胰)、脾等的毛细血管,经逐级汇集最后形成肝门静脉,入肝后再反复分支最后汇入肝血窦,因此肝门静脉是介于两端毛细血管间的静脉系。肝门静脉无静脉瓣,故当肝门静脉高压时,血液可经属支逆流。

(一)肝门静脉的合成(图8-26)

肝门静脉在胰颈后方约相当于第2腰椎高度,下腔静脉的前方,由肠系膜上静脉和脾静脉以直角汇成。肠系膜下静脉汇入脾静脉者占52.0%;肠系膜下静脉汇入肠系膜上静脉者占24.6%;或由脾静脉,肠系膜上、下静脉共同汇成肝门静脉,占13.3%。

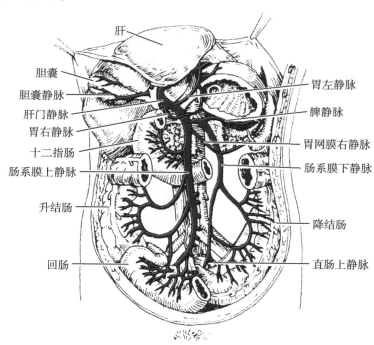

图8-26 肝门静脉及其属支

（二）肝门静脉的主要属支

1. 肠系膜上静脉（superior mesenteric vein） 位于同名动脉的右侧并与之伴行，除收集同名动脉分布区的血液外，还收纳胃十二指肠动脉分布区的血液。

2. 脾静脉（splenic vein） 由脾的数支静脉合成，在胰腺后方走行，除收集同名动脉分布区的血液外，还接收肠系膜下静脉的汇入。

3. 肠系膜下静脉（inferior mesenteric vein） 收纳同名动脉分布区的血液，居于同名动脉的左侧，在胰腺后面汇入脾静脉，有时汇入肠系膜上静脉或直接汇入肝门静脉（在脾静脉和肠系膜上静脉汇合的交角处）。

4. 胃左静脉（left gastric vein） 也叫胃冠状静脉，与同名动脉伴行并收集同名动脉分布区的血液，沿胃小弯左行再转向右后汇入肝门静脉干。在贲门处食管静脉丛有小支汇入胃左静脉，其主支食管静脉汇入奇静脉或半奇静脉，从而使肝门静脉系和上腔静脉系沟通。

5. 胃右静脉（right gastric vein） 与同名动脉伴行，汇入肝门静脉干。胃右静脉常接收幽门前静脉的汇入，该静脉在手术中常被作为确定幽门的标志。

6. 胆囊静脉（cystic vein） 收集胆囊壁的血液，汇入肝门静脉干或其右支。

7. 附脐静脉（paraumbilical veins） 为数条细小的静脉，起于脐周静脉网，沿肝圆韧带走行，汇入肝门静脉或其左支。

肝门静脉的血液在肝门静脉中并不完全混合。来自肠系膜上静脉的血液主要沿肝门静脉的右侧回流，经肝门静脉右支入肝右叶，而来自脾静脉和肠系膜下静脉的血液则沿肝门静脉左侧半部经左支注入肝左叶。因此，胃肠道感染或阿米巴原疾病（多见于右半结肠）累及肝脏时肝脓肿多见于右半肝。

（三）肝门静脉系和上、下腔静脉系间的吻合和侧副循环

肝门静脉系和上、下腔静脉系间存在着广泛的侧支吻合，这些吻合在正常情况下处于闭锁状态。但在肝门静脉压力升高时，则形成肝门腔静脉系的侧副循环，使肝门静脉血液部分经过侧副循环回流入上、下腔静脉（图 8－27）。其具体途径如下：

1. 通过食管静脉丛的肝门静脉—上腔静脉侧副循环

肝门静脉→胃左静脉→食管静脉丛→奇静脉→上腔静脉

2. 通过直肠静脉丛的肝门静脉—下腔静脉侧副循环

肝门静脉→脾静脉→肠系膜下静脉→直肠上静脉→直肠静脉丛 { 直肠下静脉 / 肛静脉→阴部内静脉

→髂内静脉→髂总静脉→下腔静脉

3. 通过脐周静脉网形成肝门静脉—上、下腔静脉侧副循环

肝门静脉或其左支→附脐静脉→脐周静脉网 { 胸腹壁静脉 / 腹壁上静脉 } →上腔静脉 / { 腹壁浅静脉 / 腹壁下静脉 } →下腔静脉

当肝门静脉高压时，上述静脉丛或静脉怒张可形成食管静脉曲张、痔和腹壁静脉曲张。此外，尚可通过 Retzius 静脉与下腔静脉形成侧支吻合。Retzius 静脉是腹膜后位或间位消化器官（如升、降结肠、十二指肠、胰和肝裸区）的小静脉。它们与下腔静脉的属支（如肾静脉、睾丸静脉、腰静脉和膈下静脉等）之间形成吻合。当肝门静脉高压时，这些小静脉曲张，在行门腔静脉分流手术时应予以注意。

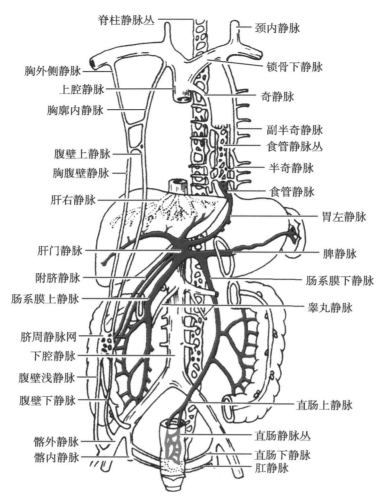

图 8－27　肝门静脉系和上、下腔静脉系之间的吻合

腹腔干,肠系膜上、下动脉和门静脉的解剖步骤与方法

1.解剖和观察腹腔干的分支和分布　横结肠上区各脏器的血液均由腹腔干的分支供给。由于腹腔干由腹主动脉发出后很快就分为胃左动脉、肝总动脉和脾动脉,而且位置较深,周围有腹腔丛和腹腔神经节,较难暴露,故本次只解剖观察其分支。本干留待腹后壁解剖时再行观察。

(1)解剖胃左动脉　将肝前缘向右上方推,将胃向下拉,尽可能加大肝、胃之间的距离,使肝胃韧带张紧。在胃小弯近贲门处撕去肝胃韧带前层,寻觅胃左动脉。沿胃小弯向右追踪胃左动脉,并观察其向胃前、后壁发出的胃支。在贲门附近,寻找胃左动脉向左上方发出的食管支。撕去腹后壁腹膜(网膜囊后壁)沿胃左动脉干追踪至其起始处,注意查看有无肝左副动脉从胃左动脉干起始。在解剖胃左动脉时,注意观察与之伴行的胃冠状静脉和沿食管前面下行至胃小弯的迷走神经前干及其发出的胃前支。

(2)解剖肝总动脉　撕去肝十二指肠韧带前层的腹膜,寻找位于胆总管左侧的肝固有动脉,沿该动脉向左下方追踪,暴露肝总动脉。撕去网膜囊后壁的腹膜,继续向左追踪肝总动脉主干至其起点,在十二指肠上部剖验其分为肝固有动脉和胃十二指肠动脉两支。

①肝固有动脉在小网膜游离缘上升,至肝门分为左、右两支入肝。右支在胆囊三角处发出胆囊动脉至胆囊。注意观察胆囊动脉的支数和发出部位有无变异。肝固有动脉在靠近起始部发出胃右动脉,追踪至胃小弯

并剖露其发出的胃支。

②胃十二指肠动脉经十二指肠上部后面下行,至幽门下缘处,分为胃网膜右动脉和胰十二指肠上前、上后动脉。胃网膜右动脉沿胃大弯左行,撕去大网膜(胃结肠韧带)第一层即可查明,同时观察其向胃和网膜发出的分支。胰十二指肠上前和上后动脉分别行于胰和十二指肠前、后间沟内,可单独起始也可能共干起始。

(3)解剖脾动脉　在胃大弯下方 1 cm 处,胃网膜右动脉下方剪开胃结肠韧带。注意勿损伤其深面的横结肠系膜,将胃向上翻起,暴露网膜后壁。撕开腹后壁腹膜,在胰腺上缘处找到粗大迂曲的脾动脉。其沿胰腺上缘左行,经脾肾韧带到达脾门,分出几条脾支入脾。脾动脉发出脾支前,在靠近脾门处发出几条胃短动脉,经胃脾韧带至胃,将胃脾韧带前层撕开即可看到。脾动脉在该处还发出胃网膜左动脉,行经胃脾韧带入胃结肠韧带,沿胃大弯右行,末端与胃网膜右动脉吻合,途中向胃和胃网膜分别发出分支。注意观察胃短动脉和胃网膜左动脉胃支的走行方向。脾动脉行程中向胰腺发出数支胰支,其中较大者为胰背和胰大动脉。

2. 解剖和观察肠系膜上动脉　将横结肠向上翻起并将小肠袢推向左下方,使小肠系膜充分暴露于脊柱前方,可见自胰下缘行向回肠末端的凹向右上方的弧形隆线。沿隆线方向切开小肠系膜,寻找肠系膜上动脉及居于其右侧的肠系膜上静脉。在血管上端沿胰下缘横行切开腹后壁腹膜,将胰体略提起,清理肠系膜上动脉的根部。自肠系膜上动脉左侧撕去一层小肠系膜,选择空、回肠动脉各一支,解剖肠系膜动脉弓及直动脉,对比观察动脉弓级数和直动脉的粗细及长短,并观察肠系膜淋巴结。在肠系膜动脉起始部寻找胰十二指肠下动脉。撕去一层横结肠系膜,解剖中结肠动脉及其伴行静脉。

撕去肠系膜上动脉右侧的腹后壁腹膜,清理肠系膜上动脉右侧壁的分支,自上而下为中结肠动脉、右结肠动脉及回结肠动脉,并依次追踪至肠缘,同时注意观察其伴行的静脉。在剖析回结肠动脉时,注意观察阑尾动脉的起始和行径。

3. 解剖和观察肠系膜下动脉　将小肠袢推向右侧,在腹后壁左下方透过腹后壁腹膜可见一条弧形隆起,沿隆起切开腹后壁腹膜,即暴露出肠系膜下动脉主干。肠系膜下动脉干上段无静脉伴行,根部周围亦围有神经丛和腹膜,即暴露出肠系膜下动脉主干。在肠系膜下动脉左壁自上而下依次发出左结肠动脉、乙状结肠动脉和直肠上动脉。

左结肠动脉大部有伴行静脉,注意其深面有睾丸(卵巢)动脉和左输尿管经过,分离时不可过深,以免将其损伤。

切开乙状结肠系膜追踪乙状结肠动脉及其伴行静脉。沿肠系膜下动脉主干向下追踪直肠上动脉至小骨盆入口处。

4. 解剖和观察门静脉　在肝十二指肠韧带游离缘内将前已解剖的肝固有动脉牵向左侧,将胆总管和肝总管推向右侧。在二者后方寻觅粗大的门静脉主干。沿主干向上追踪至肝门附近,可见其分为左、右两支入肝。胆囊静脉一般汇入右支。自主干向下追踪至胰,注意行程中有细小的胃左、右静脉汇入。将胰头略向上方掀起,沿肠系膜上静脉向上追查,可见脾静脉与之汇合成门静脉的情况。脾静脉位于胰腺后方,注意观察其重要属支——肠系膜下静脉的注入部位和行程。汇成门静脉各属支的收纳范围与同名动脉的分布范围相当,已在解剖动脉时同时观察过,应进行综合归纳。

临床应用知识点

知识点 1:肠系膜上动脉压迫综合征

肠系膜上动脉压迫综合征是由于肠系膜上动脉或其分支压迫十二指肠水平部或升部,造成十二指肠部分或完全梗阻,从而出现的腹部胀痛、嗳气和进食后呕吐等一系列临床症候群。正常情况下,肠系膜上动脉根部周围具有丰富的淋巴和脂肪组织,具有衬垫作用,可以免除十二指肠受压。如果患者出现迅速消瘦或身高增高

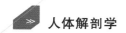

快于体重增长速度时,则肠系膜上动脉周围的脂肪垫就会消失,使得肠系膜上动脉与腹主动脉的夹角小于15°,就会对十二指肠水平部或升部造成压迫,从而引起十二指肠慢性淤积,并最终导致慢性肠梗阻。肠系膜上动脉压迫综合征多见于无力型成年女性,病程较长,多为间歇性反复发作。

知识点2:门腔静脉分流术

各种原因引起的门静脉高压症可表现为大量腹水、充血性脾大、脾功能亢进、胃底及食管静脉曲张破裂出血等。降低肝门静脉压力的主要措施是实施门腔静脉分流术,包括肝门静脉和下腔静脉主干吻合以及其属支的吻合。随着介入的发展,出现了不用手术的门腔静脉分流术,即经颈静脉肝内门 – 体静脉内支架分流术 (transjugular intrahepatic portosystem stent shunt, TIPSS)。其原理是采用特殊的介入治疗器械,在 X 线透视引导下,经右侧颈静脉→头臂静脉→上腔静脉→右心房→下腔静脉→肝(右)静脉→肝内门静脉分支,以此建立肝内的位于肝静脉及肝门静脉主要分支之间的人工分流通道,并以金属内支架维持其永久性通畅,达到降低门脉高压后控制和预防食管胃底静脉曲张破裂出血,促进腹水吸收的目的。

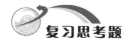

复习思考题

简答题

1. 胃大部切除术的解剖学基础有哪些?

2. 简述肝门静脉系的构成及侧副循环。

第四节　腹腔消化器官和脾

重点内容提示

1. 胃的位置、毗邻、血管、淋巴引流和神经支配。

2. 十二指肠的分部、毗邻及血液供应。

3. 肝的位置、毗邻、分叶和分段;肝门和肝蒂的概念。

4. 胆囊的分部、位置和体表投影;胆囊三角的概念。

5. 胰腺的位置、分部和毗邻。

6. 脾的形态、位置和毗邻。

7. 空、回肠的外形和动脉分布特点、黏膜特征。

8. 大肠的形态特点、分部、位置及血供。

9. 阑尾的位置及其变异、阑尾根部的体表投影。

一、食管腹部

食管腹部(abdominal part of esophagus)甚短,约 1 ~ 2 cm,在通过食管裂孔处构成第三狭窄(距中切牙约 40 cm)。下端与胃贲门相续,其左、右缘分别与胃大、小弯相续,左缘与胃底向左上方的膨隆间的夹角叫作贲门切迹。食管前、后面有迷走神经前、后干走行。

食管腹部由胃左动脉及膈下动脉的分支供给,静脉回流经胃静脉入门静脉。食管腹部的淋巴回流至胃左淋巴结。

二、胃

胃(stomach)是消化管的膨大部分,能分泌胃液和内分泌素,具有收纳、搅拌和进行初步消化的功能。

(一)形态和分部(见图2-23)

胃的形态、位置随体型和充盈程度而异,中等充盈的胃呈扁平的曲颈囊状,可分前后两壁、上下两缘和出入两门。胃前壁朝向前上方,对向腹膜腔。胃后壁朝向后下方,对向网膜囊,是网膜囊前壁的一部分。两壁移行处的上缘叫作**胃小弯**(lesser curvature),呈凹向右上方的弧形。下缘较长叫**胃大弯**(greater curvature),长度约为小弯的4~5倍,为凸向左下方的弧形。胃小弯有肝胃韧带附着,位置较为恒定,小弯的最低点有明显向右的转折角,叫作**角切迹**(angular incisure)。胃的近侧端与食管相续,叫作**贲门**(cardia)。远侧端与十二指肠上部连接,叫作**幽门**(pylorus)。幽门与十二指肠相接处表面有一浅沟,内有幽门前静脉通过,是手术中判断幽门和十二指肠分界的标志。

胃分为底、体、幽门三部。**胃底**(fundus of stomach)为贲门平面以上向左上方膨出的部分。**胃体**(body of stomach)为介于胃底和角切迹之间的部分,从角切迹向远侧称为**幽门部**(pyloric part),临床上称为**胃窦**。幽门部又被大弯一个不明显的浅沟(中间沟)分为左侧的幽门窦和右侧的幽门管。幽门部和胃小弯是溃疡的好发部位。

(二)位置和毗邻

中等充盈的胃大部分位于左季肋区,小部分位于腹上区。贲门和幽门的位置较固定。贲门位于第11胸椎左侧,距正中线约2.5 cm处。幽门在第1腰椎右侧,距正中线2 cm处。胃大弯的位置随胃充盈的情况而异,其下缘最低点可降至脐或脐以下平面。

胃前壁右侧部为肝左叶下面所遮盖。胃底部紧邻膈和脾。前壁左下方在剑突下方左、右肋弓之间直接与腹前壁接触,是胃的触诊部位。胃后壁隔网膜囊与诸多器官相邻接,由下向上依次是横结肠、胰、左肾和肾上腺、脾等,这些器官构成胃床。

(三)胃壁的构造(见图2-23,8-28)

胃壁由黏膜、黏膜下层、肌层和浆膜等4层构成。胃黏膜在胃空虚时形成许多皱襞,近小弯部有4~5条较为恒定的纵皱襞,食糜可经皱襞间的纵沟流向十二指肠,这些纵沟称为胃道。胃黏膜表面有许多小沟,纵横交错,将黏膜分隔为直径1~6 mm大小不等的小区,叫作**胃区**(gastric areas)。每一胃区用放大镜观察时可见许多小凹,叫作**胃小凹**(gastric pits),小凹底部有数个胃腺的开口。胃黏膜层有许多胃腺,有分泌消化酶、盐酸和激素的作用。在胃与十二指肠交界处胃黏膜覆于幽门括约肌的表面,形

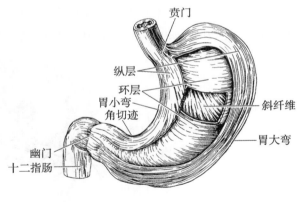

图8-28 胃的肌层

成环形的黏膜皱襞,叫**幽门瓣**(pyloric valve)。胃黏膜下层发达,在胃充盈和蠕动时起缓冲作用,便于胃黏膜的延伸和变位。肌层较厚,由内斜、中环、外纵三层平滑肌交织组成。纵行肌仅分布于大、小弯处。中环形肌层发达,布于全胃,在幽门处明显增厚,形成**幽门括约肌**(sphincter of pylorus),可控制胃内容物不致过快地排入十二指肠和防止肠内容物的逆流。贲门处无明显的括约肌。内斜肌层薄弱不完整,自贲门左侧向胃前、后壁放散。浆膜为腹膜脏层。

(四)胃的血管

胃的动脉(图8-20,8-21)均为腹腔干的分支(已述于第三节),在胃的大、小弯形成2个动脉弓。在胃小弯的小网膜内由胃左、右动脉吻合构成,在胃大弯的胃结肠韧带内由胃网膜左、右动脉吻合构成,胃底部由胃短

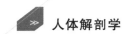

动脉供给。上述各动脉发出的胃支穿肌层入黏膜下层,吻合成丰富的血管网,故胃切除术结扎血管时残余胃的血液供给一般不受影响。

行胃部分切除术时常以动脉的胃支作为标志。在胃大弯由于胃短动脉向右上方斜行,而胃网膜左动脉发出的胃支行向右下方,二者之间形成少血管区,常为大弯侧的定点。如从胃小弯胃左动脉的第1、2胃支之间至大弯上述定点行胃大部切除,则可切除全胃的3/4,而若从小弯胃左动脉第3、4胃支之间至大弯定点切除胃,则切除范围相当于1/2。

胃壁的静脉汇成胃左、右静脉,胃网膜左、右静脉和胃短静脉,与同名动脉伴行(图8-29)。前两者直接汇入门静脉,后三者分别经肠系膜上静脉和脾静脉间接汇入门静脉。其中胃左静脉在贲门处接收食管静脉支的汇入,该支与奇静脉的食管支都起源于食管下段黏膜下层的食管静脉丛,因此是肝门静脉、上腔静脉之间重要的侧副循环径路。

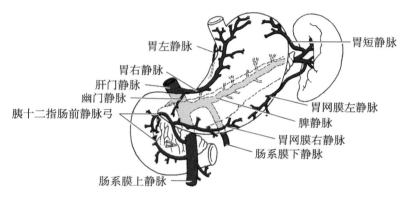

图8-29 胃的静脉

(五)胃的淋巴管和淋巴结

胃的淋巴管丰富。各层内的毛细淋巴管网直接或互相吻合后汇入附近的淋巴结群。由于相互间的吻合密切,因而胃壁某一部位的癌症可累及各局部淋巴结群。胃的淋巴引流及淋巴结分群大体与血管走行相一致(图8-30)。

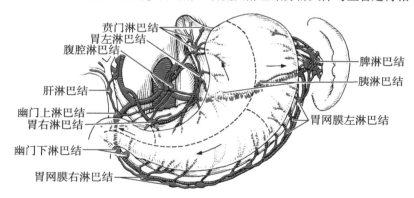

图8-30 胃的淋巴引流

1. 胃左、右淋巴结(left and right gastric lymph nodes) 位于小网膜内,沿胃小弯排列于胃左、右动脉和贲门周围,收纳小弯侧胃体、胃底右侧部、贲门和食管腹段的淋巴管,其输出管注入腹腔淋巴结。

2. 胃网膜左、右淋巴结(left and right gastroepiploic lymph nodes) 位于胃结肠韧带内,沿胃网膜左、右动脉排列,接纳胃体大弯侧的淋巴管,其输出管汇入幽门淋巴结或腹腔淋巴结。

3. 幽门淋巴结(pyloric lymph nodes) 位于十二指肠上部上方胃右动脉起始部的周围,十二指肠上部与降部的夹角以及胃十二指肠动脉的分叉处。可分为幽门上、下、后三组。收集胃幽门部、十二指肠上部和胰头的淋巴管,其输出管汇入腹腔淋巴结。

4. **脾淋巴结**(splenic lymph nodes)　位于脾门处,胃底的大部及胃体大弯侧上 1/3 部的淋巴管汇入,其输出管汇入腹腔淋巴结。

胃的淋巴管与邻近器官如食管、十二指肠、肝、胰和横结肠等的淋巴管存在着广泛的吻合,因此胃癌易向这些器官转移,此外也可通过胸导管或沿食管淋巴管转移到左锁骨上淋巴结。

(六)胃的神经(图 8 - 31)

胃的运动神经为交感神经和副交感神经。交感神经来自脊髓第 6 ~ 9 胸节,经内脏大神经至腹腔神经节,由节细胞发出的节后纤维经腹腔丛随血管分支分布于胃壁(血管壁、平滑肌、腺体)。其作用是使胃蠕动减慢,胃液分泌减少,括约肌紧张,血管舒张。副交感神经纤维来自左、右迷走神经,在第 4 胸椎水平以下,在食管壁形成食管丛,然后又重新组合成前干(以左迷走神经纤维为主)和后干(以右迷走神经纤维为主),经食管裂孔随食管进入腹腔。前干行于食管腹段的右前方,位于浆膜和肌层间,在贲门附近分为胃前支和肝支。肝支经小网膜右行参与肝丛的构成。胃前支伴胃左动脉沿胃小弯走行,沿途分出 5 ~ 6 个小支与胃左动脉的胃支相伴到胃前壁,在角切迹附近以鸦爪形的分支分布于幽门窦和幽门管的前壁。后干行于食管的右后方,在贲门附近分为胃后支和腹腔支。腹腔支沿腹膜后胃左动脉干右行,参与腹腔丛的构成。胃后支在胃前支深面沿胃小弯走行,沿途发出小支至胃后壁,在角切迹附近以鸦爪形分布于幽门窦和幽门管的后壁。副交感神经使胃蠕动加强,胃腺分泌增加,括约肌开放。

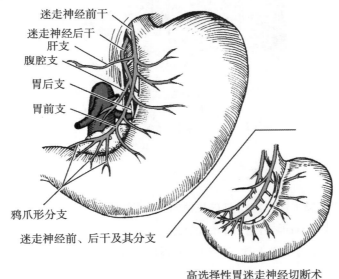

图 8 - 31　胃的迷走神经

交感神经与副交感神经在肌层间和黏膜下层分别形成**肌间神经丛**(Auerbach **神经丛**)和**黏膜下神经丛**(Meissner **神经丛**),副交感神经在此二丛的神经节内换神经元后,发出的节后纤维与交感神经节后纤维共同支配平滑肌、腺体等效应器官。临床上治疗胃、十二指肠溃疡时采用选择性迷走神经切断术,即切断迷走神经的胃前、后支,保留肝支和腹腔支,以减少胃的分泌和蠕动,但术后出现胃排空障碍。近年来有人主张行高选择性迷走神经切断术,即仅切断胃前、后支向胃体发出的小支,而保留分布于幽门部的鸦爪支,使术后胃仍具有良好的排空功能。

胃的感觉神经伴随交感、副交感神经走行。一般认为传递痛、温觉纤维伴交感神经进入脊髓第 6 ~ 9 胸节,而传递其他感觉如饥饿、膨满、恶心等的感觉纤维伴随迷走神经进入延髓。

三、十二指肠

十二指肠(duodenum)是小肠的起部,长约20~25 cm(相当于十二个横指)。上端续于幽门,下端终于十二指肠空肠曲。全形呈"C"字形包绕着胰头。除始末两端外绝大部分为腹膜后位,在平第1腰椎与第3腰椎之间紧贴于腹后壁。可分为上部、降部、水平部和升部等4部(图8-32)。

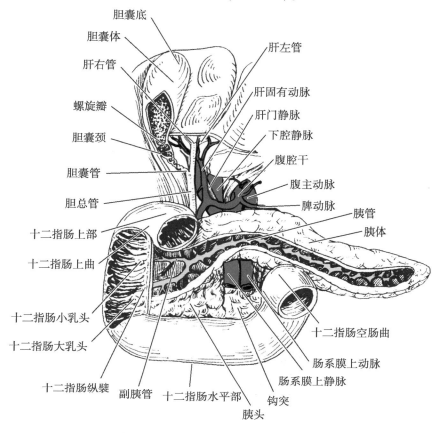

图8-32 胆道、十二指肠和胰(前面)

1.十二指肠各部 十二指肠上部自幽门向右并稍向上后行,达胆囊颈部长约5 cm。在与幽门相接的起始段,除后面外其余均有腹膜被覆,而远侧段仅前方有腹膜遮盖。

降部长约7 cm,在胆囊颈下方续于上部,于第1~3腰椎右侧下行,至第3腰椎下缘转向左,移行于十二指肠水平部。

水平部长约10~12 cm,横行向左,横过右输尿管、下腔静脉和第3腰椎体的前方,至腹主动脉前面移行于升部。

升部仅长2~3 cm,起始后沿脊柱左侧上升至第2腰椎左缘,急转向前下形成**十二指肠空肠曲**(duodenojejunal flexure)续于空肠。该曲借十二指肠悬肌固定于腹后壁。**十二指肠悬肌**(suspensory muscle of duodenum)由平滑肌、横纹肌和结缔组织共同构成,上起于右膈脚,下附于十二指肠空肠曲的后面。此韧带表面由腹膜被覆形成皱襞,叫作**十二指肠悬韧带(Treitz 韧带)**,是手术中确定空肠起点的重要标志。

2.十二指肠的毗邻 上部的上缘有肝十二指肠韧带系于肝门,前上方与肝方叶、胆囊颈相靠近;下方与胰头相贴;前方为胆囊,故胆囊炎时常与十二指肠上部粘连;后方有胆总管、门静脉、胃十二指肠动脉经过,与下腔静脉间仅隔以薄层的结缔组织。

降部前方邻肝和横结肠,横结肠系膜附着于其中部;后方与右肾、下腔静脉相邻;外侧缘邻近结肠右曲;内侧缘与胰头、胆总管邻接;胆总管和胰腺管斜穿肠壁汇合后开口于后内壁。

水平部后面有下腔静脉、腹主动脉经过;前面有肠系膜上动、静脉跨过;上方贴胰;下方邻空肠。

升部前面邻小肠袢;后面与左交感干和左腰大肌相邻;右侧为肠系膜上动、静脉和胰头;左侧有左肾及左输尿管;上方靠近胰体。

3. 十二指肠的结构特点　十二指肠壁具有消化管典型的四层结构。上部的起始端(约2 cm)肠黏膜较平坦,故管壁薄、管腔大称为十二指肠前庭。在钡餐X线透视时上部呈三角形阴影,称为十二指肠球部,是十二指肠溃疡的好发部位。十二指肠其余各部管壁较厚,有较密集的皱襞,在降部中段后内侧壁有一纵皱襞,叫作十二指肠纵襞,由胆总管和胰管斜穿肠壁所引起,纵襞下端形成十二指肠大乳头,是胆总管和胰管的共同开口处,其上方约2~3 cm处有一小乳头,为副胰管的开口处(图8-32)。

4. 十二指肠的血管、淋巴和神经　十二指肠的动脉主要来自胰十二指肠上前、上后和下动脉所形成的胰十二指肠前、后动脉弓,此外还由胃十二指肠动脉发出的十二指肠上动脉、后动脉供给。

静脉汇入胰十二指肠上前和上后静脉,前者经胃网膜右静脉注入肠系膜上静脉,后者则于胆总管左侧直接汇入门静脉,故于此处手术暴露胆总管时应予以注意。

十二指肠的淋巴回流至胰十二指肠前、后淋巴结,其输出管汇入幽门下淋巴结。

神经主要来源于肠系膜上丛、肝丛和腹腔丛。

四、肝脏

(一)肝脏的形态、位置和毗邻

肝脏的一般形态参见本书第二章第二节。

肝的大部分位于右季肋区,小部分位于腹上区和左季肋区。除腹上区外均被肋骨、肋软骨所遮盖。肝的上界与膈穹基本一致,在右锁骨中线平第5肋,在前正中线越过胸骨体与剑突交界处,在左锁骨中线相当于第5肋间隙水平。肝下界右侧与右肋弓一致,在右侧第8、9肋软骨结合处低于肋弓,继而斜向左上经左侧第7、8肋软骨结合处,至左侧锁骨中线第5肋间隙与上缘相交汇。

肝的位置随呼吸和体位的不同而变化,立位和吸气时下降,卧位和呼气时回升。在前正中线其下界突出于剑突下2~3 cm,而与腹前壁相接触,故在此可触及肝脏下缘。在深吸气时,肝脏下缘下降,于右肋弓下缘亦可触及。小儿肝脏相对较大,下界低于肋弓,但正常不超过肋弓下2 cm。

肝的毗邻:肝右叶上面与右肋膈隐窝隔膈肌相对(图8-33)。右叶下面中部接近肝门处与十二指肠上曲相邻,前部与结肠右曲相邻,后部邻右肾及肾上腺,方叶下部接幽门(图8-34);左叶下面与胃前壁相邻,后上部邻食管腹部。

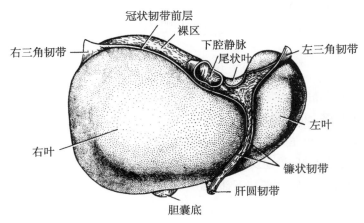

图 8-33　肝的膈面

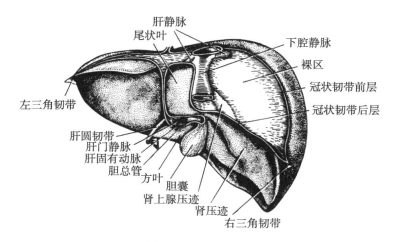

图 8-34　肝的脏面

(二)肝内管道系统及肝的分叶、分段

肝内管道包括 Glisson 系统和肝静脉系统。

1. Glisson 系统　由互相伴行的肝门静脉、肝固有动脉,肝管的各级分支被结缔组织所包绕而构成,是肝依据结构分叶、分段的基础(图 8-35)。其中肝门静脉将胃肠道吸收的营养物携带入肝,供血量约占 70%;肝固有动脉供给氧含量较高的血液;肝管及各级胆管是排出胆汁的导管系统。

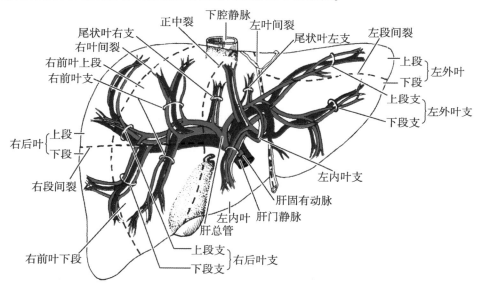

图 8-35　Glisson 系统在肝内的分布

(1)肝门静脉的分支　肝门静脉分为左、右两支。左支较细长,分布于左半肝,主干沿横沟左行叫横部,至左纵沟弯向前上方,移行于脐部。横部的分支有尾状叶,1~3 支,分布于尾状叶左侧半。脐部的分支有外侧支和内侧支,外侧支多为 2 支,分别至左外侧叶上段和下段;内侧支也多为 2 支,分别至左内侧叶的上部和下部。肝门静脉右支短而粗,分布于右半肝,沿途发出的分支有:尾状叶支,1~2 支,分布于尾状叶右半;前支,自右支前上缘发出,分为 2 支,分布于右前叶上部和下部;后支为右叶的缘支,分为上、下 2 支,分别至右后叶上段和下段。

(2)肝固有动脉的分支　在肝门处分为肝左动脉和肝右动脉入肝。

肝左动脉行向肝门左侧,一般先发出尾叶动脉,再分出内侧叶动脉和外侧叶动脉。外侧叶动脉又分为上段支和下段支。

肝右动脉行向肝门右侧,先发出尾叶动脉,继而发出前叶和后叶动脉。后叶动脉又分为上、下段支。

有时可见肝中动脉取代左内侧叶动脉分布于左内侧叶。存在由胃左动脉起始的肝左副动脉变异时,往往取代左外侧叶动脉或取代左外侧叶动脉的一个段支。

(3)肝管 肝细胞分泌的胆汁经胆小管流入小叶间胆管,经多次汇集每半肝形成一条肝管,即左、右肝管,出肝后再汇成一个肝总管。

2. 肝静脉系统 包括肝左、中、右静脉和它们的属支,此外还有一些肝短静脉(图 8－36)。①肝左静脉位于左叶间裂内,收集左外侧叶静脉血,开口于下腔静脉的左侧壁或左前壁,有时与肝中静脉汇合后注入下腔静脉。②肝中静脉主干位于正中裂的后半部,收集左内侧叶和右前叶的静脉血,汇入下腔静脉的左前壁。半肝切除时,为了保护肝中静脉,常于正中裂的一侧(拟切除侧)旁开 1～1.5 cm 处切开肝脏。③肝右静脉主干走行于右叶间裂内,收集右后叶上、下段的血液,开口于下腔静脉右侧壁。④肝短静脉为收集右后叶脏面和尾状叶的一些小静脉的总称,约 3～10 支,口径细(0.5～0.8 cm),在肝后面直接汇入下腔静脉,因此将其汇入处称第三肝门。肝静脉系统的特点是壁薄,没有静脉瓣,被固定于肝实质内,管径不易收缩。在肝手术时需注意予以处理。

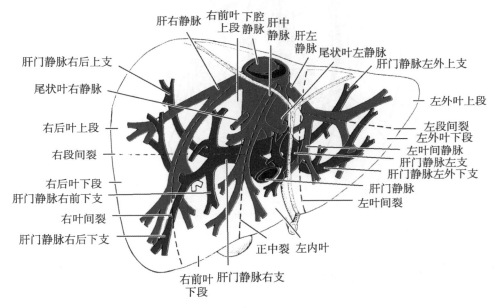

图 8－36 肝静脉

3. 肝的分叶、分段 肝脏从表面划分的左叶、右叶、方叶和尾叶没有真正反映其内部管道系统的构造特征,因而不适应肝脏外科进行部分肝切除的需要。

通过对肝脏 Glisson 系统的研究,并以它的分支为基础对肝脏进行分叶、分段。但各派学者的划分法有所不同,命名也有差异,至今尚无统一的意见,但目前国际上多采用 Couinaud 肝段划分法,认为其最为完整且具有实用价值。下面概要介绍较为通用的两种划分法(Glisson 系统和 Couinaud 肝段)。

(1)Glisson 系统(图 8－35) 以正中裂为界,将肝划分为左、右两半,分别叫作左、右半肝。正中裂为一斜裂,前起自胆囊窝中点,向后延伸至下腔静脉左缘。左半肝以左叶间裂为界,划分为左内侧叶和左外侧叶,后者又分为上段和下段。左叶间裂为矢状位,相当于左纵沟。右半肝以右叶间裂为界划分为右前叶和右后叶,后者又分为上段和下段。右叶间裂后起于下腔静脉右缘,前至肝右下角至胆囊窝中点连线的外、中 1/3 交界处,为一近水平位与冠状位之间的斜裂。此外正中裂恰好经过尾状叶,将尾状叶分为左、右两部。

综上所述,肝脏分为左、右两半,五叶、四段如下:

$$
肝(正中裂)\begin{cases} 左半肝(左叶间裂)\begin{cases} 左外侧叶\begin{cases} 上段 \\ 下段 \end{cases} \\ 左内侧叶 \end{cases} \\ 尾叶\begin{cases} 左部 \\ 右部 \end{cases} \\ 右半肝(右叶间裂)\begin{cases} 右前叶 \\ 右后叶\begin{cases} 上段 \\ 下段 \end{cases} \end{cases} \end{cases}
$$

(2)Couinaud 肝段 1954 年,Couinaud 根据 Glisson 系统的分支与分布和肝静脉的走行,将肝分为左、右半肝,五叶和八段(图 8 - 37)。肝脏外科可依据这种分叶与分段的方式,进行半肝、肝叶或肝段切除术。五叶和八段的划分如下:

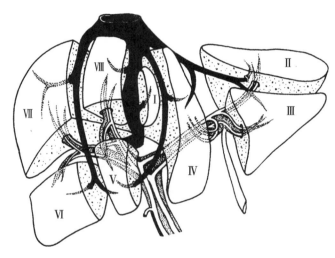

图 8 - 37　Couinaud 肝段

$$
肝\begin{cases} 左半肝\begin{cases} 尾状叶(段 I) \\ 左外叶\begin{cases} 左外上段(段 II) \\ 左外下段(段 III) \end{cases} \\ 左内叶(段 IV) \end{cases} \\ 右半肝\begin{cases} 右前叶\begin{cases} 右前下段(段 V) \\ 右前上段(段 VIII) \end{cases} \\ 右后叶\begin{cases} 右后下段(段 VI) \\ 右后上段(段 VII) \end{cases} \end{cases} \end{cases}
$$

4.肝脏的淋巴和神经　肝的淋巴管分为浅、深两组。浅淋巴管位于肝被膜内,位于膈面中间后部的淋巴管经膈肌的腔静脉孔入胸腔,汇入膈上淋巴结及纵隔后淋巴结,左侧部者注入胃左淋巴结,右侧部者注入主动脉前淋巴结。脏面的淋巴管汇入肝淋巴结。深淋巴管分为升、降两组。升组伴随肝静脉走行,经第二肝门、膈肌下腔静脉裂孔注入膈上淋巴结。降组伴门静脉的分支走行,大部分经肝门汇入肝淋巴结,小部分汇入胃左淋巴结或直接进入胸导管。肝淋巴结位于肝门,沿肝固有动脉和胆总管排列,其输出管注入腹腔淋巴结。由于肝的淋巴多经膈上淋巴结回流,故肝癌常转移至胸腔。

肝的神经来自腹腔丛和迷走神经前干的肝支,在肝固有动脉和肝门静脉周围形成肝丛,随血管分支而分布。

五、肝外胆道

肝外胆道由左、右肝管，肝总管，胆囊和胆囊管，胆总管组成（图8-38）。

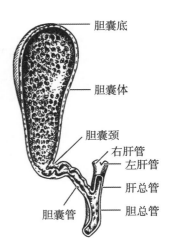

图8-38 肝外胆道

1. 胆囊和胆囊管　胆囊（gall bladder）为长茄子状的囊状器官，长约8~12 cm，宽3~5 cm，容量约为40 ml，位于肝脏脏面胆囊窝内，上面借疏松结缔组织与肝相连，其余各面均有腹膜包被。胆囊具有储存和浓缩胆汁的作用，并可调节胆道压力。

胆囊可分为底、体和颈三部。底朝前，稍突出于肝前缘，其体表投影相当于右锁骨中线与右肋弓的交点。底部平滑肌层薄，弹性较小，是胆囊穿孔的好发部位。由于胆囊与肝脏一起随呼吸而上下移动，故有时穿孔虽小，也不易粘连愈合。体部含大量弹力纤维，有较大伸缩性。颈部弯曲且细，其上部膨出，叫**哈特曼囊**（Hartmann's pouch）。胆囊下面邻接横结肠和十二指肠，因而胆囊炎时胆囊颈常与十二指肠上部粘连，左邻胃幽门部，前与腹前壁相贴。

胆囊管（cystic duct）长约3~5 cm，在肝十二指肠韧带内，为胆囊颈向左下方的延续。在近胆囊颈的一端，黏膜内有螺旋形皱襞，叫作Heister瓣，而靠胆总管的一端黏膜平滑。Heister瓣使胆囊管不致过度膨大或缩小，有利于胆汁排出。但当胆道炎症时此瓣发生水肿或有结石嵌顿时，则可导致胆囊积液。胆囊管通常与肝总管以锐角相交，合成胆总管。

胆囊动脉常在胆囊三角起自肝右动脉。胆囊静脉多汇入门静脉主干或右支。

2. 肝管、肝总管和胆总管　左、右半肝的胆汁导管各汇成一条肝管，**左肝管**（left hepatic duct）位置较浅，横行于肝门横沟中，细而较长（长2.5~4.0 cm），以近于直角汇入肝总管。肝管结石时虽易于触及，但因其与肝总管之间的汇角小，不易自行排石且切开胆总管取石时难度也较大。**右肝管**（right hepatic duct）位置深，较粗且短（仅2~3 cm），与肝总管的汇角为150°左右，因而有利于胆汁引流和自行排石。临床上所见的肝管结石以左侧较多。

肝总管（common hepatic duct）长约3 cm，直径0.4~0.6 cm，其前方有肝右动脉，有时有胆囊动脉经过，末端与胆囊管汇成胆总管。

胆总管（common bile duct）一般长约7~8 cm，直径0.6~0.8 cm。由于管壁富含弹性纤维，故结石或蛔虫阻塞时可明显扩张。胆总管依其行程可分为四段：第一段为十二指肠上段，行于小网膜游离缘内；第二段位于十二指肠上部后面，叫十二指肠后段，居于门静脉右侧，下腔静脉前方；第三段为胰腺段，起初行于胰腺表面，继而表面覆以胰腺被膜或薄层腺组织，故胰头癌时可压迫胆总管而致梗阻性黄疸；第四段为十二指肠壁内段，仅1.5~2.0 cm长，在穿肠壁时与胰管汇合，汇合后略膨大，叫**肝胰壶腹**或Vater壶腹。壶腹周围及附近有括约肌向肠腔内突出，使十二指肠后内壁黏膜隆起形成十二指肠乳头。乳头上有胆总管的开口。**肝胰壶腹括约肌**又称**Oddi括约肌**，包括胆总管括约肌、胰管括约肌和壶腹括约肌三部分，具有控制和调节胆汁与胰液排放的作用。

六、胰腺

1. 胰腺的形态、位置和毗邻　**胰腺**（pancreas）是横卧于腹后壁的蚕形腺体，右侧为头部，恰嵌于十二指肠肠袢内，中间为体部，横过第1~2腰椎的前方，左端为狭细的尾部，靠近脾门（图8-39）。全长约12~15 cm，宽3~4 cm，厚1.5~2.5 cm。除头部外其余部分横断面呈三角形。胰腺前面为腹后壁腹膜遮盖，隔网膜囊与胃后壁相对，前面下部有横结肠系膜附着。后面为下腔静脉、腹主动脉、腹腔神经丛以及胸导管的起始部——乳糜池等结构。脾静脉行于胰腺的后方，脾动脉行于胰腺的上缘。

胆囊底
胆囊体
胆囊颈
右肝管
左肝管
肝总管
胆总管
胆囊管

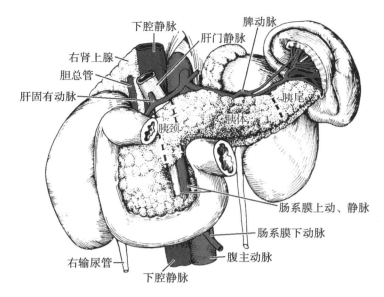

图 8 - 39　胰的分部和毗邻

2.胰的分部　胰腺分为头、颈、体、尾四部(图 8 - 39)。四部间无明显分界。头和颈部位于脊柱正中线右侧,体、尾部则位于左侧,从十二指肠上曲向肠系膜上血管画一斜线,作为头与颈的分界。胰尾伸入脾肾韧带中,故各面均被腹膜包被。

胰头上、右、下三面均被十二指肠所环绕,有时十二指肠降部内侧壁也部分为胰腺组织所覆盖。胰头癌时癌肿可压迫十二指肠引起梗阻。X 线检查时可见十二指肠窗开大或变形。胰头的下方有一钩形突出部叫作钩突。胰头前面有横结肠系膜根横过,后面有胆总管,并借疏松结缔组织与下腔静脉、右肾静脉等相连。

胰颈位于幽门和十二指肠球部的后下方,上宽下窄,上方有胆总管,后面有一沟,沟内有肠系膜上静脉经过,不久即与脾静脉汇合成肝门静脉主干。在汇入前肠系膜上静脉还接收胰十二指肠下静脉以及来自胰头和钩突的小静脉支。

胰体较长,横过第 1 腰椎前方至左季肋区。前面为网膜囊后壁的腹膜所遮盖,隔网膜囊与胃后壁相对。后面有下腔静脉、腹主动脉,还有腹腔淋巴结和腹腔丛。脾静脉在胰后面从左向右横行,并接收肠系膜下静脉的汇入。胰体上缘有脾动脉左行。

胰尾位于脾肾韧带内,尾端直抵脾门,下方与结肠左曲相邻,后面有左肾、左肾上腺,脾动、静脉从胰上缘和后面转至前面,与胰尾并行至脾门。

3.胰管(pancreatic duct)　位于胰实质内。主胰管起自胰尾,横贯胰的全长,沿途收纳许多小支,其位置略偏后(约在中、后 1/3 交界处),在胰头斜向右下方与胆总管汇成壶腹,开口于十二指肠(大)乳头。副胰管短而细,位于胰上部,主要引流胰头上部分泌的胰液,左端连于主胰管,平行向右,开口于十二指肠小乳头。

4.胰的血管、淋巴和神经　胰腺的动脉供给来自胰十二指肠上前、上后动脉,胰十二指肠下动脉及脾动脉的分支——胰背动脉、胰大动脉和胰支,在胰腺表面或实质内吻合成网(图 8 - 20,8 - 21)。

胰头和颈部的静脉经胰十二指肠上、下静脉汇入肠系膜上静脉;胰体、尾部的静脉汇入脾静脉。

胰腺的淋巴注入十二指肠降部与胰头之间的十二指肠前、后淋巴结和脾淋巴结,其输出管汇入腹腔淋巴结。

胰腺的神经来自腹腔丛、肝丛、脾丛及肠系膜上丛的分支,在胰腺形成前、后神经丛。腹腔丛位于胰的后上方,故当胰腺炎或癌肿时可刺激或压迫该神经丛而引发背部剧痛。

七、脾

脾(spleen)属于循环系统的淋巴器官,色红褐,质软而脆,受暴力冲击时易破裂。脾被腹膜包被,属内位器官。脾能产生淋巴细胞,具有破坏衰老的红细胞、吞噬微生物和异物的功能,在胚胎时期还是造血器官之一。其主要功能是参与机体的免疫反应。

1. 脾的形态、位置和毗邻(图 8 - 40) 脾形似蚕豆,位于左季肋区,为左肋弓所遮覆,斜卧于第 9 ~ 11 肋的内面,长轴与左侧第 10 肋一致,重约 150 ~ 250 g。脾有上、下两极,前、后两缘和膈、脏两面。

膈面向外上方凸隆与膈相贴。脏面朝向内下方凹陷,近中央处明显凹入,叫作脾门,有脾血管、淋巴管和神经出入,为腹膜所包被,叫作脾蒂。脾下方邻胰尾和横结肠左曲,右前方与胃底部相邻,后下方为左肾和肾上腺。脾前缘有 1 ~ 3 个切迹,脾肿大时该切迹可明显触及,是鉴别脾与其他肿物的标志。脾的下极为膈结肠韧带承托。

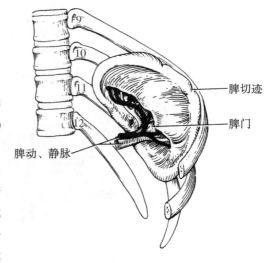

图 8 - 40 脾(脏面)

2. 脾的血管、神经和淋巴回流 脾动脉起自腹腔干,粗而迂曲,沿胰上缘左行,经脾肾韧带至脾门,发出 2 ~ 3 支终支入脾。脾静脉在脾门处常由 3 支脾支汇成,管径粗大,一般较脾动脉粗一倍,行于胰腺后面,至胰颈部与肠系膜上静脉汇成门静脉。

脾脏的神经来自脾丛,主要接收腹腔丛的分支,也接收左肾丛等的分支。

脾的淋巴管汇入脾淋巴结,其输出管注入腹腔淋巴结。

八、空肠和回肠

空肠和回肠又叫系膜小肠,上端起自十二指肠空肠曲,下端在右髂窝续于盲肠,盘曲形成许多肠袢,全长约 6 m,上 2/5 为空肠,下 3/5 为回肠。

1. 位置和形态 空肠和回肠位于横结肠下方的由结肠所围成的框圈内。一般认为空肠位于左腰部和脐部,回肠位于脐部和右髂窝部,还有一小部分伸入小骨盆腔内。

空、回肠均由肠系膜系于腹后壁,肠系膜的附着缘叫系膜缘,是血管和神经出入肠壁处。该处与肠系膜之间形成一个三角形间隙,叫作系膜三角。空肠壁厚,肠腔口径较大,血管较丰富,活体色泽较红;回肠壁薄,肠腔口径较细,血管较少,色泽较浅。

2. 肠壁的构造特点 小肠壁具有管状器官的四层结构。小肠黏膜和黏膜下层向肠腔内突出形成许多环形皱襞,叫作**环状皱襞**,空肠的高而密,回肠的则较低且略稀疏。环状皱襞上还生有许多绒毛状小突起,叫作**小肠绒毛**。环状皱襞和绒毛增大了肠黏膜的表面积,以利于小肠的消化和吸收。黏膜内有许多淋巴小结,突向黏膜表面,数个淋巴小结集聚形成孤立淋巴滤泡,约米粒大,分布于全小肠。在回肠末端 20 ~ 30 个淋巴小结聚集形成集合淋巴滤泡,既向肠腔黏膜表面突出,又向黏膜下层侵入,多排列在系膜缘的对侧,是肠伤寒的易侵部位(图 8 - 41)。

3. 空、回肠的血管、淋巴管、淋巴结和神经 空、回肠动脉发自肠系膜上动脉,行于肠系膜内,分支构成 1 ~ 5 级动脉弓,最后以直动脉自系膜缘处进入小肠壁,与肠管纵轴呈垂直方向。肠系膜内丰富的血管弓保证小肠在处于不同位置时的血液供给,使血液能均匀地进入肠壁。但直动脉间的吻合甚少,尤其是肠系膜缘的对侧肠壁血运较差,所以在行小肠部分切除术时除扇形切断肠系膜外,还应切除稍多的系膜相对缘的肠管,即在原扇形的基础上加大 20°切除小肠,以保证剩余小肠的系膜相对缘的血液供给。

空、回肠的静脉与动脉伴行,最后汇入肠系膜上静脉。

支配空、回肠的神经纤维来自腹腔神经丛。其在肠系膜上动脉壁的周围形成肠系膜上丛,并随动脉分支分布于肠壁。交感神经抑制肠的蠕动和分泌,副交感神经在肌间或黏膜下神经丛换神经元,节后纤维促进肠蠕动和腺体分泌。肠的感觉纤维分别伴随交感纤维或副交感纤维将感觉冲动传至脊髓($T_{10} \sim T_{11}$节段)和脑干。

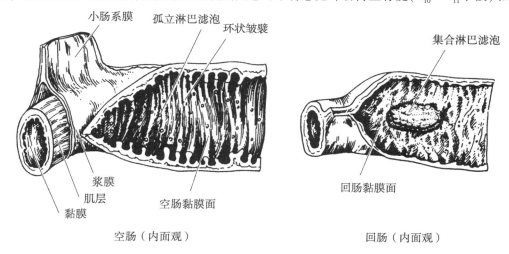

空肠（内面观）　　　　　　　　　　回肠（内面观）

图 8 - 41　肠黏膜

九、盲肠和结肠

大肠包括盲肠、阑尾、结肠、直肠和肛管 5 部分,全长约 1.5 m。盲肠在右髂窝处续于回肠,向上移行于结肠。结肠从右、上、左三面环绕小肠袢,分别叫作升结肠、横结肠和降结肠。在左髂窝降结肠移行于乙状结肠。乙状结肠末端于第 3 骶椎前面续于直肠。

1.盲肠（cecum）　位于右髂窝,全部为腹膜被覆,稍可移动。盲肠有两个口,一个位于内后壁,是回肠通向盲肠的开口,叫作回盲口。回肠的环形肌从此口突入于盲肠腔,表面覆以黏膜,形成上、下各一个半月形皱襞,叫作**回盲瓣**（ileocecal valve）,该瓣具有括约肌作用。回肠正向蠕动时瓣口开大,使小肠内容物进入盲肠。当盲肠内压增高时两瓣互相贴近,以防止盲肠内容物逆流。在回盲口下约 2 cm 处有通向阑尾的阑尾口（图 2 - 25）。

2.阑尾（vermiform appendix）　是自盲肠内后壁突出的细长盲管,形如蚯蚓,故又名蚓突。长度不一,平均 5 ~ 7 cm,直径约 0.5 cm。阑尾末端游离,根部较为恒定,是盲肠三条结肠带的汇集处,并延续为阑尾纵肌,手术中常以此作为寻找阑尾的标志。

阑尾借三角形系膜与小肠系膜相连。在阑尾系膜游离缘内有阑尾血管、淋巴管和神经走行。阑尾的位置变化较大（图 8 - 42）,常见的有回肠前位（28%）,即在回肠末段前方,尖向左上;盆位（26%）,即阑尾越过骨盆上口入盆腔,贴附于闭孔内肌表面或靠近盆腔脏器;盲肠或结肠后位（24%）,阑尾位于盲肠或升结肠后面,尖端向上,可邻接腰大肌,为腹膜后位,阑尾炎时过度后伸大腿可引起疼痛。此外还有盲肠下位（6%）,阑尾位于盲肠后下面,尖端向右下;回肠后位（8%）,即在回肠后方,尖端指向左上方。此外,少数尚有高位阑尾（在肝右叶下方）、盲肠壁浆膜下阑尾以及左下腹位阑尾等。

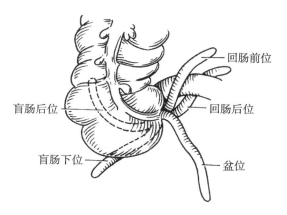

图 8 - 42　阑尾的常见位置

3. 结肠(colon)　可分为下列四部分。

(1)升结肠(ascending colon)　是盲肠向上的延续,起自右髂窝,经腰方肌和右肾前方至肝右叶下方弯向左行,叫作结肠右曲,移行于横结肠,全长约 15 cm。升结肠后面以结缔组织连于腹后壁,活动度小,属腹膜间位器官。

(2)横结肠(transverse colon)　自结肠右曲至脾的下方转向下(结肠左曲)移行于降结肠,长约 50 cm。全长均借横结肠系膜系于腹后壁。其两端较固定,中部系膜较长,活动度大,呈弧形下垂。一般在脐平面以上,但有时可垂至下腹甚至小骨盆腔。

(3)降结肠(descending colon)　自结肠左曲起始,经左肾外侧缘和腰方肌前方下降,至髂嵴处移行于乙状结肠,长约 20 cm,亦属于腹膜间位器官。

(4)乙状结肠(sigmoid colon)　位于左髂窝,在髂嵴处续于降结肠,呈"S"形弯曲,至第 3 骶椎高度移行于直肠,长 40 ~ 45 cm,借乙状结肠系膜系于左髂窝,属腹膜内位器官,活动度大,其长度和形态个体间差异甚大。有人系膜过长,可导致扭转。

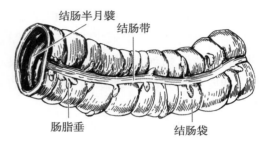

图 8 - 43　结肠

4. 盲肠和结肠壁的特点(图 8 - 43)　盲肠和结肠具有消化管的典型并类似的结构层次。

结肠黏膜生有半环形的皱襞,叫作结肠半月襞。每个半月襞约占肠管周长的 1/3。皱襞上无绒毛。黏膜及黏膜下层内有大量的孤立淋巴滤泡。肌层由内环、外纵两层平滑肌组成,但外纵层分布不均匀,主要集中于沿肠管纵行的三条带,叫作结肠带(colic bands)。一条位于横结肠系膜附着缘,叫系膜带。升、降结肠由于发生过程中系膜消失,故此带位于肠管外侧。一条位于大网膜附着处,叫作网膜带。另一条位于二者之间,叫作独立带。结肠带在盲肠、升结肠和横结肠非常明显,降结肠和乙状结肠则逐渐变得不甚清晰。由于结肠带收缩,使结肠皱缩形成一个个向外突出的囊状,叫作结肠袋。袋与袋之间表面有横沟分隔,在钡餐灌肠时可借之区分大、小肠。浆膜层有脂肪组织聚集,形成大小不等的肠脂垂,即由脂肪组织突出物包以浆膜构成。

5. 盲肠、结肠的血管、淋巴管和神经　盲肠、结肠的动脉有来自肠系膜上动脉的回结肠动脉、右结肠动脉和中结肠动脉;来自肠系膜下动脉的左结肠动脉和乙状结肠动脉。在靠近结肠边缘处其分支互相吻合成动脉弓(边缘动脉),再从弓发出分支分别行向肠管两侧,每支分成长、短支进入肠管壁。静脉与同名动脉伴行,分别汇入肠系膜上、下静脉。

盲肠和结肠的淋巴管可经四群淋巴结引流:结肠上淋巴结,位于肠脂垂内或附近;结肠旁淋巴结,位于动脉弓与肠壁之间;中间淋巴结,伴于各结肠动脉周围;主淋巴结,位于肠系膜上、下动脉干根部。右半结肠汇入肠系膜上淋巴结,左半结肠汇入肠系膜下淋巴结。肠系膜上、下淋巴结和腹腔淋巴结的输出管共同组成肠干。但需注意部分结肠淋巴管经腰淋巴结汇入腰干,在结肠癌手术清扫时需予以考虑。

盲肠和结肠的神经支配来自肠系膜上、下神经丛,迷走神经的副交感纤维仅支配结肠左曲以前的肠管;而降结肠和乙状结肠则由骶髓第 2 ~ 4 节段发出的副交感纤维支配。感觉纤维亦随交感纤维和副交感纤维走行分别传入腰髓、脑干和骶髓。

腹腔器官的解剖步骤与方法

1. 按本章第四节逐一观察腹腔各器官的形态、位置和毗邻。

2. 胃的解剖方法　沿胃大弯将与胃相连的大网膜和胃脾韧带及胃网膜左、右动脉向胃的分支剪断;再沿胃小弯将小网膜及胃左、右动脉的胃支剪断,注意勿切断胃左动脉食管支。将十二指肠上部靠幽门处做双重结

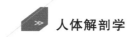

扎,在两结扎线之间将十二指肠上部剪断。再从贲门稍上方切断食管腹段及迷走神经发出的胃前、后支,将胃取出。

观察胃的外形及分部后,沿胃大弯纵行剪开胃壁,将胃内容物冲洗干净。观察胃黏膜的皱襞及直径约 1~6 mm 的胃小区,并用放大镜观察胃小区内的胃小凹,胃小凹的底是胃腺的开口处。在幽门处观察环形的幽门瓣及其幽门括约肌。在切缘处的断面上分清胃壁的层次(黏膜、黏膜下层、肌层和浆膜)。

3.肝的解剖方法　在十二指肠上部后方切断门静脉、肝固有动脉和胆总管。将肝向前上方抬起,同时向后将下腔静脉从腔静脉窝中推出,于近肝处切断肝静脉,注意勿将下腔静脉撕裂。在靠近腹后壁及膈下面剪断肝镰状韧带及肝圆韧带。将肝向下方拉,在膈与肝膈面之间切断肝冠状韧带前层及左、右三角韧带,并剥离肝裸区的结缔组织,再切断肝冠状韧带后层(如肝静脉未切断,此时则易于切断)。剥离肝与右肾上腺之间的结缔组织,将肝取出。清理肝门诸结构,用镊子剥离 Glisson 系统,直至各叶的分支(以门静脉系为主,剥离至右支分为前支和后支,左支分为内侧支和外侧支)。也可在第二肝门剥离肝右、肝中及肝左静脉,观察它们的主干行径与叶间结构的关系。

4.十二指肠和胰的解剖方法　在十二指肠升部末端找到十二指肠悬韧带(Treitz 韧带),纵行切开腹膜,观察十二指肠悬肌。切开十二指肠降部右缘和水平部下缘的腹膜壁层,将十二指肠向左稍翻起,观察其后毗邻。

在观察胰的形态位置时,切断由胃十二指肠动脉发出的胰十二指肠上前、上后动脉和由肠系膜上动脉发出的胰十二指肠下动脉的前、后支,双层结扎十二指肠空肠曲,从两条结扎线间切断肠管,并剥离胰,切断脾动、静脉的胰支,将胰和十二指肠一并取出。

解开十二指肠的结扎线,将十二指肠上部及降部分别沿上壁和右壁剪开,冲洗干净。将标本翻置(即背面朝上),用剪刀尖和尖镊子分离胆总管,直至其入十二指肠壁处。顺胰腺长轴于后面中线做一横切口(勿过深),将切口两侧的腺实质修去,剥离出白色的胰管及汇入它的更细的小管。追踪胰管至胰头,可见其向后下方行,直至十二指肠降部后内侧,与胆总管汇合。在胰头部还可找到另一较细的导管,其走行方向与胰体部的胰管一致,即副胰管。在十二指肠降部中段后内侧壁的黏膜有一纵行的十二指肠纵襞,即为胆总管和胰管斜穿肠壁所引起。其下端形成大乳头,乳头中央的小孔是胆总管和胰管的共同开口。副胰管开口处也有副(小)乳头。

5.小肠的解剖　自 Treitz 韧带向下约 15 cm 处,用线绳将空肠结扎两道,隔 10 cm 后再用线绳双层结扎,于两道结扎线间剪断空肠,并扇形剪断肠系膜,取下 10 cm 长的空肠。去除结扎线,将内容物冲洗干净。用同法在距回盲部约 10 cm 处取下一段回肠。

将肠管沿肠系膜对侧缘剪开,观察并对比空、回肠的黏膜特征,在切缘处分离肠壁的层次。

6.大肠的解剖　依上法取一段(10 cm)横结肠,冲洗干净后,纵行剖开,观察其黏膜特征。并对比大肠与小肠的不同。

临床应用知识点

知识点 1:胆囊病变与疼痛

临床上检查胆囊病变时,一般应询问是否有上腹部痛或右上腹痛和右肩放射痛。这类疼痛分阵发性和持续性。阵发性疼痛主要与 Oddi 括约肌强烈收缩或胆囊收缩有关,常见于单纯的胆道蛔虫症和胆石症。持续性疼痛主要与肝外胆道炎症或扩张有关。若胆道蛔虫症、胆石症合并感染和梗阻时,则表现为上腹部持续性疼痛并阵发性加重。胆囊炎症可刺激右侧膈神经,而右侧膈神经与分布于右肩部的锁骨上神经在脊髓位于同一节段(C_3~C_4),故胆囊炎时可出现右肩部放射痛。

知识点 2:阑尾炎

阑尾炎是因多种因素而形成的炎性改变,为外科常见病,以青年最为多见,男性多于女性。临床上急性阑尾炎较为常见,各年龄段及妊娠期妇女均可发病。慢性阑尾炎较为少见。由于阑尾壁内有大量淋巴组织、阑尾腔狭窄以盲端结尾、末端游离活动性大以及阑尾动脉是终末血管这些原因,从而导致阑尾易发炎。阑尾炎初期腹痛是管腔膨胀或肌肉痉挛所致,可经交感神经传递至脊髓 T_{10} 节段,从而表现为脐周牵涉痛;当炎症进展刺激壁腹膜时,则出现右下腹痛,故阑尾炎常表现为由脐周开始的转移性右下腹痛。对于阑尾炎,原则性选择手术治疗。由于阑尾位置变异多样,术中寻找困难时可沿结肠带寻找,或在回盲交界部后下方寻找,或沿回盲系膜寻找。

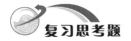
复习思考题

简答题

1. 列表表示空肠与回肠的区别。

2. 简述肝分叶、分段的依据,具体分为哪些叶和段。

3. 用解剖学知识解释胰头癌患者出现黄疸、腹水、下肢水肿和肠梗阻等症状的原因。

第五节 腹膜后腔及器官

重点内容提示

1. 肾的位置、毗邻及血液供应,肾上腺的位置。

2. 输尿管的位置、走行、分部及狭窄。

3. 腹主动脉的行径及其主要分支,下腔静脉的走行及其属支。

4. 下腔静脉的位置、走行及其主要属支。

5. 膈的位置和分部;膈的裂孔及穿经裂孔的结构。

6. 腹部主要内脏神经节和丛的名称与分布。

腹膜后腔是指腹后壁腹膜与腹后壁的腹内筋膜之间的间隙,上达膈肌,下抵骶岬,两侧向外接连腹膜外脂肪。间隙内充以疏松结缔组织,主要结构有位于脊柱前方的腹主动脉及其分支、下腔静脉及其属支、脊柱两侧的腰交感干以及围绕腹腔干和肠系膜上动脉周围的腹腔神经丛,还有腹主动脉神经丛、肠系膜下丛和上腹下丛等内脏神经丛;再向两侧为左、右肾和肾上腺以及输尿管。胰和十二指肠虽也位于此间隙内,但已述前。此外还有位于腰大肌深面的腰丛及其分支。

一、肾

(一)肾的形态、位置和毗邻(见图 2-40,2-41)

肾(kidney)是泌尿系统的主要器官,呈红褐色,可分为上、下两端,内、外两缘和前、后两面。前面略凸隆,后面平坦;外侧缘呈弓形,凸弯向外侧,内侧缘中部凹陷,有肾动、静脉,淋巴管和输尿管出入,叫作肾门。进出肾门的诸结构为结缔组织所包绕,叫作肾蒂。右侧肾蒂较短。肾蒂内结构排列的顺序:从前向后依次是肾静脉、肾动脉、输尿管;从上向下依次为肾动脉、肾静脉、输尿管。肾门内有一扩大的腔隙,叫作肾窦,为肾血管的分支、肾盂和肾大盏、肾小盏所占据,中间充填以脂肪组织。

肾位于脊柱两侧,两肾上端较为靠近,而下端则相距略远,即肾的长轴由内上斜向外下。左肾上端平第11

肋下缘,下端约平第 2 腰椎下缘。右肾上、下端均较左肾低约半个椎骨。第 12 肋斜越左肾后面中部、右肾后面上部(图 8 - 44)。肾门约平第 1 腰椎高度,幽门平面通过右肾门上部和左肾门下部。

肾的体表投影(图 8 - 44):通常在后正中线旁开2.5 cm 和7.5 cm 处各做一条垂线,再通过第 11 胸椎和第 3 腰椎棘突各做一条水平线,4 条线相交所围成的矩形即为肾的体表投影位。

两肾上端有肾上腺覆盖,左肾前面从上向下分别与胃、胰尾、空肠相邻,外侧缘上部接脾,下部邻结肠左曲。右肾前面上 2/3 部邻肝,下 1/3 部接结肠右曲,内侧缘与 12 指肠降部相贴(图 8 - 45)。两肾后面第 12 肋以上部分,隔膈肌对向肋膈隐窝(窦),故肾手术经后入路时,应注意勿损伤肋膈隐窝,以免造成气胸。第 12 肋以下部分,肾后面从内侧向外侧依次与腰大肌、腰方肌和腹横肌相邻接。

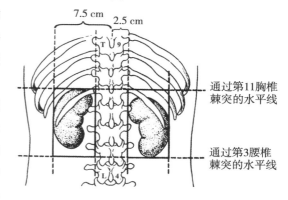

图 8 - 44　肾的体表投影

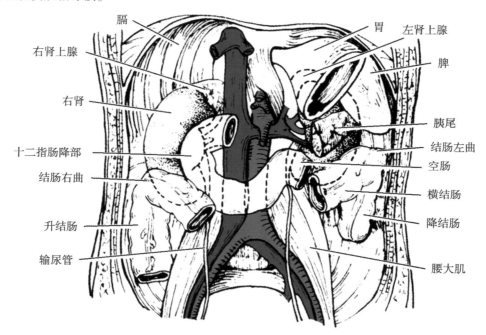

图 8 - 45　肾前面的毗邻

(二)肾的构造(见图 2 - 41)

肾脏表面包被着致密的结缔组织被膜,叫**肾纤维囊**(fibrous capsule),内部为肾实质。肾实质又分为位于周边部的**肾皮质**(renal cortex)和中央部的**肾髓质**(renal medulla)。在肾的冠状切面上,新鲜的肾皮质呈红褐色的颗粒状,肾髓质色泽淡,有放射状条纹,形成 15 ~ 20 个**肾锥体**(renal pyramids),锥体的底朝向皮质,尖端钝圆,朝向肾窦,叫作肾乳头,肾乳头顶端有许多小孔,尿液经这些小孔流入肾小盏内。肾锥体之间有皮质成分伸入,叫作**肾柱**(renal columns)。

肾实质主要由众多的肾单位聚集构成。每个肾单位包括肾小体和肾小管两部分。肾小体由动脉性毛细血管球(肾小球)和包在其外面的肾小囊构成。肾小管包括近曲小管、髓袢和远曲小管等三部分互相续接的小管。肾小球滤出的原尿经过肾小囊进入肾小管,肾小管可将原尿中的绝大部分水分和一些物质重新吸收,并分泌出一些物质,最后形成尿液,经集合管、乳头管导入肾小盏。肾皮质主要由肾小体及近曲和远曲小管组成;肾锥体则由髓祥、集合管、乳头管等直行的小管构成(图 8 - 46)。

(三)肾的被囊(图 8 - 47,8 - 48)

1.肾纤维囊　是肾本身的被膜,由致密结缔组织和少量弹力纤维构成,薄而韧,除覆于肾的表面外,在肾门处还折入肾窦,被覆于肾窦内面。纤维囊与肾实质易于分离,在肾与周围组织广泛粘连的情况下,利用这一特点,可采取被膜下肾切除手术。

2.肾脂肪囊　为包绕一侧肾和肾上腺的脂肪组织层,具保护肾脏的作用,又称肾床。在成人此囊厚度可达2 cm,在肾的边缘部和下极较厚,并经肾门伸入肾窦内。肾周围炎即指此层的感染,肾囊封闭即将药物注入此层内。

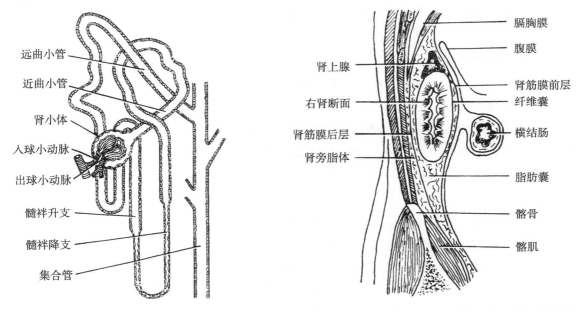

图 8 - 46　肾单位模式图

图 8 - 47　肾的被膜(纵断面,经右肾和肾上腺,右面观)

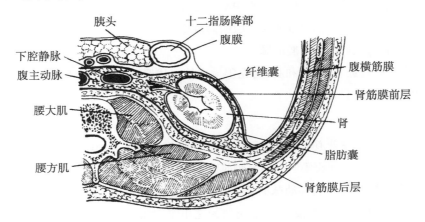

图 8 - 48　肾的被膜(横断面,平第 1 腰椎)

3.肾筋膜　由腹膜外组织特化形成,在肾的外侧缘分为前、后两层,前层被覆于肾和肾上腺的前方,向中线越过下腔静脉和腹主动脉的前方,再被覆另一侧的肾和肾上腺。后层被覆于肾的后面,与腰方肌筋膜、腰大肌筋膜相贴,内侧附着于椎体侧缘。肾筋膜前、后层在肾上腺上方愈合,与膈下筋膜相续;在肾的外侧缘互相融合续于腹横筋膜;后层向下续于髂筋膜,而前层向下则逐渐变薄,消失于腹膜外组织中。如此,肾筋膜形成了一个

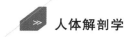

包被双侧肾、肾上腺和中轴大血管下方开口的囊,这是出现游走肾的结构基础,也是肾周围脓肿时,易向下方蔓延的原因之一。

(四)肾的血管和肾段

肾动脉(renal artery)在第 2 腰椎水平起于腹主动脉侧壁,在肾门处分支入肾,其既是肾的营养血管也是肾的功能血管,因此口径较粗。肾动脉在肾内形成毛细血管网,第一次为动脉性毛细血管,构成肾小球,其主要功能是滤出原尿;第二次是动静脉间毛细血管,包绕在肾小管等结构的周围,一方面起营养作用,另一方面是保障重吸收作用的完成。肾静脉回流于下腔静脉。

肾动脉一般在肾门附近分为前、后两干,由前干发出上、上前、下前和下段动脉;后干在肾窦延续为后段动脉(见图 2 - 42)。每个段动脉的分支所分布的区域叫作一个肾段。各段动脉的分支间无明显的吻合,当一个段动脉阻塞时,可致该肾段缺血坏死。临床上肾有局部病变时进行肾段切除术。肾可分为上段、上前段、下前段、下段和后段 5 段。

(五)肾的淋巴管和神经

肾的淋巴管分为浅、深两组。浅组收集脂肪及囊和肾筋膜的淋巴;深组汇集肾实质的淋巴。浅、深两组淋巴管在肾蒂汇成较粗的淋巴管注入腰淋巴结或直接汇入腰干。

肾的神经来自肾丛。肾丛的纤维来自腹腔丛,还接收腹主动脉丛和腰交感干的纤维,沿肾动脉及其分支入肾。交感神经分布于肾血管的各级分支,使血管平滑肌收缩,调节肾实质的血流量。副交感神经只达肾盂部,功能不明确。内脏感觉纤维主要伴交感神经走行,经胸 10 至腰 3 节段后根进入脊髓。

二、肾上腺

肾上腺(suprarenal gland)是成对的内分泌腺,位于肾上极的上内方,和肾一起被包在脂肪囊内(图 8 - 47)。左侧肾上腺呈半月形,右侧者为三角形。两侧肾上腺后方均与膈相邻,前方左、右侧肾上腺所邻接的器官不同。右侧者被肝遮盖,内侧为下腔静脉;左侧者前方有脾动、静脉和网膜囊上部,前内侧为腹主动脉。肾上腺实质可分为外周部的皮质和中央部的髓质。皮质分泌盐皮质激素、糖皮质激素和肾素等,主要功能是调节水、盐和糖的代谢;髓质产生肾上腺素和去甲肾上腺素,调节心率和血压。

肾上腺的动脉有肾上腺上、中、下动脉,肾上腺中动脉为腹主动脉的成对脏支之一;肾上腺上动脉发自膈下动脉;肾上腺下动脉起自肾动脉。它们分别从肾上腺的内侧缘、上缘和下缘入腺。肾上腺静脉左、右侧各一条,左侧者注入肾静脉,右侧者直接回流入下腔静脉。

肾上腺的神经来自腹腔神经丛、肾丛和膈丛,在腺体内侧形成肾上腺丛。交感神经为节前纤维,分布于皮质和髓质,髓质中无副交感纤维分布。

三、输尿管

输尿管(ureter)是肌性的输尿管道,上起自肾盂,下开口于膀胱,全长约 20~30 cm,直径 0.4~0.7 cm,可分为腹、盆和壁内三段。输尿管腹段在腹膜后沿腰大肌前面下降,在腰大肌中点稍下方位于睾丸(卵巢)血管的后方,至骨盆上口跨过髂总动脉(左)或髂外动脉的前方,继而沿骨盆侧壁下行,开口于膀胱(见图 2 - 40)。右输尿管腹段前邻十二指肠降部和小肠系膜根,在右髂窝与阑尾相邻;左侧者前邻十二指肠空肠曲、左结肠血管,在左髂窝处有乙状结肠及其系膜根越过。

输尿管有三个生理性狭窄。第一个位于上端与肾盂相续处;第二个位于小骨盆入口与髂血管交叉处;第三个位于斜穿膀胱壁的壁内段。尿路结石,结石易嵌顿于这些狭窄部。

输尿管腹段的血管、淋巴管和神经。动脉主要来自肾动脉、腹主动脉、睾丸(卵巢)动脉和髂总动脉的细小分支,静脉汇入上述动脉的伴行静脉。上部的淋巴管汇入腰淋巴结;下部的汇入髂总淋巴结。神经来自肾丛、腹主动脉丛和肠系膜上、下丛。

四、腹主动脉

腹主动脉(abdominal aorta)位于脊柱的左前方,在平第12胸椎高度由胸主动脉穿膈的主动脉裂孔移行而来,下行至第4腰椎下缘,分为左、右髂总动脉。腹主动脉前方有胰、十二指肠升部和小肠系膜根横过;右侧为下腔静脉;左后方有腰交感干。腹主动脉的分支有脏支和壁支两类,脏支又可分为成对支和不成对支(图8-49)。

(一)脏支

不成对脏支包括腹腔干、肠系膜上动脉和肠系膜下动脉(见本章第三节)。成对脏支包括肾上腺中动脉、肾动脉和睾丸(卵巢)动脉。

1. 肾上腺中动脉(middle suprarenal artery) 平第1腰椎高度发自腹主动脉侧壁,在胰后方行向外上至肾上腺。

2. 肾动脉(renal artery) 在平第2腰椎高度发自腹主动脉,横行向外,在肾静脉后方经肾门入肾,在进入肾窦前分为前、后两干。右肾动脉从下腔静脉、胰头和十二指肠降部的后方横过;左肾动脉则经胰体、脾静脉和肠系膜下静脉的后方。肾动脉在入肾前发出肾上腺下动脉。有时一侧可有两条或两条以上的肾动脉,不经肾门直接穿入肾的上极或下极,叫作肾副动脉。

3. 睾丸(卵巢)动脉(testicular〔ovarian〕artery) 在第2腰椎高度起自腹主动脉前壁,细而长,沿腰大肌前面行向外下,依次跨过输尿管和髂外动、静脉的前方,睾丸动脉至腹股沟管腹环处和输精管伴行入腹股沟管,参与精索的构成,并迂曲下行至睾丸后缘上端处,分支至睾丸和附睾。在精索内睾丸动脉前方有蔓状静脉丛,后方为输精管。行程中还发出细支至输尿管和提睾肌。卵巢动脉在小骨盆上缘进入卵巢悬韧带内,继续下行于子宫阔韧带内,分支至卵巢、输卵管和输尿管。

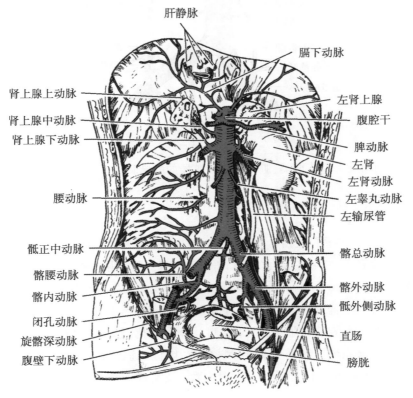

图8-49 腹主动脉及其分支

(二)壁支

1. 膈下动脉(inferior phrenic artery)　在主动脉裂孔稍下起于腹主动脉,右侧者在下腔静脉后方,左侧者位于食管末段的后方,至中心腱处分为前、后支,分布于膈。膈下动脉还发出肾上腺上动脉。

2. 腰动脉(lumbar arteries)　共4对,分别在平第1～4腰椎体高度起自腹主动脉后壁,向外侧横过腰椎体的前面和侧面,经腰大肌与腰方肌背面,进入腹外侧肌群内。沿途分支供给腰背部、腹部的肌肉和皮肤,以及椎管、脊髓下段和被膜等。

3. 骶正中动脉　见第九章第一节。

五、下腔静脉

下腔静脉(inferior vena cava)为收集下半身(双下肢、盆部、腹部)静脉血的主干,在第5腰椎前方偏右侧由两侧的髂总静脉合成(图8-50)。在腰椎前方沿腹主动脉右侧上行,经肝腔静脉窝,穿膈的腔静脉裂孔入胸腔,开口于右心房。下腔静脉前方有十二指肠水平部、胰头、小肠及其系膜根、肝门静脉;后方为腰椎、右膈脚及右交感干;右侧邻腰大肌、右输尿管、右肾及肾上腺;左侧为腹主动脉。

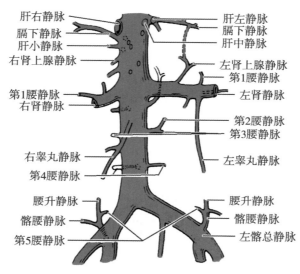

图8-50　下腔静脉及其属支

下腔静脉的属支也有脏支和壁支两类,脏支含成对脏器的静脉和肝静脉,壁支为来自膈和腹后壁的静脉。

(一)脏支

1. 肝静脉　见本章第四节。

2. 肾静脉(renal veins)　在肾门处由3～5支合成,在肾动脉前方横行向内侧,右侧者短,左侧者较长,横跨腹主动脉的前方,注入下腔静脉,接收左睾丸(卵巢)静脉和左肾上腺静脉血的回流。

3. 睾丸或卵巢静脉(testicular or ovarian vein)　睾丸动脉为来自睾丸和附睾的数条小静脉支,进入精索后互相吻合成蔓状静脉丛,至腹股沟管腹环处汇成2条睾丸静脉,与同名动脉伴行,右侧者直接注入下腔静脉,左侧者以直角汇入左肾静脉,故精索静脉曲张多发于左侧。卵巢静脉为起自卵巢的数条小静脉,也形成蔓状静脉丛,经卵巢悬韧带上行合成2条卵巢静脉,伴同名动脉走行,其汇入途径与睾丸静脉相同。

4. 肾上腺静脉(suprarenal vein)　在肾上腺门处由数小支合成,左右各一。左侧者注入左肾静脉;右侧者直接汇入下腔静脉。

(二) 壁支

壁支包括膈下静脉和腰静脉,均与同名动脉伴行。各腰静脉间有纵干联系,叫作左、右**腰升静脉**(ascending lumbar vein)。腰升静脉上行穿过膈脚,分别汇入半奇静脉和奇静脉,是上、下腔静脉间重要的侧支吻合。

六、髂总动脉和髂总静脉

1. 髂总动脉(common iliac artery) 是腹主动脉的终支,在平第 4 腰椎下缘起始,沿腰大肌内侧向外下方斜行,至骶髂关节处分为髂内、外动脉,髂内动脉进入盆腔,分支供给盆腔脏器和盆壁;髂外动脉沿腰大肌内侧缘下降,经腹股沟韧带中点的深面,穿血管腔隙至股前部,易名为股动脉。髂外动脉发出腹壁下动脉和旋髂深动脉(见本章第一节)。

2. 髂总静脉(common iliac vein) 由髂内、外静脉在骶髂关节前方合成,左右各一。左侧者较长,行于同名动脉的内侧;右侧者略短,行于同名动脉的深面。在第 4、5 腰椎间的椎间盘处二者汇成下腔静脉。

七、膈及腹后壁肌

(一) 膈(图 8 - 51)

膈(diaphragm)是位于胸腹腔之间的肌性板,形似倒扣的锅,向上凸隆。上面覆以胸内筋膜(膈上筋膜)及胸膜壁层;下面覆以腹内筋膜(膈下筋膜)及腹膜壁层。膈向上的膨隆叫作膈穹,右高左低。右侧者最高点可达第 4 肋间隙,左侧者则仅达第 5 肋间隙。膈的右半部上接右肺底,下邻肝右叶;左半部上接左肺底,下邻胃底和脾;中央部上面与心包纤维层愈着,下方与肝左叶相邻。

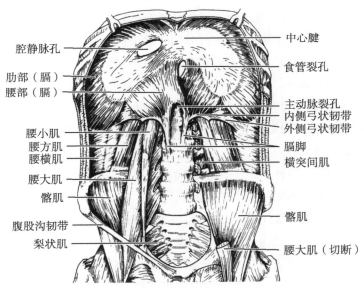

图 8 - 51　膈及腹后壁肌

膈起自胸廓下口周缘,可分为胸骨部、肋部和腰部三部。胸骨部起自剑突后面;肋部起自下 6 对肋骨及肋软骨;腰部起始较低,按其位置又可分为三个部分,即内侧脚、中间脚和外侧脚。内侧脚以腱束起于上 4 位腰椎椎体前面,两侧的内侧脚纤维向前上围成主动脉裂孔。中间脚起于第 2 腰椎体侧面,与内侧脚之间有内脏大神经穿过,左侧尚有半奇静脉,右侧有奇静脉穿过,中间脚与外侧脚之间有交感干穿过。外侧脚借腰大肌和腰方肌筋膜增厚所形成的韧带起始,分别叫作内、外侧弓状韧带;内侧弓状韧带为张于第 1 腰椎体侧面至第 2 腰椎横突之间的腱弓,跨越腰大肌及腰交感干;外侧弓状韧带是张于第 2 腰椎横突和第 12 肋骨之间的腱弓,深面有腰方肌通过。

上述各部起始的肌纤维由周边行向内上方,在中央会合成一片坚实的腱膜,叫作**中心腱**(central tendon),全体呈三叶状。在三个起始部之间的衔接处,有一缺少肌纤维的三角形裂隙,该处膈上筋膜与膈下筋膜间仅充以疏松结缔组织,在肋部和胸骨部之间者叫胸肋三角;在肋部和腰部之间者叫腰肋三角,它们是膈的薄弱区,是膈疝的好发部位。胸肋三角有腹壁上动脉和淋巴管穿行;腰肋三角的底为第12肋上缘,长2~8 cm不等,恰位于肾的后面,故当肾周围脓肿时可经此三角向胸腔蔓延。反之胸腔的脓液也可经此向腹膜后腔扩散。

膈有三个裂孔:①**主动脉裂孔**(aortic hiatus)位于第12胸椎前方稍偏左侧,由两内侧脚的纤维围成,有主动脉及位于其右后方的胸导管通过。②**食管裂孔**(esophageal hiatus)位于主动脉裂孔的左前方,约平第10胸椎水平,有食管和迷走神经通过。③**腔静脉孔**(vena caval foramen)位于中心腱中部偏右侧,呈卵圆形,约平第8胸椎下缘,腱性纤维与下腔静脉壁外膜紧密相连,故膈肌收缩吸气时,可牵拉使下腔静脉扩张,有利于血液回心。

膈的血液供应丰富,有胸主动脉发出的膈上动脉、起自腹主动脉的膈下动脉和来自胸廓内动脉的肌膈动脉和心包动脉等,在膈形成广泛的吻合。膈的静脉与动脉伴行,分别回流至上腔和下腔静脉。

膈主要由颈丛发出的膈神经支配,下5对肋间神经和肋下神经也有分支至膈的肋部边缘处。膈丛的内脏纤维随膈下动脉分布。

膈是主要的呼吸肌,收缩时膈穹下降,胸腔容积增大,引起吸气;舒张时膈穹回升,胸腔容积缩小,促成呼气。如膈与腹肌同时收缩,则可增大腹压。

(二)腹后壁肌及筋腹

腹后壁脊柱两侧为腰大肌、腰方肌及其筋膜,腰方肌下方为髂窝,内有髂肌及髂筋膜。

1.髂腰筋膜及腰方肌筋膜 被覆于腰大肌表面的筋膜称为腰大肌筋膜,被覆于髂肌表面的筋膜叫髂筋膜,二者合称髂腰筋膜。其上部较薄,附于腰椎体,向外侧附于腰椎横突;下部增厚,内侧附于腰椎体、骶骨和髂骨弓状线,外侧附于腰椎横突及髂嵴全长,向下随髂腰肌经腹股沟韧带深面至股前部,与内侧的耻骨肌筋膜共同构成股三角的底,并易名为髂耻筋膜。髂腰筋膜在行经腹股沟韧带深面时与韧带愈合,内侧部增厚,形成张于腹股沟韧带与髂耻隆起之间的髂耻弓,将腹股沟韧带与髂骨之间的间隙分为外侧的肌腔隙和内侧的血管腔隙。髂腰筋膜与腰部脊柱侧面和髂窝共同形成一个骨性筋膜鞘,内容腰大肌和髂肌,腰椎结核时,脓液可溃破骨膜,沿此筋膜鞘向下蔓延至股骨小转子。

腰方肌筋膜覆于腰方肌前面,与肾筋膜后层相贴,向上与膈下筋膜相续,并附于第12肋;下面附于髂嵴;内侧止于腰椎横突,外侧在腰方肌外侧缘与腰背筋膜愈合。

2.腰大肌、髂肌和腰方肌 **腰大肌**(psoas major)是位于脊柱两侧的长条肌,起自第12胸椎和上4腰椎体和椎间盘的侧面、腰椎横突,纤维下行与髂肌共同经肌腔隙止于股骨小转子。

髂肌(iliacus)位于腰大肌的外下方,呈扇形起于髂窝上部、髂嵴和骶骨外侧部,下行与腰大肌合并,称**髂腰肌**(iliopsoas)。收缩时可屈并外旋大腿,当下肢固定时则可使躯干前屈,髂腰肌行经髋关节前方时,二者之间夹有滑液囊,名髂耻囊,以减少摩擦。

腰方肌(quadratus lumborum)是长方形扁肌,起自髂嵴,肌纤维上行止于第12肋及上4腰椎横突。作用为降肋,助吸气;一侧收缩时可使脊柱向同侧侧屈。

八、腹膜后腔的神经和腰淋巴干

(一)腹部的内脏神经丛(图8-52)

1.**腹腔丛**(celiac plexus) 位于膈内侧脚和腹主动脉的前方,左、右肾上腺之间,腹腔干和肠系膜上动脉根部的周围,由一对腹腔神经节和进出节的交感神经纤维以及迷走神经后干的腹腔支构成。由于该丛的纤维伸向各方,有如阳光四射,故又名太阳丛。

腹腔神经节（celiac ganglia）是最大的交感神经节，位于膈内侧脚的前面，肾上腺的内侧，成对且互相连结。内脏大神经的节前纤维进入节的主部，内脏小神经进入节的外下部（主动脉肾节），由节发出的节后纤维互相吻合成丛，随腹主动脉的分支至腹腔脏器。少量节前纤维仅穿过神经节到达副丛内的副节，在副节内换神经元后，其节后纤维随附近的血管分支抵达所分布的器官。腹腔丛所属的副丛有成对的和单一的两种，成对的有膈丛、肾上腺丛、肾丛和睾丸（或卵巢）丛；单一的有肝丛、脾丛、胃丛和肠系膜上丛等。

迷走神经后干腹腔支由副交感节前纤维构成，它们穿过腹腔节，随腹腔丛和各副丛到达肝、胆囊、胰、脾和结肠左曲近侧段的大、小肠，在器官壁内或附近与副交感神经节细胞形成突触连接，由节细胞发出的节后纤维分布于平滑肌、腺体等效应器官。

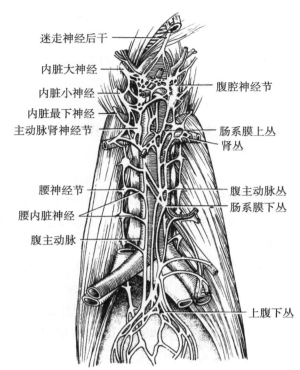

图 8 - 52　腹部的内脏神经丛

2. 腹主动脉丛（abdominal aortic plexus）　是腹腔丛向下的延续，位于腹主动脉的前方及两侧，其还接收腰交感干的纤维，向下移行于上腹下丛和髂总动脉丛。髂总动脉丛可延伸至股动脉的近侧段，下肢各动脉的交感神经均来自邻近的各神经干。

3. 肠系膜下丛（inferior mesenteric plexus）　发自腹主动脉丛，并接收第 1、2 腰交感节的纤维，其副交感节前纤维来自脊髓骶部的副交感神经中枢，随肠系膜下动脉及其分布走行，分布于降结肠、乙状结肠和直肠上段。

4. 上腹下丛（superior hypogastric plexus）　其交感纤维为腹主动脉丛的延续，还接收第 3、4、5 腰交感节的纤维，在第 5 腰椎前面沿两髂总动脉分为两束，叫作左、右腹下神经，入盆腔的下腹下丛。副交感节前纤维起于骶髓，沿腹下神经行至上腹下丛，还可穿该丛上行至肠系膜下丛。

（二）腰交感干（lumbar sympathetic trunk）

由 4～5 对腰交感节和节间支构成。位于腰椎体的前外侧，腰大肌的内侧缘，右侧者前方有下腔静脉，左侧者循腹主动脉左缘下行，两干间有横行纤维连结。向下经髂总动、静脉的后方与骶交感干连接，腰交感节较小，位置越靠下两侧的节越靠近。主要的分支如下：

1. 灰、白交通支　白交通支连于第 1～3 腰神经；灰交通支从各交感节发出后至第 1～5 腰神经，随腰神经分布于腹下部及下肢的皮肤和血管。

2. 腰内脏神经（lumbar splanchnic nerves）　由穿过腰交感干的交感神经节前纤维构成，至腹主动脉丛、肠系膜下丛、上腹下丛等的神经节，由节发出的节后纤维随血管分布于结肠左曲以下的消化管和盆腔诸器官。

3. 血管支　腰交感干发出的节后纤维缠络于髂总、髂内、髂外等动脉的周围，形成各动脉的神经丛，并随之到达各器官和组织。

（三）腰丛及其分支

腰丛（lumbar plexus）位于腰大肌深面，由第 12 胸神经前支的一部分、第 1～3 腰神经前支和第 4 腰神经前支的一部分组成。第 4 腰神经前支的另一部分和第 5 腰神经的前支共同形成腰骶干，参加骶丛的构成（图 8 - 53）。

腰丛的主要分支和腰大肌的关系不同,从腰大肌外侧缘穿出的从上至下依次为髂腹下神经、髂腹股沟神经、股外侧皮神经和股神经;穿腰大肌肌质的生殖股神经;闭孔神经则从腰大肌内侧缘穿出。这些神经已分别见于腹壁及股前部的解剖中。

(四)腰淋巴结和腰淋巴干(图8－54)

腰淋巴结数目较多(30～50个),位于腹主动脉和下腔静脉周围,收纳腹后壁成对的泌尿生殖器官的淋巴管,还接收总汇下肢和盆部淋巴的髂总淋巴结的输出管。腰淋巴结的输出管形成左、右腰淋巴干,注入乳糜池。

乳糜池(cisterna chili)是胸导管的起始部,多为膨大的梭形囊,位于第1腰椎的前方,腹主动脉的右后方,由左、右腰干和肠干合成,经主动脉裂孔入胸腔。有的人没有乳糜池代之以淋巴管网,或并不膨大。

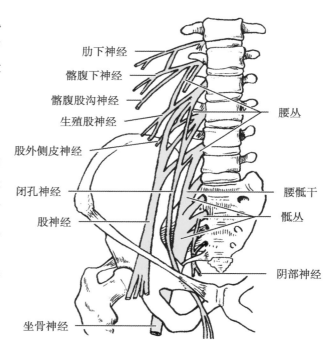

图8－53 腰丛、骶丛的构成

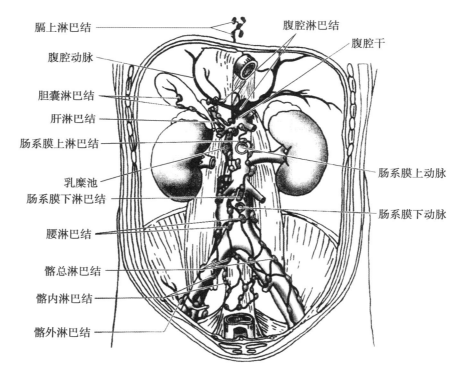

图8－54 腹膜后腔的淋巴结

腹膜后腔的解剖步骤与方法

1.**解剖肾和肾的被膜** 在靠近肾门处剪开肾筋膜前层,向两侧翻开,注意观察肾筋膜在肾外侧缘处前、后两层愈合并附于腹内筋膜。推开并剥除肾前面的脂肪囊,显露肾纤维囊及肾上腺。将肾连同肾的被膜从外侧向内侧掀起,观察肾的后面毗邻,将手指插入肋膈隐窝,向前隔膈肌触及肾的上半部,以观察肾与肋膈隐窝的关系。

检查肾蒂,注意肾静脉、肾动脉、输尿管排列的上、下和前、后关系;剖验肾动脉发出的肾上腺下动脉;左睾丸(卵巢)静脉汇入左肾静脉,此外左肾上腺静脉也注入左肾静脉。注意检查有无副肾动脉。

2.清理和观察输尿管 沿肾盂向下清理和观察输尿管的行径和毗邻,注意观察睾丸(卵巢)血管斜越输尿管前方的情况。

3.解剖腹膜后腔的血管和淋巴 清理腹主动脉的成对和不成对脏支;膈下动脉和腰动脉;下腔静脉及其属支。注意对比动脉分布区和静脉汇流范围的异同。分离动脉壁时注意保留动脉周围的内脏神经丛。

在腹主动脉和下腔静脉周围寻找腰淋巴结,上位淋巴结的输出管合成左、右腰干;在腹腔干和肠系膜上动脉根部寻找腹腔淋巴结和肠系膜上淋巴结,其输出管组成肠干。将右膈脚的附着部自椎体上分离,向左牵拉腹主动脉,可见位于其右后方的乳糜池,向上续于胸导管。注意观察乳糜池的形态。

4.解剖腹膜后腔的神经

(1)依次检查内脏神经丛 腹腔丛围绕在腹腔干和肠系膜上动脉根部的周围,在丛内寻找腹腔神经节及其外下方的主动脉肾节,查看内脏大、小神经穿膈脚进入两节的情况。向下辨认腹主动脉丛、肠系膜下丛及位于两侧髂总动脉之间的上腹下丛。

(2)清理腰交感干 左干位于腹主动脉的左后方,右干位于下腔静脉的后方,查明交感节及节间支。

(3)解剖腰丛及其分支 在腰大肌外侧缘寻找髂腹下神经、髂腹股沟神经、股外侧皮神经和股神经,并向外下方追踪至腹壁和股前部解剖时已剖露的部位。在腰大肌前面可见穿肌质的生殖股神经,在腰大肌内侧缘可见闭孔神经,与闭孔动脉伴行,沿盆侧壁出闭膜管至股内侧部。

5.肾解剖 切断肾蒂取出一侧肾脏,做冠状剖面,在剖面上分辨肾皮质和肾髓质、肾柱和肾锥体,观察肾乳头和肾小盏的关系。

▶临床应用知识点▶

知识点1:左肾静脉卡压综合征(nutcracker syndrome)

左肾静脉卡压综合征也称胡桃夹综合征。正常情况下左肾静脉经过腹主动脉与肠系膜上动脉之间的夹角跨过腹主动脉前方注入下腔静脉,此夹角约为45°～60°,被肠系膜脂肪、淋巴结、腹膜和神经纤维丛等填充,从而使左肾静脉不致受压。但在胡桃夹现象/胡桃夹综合征患者中此夹角一般小于16°,从而压迫左肾静脉,常伴有左肾静脉血流速度下降、受压处远端静脉扩张。当胡桃夹现象引起血尿、蛋白尿和左腰腹痛等一系列临床症状时,称为胡桃夹综合征。胡桃夹综合征多数以血尿伴/不伴腰痛就诊,大部分患者为体型瘦长的青少年,临床表现为直立性蛋白尿、男性左侧精索静脉曲张也常见。部分中老年妇女患者可表现为血尿和盆腔淤血综合征。

知识点2:精索静脉曲张

左侧精索静脉曲张较右侧常见,原因在于:左侧睾丸静脉的血液流经左肾静脉注入下腔静脉,流程较长;左侧睾丸静脉垂直汇入左肾静脉,回流阻力较大;左侧睾丸静脉上行过程中有乙状结肠跨过,易受压迫;左肾静脉回流受阻亦会影响左侧睾丸静脉回流。

知识点3:腹主动脉瘤

腹主动脉瘤是指腹主动脉呈瘤样扩张,通常直径增大50%以上定义为动脉瘤。腹主动脉瘤好发于老年男性,男女之比为10∶3,尤其是吸烟者,吸烟显著增加动脉瘤破裂风险。绝大多数腹主动脉瘤为肾动脉水平以下的病变。常见的病因有动脉粥样硬化,其他少见病因包括动脉中层囊性变性、梅毒、先天性发育不良、创伤、感染、结缔组织病等。多数患者无症状,常因其他原因查体而偶然发现。典型的腹主动脉瘤是一个向侧面和前后搏动的膨胀性肿块,半数患者伴有血管杂音。少数患者有压迫症状,以上腹部饱胀不适常见。根据病史及腹部

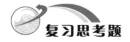人体解剖学

脐周或中上腹扪及膨胀性搏动的肿块,有时有轻压痛,可同时伴有下肢急性或慢性缺血症状,一些患者可以听到腹部血管杂音及震颤等,即可怀疑腹主动脉瘤。进一步行彩色超声检查、CTA 或 MRA 检查,即可确立诊断。CTA 可作为腹主动脉瘤明确诊断的手段。腹主动脉瘤的治疗方法包括药物治疗、手术治疗和腔内治疗,手术治疗为主要治疗方式,但随着腔内治疗材料和技术的进步,越来越多的腹主动脉瘤倾向于腔内治疗。

复习思考题

简答题

1. 做腰部斜切口行肾手术要经过哪些层次?手术中需注意保护哪些结构?

2. 输尿管的三个狭窄及其临床意义是什么?

3. 两侧肾静脉有何不同?精索静脉曲张为何多见于左侧?

腹部总结

一、腹前外侧壁层次

①皮肤;②Comper 筋膜;③Scarpa 筋膜;④腹外斜肌筋膜;⑤腹外斜肌及腱膜;⑥腹内斜肌;⑦腹横肌;⑧腹横筋膜;⑨腹膜外脂肪;⑩腹膜壁层。

二、腹主动脉的分支

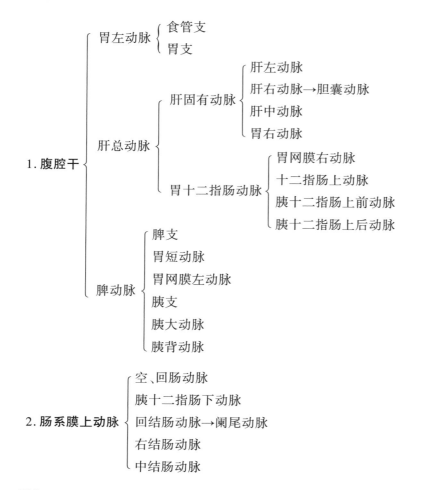

· 328 ·

3. **肠系膜下动脉** $\begin{cases} 左结肠动脉 \\ 乙状结肠动脉 \\ 直肠上动脉 \end{cases}$

4. **肾上腺中动脉**

5. **肾动脉** $\begin{cases} 前干 \\ 后干 \\ 肾上腺下动脉 \end{cases}$

6. **睾丸（卵巢）动脉**

7. **膈下动脉** $\begin{cases} 膈支 \\ 肾上腺上动脉 \end{cases}$

8. **腰动脉（四对）**

9. **髂总动脉**

10. **骶中动脉**

三、下腔静脉的属支

1. **左右髂总静脉汇成**

2. **壁支：腰静脉 4 对**

$\begin{cases} 左腰升静脉 \rightarrow 半奇静脉 \\ 右腰升静脉 \rightarrow 奇静脉 \rightarrow 上腔静脉 \end{cases}$

膈下静脉

3. **脏支：右睾丸（卵巢）静脉**

左肾静脉 $\leftarrow \begin{cases} 左睾丸（卵巢）静脉 \\ 左肾上腺静脉 \end{cases}$

右肾静脉

右肾上腺静脉

肝左、中、右静脉

四、肝门静脉的主要属支及侧副循环

1. **属支**

（1）肠系膜上静脉

（2）脾静脉

　　肠系膜下静脉

（3）胃左静脉

（4）胃右静脉

（5）胆囊静脉

（6）附脐静脉

2. **侧副循环**

（1）肝门静脉→胃左静脉、食管支→食管静脉丛→食管静脉→半奇、奇静脉→上腔静脉

（2）肝门静脉→脾静脉→肠系静脉下静脉、直肠上静脉→直肠静脉丛

→ { 直肠下静脉→ 髂内、髂总静脉→ 下腔静脉

↑

肛门静脉→ 阴部内静脉

（3）肝门静脉→ 附脐静脉→ 脐周静脉网→

{ 胸腹壁静脉→ 腋静脉、锁骨下静脉、头臂静脉→ 上腔静脉

腹壁上静脉→ 胸廓内静脉、头臂静脉→ 上腔静脉

腹壁浅静脉→大隐静脉、股静脉、髂外静脉→髂总静脉→下腔静脉

腹壁下静脉→髂外静脉→ 髂总静脉→ 下腔静脉

五、腹部的淋巴回流

1.腹壁

腹前壁脐以上浅淋巴管→腋淋巴结(胸肌淋巴结)

腹前壁脐以下浅淋巴管→腹股沟浅淋巴结

腹后壁深淋巴管→腰淋巴结→腰干→乳糜池

2.脏器

胃左、右淋巴结

胃网膜左、右淋巴结

幽门淋巴结

肝淋巴结

胰淋巴结

脾淋巴结

} →腹腔淋巴结→肠干→乳糜池

肠系膜淋巴结

回肠淋巴结

右结肠淋巴结

中结肠淋巴结

} →肠系膜上淋巴结→肠干→乳糜池

左结肠淋巴结

乙状结肠淋巴结

直肠上淋巴结

} →肠系膜下淋巴结→肠干→乳糜池

肾淋巴管

肾上腺淋巴管

睾丸(卵巢)淋巴管

髂总淋巴结

} →腰淋巴结→腰干→乳糜池

六、腹部的神经

1.躯体神经

（1）下 6 对胸神经前支——腹前外侧壁的肌肉、皮肤、腹膜壁层

（2）腰丛（T_{12}前支的一部分、$L_1 \sim L_4$前支）

髂腹下神经、髂腹股沟神经—— 腹股沟区肌肉和皮肤

生殖股神经—— 提睾肌

肌支—— 腰大肌、腰方肌、髂肌

（3）膈神经—— 膈及筋膜

2.内脏神经

（1）交感神经

内脏大神经

内脏小神经

腰交感干（节）

（2）副交感神经

迷走神经

骶髓副交感中枢 —— 腹下神经部分纤维

（3）内脏神经丛和节

腹腔神经丛（腹腔节、主动脉肾节）

副丛：膈丛、肝丛、胃丛、脾丛、肾丛、肠系膜上丛

腹主动脉丛

肠系膜下丛

上腹下丛

（李金莲　陈　晶）

第九章 盆部和会阴

9

骨盆(pelvis)以界线(骶岬、弓状线、耻骨梳、耻骨结节和耻骨联合上缘的连线)分为上方的**大骨盆**(greater pelvis)和下方的**小骨盆**(lesser pelvis)。大骨盆参与腹腔的组成,已述于前。盆部系指界线以下的小骨盆部分,包括盆壁、盆膈和盆腔器官等,盆腔上口由界线围成,下口以盆膈封闭。盆膈以下的软组织称为会阴。

第一节 盆 部

🔲 重点内容提示

1. 盆膈和盆脏筋膜、盆壁筋膜及盆筋膜间隙。
2. 髂内动、静脉及其分支、属支。
3. 腰骶干和骶丛的构成及分支。
4. 肛管齿状线上、下结构比较。
5. 前列腺、膀胱和卵巢、输卵管、子宫的毗邻、形态及其构造;固定子宫的结构。

一、盆壁、盆膈和盆筋膜

(一)盆壁

盆壁(pelvic wall)由小骨盆、附着在骨盆内面的肌及其筋膜所组成。其中小骨盆在第三章已叙述。

骨盆肌为附着于骨性盆膈内面的肌(图9-1),即盆壁肌,有闭孔内肌和梨状肌。**闭孔内肌**(obturator internus)位于盆腔侧壁,起自闭孔膜内面及其邻近骨面,经坐骨小孔出盆腔,止于股骨转子窝。它的前上缘及其筋膜参与闭膜管的围成。**梨状肌**(piriformis)位于盆腔后壁,起自骶骨盆面外侧部,经坐骨大孔出盆腔,止于股骨大转子。该肌未能完全封闭坐骨大孔,其上、下缘的空隙分别称梨状肌上、下孔。此二肌在臀部解剖时已见到。

(二)盆膈

盆膈(pelvic diaphragm)由前方的肛提肌和后方的尾骨肌以及覆盖在两肌上、下面的盆膈上、下筋膜组成,封闭盆腔下口,又称**盆底**(图9-2)。盆膈具有承托盆腔脏器、协助排便、分娩等功能。

1. **肛提肌**(levator ani) 为阔肌,两侧连合成漏斗状。起于耻骨联合的盆面、盆筋膜腱弓(肛提肌腱弓)和坐骨棘的盆面。肌纤维向后内方,在中线处与对侧肌纤维会合止于会阴中心腱、肛尾韧带和尾骨尖。在会阴中心腱前方,两侧前份的肌纤维围成盆膈裂孔,在男性有尿道、在女性有尿道和阴道通过。根据肌纤维的起止和排列,肛提肌自前向后又可分为耻骨阴道肌(女性)或前列腺提肌(男性)、耻骨直肠肌、耻尾肌、髂尾肌四部分。

女性的**耻骨阴道肌**(pubovaginalis)和男性的**前列腺提肌**(levator prostatae)均起自耻骨联合及肛提肌腱弓前份,耻骨阴道肌的肌纤维沿尿道、阴道的两侧行走,并与尿道、阴道的肌纤维交织,有协助缩小阴道口的作用。前列腺提肌的肌纤维经前列腺两侧止于会阴中心腱,有支持前列腺的作用。

耻骨直肠肌(puborectalis)起于耻骨盆面和肛提肌腱弓前份,肌纤维行向后内,并与对侧纤维交织构成 U 形祥,围绕于直肠和肛管交界处的侧方和后方,协助括约肛门。

耻尾肌(pubococcygeus)起于肛提肌腱弓中份,止于**肛尾韧带**(anococcygeal ligment)(系连结于尾骨前面和肛直肠后壁之间,由肌纤维和腱性结缔组织构成的结构)。

髂尾肌(illiococcygeus)起于肛提肌腱弓后份和坐骨棘盆面,止于肛尾韧带以及尾骨侧缘。

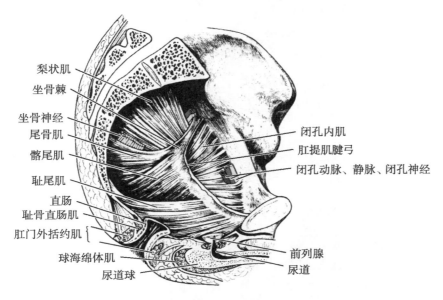

图 9-1　盆壁和盆底肌

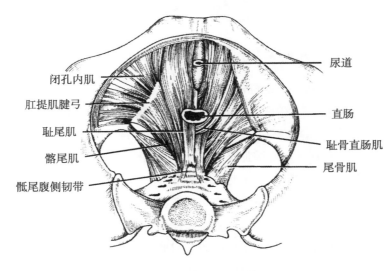

图 9-2　盆膈(上面观)

2. 尾骨肌(coccygeus) 属退化结构,位于肛提肌后上方,骶棘韧带的前方。它起于坐骨棘和骶棘韧带,止于尾骨及骶骨下部的外侧缘。

(三)盆筋膜

根据分布不同,**盆筋膜**(pelvic fascia)可分为盆壁筋膜和盆脏筋膜(图9-3)。

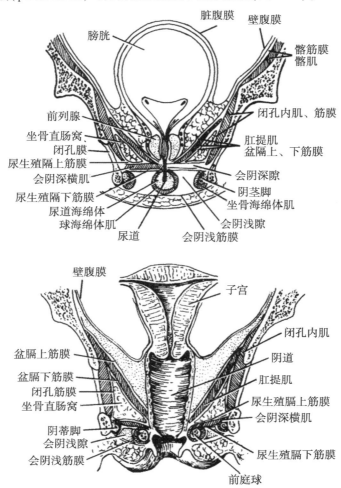

图9-3 盆筋膜(男、女盆腔额状断面观)

1. 盆壁筋膜(parietal pelvic fascia) 是覆盖在盆腔前、后和两侧壁内面以及梨状肌、闭孔内肌表面的筋膜,向下至盆底与盆膈上筋膜相续。覆盖闭孔内肌的称为**闭孔筋膜**(obturator fascia)。此外还有梨状筋膜和骶前筋膜。闭孔筋膜上部附着于骨盆入口缘,在此与髂筋膜相延续;中部在耻骨联合后方坐骨棘之间增厚形成**盆筋膜腱弓**(tendinous arch of pelvic fascia)(**肛提肌腱弓**),为肛提肌的起点之一;下部为坐骨直肠窝的外侧壁。骶前筋膜位于骶骨前面,向上附于第3、4骶椎,向下与直肠筋膜相续。

2. 盆脏筋膜(visceral pelvic fascia) 是包绕在盆腔脏器和血管、神经周围的结缔组织的总称,其中包绕在脏器周围的叫脏器筋膜,它们形成囊或鞘,包绕在一些容积经常变化的器官(如膀胱、直肠)周围的筋膜比较薄而疏松,而包绕在体积较恒定的器官(如前列腺)周围者则坚韧厚实。盆脏筋膜在有些局部增厚,附着于邻近的骨面,叫作韧带,它们起着支持和固定脏器位置的作用,重要的有男性的耻骨前列腺韧带,女性的耻骨膀胱韧带、子宫骶韧带等。有些韧带内含有少许平滑肌纤维;有些韧带中有进出脏器的血管、神经穿行(又称血管神经鞘),重要的有膀胱侧韧带、直肠侧韧带、子宫主韧带等,有的学者将其称为器官旁组织,如子宫旁组织、直肠旁组织等。此外,在器官与器官之间有额状位的结缔组织隔;上连腹膜盆腔陷凹的底,下达盆膈上筋膜,两侧附于盆腔侧壁的盆壁筋膜。男性位于直肠与膀胱之间称**直肠膀胱隔**(rectovesical septum),女性位于直肠与阴道之间,称**直肠阴道隔**(rectovaginal septum),一般认为它们是腹膜直肠膀胱陷凹或直肠子宫陷凹的凹底两层腹膜愈合的遗迹。

3. 盆筋膜间隙　盆壁筋膜、盆脏筋膜与覆盖盆腔的腹膜之间形成许多潜在的盆筋膜间隙。间隙内有大量疏松结缔组织和脂肪,有利于盆腔脏器的容积变化。在临床上较为重要的有耻骨后隙和直肠旁间隙:

(1)**耻骨后隙**(retropubic space)　位于耻骨联合与膀胱之间,又**称膀胱前隙**(prevesical space)。间隙向上与腹前壁的腹膜外组织相延续,内含脂肪组织、疏松的纤维组织和神经丛等。

由于此间隙可暴露膀胱颈、尿道及女性子宫,在临床上常将该间隙作为膀胱(如膀胱前面的局部性癌切除)、前列腺手术以及处理压力性尿失禁和剖宫产的腹膜外手术入路。耻骨后隙与邻近的腹膜外隙(如膀胱周隙)、腹直肌鞘、腹膜后隙等有交通,是创伤或出血后病理性液体和血液易于积存部位。此外,若膀胱前壁或男性尿道前列腺损伤,外渗的尿液可经此间隙向腹壁的腹膜外组织蔓延。

(2)**直肠旁间隙**(perirectal space)　位于盆底腹膜与盆膈之间,直肠筋膜的周围。此间隙被直肠侧韧带(此韧带由直肠下动、静脉及周围结缔组织构成)分为前、后两部:前部称直肠前隙或骨盆直肠间隙,它的前方为直肠膀胱隔(男)或直肠阴道隔(女),后方为直肠和直肠侧韧带;后部为**直肠后隙**(retrorectal space),位于直肠侧韧带与骶骨之间,此间隙向上直接与腹膜后隙相通,故临床上常将气体注入该间隙做腹膜后隙的充气造影。

二、盆腹膜腔

盆腹膜腔(图 9-4)是腹膜腔向盆内延伸的部分。腹膜自腹前壁向下在骨盆入口处转向后,在男性覆盖膀胱上壁、侧壁和膀胱底的上部以及输精管壶腹和精囊腺后上部,继而反折向后上至直肠,其间形成**直肠膀胱陷凹**(rectovesical pouch)。在女性腹膜覆盖膀胱上壁、侧壁和底的上部,然后反折到子宫体前面,并覆盖子宫底、体面的后面,直达阴道后壁上部,继而反折到直肠,在子宫的前、后分别形成**膀胱子宫陷凹**(vesico-

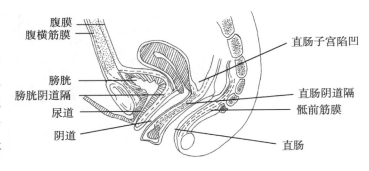

图 9-4　盆腹膜腔

uterine pouch)和**直肠子宫陷凹**(rectouterine pouch)。覆盖子宫前、后壁的腹膜在子宫两侧会合形成双层腹膜结构,附着于骨盆侧壁,叫作**子宫阔韧带**。直肠中段仅前面有腹膜覆盖,而直肠上段的前面与侧面均有腹膜覆盖。

男性的直肠膀胱陷凹的底距离肛门约 7.5 cm。女性的直肠子宫陷凹较膀胱子宫陷凹深,侧壁由直肠子宫襞围成,陷凹底距离肛门约 5.5 cm。在直立、坐或半卧时,男性的直肠膀胱陷凹或女性的直肠子宫陷凹为腹膜腔的最低位,腹膜腔的液体易在这里积存。一般认为此部腹膜面积小,吸收性能差,临床上引流该处的积液较为方便(男性可经直肠前壁穿刺,女性可经阴道后穹穿刺),故腹膜腔有炎症或炎症性腹膜腔手术后,病人常采用半卧位。

三、盆部的血管、淋巴回流和神经

(一)盆部的动脉

盆部的动脉供应除主要来自髂内动脉外,还有直肠上动脉、骶正中动脉和卵巢动脉(女)。

1. 髂内动脉(internal iliac artery)　自髂总动脉分出,在骨盆后外侧壁下行,分为前、后两干,后干为壁支,而前干除发出壁支外还发出脏支(图 9-5,9-6)。

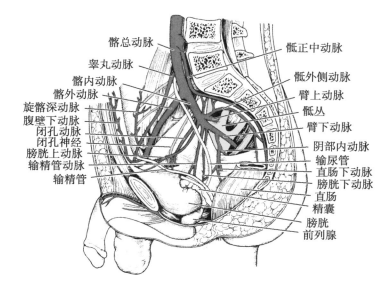

图 9 - 5　盆腔内的动脉

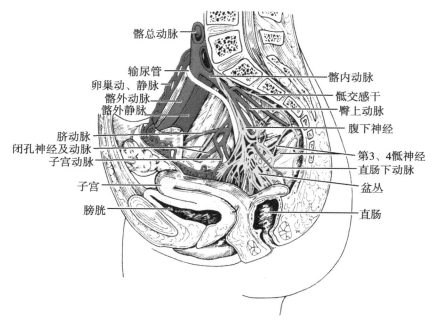

图 9 - 6　女性盆腔矢状切面观（示盆腔动脉与神经）

壁支：

（1）**髂腰动脉**（iliolumbar artery）　有 1～2 支，向外上进入腰大肌的深面，分支营养髂腰肌、腰方肌等。

（2）**骶外侧动脉**（lateral sacral artery）　沿骶前孔前内侧下行，营养梨状肌、尾骨肌、肛提肌等。

（3）**臀上动脉**（superior gluteal artery）　经腰骶干和第 1 骶神经前支间穿梨状肌上孔出盆腔，营养臀部肌肉。

（4）**臀下动脉**（inferior giuteal artery）　经第 1 和第 2 骶神经前支间穿梨状肌下孔出盆腔，营养臀部肌肉和髋关节等。

（5）**闭孔动脉**（obturator artery）　沿骨盆侧壁向前下，穿闭膜管入股部，营养大腿内收肌群、髋关节等。闭孔动脉在穿闭膜管前发出一细小的耻骨支与腹壁下动脉的耻骨支吻合。有时闭孔动脉本干发育不良或缺如，则由腹壁下动脉或髂外动脉发出粗大的耻骨支替代，形成所谓"异常闭孔动脉"，行经股环的内侧或外侧，在股疝手术时应予以注意。

脏支:

(1)**膀胱上动脉**(superior vesical artery) 有1~2支,起自脐动脉根部,营养膀胱上部。脐动脉为髂内动脉前干的延续,向内上方沿腹前壁内面至脐。出生后其远侧部闭锁形成脐内侧韧带。

(2)**膀胱下动脉**(inferior vesical artery) 有时与阴部内动脉共干,沿盆腔侧壁向后下行,营养膀胱下部、精囊腺、前列腺等。

(3)**直肠下动脉**(inferior rectal artery) 常起自阴部内动脉或臀下动脉,营养直肠下段。

(4)**阴部内动脉**(internal pudendal artery) 可与臀下动脉共干,经梨状肌下孔出盆腔,再经坐骨小孔入坐骨直肠窝,发出分支营养会阴区结构。

(5)**子宫动脉**(uterine artery) 见于女性,沿盆腔侧壁行向下内营养子宫、阴道等。

2.**直肠上动脉**(superior rectal artery) 为肠系膜下动脉分支,经乙状结肠系膜根部入盆腔,分支营养直肠上部。

3.**骶正中动脉**(middle sacral artery) 起自腹主动脉分叉处,在骶骨盆面正中下行,营养邻近结构。

4.**卵巢动脉**(ovarian artery) 发自腹主动脉,先后跨过输尿管和髂外血管入盆,经卵巢悬韧带和卵巢系膜进入卵巢,有侧支与子宫动脉的分支吻合。

(二)盆部的静脉

盆部的静脉均与同名动脉伴行,多数注入髂内静脉,但骶正中静脉和直肠上静脉分别注入髂总静脉和肠系膜下静脉,卵巢静脉右侧者注入下腔静脉,左侧者注入左肾静脉。

髂内静脉(internal iliac vein)始于坐骨大孔上部,在髂内动脉后内方上行,收集同名动脉供应区的静脉血,在骶髂关节前方上部与髂外静脉形成髂总静脉(图9-7)。

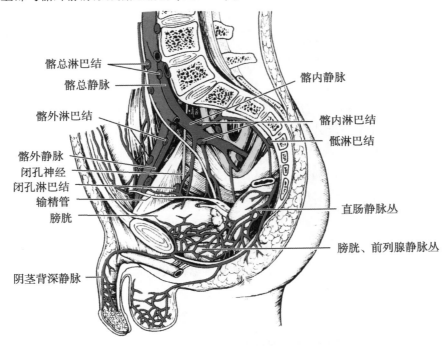

髂总淋巴结
髂总静脉
髂外淋巴结
髂外静脉
闭孔神经
闭孔淋巴结
输精管
膀胱
阴茎背深静脉

髂内静脉
髂内淋巴结
骶淋巴结
直肠静脉丛
膀胱、前列腺静脉丛

图9-7 男性盆腔矢状切面观(示盆腔的静脉与淋巴结)

盆腔脏器的静脉首先在脏器下部两侧广泛吻合,形成静脉丛,如膀胱静脉丛、前列腺静脉丛或阴道静脉丛、子宫静脉丛、直肠静脉丛等,然后由静脉丛汇合成相应的静脉,再注入髂内静脉。此外骶外侧静脉和骶正中静

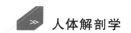

脉的属支间也有广泛吻合,形成骶静脉丛,位于骶前筋膜与骶骨之间。这些静脉丛之间吻合丰富,瓣膜甚少或缺如,并可经骶静脉丛向上与椎静脉丛吻合,所以盆内恶性肿瘤如前列腺癌可经静脉径路向椎骨转移,在直肠、肛管手术时也应注意勿损伤骶前筋膜,否则造成骶静脉丛损伤则会产生难以处理的出血。

(三)盆部的淋巴回流

收集盆部淋巴的淋巴结群可分为壁淋巴结和脏淋巴结。

1. 壁淋巴结　有髂外淋巴结、髂内淋巴结和髂总淋巴结(图 9 - 7)。

(1)**髂外淋巴结**(external iliac lymph nodes)　沿髂外动脉排列,收集腹股沟深、浅淋巴结的输出管,盆壁和部分盆腔脏器如膀胱、前列腺或子宫颈和阴道上段的淋巴管。

(2)**髂内淋巴结**(internal iliac lymph nodes)　沿髂内动脉排列,收集所有盆腔脏器、会阴和臀部等回流的淋巴。

(3)**髂总淋巴结**(common iliac lymph nodes)　沿髂总动脉排列,除收纳髂内、外淋巴结的输出管外,还收纳沿骶正中动脉排列的骶淋巴结的输出管,后者收集直肠、前列腺、骨盆后壁的部分淋巴。

2. 脏淋巴结　位于器官周围,沿髂内动脉的脏支排列,如直肠旁淋巴结、膀胱旁淋巴结、子宫旁淋巴结等。它们的输出管注入壁淋巴结,但直肠旁淋巴结的输出管则注入肠系膜下淋巴结。

(四)盆部的神经

盆内的躯体神经来自腰丛和骶丛,内脏神经系主要包括骶交感干、腹下丛和盆内脏神经(图 9 - 6)。

1. 躯体神经　闭孔神经见腰丛和股前内侧部。

骶丛(sacral plexus)位于梨状肌前方,由腰骶干和所有骶神经、尾神经的前支组成。骶丛呈三角形,其尖端朝向坐骨大孔,前方有髂内动脉的主干及其分支。骶丛分支主要有臀上神经、臀下神经、阴部神经、股后皮神经、坐骨神经等。

2. 内脏神经系

(1)**骶交感干**(sacral part of sympathetic trunk)　为腰交感干的延续,沿骶骨前面下行,至尾骨处与对侧骶交感干汇合,每条骶交感干上有 3 ~ 4 个神经节,其节后纤维部分参与组成盆丛,部分形成灰交通支,连于骶神经和尾神经。

(2)**腹下丛**(hypogastric plexus)　可分为上腹下丛和下腹下丛。上腹下丛(已述于腹膜后腔)发出腹下神经与盆内脏神经和骶交感干的节后纤维共同组成下腹下丛即盆丛,再从盆丛发出直肠丛、膀胱丛、前列腺丛或子宫阴道丛,随相应的血管入脏器。

(3)**盆内脏神经**(pelvic splanchnic nerves)　属副交感神经,发自第 2 ~ 4 骶神经前支,参与盆丛组成,大部分纤维随盆丛支配盆内脏器,部分纤维经腹下神经再穿过上腹下丛上行,随肠系膜下动脉分布于结肠左曲、降结肠和乙状结肠。

四、盆腔脏器

盆腔脏器分属泌尿系统、生殖系统和消化系统。它们在盆内大致的排列关系是泌尿系统器官在前,消化系统器官在后,而生殖系统器官基本位于二者之间。

(一)盆腔泌尿系统器官

1. 膀胱(urinary bladder)　是储存尿液的肌性囊状器官,其大小、形状和位置均随其充盈程度而有所变化。膀胱的平均容量正常成年人约为 300 ~ 500 ml,最大容量可达 800 ml。新生儿的膀胱容量为成人的 1/10。老年人由于膀胱肌紧张度降低,容积增大。女性膀胱容量较男性为小。详见第二章第四节。

2. 输尿管盆部(pelvic part of ureter)　详见第二章第四节。

(二)男性内生殖器

1. 前列腺(prostate)(图 9 - 8) 为男性生殖器中不成对的附属腺体,其分泌物是精液的主要成分。分泌物中含有前列腺素,是内分泌激素的一种。前列腺呈栗子状,分底、体和尖三部。其底向上接膀胱颈、精囊腺和输精管壶腹;尖朝下,与尿生殖膈相接。前列腺前面较隆凸,后面平坦,并借膀胱直肠隔与直肠前壁相邻。在肛门上方约 4 cm 处隔直肠前壁可触及前列腺,临床上可经肛门指检。

前列腺可分为五叶。前叶位于尿道前方;中叶在尿道与射精管之间;左、右侧叶在尿道两侧,为前列腺的主体;后叶覆盖于侧叶和中叶的后方。成年后前列腺前叶萎缩,中叶、后叶和侧叶相互融合而无明显界线。当前列腺肿瘤或腺体内纤维组织增生(尤其是中叶)时,可压迫尿道前列腺部造成排尿困难。

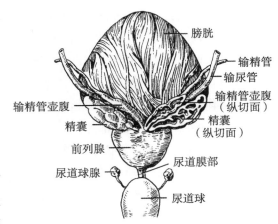

图 9 - 8　前列腺、精囊腺及输精管终末段

2. 精囊(seminal vesicle)(图 9 - 8) 为成对的附属腺体。其分泌物参与精液的组成。精囊位于膀胱底后下部、输精管壶腹的外侧,呈长椭圆形,外观为结节状,内部为盘曲的囊状结构,下端变细成为排泄管,与输精管末端汇合成射精管。

3. 输精管盆部 见本章第二节。

4. 射精管(ejaculatory duct) 由输精管壶腹的终末端与精囊腺的排泄管汇合而成,穿入前列腺向内下方行,开口于尿道前列腺部。全长 1.5 ~ 2 cm。

(三)女性内生殖器

女性内生殖器包括卵巢、输卵管、子宫和阴道。临床上常将卵巢和输卵管称为子宫附件。

1. 卵巢(ovary) 为女性生殖腺,具有产生卵细胞和分泌女性性激素的功能。卵巢位于小骨盆侧壁,髂内、外动脉之间的夹角(卵巢窝)内。卵巢呈扁卵圆形,略呈灰红色,有上、下两端,内、外两面和前、后两缘。上端为输卵管端,以卵巢悬韧带(临床上常称为骨盆漏斗韧带)连于盆侧壁,韧带内有至卵巢的血管、淋巴管和神经等走行。下端为子宫端,有卵巢固有韧带(由结缔组织和平滑肌构成)与子宫相连。内面有输卵管伞覆盖,外面附于小骨盆侧缘,与衬于卵巢窝的壁腹膜相贴。前缘有卵巢系膜附着于子宫阔韧带的后层,又称为系膜缘。后缘游离。卵巢中部为血管、神经进出之处,称为**卵巢门**(hilum of ovary)。卵巢的大小、形状随年龄而有差异。

2. 输卵管(uterine tube) 位于阔韧带上缘内,全长约 10 ~ 12 cm,连于子宫底的两侧。自外侧向内侧可分为四部:①输卵管漏斗部为输卵管末端膨大成漏斗状的部分,开口于腹膜腔,称为输卵管腹腔口。口周缘有许多指状突起称为输卵管伞。其中有一条最长的到达卵巢表面称为卵巢伞。输卵管伞是在手术中识别输卵管的重要标志。②输卵管壶腹部续于漏斗部内侧,管径较粗大,占输卵管全长的 2/3 左右,为卵子受精的场所。③输卵管峡部在壶腹部的内侧,连于宫底,细而短,输卵管结扎术常在此部进行。④输卵管子宫部位于子宫壁内,内侧端开口于子宫体腔,称为输卵管子宫口。

3. 子宫(uterus)

(1)形态和结构 子宫是孕育胎儿的器官,呈前后略扁的倒置梨形,可分为底、体、颈三部。在输卵管入口平面上方、向上隆凸的部分叫子宫底,下端变细呈圆筒状叫子宫颈,底和颈之间的部分为子宫体。子宫颈的下部突入阴道内,所以子宫颈又可分为子宫颈阴道部和阴道上部。子宫颈阴道部为子宫颈癌的好发部位。子宫颈、体交界处稍细称为子宫峡。子宫峡在非妊娠期不明显,长约 1 cm。在妊娠期峡部逐渐伸长、变薄,形成子宫下段。妊娠末期此部可长达 7～11 cm。产科常在此处实施剖腹取胎术,以避开腹膜腔,减少腹膜腔感染和发生其他并发症的机会。底的外侧部与输卵管连接的部分称为子宫角。

子宫的内腔狭窄,在子宫体内的称为子宫腔,在子宫颈内的称为子宫颈管。子宫腔前后扁窄,呈倒置三角形,底在上,两侧角接输卵管子宫口,下角经子宫内口与子宫颈管相续。子宫颈管呈梭形,下口为子宫口,通阴道。子宫口在未产妇为圆形,经产妇呈横裂状,分为前唇和后唇。

子宫体腔的黏膜受性激素的影响发生周期性的增生和脱落,但子宫颈管处的黏膜无此变化。子宫肌层甚厚。除子宫颈的前面和阴道部外,子宫各部均有腹膜遮盖,故属腹膜间位器官。

(2)位置和毗邻　子宫位于小骨盆腔中部,前邻膀胱,后隔直肠子宫陷凹与直肠相邻。正常子宫呈前倾前屈位。前倾是指阴道纵轴与子宫主轴相交形成向前开放的钝角,略大于90°。前屈为子宫颈与子宫体纵轴相交形成向前开放的角度(约130°)。子宫的前倾、前屈受体位和邻近器官的充盈程度以及支持韧带的紧张度等因素的影响。

(3)固定子宫的结构　子宫能保持正常位置主要依靠盆底软组织的承托,此外子宫韧带也起重要的固定作用(图9-9)。重要的子宫韧带如下:

①**子宫阔韧带**(broad ligament of uterus):子宫前、后面有腹膜自子宫侧缘向两侧延伸,形成双层腹膜皱襞,即为阔韧带。阔韧带向外侧达到盆侧壁,移行为盆壁的腹膜壁层。上缘游离,内有输卵管,外侧端移行于卵巢悬韧带。子宫阔韧带可分为三部分(图9-10):**卵巢系膜**(mesovarium)介于阔韧带后叶与卵巢前缘之间,内有卵巢血管、神经等通过;**输卵管系膜**(mesosalpinx)位于卵巢系膜根和输卵管之间,内有输卵管的血管、神经;其余均为**子宫系膜**(mesometrium),内有子宫血管、子宫圆韧带通过。子宫阔韧带有限制子宫向侧方移动的作用。

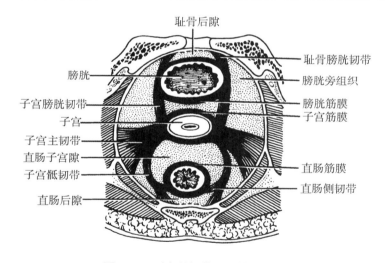

图9-9　子宫的韧带及盆筋膜间隙
(盆部水平切面模式图)

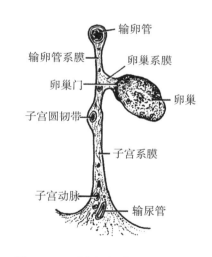

图9-10　子宫阔韧带(矢状断面观)

②**子宫圆韧带**(round ligament of uterus):由平滑肌和结缔组织构成,起自子宫角前下部,行经子宫阔韧带和腹股沟管,止于大阴唇皮下,为胚胎时期卵巢引带的遗迹。主要作用是维持子宫的前倾位。

③**骶子宫韧带**(uterosacral ligment):由腹膜外的结缔组织和平滑肌纤维构成,起于子宫颈,向后绕直肠外侧附着于骶骨前面(图9-9)。此韧带可防止子宫向前移位和维持子宫的前屈位。腹膜壁层覆盖在该韧带表面形成腹膜皱襞,称为**直肠子宫襞**(rectouterine fold)。

④**子宫主韧带**(cardinal ligament of uterus):又称为子宫(颈)横韧带或子宫旁组织(parametrium),位于子宫阔韧带底部,由子宫颈阴道上部两侧向外后方连于骨盆侧壁,内含少量平滑肌纤维,输尿管和子宫的血管也行

于其中(图9-9)。该韧带对子宫颈位置的固定有重要作用,使子宫不向下脱垂。

3.阴道(vagina) 为位于膀胱、尿道和直肠之间的肌性管道,全长8~10 cm(图9-11)。其前、后壁相互贴近,向上接子宫颈,下端以阴道口开口于会阴部的阴道前庭。处女的阴道口围以黏膜襞称为**处女膜**(hymen)。处女膜呈环状、半月状或伞状等。由于子宫颈阴道部突入阴道内,因而子宫颈与阴道壁之间形成环状的间隙称为**阴道穹**(fornix of vagina)。阴道穹可分为前穹、后穹和左、右侧穹,以后穹为最深,直接与直肠子宫陷凹相贴,因而可作为妇科盆内手术的入路之一,也可经后穹进行直肠子宫陷凹穿刺。

(四)盆内消化器官

1.乙状结肠的盆部 见第八章腹部。

2.直肠(rectum)和肛管(anal canal)

(1)形态和结构 详见第二章第二节。

(2)位置和毗邻 直肠的上1/3有腹膜覆盖在其前面和两侧面,属腹膜间位;中1/3仅前方有腹膜覆盖,故属腹膜外位;下1/3全无腹膜覆盖。男性直肠前壁下部和中部与前列腺、输精管壶腹和精囊腺相邻,上部隔直肠膀胱陷凹与膀胱底相邻;女性直肠前壁下部与阴道相邻,上部隔直肠子宫陷凹与阴道上段和子宫颈相邻(图9-4)。直肠后方有骶前筋膜、骶静脉丛、骶骨和尾骨。

(3)直肠和肛管的血管、淋巴回流和神经(图9-12) 直肠上部的动脉来自肠系膜下动脉的直肠上动脉。该动脉经乙状结肠系膜根入盆腔,到第3骶椎高度分为左、右两支,分别行于直肠两侧壁并发支供给直肠壁各层。直肠下部接收来自髂内动脉的直肠下动脉的分支。肛管由阴部内动脉发出的肛动脉供应。

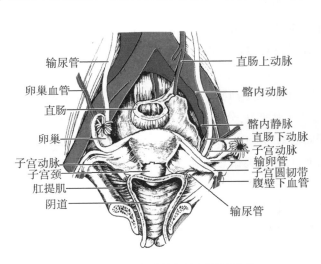

图9-11 子宫动脉与输尿管的关系

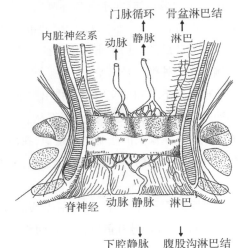

图9-12 齿状线上下的神经、血管配布

直肠和肛管的静脉首先在黏膜下层和外膜分别形成直肠内静脉丛和直肠外静脉丛,二者之间有丰富的吻合。齿状线以上肛管的静脉丛经直肠上静脉和直肠下静脉分别回流到肠系膜下静脉和髂内静脉。齿状线以下肛管的静脉丛经肛静脉至阴部内静脉最后汇入髂内静脉。直肠内静脉丛由于缺乏周围组织支持易发生静脉曲张形成**痔**(hemorrhoid),在齿状线以上者称为**内痔**(internal hemorrhoid),以下者称为**外痔**(external hemorrhoid)。

直肠上部的淋巴管首先注入直肠旁淋巴结,然后入肠系膜下淋巴结。直肠下部以及齿状线以上肛管的淋巴管随直肠下动脉入髂内淋巴结和骶淋巴结。齿状线以下肛管的淋巴管注入腹股沟浅淋巴结。

齿状线以上的肠道接收来自盆丛的交感和副交感神经支配,传入纤维属内脏传入纤维,经腹下丛或盆内脏神经入中枢,对痛刺激不敏感。齿状线以下的肛管接收阴部神经的分支肛神经支配,属躯体神经,对痛刺激敏感,定位确切。所以内痔一般不太疼痛而外痔疼痛明显。

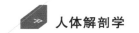

总之,齿状线具有重要的解剖学和临床意义:①齿状线是黏膜和皮肤的移行处,所以在齿状线以上的恶性肿瘤多数为腺癌,以下为鳞状上皮癌。②齿状线为血管、神经分布和淋巴回流的分界线。

盆部的解剖步骤与方法

1. 将盆腔内的乙状结肠与小肠推向腹腔,充分显露盆腹膜腔,观察盆内器官的排列关系,前为膀胱,后为直肠。两者之间在女性有子宫,注意观察子宫的位置是否正常。子宫底两侧为输卵管和卵巢。在男性有精囊腺、前列腺等,但由于其位置较深,留待以后观察。

2. 用手指沿腹前壁和盆侧壁分别向盆内做自前向后或左右方向的滑动,了解腹膜盆内移行情况。在男性观察直肠膀胱陷凹,在女性观察膀胱子宫陷凹和直肠子宫陷凹。观察子宫阔韧带各部和子宫主韧带。注意观察盆内各器官和腹膜的关系。

3. 剥离盆腹膜   从盆侧壁向盆内细心剥离腹膜至盆腔脏器,注意保持腹膜的完整性以便复原。

4. 探查耻骨后隙   用手指或镊子伸入膀胱与耻骨联合之间的耻骨后隙。此间隙内有大量疏松结缔组织,向上与腹部腹膜外组织相延续。间隙的底为耻骨前列腺韧带(女性为耻骨膀胱韧带),两侧为膀胱侧韧带。

5. 分离并追踪输尿管和输精管   在男性标本,从盆后外侧壁清理出输尿管,在腹环处找到输精管,分别向盆内追踪至膀胱底,观察左、右输尿管在骨盆入口缘左侧越过髂总动脉,右侧越过髂外动脉始段后入盆腔,继而在盆侧壁越过闭孔血管和神经,最后在膀胱外侧角处经输精管前下方到达膀胱底。输精管在精囊腺内侧膨大形成输精管壶腹。在女性标本,用上述方法清理输尿管和子宫圆韧带。可见输尿管在盆侧壁跨越髂血管、闭孔血管后进入阔韧带底部,在子宫颈外侧约 2 cm 处经子宫动脉后下方到达膀胱底。

6. 分离直肠上动脉   在乙状结肠系膜根部找出直肠上动脉,它是肠系膜下动脉的终支。向远端追踪其至直肠。

7. 探查直肠后隙   用手指或镊子插入直肠后方,即可发现填以疏松结缔组织的直肠后隙,其底即为盆膈。直肠两侧为直肠外侧韧带。

8. 清理上腹下丛和腰交感干   找出腹主动脉及其表面的腹主动脉丛,可见该丛向下延至腹主动脉末端,在两髂总动脉之间入盆腔,延续为上腹下丛。上腹下丛再分为两组,分别沿左、右髂内动脉的脏支分布到盆内脏器。清理上腹下丛周围的脂肪结缔组织,找出该丛深面较细的骶中动脉,但可不必细追它的起止点。

在腹后壁腰大肌的内侧找出腰交感干,并追踪向下,可见其经髂总动脉、静脉的深面下行进入盆内,沿骶骨前方下行。

9. 分离髂血管及淋巴结   将盆后壁腹膜拉开,将已操作过的髂总动、静脉向下追踪至骶髂关节处,清理出它们的分支髂内、外动脉和静脉。注意勿伤及跨过它们的结构,观察沿这些血管分布的髂总淋巴结及髂内、外淋巴结。

10. 解剖女性生殖器,一侧不剥离腹膜,保留完整的女性生殖器和腹膜的关系,将另一侧腹膜剥除。依次观察卵巢的形态、位置和毗邻;输卵管的分部,各部的形态;子宫的形态及其周围的韧带。搞清阔韧带与卵巢系膜、输卵管系膜的关系,子宫圆韧带、子宫主韧带、子宫骶韧带的位置、行向及其在维持子宫位置中的作用。

如该标本较好,可将女性生殖器全套摘除制成标本。在制作标本时可剖开子宫及阴道壁,观察子宫内膜及阴道黏膜。在已制成的标本上观察子宫腔的分部,子宫体腔和子宫颈管,宫口前、后唇及棕榈襞,子宫颈阴道部突入阴道的情况,阴道的前、后、侧穹。

11. 锯断尸体   在第 3、4 腰椎间盘的高度将尸体横断,再将骨盆沿正中矢状面纵分为左、右两半。

12. 观察正中矢状断面标本   ①复习盆腔腹膜被覆脏器的情况及形成的陷凹。②观察膀胱黏膜,膀胱三角的位置、构成、输尿管间襞。③前列腺的位置、毗邻。④精囊、输精管壶腹和膀胱底的位置关系。⑤女性标本观察子宫颈与阴道的关系及阴道后穹。

13. 清理髂内动脉的分支,必要时可除去髂内静脉及其属支以利操作。在盆后壁找出经腰骶干与第 1 骶神经之间出盆的臀上动脉和经第 1、第 2(或第 2 与第 3)骶神经间出盆腔的臀下动脉与阴部内动脉。在盆侧壁找出闭孔动脉及其上方的闭孔神经和下方的闭孔静脉,追踪至闭膜管,观察是否有变异的异常闭孔动脉存在,如有,注意它的来源及其与股环的关系。试辨认膀胱上、下动脉和直肠下动脉。它们的起始部位不太恒定,可根据其分布范围确定之。在女性盆腔中,在子宫颈两侧找到与输尿管交叉的子宫动脉,并向近端追踪子宫动脉的起源。

14. 观察骶前静脉丛及位于器官周围的静脉丛,即膀胱静脉丛、直肠静脉丛和女性的子宫和阴道静脉丛。它们之间并无界线。

15. 解剖骶丛　清理在盆后外侧壁的骶神经前支和腰骶干,观察骶丛的位置和组成,逐一追踪各主要分支(臀上神经、臀下神经、坐骨神经、股后皮神经和阴部神经)至出盆腔处。

临床应用知识点

知识点:直肠指诊

直肠指诊(digital rectal exam)可以为直肠及其前面毗邻的泌尿生殖系统结构变化或病变提供重要的临床诊断信息。直肠出血、痔、直肠肿物和直肠狭窄,肛裂、肛瘘和肛周脓肿以及前列腺肿大或前列腺癌、精囊腺变化、子宫异位等都可用该法初步检查。此外,某些情况,如直肠子宫陷凹(女性)或直肠膀胱陷凹(男性)内发生的转移癌肿块、阑尾位置变异(伸到盆腔)时急性阑尾炎疼痛等也可借助直肠指诊提供诊断信息。

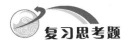**复习思考题**

简答题

1. 解释前列腺增生引起排尿困难和尿潴留的解剖学基础。

2. 从盆部解剖结构分析骨盆骨折可能损伤的结构,损伤这些结构分别会出现什么后果?

3. 列表比较肛管齿状线上、下解剖和组织结构的不同。

4. 经耻骨上方插入导尿管要经过哪些解剖学层次?

第二节　会　阴

重点内容提示

1. 会阴的概念,肛区、尿生殖区的分界。

2. 肛门外括约肌及其神经支配。

3. 肛直肠环及其临床意义。

4. 坐骨直肠窝的境界、内容物及交通。

5. 男性尿生殖区的筋膜层次及其与会阴浅隙和会阴深隙的关系。

6. 会阴的血管和神经。

7. 睾丸、精索被膜及其与腹壁各层次结构移行关系。

8. 男性尿道的分部及形态结构特点。

广义的**会阴**(perineum)是指盆膈以下封闭骨盆下口的所有软组织。其境界(图9-13)与骨盆下口一致,呈菱形,前为耻骨联合,后为尾骨尖,两侧为坐骨结节,前外侧以股沟和股部分界,后外侧以臀大肌下缘和臀部分界。经两侧坐骨结节做一连线,可将其分为前、后两个三角区:前部为尿生殖区,内有生殖器的部分器官;后部为肛区,内有肛管。狭义的会阴,即临床所指的会阴,在男性系指阴囊根部至肛门之间、在女性系指阴道前庭后端与肛门之间的软组织结构。

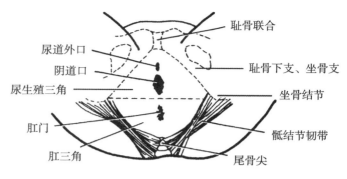

图9-13 会阴的分界

一、肛区

(一)皮肤和筋膜

肛门周围的皮肤形成放射状皱襞,富含汗腺和皮下脂腺。浅筋膜内脂肪较多,尤其是在坐骨直肠窝内填充有大量脂肪。深筋膜贴在肛提肌和尾骨肌的下面,称为盆膈下筋膜,参与盆膈的组成。

(二)肛门外括约肌

肛门外括约肌(sphincter ani externus)为环绕肛管的横纹肌,具有括约肛门的作用(图9-14)。可分为皮下部、浅部和深部。

1. 皮下部位于肛门周围皮下,为环形肌束,围绕肛管的下部。前方附着于会阴中心腱,后方附于肛尾韧带。皮下部括约肌作用不大,损伤后,不致引起大便失禁。

2. 浅部位于皮下部的深面,深部的外方,起于尾骨及肛尾韧带,向前止于会阴中心腱。

3. 深部位于浅部的深面,为环绕肛门括约肌的环形肌束。

肛门外括约肌的浅部、深部,直肠下份的纵行肌,肛门内括约肌(由直肠壁的环形肌在肛管处增厚形成)以及耻骨直肠肌纤维一起,共同形

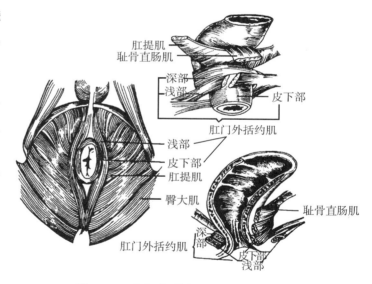

图9-14 肛门内、外括约肌及肛直肠环

成一肌性环,围绕肛管和直肠的交界部,称为肛直肠环,具有括约肛门、控制排便等重要作用,若术中不慎损伤,可导致大便失禁。肛门外括约肌由肛神经支配。

(三)坐骨直肠窝

坐骨直肠窝(ischiorectal fossa)是位于肛管两侧成对的腔隙,呈底朝下的楔形(图9-15)。其内侧壁为肛门外括约肌、肛提肌、尾骨肌及盆膈下筋膜;外侧壁为坐骨结节的内面、闭孔内肌及其筋膜;顶向上,为内、外侧壁相交处;底朝下;为皮肤;向前伸入尿生殖膈的上方,形成前隐窝;向后可延入尾骨肌、骶结节韧带与臀大肌之间,形成后隐窝。在外侧壁坐骨结节下缘上方2~4 cm处,有由闭孔内肌筋膜形成的筋膜鞘,称为**阴部管**(pudendal canal)或 Alcock 管,该管包绕阴部内血管和阴部神经。当肛门周围感染时,可引起坐骨直肠窝内的炎症和脓肿。感染可经肛管前方或后方扩散到对侧,或穿过肛提肌蔓延至盆腔。

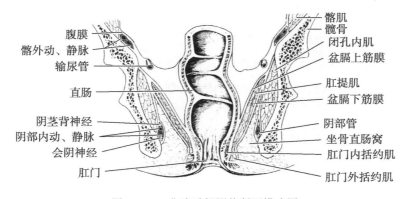

图 9 – 15　盆腔后部冠状断面模式图

髂肌
髋骨
闭孔内肌
盆膈上筋膜
肛提肌
盆膈下筋膜
阴部管
坐骨直肠窝
肛门内括约肌
肛门外括约肌

腹膜
髂外动、静脉
输尿管
直肠
阴茎背神经
阴部内动、静脉
会阴神经
肛门

二、尿生殖区

(一)男性尿生殖区

1.皮肤和浅筋膜　皮肤生有阴毛,富含汗腺及皮下脂腺。浅筋膜可分为浅、深两层:浅层为脂肪组织,与腹前外侧壁的浅筋膜浅层即 Camper 筋膜相续;深层为膜性结缔组织,称为**会阴浅筋膜**(superficial fascia of perineum)或 Colles **筋膜**,它向前移行为阴囊肉膜、阴茎浅筋膜,并与腹前壁下部的浅筋膜深层即 Scarpa **筋膜**相续,向两侧附于耻骨下支及坐骨支,后界与该区后缘的深筋膜愈合(图 9 – 16)。

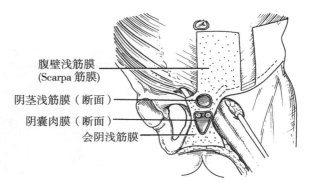

腹壁浅筋膜
(Scarpa 筋膜)
阴茎浅筋膜(断面)
阴囊肉膜(断面)
会阴浅筋膜

图 9 – 16　男性会阴浅筋膜

2.深筋膜　分为两层,衬于会阴深横肌及尿道括约肌的上、下面,分别称为**尿生殖膈上筋膜**(superior fascia of urogenital region)和**尿生殖膈下筋膜**(inferior fascia urogenital diaphragm),又称**会阴膜**(perineal membrane)。此两层筋膜向两侧均附于耻骨下支及坐骨支,在尿生膈后缘互相愈合并与会阴浅筋膜愈合。在尿生殖膈前缘,尿生殖膈上、下筋膜愈合成**会阴横韧带**(transverse ligament of perineum)。该韧带前缘与耻骨弓状韧带之间有一空隙,有阴茎背深静脉通过。在尿生殖区的两层深筋膜和会阴浅筋膜三层筋膜间,形成两个筋膜间隙。

(1)**会阴浅隙**(superficial perineal space)　位于会阴浅筋膜与尿生殖膈下筋膜之间,内有会阴浅横肌、坐骨海绵体肌、球海绵体肌、阴茎脚、尿道球、尿道球部以及会阴血管、神经等。会阴浅筋膜与阴茎浅筋膜、阴囊肉膜及腹壁浅筋膜深层连续并在尿生殖膈后缘与深筋膜相愈着。

(2)**会阴深隙**(deep perineal space)　位于尿生殖膈上、下筋膜间。内有会阴深横肌、尿道括约肌、尿道球腺、尿道膜部及阴部内动脉、阴茎背神经等。尿生殖膈上、下筋膜与其间的会阴深横肌、尿道括约肌共同构成尿生殖膈,具有加强盆底、承托盆脏器的作用。

3.会阴肌　分浅、深两层。浅层肌(图 9 – 17)位于会阴浅隙内,共三对,即会阴浅横肌、球海绵体肌和坐骨海绵体肌;深层肌位于会阴深隙内,包括会阴深横肌及尿道括约肌。这些肌肉均由会阴神经支配。

(1)浅层肌

①**会阴浅横肌**(superficial transverse muscle of perineum):是位于会阴浅隙后份的一对小肌,起于坐骨结节,横行向内,止于会阴中心腱。两侧共同收缩时,可固定会阴中心腱。

②**球海绵体肌**(bulbospongiosus):起于会阴中心腱及尿道球下方的中缝,覆盖尿道球和尿道海绵体的后部,止于阴茎背侧的阴茎深筋膜,协助射精、排尿及阴茎的勃起。

③**坐骨海绵体肌**(ischiocavernosus):起于坐骨结节,肌纤维向前覆盖于阴茎脚的浅面,止于阴茎脚的下面。此肌收缩时,可压迫阴茎海绵体,阻止阴茎静脉血的回流,使阴茎勃起。

(2)深层肌

①**会阴深横肌**(deep transverse muscle of perineum):起于坐骨支的内面,肌纤维向内横行,部分纤维在中线处左右交错,部分纤维止于会阴中心腱。此肌收缩时,可加强会阴中心腱的稳固性。

②**尿道括约肌**(sphincter of urethra):位于会阴深横肌的前方,肌束环绕尿道膜部。此肌可控制排尿,通常处于收缩状态。

会阴中心腱(perineal central tendon)位于肛门与外生殖器之间,是会阴缝深部的腱性结构。肛门外括约肌、肛提肌、会阴浅横肌、球海绵体肌及会阴深横肌等均附着于此,具有承托和加固盆底的作用。

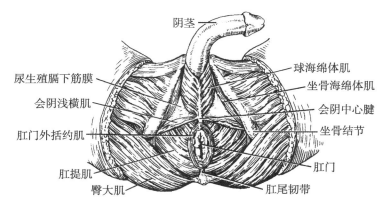

图9-17 男性肛门三角及尿生殖三角浅层肌

(二)女性尿生殖区

女性尿生殖区的结构与男性相似(图9-18),不同的是在女性会阴浅隙内,坐骨海绵体肌覆盖的是阴蒂脚,此肌收缩时,可使阴蒂勃起,而球海绵体肌环绕阴道口及尿道外口,并覆盖前庭球及前庭大腺,收缩时可压迫前庭球及前庭大腺,并使阴道缩小。另外,在会阴深隙内环绕尿道和阴道的肌肉称为尿道阴道括约肌,可紧缩尿道及阴道。

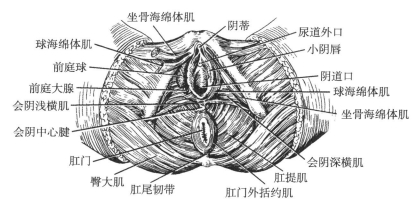

图9-18 女性肛门三角及尿生殖三角浅层肌

三、会阴的血管和神经

(一)阴部内动脉

阴部内动脉(internal pudendal artery)是髂内动脉的分支,穿梨状肌下孔至臀部,再绕坐骨棘的外面,经坐骨小孔进入坐骨直肠窝,行于外侧壁的阴部管内,在管内发出肛动脉及会阴动脉后,本干向前入会阴深隙,分为阴茎(或阴蒂)背动脉和阴茎(或阴蒂)深动脉两终支(图9-19)。

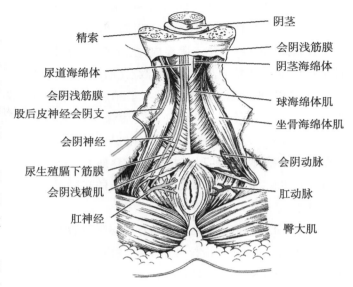

图 9-19 会阴的血管和神经(男性)

1. **肛动脉**(anal artery) 在阴部管内起于阴部内动脉,有 2~3 支,横贯坐骨直肠窝至肛门周围,并与对侧同名动脉及直肠下动脉吻合,营养肛门周围诸肌和皮肤。

2. **会阴动脉**(perineal artery) 向前进入会阴浅隙,行于坐骨海绵体肌和球海绵体肌之间,主要营养阴囊(或大阴唇)的后部。沿途分支供应浅隙的肌肉、筋膜和皮肤。

3. **阴茎(或阴蒂)背动脉** 为阴部内动脉的终支,从会阴深隙穿尿生殖膈下筋膜进入浅隙内,再经阴茎脚和耻骨联合之间到阴茎背面,行于阴茎深筋膜内,主要分支营养阴茎(或阴蒂)海绵体,以及阴茎筋膜和皮肤。

4. **阴茎(或阴蒂)深动脉** 由会阴深隙穿至浅隙,斜穿入阴茎(或阴蒂)海绵体中央,至其末端,与对侧同名动脉及阴茎(或阴蒂)背动脉吻合。

阴部内动脉在会阴深隙内还发出小分支,营养尿道、尿道海绵体或前庭球等。

(二)阴部内静脉

阴部内静脉(internal pudendal vein)收纳会阴、肛管及外生殖器的大部分静脉血,与阴部内动脉伴行,最后注入髂内静脉。

(三)阴部神经

阴部神经(pudendal nerve)起自骶丛($S_2 \sim S_4$),自梨状肌下孔穿出,伴阴部内动、静脉经坐骨小孔至坐骨直肠窝。在阴部管内分出肛神经后,本干分为会阴神经及阴茎背神经入尿生殖区。两支均与同名动脉伴行(图9-19)。在行阴部神经阻滞麻醉时,可利用坐骨棘作为骨性标志,将注射针在坐骨结节与肛门连线之中点处经皮下刺至坐骨棘下方,此处即为该神经之所在。

四、会阴部的器官

会阴部有肛管、生殖系统的部分器官及女性尿道。肛管为消化管的末段,在本章第一节已描述。本节描述会阴部的其余器官。

(一)男性生殖器

男性生殖器可分为外生殖器和内生殖器两部分。外生殖器包括阴囊、阴茎和尿道;内生殖器包括睾丸、附睾、输精管、射精管、前列腺、精囊腺及尿道球腺。其中前列腺、精囊腺及射精管位于盆腔内,已述于本章第一节。

1. **阴囊**(scrotum) 为位于阴茎后下方的囊袋,由皮肤和肉膜构成。阴囊的皮肤薄而柔软,色素沉着明显,有少量阴毛(图9-20)。皮肤内有皮脂腺、汗腺及大量弹性纤维,富有伸展性。在皮肤的中线上,有一条纵行的阴囊缝。皮肤深面的浅筋膜叫**肉膜**(dartos coat),主要由致密结缔组织、弹力纤维和散在平滑肌束组成,缺乏脂肪组织,与皮肤紧密愈着。其中的平滑肌能随温度变化而反射性地舒缩,以调节阴囊内的温度,使之适合精子的生长发育。肉膜在相当于阴囊缝处向深部发出阴囊隔,将阴囊内腔分为左、右两部,容纳睾丸、附睾及精索下段。

2.睾丸(testis) 位于阴囊内,左右各一,为男性生殖腺,能产生精子及分泌男性激素(图9-20)。

(1)睾丸的形态 睾丸的外形呈稍扁的卵圆形,表面光滑。可分内、外侧面,前、后缘和上、下端。前缘游离,后缘有血管、神经和淋巴管出入并与附睾和输精管的起始段相接触。青春期睾丸随着性成熟生长,老年人的睾丸则随性功能的衰退而萎缩变小。

(2)睾丸的构造 睾丸的表面有一层坚厚的结缔组织膜,称为白膜。沿睾丸后上缘,白膜向睾丸内突入,形成睾丸纵隔。睾丸纵隔又向睾丸实质内发出许多放射状的睾丸小隔,将睾丸实质分隔成许多睾丸小叶,共约100~200个。每个小叶内有2~4条迂曲的精曲小管。精曲小管壁的上皮细胞分裂增殖,发育形成精子。精曲小管间的结缔组织内含

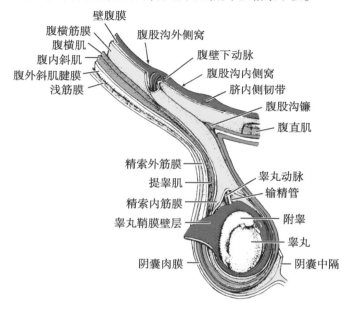

图9-20 阴囊结构及其内容物模式图

间质细胞,能分泌男性激素。精曲小管逐渐向睾丸纵隔集中,形成精直小管,进入睾丸纵隔并互相交织成睾丸网,最后汇集成8~15条睾丸输出小管,在睾丸后缘的上部,汇成附睾管。

3.附睾(epididymis) 紧贴在睾丸的后外方,为呈新月形弯曲的扁长形器官,可分为头、体、尾三部分(图9-20)。其功能为贮存和输送精子。其分泌的液体除对精子供给营养外,还具有促进精子成熟的作用。

附睾头内有许多结缔组织小隔,将附睾头分成8~15个附睾小叶。睾丸输出小管进入附睾小叶,并出现迂曲。迂曲的小管由上而下汇集成一条总管,称为附睾管。此管盘曲于附睾体、尾内,由附睾尾的末端转向上,移行为输精管。

睾丸和附睾的动脉来源于睾丸动脉。睾丸和附睾的静脉合成蔓状静脉丛,由8~10条静脉组成,为精索的主要内容物之一。在腹环处,静脉丛汇成睾丸静脉,伴随同名动脉上行,左侧者以直角注入左肾静脉,右侧者以锐角注入下腔静脉。如睾丸静脉回流障碍,则引起蔓状静脉丛扩张、弯曲,称为精索静脉曲张,以左侧多见。

4.输精管(vas deferens) 是附睾管的直接延续,长约50 cm,管腔细小,但管壁肌层厚,故有一定的坚实度,在活体用手捻摸时,有硬索样感觉,易于触知。输精管从附睾尾起始,沿睾丸后缘上行,经腹股沟管入腹腔,继经骨盆上口至盆腔,其末端与精囊腺的排泄管合并成射精管。输精管全长可分为四部:睾丸部、精索部、腹股沟管部和盆部。睾丸部最短,自附睾尾端,沿睾丸后缘上行至睾丸上端。精索部介于睾丸上端水平与腹股沟管腹环之间。腹股沟管部位于腹股沟管的精索内。盆部最长,从腹环起,转向内下方盆腔,其末端膨大处,称为**输精管壶腹**(ampulla ductus deferentis)。

5.精索及睾丸精索被膜 **精索**(spermatic cord)是位于睾丸上端至腹股沟管腹环间的圆索状结构,全长约12~15 cm,由输精管精索部,进出睾丸的血管、淋巴管和神经等组成。输精管位于后方,睾丸动脉及与之伴行的蔓状静脉丛位于前方。精索内神经为自主神经,其交感神经纤维来自肾丛和腹主动脉丛,随睾丸动脉分布至睾丸,副交感神经纤维来自下腹下丛,沿输精管动脉分布至输精管和附睾。精索外神经为腰丛生殖股神经的生殖支,经腹壁下动脉的外侧入腹环,分布于提睾肌和阴囊。

包被睾丸和精索的被膜与腹前外侧壁诸肌及其筋膜相续(表 9-1,图 9-20),从外向内依次为**精索外筋膜**(external spermatic fascia)、**提睾肌**(cremaster muscle)、**精索内筋膜**(internal spermatic fascia)以及**睾丸鞘膜**(tunica vaginalis of testis)。

表 9-1 腹前外侧壁层次与阴囊、睾丸和精索被膜的结构层次延续性比较

腹前外侧壁	阴囊、睾丸和精索	
皮肤	皮肤	阴囊
浅筋膜(脂肪层及膜样层)	肉膜	
腹外斜肌腱膜及其筋膜	精索外筋膜	睾丸及精索被膜
腹内斜肌、腹横肌及各自筋膜	提睾肌及提睾肌筋膜	
腹横筋膜	精索内筋膜	
腹膜下筋膜(即腹膜外组织)	脂肪组织	
壁腹膜	睾丸鞘膜脏层及壁层	睾丸

睾丸鞘膜由胚胎时期腹膜的鞘突演变而来,包在睾丸周围的鞘膜分为脏、壁两层,脏层附于睾丸和附睾的表面,在附睾后缘处与壁层互相移行。两层之间的腔隙叫鞘膜腔,内有少量浆液。腔在睾丸和附睾之间深陷,叫附睾窦。位于精索中的鞘突部分出生后闭锁,形成**鞘韧带**。有人该部不闭锁而致鞘膜腔与腹膜腔相通,是形成鞘膜积液的主要原因。

6.阴茎(penis) 可分为头、体和根三部分。阴茎根为阴茎后端的固定部,位于尿生殖区,固定在尿生殖三角浅袋内,表面覆盖着会阴的皮肤和阴囊的皮肤;中部为阴茎体,呈圆柱形,悬于耻骨联合前下方,为可动部;前端膨大为**阴茎头**或称为**龟头**(图 9-21)。头的尖端处有矢状位的尿道外口。阴茎头底部的游离缘凸隆,称为**阴茎头冠**。阴茎头和阴茎体的移行处较细,称为**阴茎颈**。

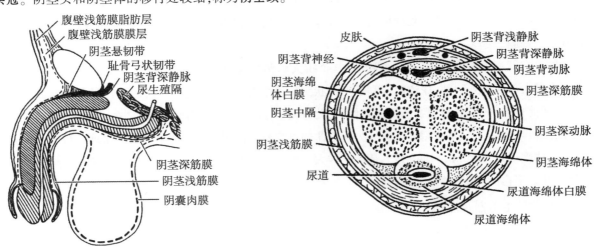

图 9-21 阴茎的层次结构

阴茎由两个阴茎海绵体和一个尿道海绵体构成,外面包以阴茎筋膜和皮肤。阴茎的皮肤薄而柔软,富有伸展性。在阴茎颈处,皮肤形成环形的双层皱襞,向前包绕阴茎头,称为阴茎包皮,包皮与阴茎头之间为包皮腔,包皮游离缘围成包皮口。在阴茎腹侧中线上,包皮与尿道外口之间,有一矢状位的皮肤皱襞,称为**包皮系带**,在

做包皮环切术时,应注意勿损伤此带。幼儿的包皮较长,包裹整个阴茎头,随着年龄增长,包皮逐渐退缩,包皮口逐渐扩大。若成人阴茎头仍被包皮包裹,则为包皮过长。若包皮口狭小,不能向阴茎头后面翻转时,称为包茎。包皮过长或包茎使包皮腔易积垢,局部长期受到污物刺激,易引起炎症,甚至诱发阴茎癌。

阴茎浅筋膜即 Colles 筋膜,由疏松结缔组织构成,缺乏脂肪。此层内有阴茎背浅动、静脉,分别为阴部外动脉和阴部浅静脉的分支和属支。**阴茎深筋膜**又称为 Buck 筋膜或**阴茎筋膜**,包裹所有的海绵体。在此筋膜深面与白膜之间有阴茎背深静脉,位于阴茎背侧正中。此静脉两侧依次向外排列着阴茎背动脉和阴茎背神经。起于腹白线下端和耻骨联合前下方的结缔组织束称为阴茎悬韧带,向下附着于阴茎筋膜,将阴茎固定于耻骨联合前方。

阴茎海绵体为两端细的圆柱体,成对,位于阴茎的背侧。两侧阴茎海绵体的前部紧密结合,前端变细,嵌入阴茎头底面的凹陷内。阴茎海绵体的后部分离,称为**阴茎脚**,分别附着于两侧的耻骨下支和坐骨支,被坐骨海绵体肌遮盖。阴茎深动脉位于阴茎海绵体中央。尿道海绵体位于两阴茎海绵体之间的腹侧,尿道贯穿其全长。其中部呈圆柱状,前端膨大成阴茎头,后端膨大称为尿道球,位于两阴茎脚的中间,固定于尿生殖膈下筋膜上。每个海绵体的外面包有一层坚厚的纤维膜,叫作**白膜**。海绵体内部由许多交织的小梁和腔隙构成。腔隙内衬以内皮,形成与血管相通的血窦,当其充血时,阴茎即勃起。

7. 男性尿道(male urethra) 为排尿、排精的通道,起于膀胱下端的尿道内口,终于阴茎头的尿道外口。成人约长 16～22 cm,管径平均为 5～7 cm。全长可分为三部分,即前列腺部、膜部和海绵体部。临床上把前列腺部和膜部称为**后尿道**,海绵体部称为**前尿道**。

前列腺部(prostatic part)为尿道穿前列腺的部分,管腔最宽,长约 2.5 cm。其后壁上有一纵行隆起,称为尿道嵴,嵴中部隆起的部分称精阜。精阜中央有一凹陷,称为前列腺小囊。其两侧有一对细小的射精管口。精阜附近的尿道黏膜上有许多前列腺排泄管的开口。

膜部(membranous part)为尿道穿过尿生殖膈的部分,周围有尿道膜部括约肌环绕,管腔狭窄,是三部分中最短的一段,平均长 1.2 cm。此段位置比较固定。

海绵体部(spongiose part)位于尿道海绵体内,长约 13～17 cm。其中,以尿道球内的尿道管径最大,叫尿道球部,有尿道球腺开口。在阴茎头处的尿道扩大成尿道舟状窝。尿道黏膜下层内有许多黏液腺称为尿道腺,其排泄管开口于黏膜。

男性尿道在行程中粗细不一,有三个**狭窄**、三个**扩大**和两个**弯曲**。三个狭窄分别在尿道内口、膜部和尿道外口。三个扩大部在前列腺部、尿道球部和尿道舟状窝。两个弯曲一为耻骨下弯,在耻骨联合下方 2 cm 处,凹弯向上,包括前列腺部、膜部和海绵体部的起始段,此弯曲恒定;另一弯曲为耻骨前弯,在耻骨联合前下方,凹弯向下,在阴茎根与体之间,如将阴茎向上提起,此弯曲即可变直。向尿道内插入器械时应采取此位置。

8. 尿道球腺(bulbourethral gland) 是豌豆样大小的一对腺体,位于会阴深横肌的肌束间,排泄管开口于尿道球部,其分泌物参与组成精液。

(二)女性外生殖器及尿道

1. 女性外殖器 即女阴(图 9-22),包括以下结构。

(1)**阴阜**(mons pubis) 为位于耻骨联合前方的皮肤隆起,皮下脂肪较多。性成熟期以后,生有阴毛。

(2)**大阴唇**(greater lip of pudendum) 为一对纵行隆起的皮肤皱襞,发生学上与男性阴囊相当。其外侧面富有色素,在成人生有阴毛。两侧大阴唇的前端及后端互相连合,分别称唇前连合及唇后连合。

(3)**小阴唇**(lesser lip of pudendum) 位于大阴唇的内侧,是一对薄的皮肤皱襞,表面光滑无毛。两侧小阴唇后端彼此会合,形成阴唇系带。两侧小阴唇的前端各形成两个小皱襞,外侧者在阴蒂背侧与对侧者相连成阴蒂包皮;内侧者在阴蒂下方与对侧者结合形成阴蒂系带,向上连于阴蒂。

（4）**阴道前庭**（vaginal vestibule） 是位于两侧小阴唇之间的裂隙,前部有尿道外口,后部有阴道口。阴道口周围附有处女膜或处女膜痕。在阴道口的后外侧,在小阴唇与处女膜之间的沟内,约相当于小阴唇中、后 1/3 交界处,左、右各有一前庭大腺的开口。

（5）**阴蒂**（clitoris） 成自两个阴蒂海绵体,相当于男性的阴茎海绵体。阴蒂海绵体以阴蒂脚附于耻骨下支和坐骨支,向前左右两侧结合形成阴蒂体,外面包以阴蒂包皮。露于表面的阴蒂头富有神经末梢,感觉敏锐。

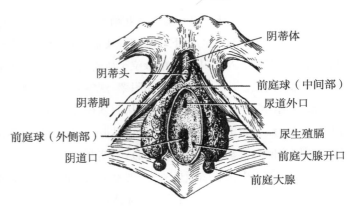

图 9-22 阴蒂、前庭球及前庭大腺

（6）**前庭球**（vestibular bulb） 相当于男性的尿道海绵体,呈 U 字形,分为中间部和两个外侧部。外侧部较大,前端细小,后端钝圆,位于大阴唇的皮下,表面被球海绵体肌遮盖。中间部连接两外侧部前端,位于尿道外口与阴蒂之间的皮下。

（7）**前庭大腺**（greater vestibular gland） 又称 Bartholin 腺,与男性尿道腺相当,约豌豆样大小,位于前庭球外侧部的后方,其排泄管开口于阴道前庭,分泌物起润滑阴道的作用。

2. 女性尿道（female urethra） 仅有排尿功能。较男性尿道短、宽、直。起于尿道内口,在阴道的前方向前下,穿尿生殖膈,终于尿道外口,开口于阴道前庭。全长约 3~5 cm,管径约 0.6 cm。在穿尿生殖膈时,其周围有尿道阴道括约肌包绕。尿道下端还有一些腺体称为尿道旁腺,其导管开口于近外口处的尿道,形成囊肿时会引起尿路阻塞。

会阴与会阴部器官的解剖步骤与方法

1. 利用男、女性会阴标本,结合模型、图谱,观察会阴的境界和分部,触摸会阴部的骨性标志:坐骨结节、耻骨弓及尾骨尖。

2. 解剖肛区 剥去肛区的皮肤,清除肛门周围的脂肪结缔组织,暴露并观察肛门外括约肌及坐骨直肠窝。在清除脂肪过程中,在窝内见到一些横行的血管和神经,即肛动脉、肛静脉及肛神经。操作时,注意刀刃解剖方向应与这些血管、神经的走向平行,以免损伤这些结构。沿这些血管、神经向后外,在坐骨直肠窝的外侧壁,找出阴部管。剖出其内的阴部内动脉、阴部神经及它们的分支会阴动脉、会阴神经和阴茎背神经。

3. 解剖尿生殖区 首先观察外生殖器的有关结构。在男性,观察阴茎、阴囊、精索和睾丸。在女性,观察阴阜、大阴唇、小阴唇、阴道前庭、阴道口与尿道外口的位置关系、处女膜或处女膜痕及阴蒂等。然后剥去皮肤,剔除浅筋膜内的脂肪组织。其深面呈膜状,即会阴浅筋膜。切开此两层筋膜,暴露会阴浅隙。男性标本在浅隙的后份可见一对细小的肌肉,即会阴浅横肌。在浅隙的两侧部为坐骨海绵体肌,中间为球海绵体肌。在肌之间,可见会阴动脉及会阴神经。切断坐骨海绵体肌在坐骨结节上的起点,并将该肌向前翻开,即见其深面的阴茎脚。切断球海绵体肌在会阴中心腱的起点,向前翻起,即可见尿道球。翻开阴茎脚,在阴茎脚与耻骨下支之间,可见阴茎背动脉和阴茎背神经。在女性标本,浅隙内的三对肌的位置与男性相似,球海绵体肌环绕阴道口和尿道外口。将该肌在会阴中心腱上的起点切断,并向前翻起,可见其深面为前庭球。

4. 解剖阴囊和睾丸精索被膜层次 在阴囊的前外侧,做 5~6 cm 长的纵切口,翻开阴囊的皮肤,可见阴囊肉膜较致密且与皮肤结合紧密。向深部纵行切开睾丸的被膜,由外向内分辨精索外筋膜、提睾肌及精索内筋膜。

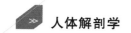

其深面为睾丸鞘膜壁层,切开暴露睾丸鞘膜腔。手指伸入腔内,探查鞘膜壁层和脏层的移行情况。

在阴囊上方至腹股沟皮下环间切开皮肤,找到精索,逐层切开精索的被膜,暴露精索的内容物:输精管、睾丸动脉和蔓状静脉丛。其中输精管位于血管的后方,触之有硬索样感。蔓状静脉丛由数条小静脉组成,盘绕在睾丸动脉的周围。纵行切开睾丸和附睾,观察睾丸的白膜、睾丸小叶及精曲小管等主要结构。

5. 解剖阴茎　沿阴茎背侧中线,从阴茎根部附近至包皮处,纵行切开皮肤,将皮瓣翻向两侧,在阴茎浅筋膜内寻找沿中线行走的阴茎浅静脉。再按同一方向切开阴茎深筋膜,在其深侧正中线上,寻找阴茎背深静脉,静脉的两侧为阴茎背动脉,动脉的外侧是阴茎背神经。

6. 在盆腔正中矢状断面标本上,观察男尿道的行径、分部、狭窄、扩大和弯曲;观察女尿道的位置和毗邻。

7. 对比观察男、女性会阴及会阴部器官。

临床应用 知识点 ▶

知识点:男性尿道损伤与尿液外渗

男性尿道不同部位损伤引起的尿液外渗扩散范围不同。若尿道在会阴浅隙处(如骑跨伤损伤尿道海绵体部)破裂,尿液渗流分两种情况:①阴茎深筋膜完好时,尿液局限于阴茎;②伴阴茎深筋膜破裂时,由于会阴浅筋膜与阴茎浅筋膜、阴囊肉膜及腹壁浅筋膜深层连续并在其后缘与尿生殖膈上、下筋膜愈着,则尿液可向前、向下蔓延至阴茎、阴囊,使阴囊、会阴和包皮等处肿胀,进一步向上可达腹前外侧壁的 Scarpa 筋膜深面,但不会向后到坐骨直肠窝。如若尿道在会阴深隙(尿道膜部)处破裂,因会阴深隙是封闭的,尿液则仅局限于会阴深隙中,不会蔓延至其他部位。尿道如在尿生殖膈以上(膀胱或前列腺部)破裂,尿液渗于膀胱和前列腺周围蜂窝组织及耻骨后隙,可进一步向上蔓延,向前至腹膜外组织(腹膜外隙)。

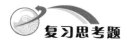 **复习思考题**

简答题

1. 分析男性尿道不同部位损伤导致的尿液外渗范围差异及其解剖学基础。

2. 描述会阴部的神经支配情况。会阴部撕裂可能损伤哪些结构?

3. 什么是坐骨直肠窝?坐骨直肠窝手术时应避免损伤哪个神经?为什么?

4. 比较腹前外侧壁解剖层次与输精管、睾丸被膜和阴囊解剖层次的关系。

(张富兴)

第十章 头 部

10

头由颅和面部两部分组成。颅内包含脑,面部有眼、耳、鼻、舌等特殊感觉器官和呼吸、消化系统的起始部。由于脑划归神经科学基础讲述,鼻和口腔已述于系统解剖学的消化系统和呼吸系统,故本章重点讲述颅顶、面部及眼、耳等感觉器官。

一、境界与分区

头部以下颌骨的下缘、下颌角、乳突、上项线、枕外隆凸与下方的颈部分界。

头部以眶上缘、颧弓、外耳门上缘、乳突、上项线和枕外隆凸的连线为界,可分为后上方的颅部和前下方的面部。

二、体表标志

头部可以扪及若干骨性标志,这些标志均有临床意义:眉弓、颧弓、翼点、乳突、枕外隆凸、上项线、前囟点(额顶点)、人字点(顶枕点)、下颌角、下颌骨关节突、眶上孔、眶下孔、颏孔。

第一节 面浅层与腮腺区

重点内容提示

1. 面肌的配布,额肌、眼轮匝肌和口轮匝肌的位置和作用。
2. 面动脉和颞浅动脉的行径、分布和搏动的触摸部位。
3. 面神经及其分支的分布,眶上、下神经,耳颞神经和额神经的来源、行径和分布。
4. 腮腺的形态、位置,腮腺管的位置、行程和开口部位。
5. 腮腺与面神经的关系,穿经腮腺的血管、神经。

一、面部浅层结构

(一)皮肤与浅筋膜

面部皮肤薄而柔软,富于弹性,含有较多的皮脂腺、汗腺和毛囊,是皮脂腺囊肿与疖肿的好发部位。

浅筋膜由疏松结缔组织构成,其中颊部脂肪较多称颊脂体,睑部皮下脂肪少而疏松,水肿时睑部水肿出现较早。浅筋膜中的弹性纤维及肌纤维与皮肤真皮层相连,形成皮肤的自然皮纹,面部手术的切口,应尽可能与皮纹一致。

浅筋膜中有神经、血管和腮腺管等穿行,血管丰富,故创伤后愈合快,但出血较多。面部的静脉与颅内静脉有交通,故面部的感染可能向颅内蔓延。

(二)面肌(图10-1)

面部表情肌属于皮肌,为一些薄而纤细的肌纤维。一般起于骨或筋膜,止于皮肤。收缩时牵动皮肤,使面部呈现出各种表情。主要分布于面部孔、裂的周围,如眼裂、口裂和鼻孔周围。可分为环形肌和辐射肌两种,有闭合或开大上述孔裂的作用。人类面部表情肌较其他动物发达,而人耳周围肌已明显退化。

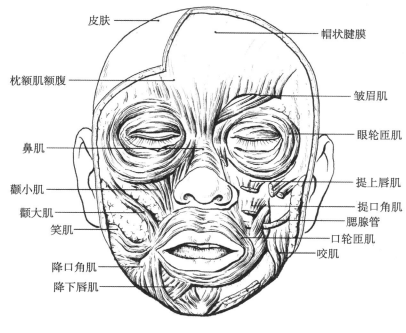

皮肤　　　　帽状腱膜
枕额肌额腹　　　　皱眉肌
　　　　眼轮匝肌
鼻肌　　　　提上唇肌
颧小肌　　　　提口角肌
颧大肌　　　　腮腺管
笑肌　　　　口轮匝肌
降口角肌　　　　咬肌
降下唇肌

图10-1　面肌

1. 颅顶肌(epicranius)　阔而薄,由左右各一块枕额肌组成,它由两个肌腹和中间的帽状腱膜构成。前方的肌腹位于额部皮下,称**额腹**(frontal belly);后方的肌腹位于枕部皮下,称**枕腹**(occipital belly)。**帽状腱膜**(galea aponeurotica)很坚韧,连于两肌腹间,与头皮紧密结合,但与深部的骨膜间则隔以疏松结缔组织。枕腹收缩时可向后牵拉帽状腱膜;额腹收缩时可提眉并使额部皮肤出现皱纹。

2. 眼轮匝肌(orbicularis oculi)　位于眼裂周围,呈扁椭圆形,收缩时使眼裂闭合。由于少量肌束附着于泪囊,促使泪液经鼻泪管流入鼻腔。

3. 口周围肌　包括辐射状肌和环形肌两种。辐射状肌分别位于口唇的上下方,能上提上唇,下降下唇或拉口角向上、下或外等不同方向。环形肌称**口轮匝肌**(orbicularis oris),收缩时关闭口裂。在面颊深部还有一对颊肌,紧贴口腔侧壁黏膜,可使唇、颊紧贴牙齿,帮助咀嚼和吸吮,还可外拉口角。

(三)面部浅层的动脉

1. 面动脉(facial artery)　在舌动脉的上方起自颈外动脉,行向前上,经茎突舌骨肌和二腹肌后腹的深面,在下颌下三角内行于下颌下腺的深面,绕下颌骨体下缘至面部,在咬肌前缘处可触及该动脉的搏动,然后斜向前上经口角与鼻翼外侧,抵达**内眦**(medial canthus),改名为**内眦动脉**(angular artery)。面动脉行程迂曲,沿途分支有下唇动脉、上唇动脉和鼻外侧动脉。在口、鼻、眼的周围,两侧的动脉支吻合丰富。内眦动脉在内眦部与颈内动脉的分支——眼动脉有吻合(图10-2)。

2. 颞浅动脉(superficial temporal artery)　为颈外动脉终支之一,在下颌颈处续于颈外动脉。经颧弓根部的浅面,在颧弓根上方2~3 cm处,分为额支和顶支,额支前行与额动脉交通,顶支向后行与耳后动脉及枕动脉吻合(图 10 - 2)。

颞浅动脉在上行过程中,先居于腮腺实质内,发出面横动脉在颧弓和腮腺管之间前行,分布于腮腺及咬肌表面,在颧弓上方发出颧眶动脉,布于眼轮匝肌周围。

由于颞浅动脉的位置浅而恒定,临床上常用来测压及压迫止血,在治疗颌面恶性肿瘤时,还可经该动脉进行逆行插管,灌注化疗药物。

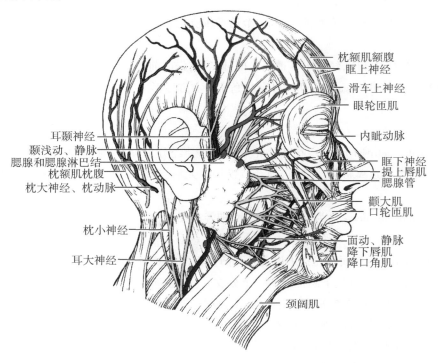

图 10 - 2　面部浅层结构

3. 眶上动脉(supraorbital artery)　是颈内动脉的眼动脉的分支,在眶内分出后,经眶上切迹或孔穿出,布于额部皮肤及肌肉。

4. 眶下动脉(infraorbital artery)　为上颌动脉的分支,经眶下裂、眶下沟和眶下管,最后出眶下孔,布于眶以下的皮肤和肌肉。

5. 颏动脉(mental artery)　为上颌动脉的分支——下牙槽动脉的末支,自颏孔穿出,布于颏部的皮肤和肌肉。

(四)面部浅层的静脉(图 10 - 2)

1. 面静脉(facial vein)　在内眦处起自**内眦静脉**(angular vein),位于面动脉的后方,经鼻翼及口角的外侧,向后下方绕下颌骨下缘至下颌角的下方,与下颌后静脉前支汇合成**面总静脉**(common facial vein),穿颈深筋膜注入颈内静脉。内眦静脉与眶内的眼上静脉相吻合,向后与颅内和海绵窦相交通。由于面前静脉无瓣膜,故面部感染可经静脉逆行蔓延于颅内,导致海绵窦血栓或颅内感染,因此把鼻根与口角之间的三角区称为"**危险三角**"。面静脉在口角平面,咬肌前缘处还接收一支面深静脉的回流。

2. 下颌后静脉(retromandibular vein)　由颞浅静脉和上颌静脉在腮腺深面汇合而成。下行分为前、后两支,前支与面静脉汇合成面总静脉;后支与耳后静脉汇合,形成颈外静脉。

3. 眶上静脉、眶下静脉、颏静脉　均与同名动脉伴行,收纳同名动脉分布区的静脉血。

(五)面浅部的淋巴

面浅部淋巴管非常丰富,吻合成网。这些淋巴管通常注入**下颌下淋巴结**(submandibular lymph nodes)和**颏**

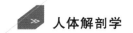

下淋巴结(submental lymph nodes)。此外,面部还有一些不恒定的淋巴结,如位于眶下孔附近的颧淋巴结,颊肌表面的颊淋巴结和位于咬肌前缘的下颌上淋巴结。以上三群淋巴结的输出管均注入下颌下淋巴结。

(六)面部的神经

1. 面神经(facial nerve) 为混合性神经,大部分纤维为运动纤维,主要支配面部表情肌;小部分为内脏感觉纤维和内脏运动纤维。内脏感觉纤维分布于舌前2/3的味蕾,感受传递味觉刺激。内脏运动纤维为副交感纤维,经下颌下神经节及翼腭神经节换神经元后,节后纤维支配舌下腺、下颌下腺、泪腺以及腭和鼻腔黏膜腺的分泌(图10-2~10-4)。

面神经出脑干后进入内耳门,经过内耳道底入面神经管,先向前外行,继而几乎成直角转向后方(在转折处有感觉性的**膝神经节**〔geniculate ganglion〕),再经前庭窗的上方弓形向下,出茎乳孔,向前穿入腮腺,分为数支而终。面神经的主要分支如下。

(1)面神经管内的分支

①**岩大神经**(greater petrosal nerve):在膝神经节处由面神经分出,由内脏运动纤维构成,经过岩大神经沟,出破裂孔,再经翼管前行抵达翼腭窝,在翼腭神经节换神经元后,节后纤维分布到泪腺及腭、鼻腔黏膜腺,支配腺体的分泌。

②**镫骨肌神经**(stapedial nerve):为面神经行于面神经管沿鼓室后壁下降时,在锥隆突后侧发出的一个细支,支配镫骨肌。

③**鼓索**(chorda tympani):是面神经在未出茎乳孔前发出的重要分支,含内脏运动和内脏感觉纤维,穿过鼓室至颞下窝,加入舌神经(三叉神经下颌神经的一个分支)。内脏感觉纤维(味觉)是膝神经节内假单极神经元的周围突,随舌神经分布于舌前2/3的味蕾;内脏运动纤维(即副交感神经)随舌神经至下颌下神经节,换神经元后,节后纤维支配下颌下腺和舌下腺的分泌。

(2)面神经的颅外分支 面神经出茎乳孔后进入腮腺,在腮腺内先分为上、下两干,再分支吻合成丛,由丛发出的分支呈辐射状自腮腺上缘、前缘和下端穿出,分布于面部表情肌。表情肌支如下。

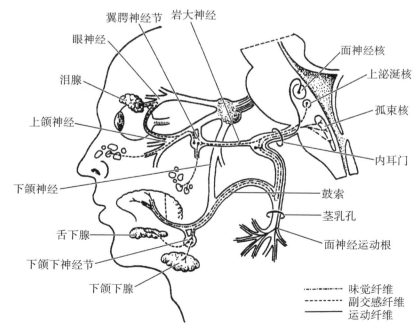

图10-3 面神经运动、味觉及副交感纤维(示意图)

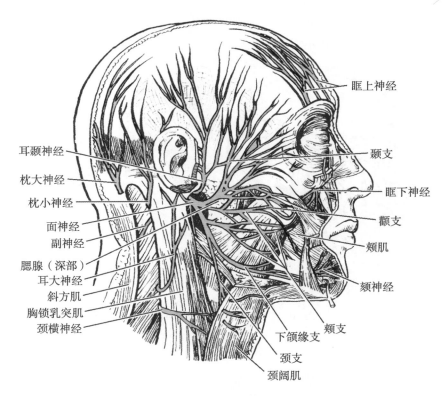

图 10 - 4 　面神经

①**颞支**:多为 2 支,由腮腺上缘穿出,越过颧弓中份浅面支配眼轮匝肌上缘及额肌。

②**颧支**:有 3 ~ 4 支,由腮腺上缘穿出与面横动脉伴行,横行于颧弓的上方,支配眼轮匝肌下份、颧肌及提上唇肌。

③**颊支**:有 3 ~ 4 支,由腮腺前缘穿出,可分为上、下两主支,上主支平行于腮腺管的上方,下主支位于口角平面,支配颊肌及口周围肌。

④**下颌缘支**:常为 1 支,于腮腺下端穿出,在颈阔肌深面跨过面动脉及面前静脉的浅面,沿下颌骨的下缘前行支配降下唇肌与颏肌。

⑤**颈支**:常为 1 支,较细,由腮腺下端穿出,向前下行支配颈阔肌。

最常见的面神经损伤是周围性损伤,可发生在内耳道、面神经管、中耳或腮腺区等处,其主要的临床表现是面肌瘫痪。但面神经管内或内耳道处损伤时,除表情肌瘫痪外,还常伴有听觉过敏、舌前 2/3 的味觉丧失、泪腺和唾液腺分泌障碍等症状。

2. 三叉神经(trigeminal nerve)　分为眼神经、上颌神经和下颌神经 3 支,分别经眶上裂、圆孔、卵圆孔出颅,穿行于面部各腔、窝中(图 10 - 2 , 10 - 4 , 10 - 5)。运动纤维仅含于下颌神经中,支配咀嚼肌和与吞咽运动有关的肌肉;感觉纤维除分布于面深部的各种结构外,还形成皮支,自面颅的孔洞中穿出,分布于相应区域的皮肤。其主要分支如下。

(1)**眶上神经**(supraorbital nerve)　为眼神经的末支,与同名血管伴行,由眶上孔穿出至皮下,分布于额前部的皮肤。

(2)**眶下神经**(infraorbital nerve)　为上颌神经的末支,与同名血管伴行,由眶下孔穿出,分布于下睑、鼻背外侧及上唇的皮肤。

(3)**颏神经**(mental nerve)　为下颌神经的末支,与同名血管伴行,由颏孔穿出,分布于下唇及颏部的皮肤。

（4）**耳颞神经**(auriculotemporal nerve) 为下颌神经的分支,由腮腺上缘穿出,在外耳门前方上行,与颞浅动、静脉伴行,分布于颞部皮肤,并分出小支布于腮腺。

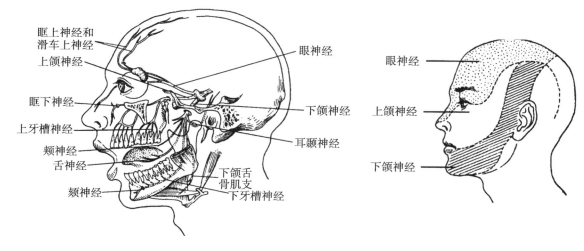

图 10 - 5 三叉神经皮支分布区图解

二、腮腺咬肌区

腮腺咬肌区的前界为咬肌前缘,后界为乳突、二腹肌后腹上缘及胸锁乳突肌上份前缘,上界为颧弓及外耳道,下界为下颌骨下缘,深部为茎突至咽、舌诸肌及血管、神经,浅面覆以浅筋膜和皮肤。本区内的结构有腮腺、咬肌、上颌动脉、面神经、面后静脉及颈外动脉等。

此区的层次不很分明,由浅入深大致为皮肤、浅筋膜、浅层的血管、神经分支和腮腺管、腮腺咬肌筋膜、腮腺浅部和穿行于腮腺内部及深面的血管、神经、咬肌、下颌支以及腮腺深部等。

（一）腮腺(parotid gland)（图 10 - 2,10 - 6,10 - 7）

1.**位置和分部** 腮腺是三大唾液腺中最大的一对,位于外耳道的前下方,上平颧弓,下至下颌角,后抵乳突前缘,前缘达咬肌表面。腮腺体积个体差异较大,重 15 ~ 30 g,其形态不规则,约呈楔形,楔形的底位于浅面,尖向前内适对咽侧壁,由于腮腺包绕在咬肌、下颌支和翼内肌的后方,故可将腮腺分为浅部、深部及峡部。浅部覆盖于下颌支和咬肌后份的浅面,呈三角形;深部位于下颌支深面,呈锥体状突向咽侧壁。当深部发生肿瘤时,因位置较深从表面不易察觉,在口腔内咽侧壁上可见隆起。浅部和深部的连接处为峡部,位于下颌支的后缘。

2.**腮腺导管**(parotid duct) 长约 3.5 ~ 5 cm,由腮腺前缘发出,距颧弓下缘约 1 cm 处横行向前,经咬肌浅面至该肌的前缘,继而以直角转向内方,穿过颊脂体及颊肌,开口于颊黏膜上的腮腺管乳头,此处适对上颌第二磨牙。由耳轮脚向鼻翼和口角连线中点做一连线,该线的中 1/3 即腮腺管的表面投影。与腮腺管伴行的有面神经的颊支、面横动、静脉。副腮腺多位于腮腺管起始部上方,导管汇入腮腺管,其出现率约为 20%。

（二）腮腺咬肌筋膜

腮腺咬肌筋膜来自颈深筋膜的浅层,在腮腺的后缘分成浅、深两层,包绕腮腺形成**腮腺鞘**(parotid sheath)。在腮腺前缘浅、深两层筋膜又合为一层,覆于咬肌的表面,叫作**咬肌筋膜**(masseteric fascia)。腮腺鞘的浅层特别致密,并发出许多小隔将腮腺分为许多小叶,因而腮腺发炎化脓时,表面不易摸出搏动;深层较为薄弱,因而脓液易向深部扩散。

(三)腮腺与面神经关系(图 10 - 2,10 - 7,10 - 8)

由于面神经在颅外的行程中穿经腮腺,故以腮腺为准将其分为三段。

1.**腮腺前段** 是以茎乳孔至进入腮腺以前的一段,长约 1 ~ 1.5 cm。在乳突前缘中点,主干距皮肤表面约 2 ~ 3 cm,此处可显露面神经干。

2.**腮腺内段** 在腮腺内面神经通常分为上、下两干,上干较粗,下干略细。由两干发出若干分支,互相交织成网。此段面神经位于颈外动脉和面后静脉的浅面,腮腺发生炎症或肿瘤时,可压迫面神经,导致面瘫。

3.**腮腺后段** 由腮腺内的面神经网发出的 9 ~ 12 个分支,分成颞、颧、颊、下颌缘和颈等 5 组从腮腺浅部的前缘、上缘和下端穿出,呈扇形分布,支配表情肌。

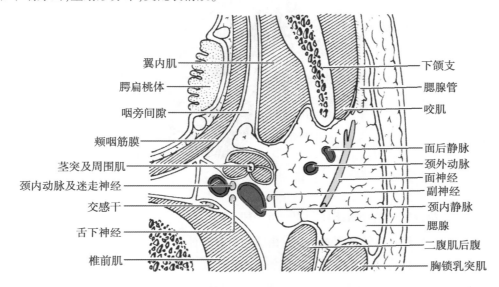

图 10 - 6　腮腺和面侧区水平断面(左侧下面观)

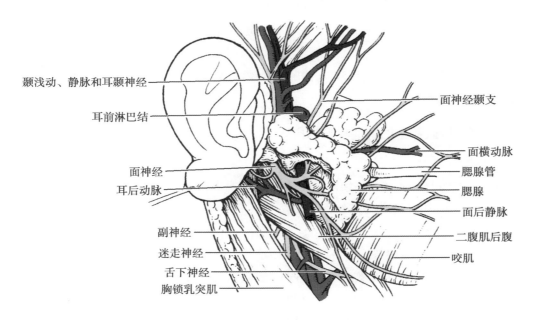

图 10 - 7　腮腺及穿经腮腺的血管、神经

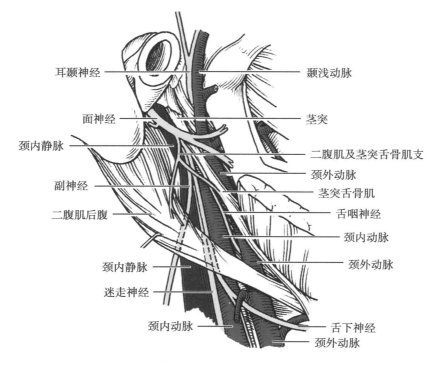

图 10 - 8　腮腺深面的结构

耳颞神经
颞浅动脉
面神经
茎突
颈内静脉
二腹肌及茎突舌骨肌支
副神经
颈外动脉
二腹肌后腹
茎突舌骨肌
舌咽神经
颈内动脉
颈内静脉
颈外动脉
迷走神经
颈内动脉
舌下神经
颈外动脉

(四)腮腺的毗邻及穿经腮腺的结构(图 10 - 6 ~ 10 - 8)

腮腺的上缘邻接颧弓、外耳道及颞下颌关节。由前向后有面神经颞支、颞浅动、静脉、耳颞神经穿出腮腺上缘。腮腺的前缘紧贴咬肌表面,自上而下有面神经颧支、面横动、静脉、面神经颊支的上主支、腮腺管及面神经颊支的下主支穿出。腮腺的下端有面神经的下颌缘支、颈支与面后静脉穿出。腮腺的后缘邻接乳突前缘、二腹肌后腹及胸锁乳突肌上份。腮腺的浅面有位于耳屏前方皮下的耳前淋巴结以及耳大神经的前支越过。腮腺的深面有许多主要血管、神经,如颈内动、静脉,舌咽神经迷走神经副神经舌下神经,以及附着于茎突上的肌肉。以上结构总称"腮腺床"。

纵行穿过腮腺的结构有颈外动脉,颞浅动、静脉,面后静脉及耳颞神经;横行穿过腮腺的结构有面神经的分支,上颌动、静脉,面横动、静脉等。

面部浅层和腮腺咬肌区的解剖步骤与方法

1. 切口及翻皮瓣

(1)自额前正中发际上 3 cm 处沿中线向下经鼻背,再绕鼻翼做环形切口,继沿人中向下至唇缘,环绕口裂至下唇缘正中,再沿颏部正中向下切至下颌骨下缘。

(2)由口角向两侧至耳屏。

(3)沿下颌骨下缘切至耳垂根部。

(4)从鼻根向两侧至眼内眦,绕睑裂环形切至眼外眦,继向后外切至耳廓根部的上缘。

(5)面部皮肤较薄切口切勿过深,将皮瓣向外侧翻起。

2. 分离面肌　皮瓣翻起时即可见到深面的表情肌。辨认眼轮匝肌、口轮匝肌、额肌,颈阔肌有纤维止于口角。其余小肌不必一一辨认。用剪刀和镊子边观察边修洁。修肌肉时切勿损伤血管和神经。

3. 修洁并追踪面动脉和面前静脉　在颈部找到面动脉的起始处,向上追踪其行程和分支,找出位于面动脉后方的面前静脉,并找出上、下唇动脉,内眦静脉和面深静脉。注意切勿切断与上述动、静脉交叉的面神经分支。

4.解剖腮腺鞘浅层　修洁腮腺表面,注意其表面有无腮腺淋巴结。观察腮腺鞘浅层及其向腮腺实质伸入的小隔。

5.修洁并追踪腮腺管　在颧弓下方约一横指处,腮腺前缘找出腮腺管,向前追踪并观察穿过颊部的情况。

6.分离自腮腺穿出的诸结构　在腮腺的上缘找出面神经的颞支,颞浅动、静脉,三叉神经的耳颞神经;在腮腺前缘腮腺导管的上、下方找出面神经颊支的上、下主干;在颊支上干的上方,有面横动、静脉及跨越颧骨向前上方走行的面神经颧支;在腮腺下端找出面神经下颌缘支、颈支、面后静脉。

7.分离三叉神经的皮支及其伴行血管　在眶上缘内、中1/3交界处做一纵切口,剥开眼轮匝肌,找出眶上神经及伴行的动、静脉。在眶下缘中点下方约1 cm处,在上唇方肌深面找出眶下神经及伴行的动、静脉。在下颌骨体距中线2～3 cm做一横切口向上翻起周围组织,找出颏神经及伴行的动、静脉。

8.解剖面神经腮腺内段　沿着面神经的分支,将腮腺浅部向后翻起,显露和修洁面神经腮腺内段的神经网,并追踪至其主干。在面神经各分支的深面找出面后静脉、颈外动脉主干,沿颈外动脉向上追踪出颞浅动脉,在下颌颈的后方找出上颌动脉,只找出起始段即可,暂不追踪。

9.解剖颊肌　在颊部的咬肌前缘和上、下颌之间除去颊脂体,观察颊肌的位置,注意起止情况。

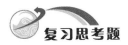

知识点:腮腺炎

腮腺可通过血流受到感染,进而发生以腮腺炎症和肿胀为主要临床表现的流行性腮腺炎。腮腺炎疼痛是由于腮腺鞘限制腮腺肿胀,内部压力过高所致。增大的腺体包绕下颌支后缘,张口时被压向颞骨乳突,故在咀嚼时疼痛加剧。由于耳颞神经不仅发出感觉纤维到腮腺,还发出感觉纤维到达颞窝和耳廓的皮肤,因此腮腺疾病常引起耳蜗、外耳道、颞区和颞下颌关节疼痛。

复习思考题

简答题

1.简述腮腺手术的解剖层次。

2.口腔卫生条件差引起颊部肿胀的解剖结构基础是什么?

第二节　颅　部

重点内容提示

1.颅顶软组织的层次。

2.颞肌的形状、纤维方向,起始、抵止,神经支配及作用。

3.帽状腱膜的构成和附着。

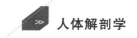

一、额顶枕区

颅顶部前起眶上缘,后抵上项线和枕外隆凸,两侧借上颞线与颞区分界。

(一)层次

覆盖此区的软组织,由浅入深可分为皮肤、浅筋膜、帽状腱膜及枕额肌、腱膜下疏松结缔组织和颅骨外膜等五层(图10-9)。其中浅部的三层紧密相连,不易分开,故总称为头皮。

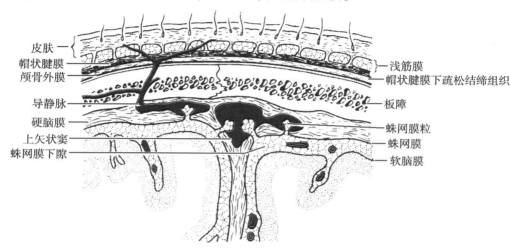

图10-9 颅顶层次(额状断面观)

1. **皮肤** 此区皮肤厚而致密,内含大量毛囊、汗腺和皮脂腺,容易发生疖肿或皮脂腺囊肿。血管和淋巴管也极为丰富,外伤时出血多,但创口愈合较快。

2. **浅筋膜** 由致密的结缔组织和脂肪组织构成,结缔组织形成许多垂直的小梁并将脂肪组织分成小格,小格内有血管和神经等。故浅筋膜内有感染时,渗出物多限于局部,不易扩散,神经末梢易受压而产生剧烈疼痛。在创伤时血管断端不易收缩,故须加压止血或缝合止血。

3. **帽状腱膜与枕额肌** 腱膜坚韧致密,前续额腹,后连枕腹。两侧逐渐变薄续于颞筋膜浅层,头皮横向裂伤伤及腱膜时,由于额腹和枕腹收缩的牵张,创口裂开。缝合头皮时须先将腱膜缝好,以降低皮肤的张力,利于创口的愈合。

4. **腱膜下疏松组织** 是帽状腱膜与颅骨膜之间的疏松组织层,又称**腱膜下间隙**(infra - aponeurosis crevice)。此间隙在颅顶部范围很广,向前达眶部,后达上项线。间隙内有若干导血管与颅内静脉窦相通,故发生感染时,可经导血管向颅内扩散。此隙出血时,常形成较大的血肿,其瘀斑可出现在上眼睑皮下。

5. **颅骨外膜** 薄而致密,与各块颅骨间借结缔组织相连,故手术时较易剥离,但在骨缝处与缝间韧带愈合紧密,故骨膜下血肿仅限于一块颅骨的范围,很容易与帽状腱膜下血肿鉴别。

(二)颅顶部的血管和神经(图10-10)

浅筋膜内的血管和神经按其位置可分为前、外侧和后组三组。

1. **前组** 距正中线2cm处有滑车上动、静脉及滑车上神经。距正中线约2.5cm处有眶上动、静脉和眶上神经。滑车上动脉和眶上动脉都是眼动脉的分支,前者由额切迹至额部,后者经眶上孔(切迹)到达额部。滑车上神经和眶上神经都是三叉神经眼神经的分支。三叉神经痛患者可在眶上缘内、中1/3交界处出现压痛。

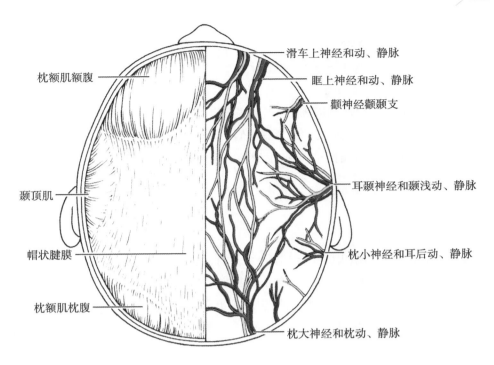

图 10 - 10　枕额肌及颅顶部的血管、神经

2.外侧组　包括耳前组和耳后组两组。耳前组有颞浅动、静脉及其伴行的耳颞神经;耳后组包括耳后动、静脉及面神经的耳后支、颈丛的耳大神经后支和**枕小神经**(lesser occipital nerve)。

3.后组　枕动、静脉和枕大神经分布于枕部。

枕大神经(great occipital nerve)为第二颈神经的后支,穿过项深部肌群后,在上项线平面距正中线 2 cm 处穿斜方肌腱膜,然后和枕动脉伴行,走向颅顶。封闭枕大神经可于枕外隆凸下方一横指处向两侧约 2 cm 处进行。

颅顶的神经走行在皮下组织中而且分布互相重叠,故局麻阻滞一支神经常得不到满意的效果,应当将神经阻滞的范围扩大。

颅顶的动脉有广泛的吻合,不但左、右两侧互相吻合,而且颈内动脉系统和颈外动脉系统也互相联系,所以头皮在发生大块断裂时也不易坏死。由于血管和神经从四周向颅顶走行,开颅手术而做皮瓣时,皮瓣的蒂应在下方。皮瓣蒂应是血管和神经干所在部位,以保证皮瓣的营养,而做一般切口则应呈放射状,以免损伤血管和神经。

颅顶的静脉也位于皮下组织内,广泛吻合形成静脉网,主干与同名动脉伴行,额外侧静脉和额内侧静脉向下回流至内眦静脉,再入面静脉。内眦静脉可借眼上静脉与颅内的海绵窦相交通。

颞浅静脉向下与上颌静脉合成上颌后静脉,上颌后静脉也可通过上颌静脉经翼丛而与颅内静脉窦相交通。

耳后静脉与枕静脉都回流到颈外静脉。

颅顶部的淋巴管多注入头颈交界处呈环形排列的淋巴结,如枕淋巴结、乳突淋巴结、腮腺淋巴结和下颌下淋巴结等,它们的输出管注入颈浅淋巴结和颈深淋巴结。

二、颞区

颞区位于颅顶的两侧,其上界为上颞线,下界为颧弓上缘,前界为颧骨的额突和额骨的颧突,后方为上颞线的后下段。颞区的层次由浅入深分为皮肤、浅筋膜、颞筋膜浅层和深层、颞肌及颅骨外膜。

1.皮肤　此区皮肤移动性大,无论纵行切口还是横行切口,皆易缝合,愈合后瘢痕也不明显。

2.浅筋膜 含脂肪组织较少,上方与颅顶浅筋膜相连,下方续于面部浅筋膜,内有血管和神经,分为耳前、后组(已述于上节)。

3.颞筋膜(temporal fascia) 起于上颞线,向下分为浅、深两层。浅层止于颧弓的浅面,深层止于颧弓的深面。

4.颞肌(temporal muscle) 此肌为咀嚼肌之一,为扇形扁肌,起自下颞线和颞筋膜深层的深面,前部肌纤维向下,后部肌纤维向前行,肌腱止于下颌骨冠突及其内侧面。

5.骨膜 较薄,紧贴颞骨表面,剥离困难,因此很少发生骨膜下血肿。在骨膜与颞肌之间,含有大量脂肪组织称颞间隙。

三、颅底内面

(一)颅前窝

颅前窝(anterior cranial fossa)容纳大脑额叶。前界为额鳞,后界为蝶骨小翼的后缘。窝的中部凹陷处为筛骨筛板,筛板上有许多筛孔,构成鼻腔顶。前外侧部形成额窦和眶的顶部(图10-11)。颅前窝骨折伤及筛板时,常伴有脑膜和鼻腔顶部黏膜撕裂或嗅神经受损,引起鼻出血、脑脊液外漏和嗅觉障碍;骨折线经额骨眶板时,可出现结膜下或眶内出血的典型症状。

(二)颅中窝

颅中窝(middle cranial fossa)容纳大脑颞叶和垂体,前界为蝶骨小翼的后缘,后界为颞骨岩部的上缘及鞍背。可分为较小的中央部(蝶鞍区)和两个较大而凹陷的外侧部(图10-11)。

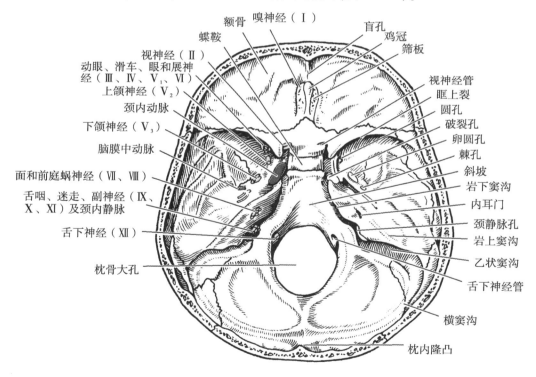

图10-11 颅底内面

1.蝶鞍区 指颅中窝中央部的蝶鞍及其周围的区域。该区主要的结构有垂体、垂体窝和两侧的海绵窦等。

(1)垂体与垂体窝 **垂体**(hypophysis)位于蝶鞍中央的**垂体窝**(hypophyseal fossa)内,借漏斗穿鞍膈中央的隔孔与第三脑室底的灰结节相连。垂体呈椭圆形或圆形。

垂体窝的前方为**鞍结节**(tuberculum sellae),前外侧界为视神经管,后方为**鞍背**(dorsum sellae),两侧为海绵窦,顶为硬脑膜形成的**鞍膈**(diaphragma sellae)。鞍膈的前上方有视交叉和视神经,底隔一薄层骨壁与蝶窦相邻。垂体前叶肿瘤可将鞍膈前部推向上方,压迫视交叉,出现视野缺损。垂体肿瘤向上突入第三脑室,可引起脑脊液循环障碍,导致颅内压增高;向下生长可使垂体窝的深度增加,甚至侵及蝶窦;向两侧扩展可压迫海绵窦,发生海绵窦淤血及脑神经受损的症状。在垂体肿瘤切除术中,要注意避免损伤视神经、视交叉、海绵窦和颈内动脉等。

(2)**海绵窦**(cavernous sinus) 为一对重要的硬脑膜窦,位于蝶鞍和垂体的两侧,前达眶上裂内侧部,后至颞骨岩部的尖端。窦内有许多结缔组织小梁,将窦腔分隔成许多相互交通的小腔隙。窦中血流缓慢,感染时易形成栓塞。

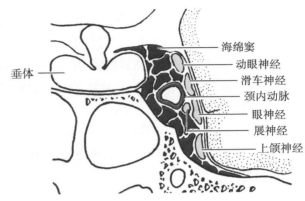

图 10 - 12　海绵窦(冠状断面观)

海绵窦的上壁向内侧与鞍膈相移行,下壁借薄的骨壁与蝶窦相邻,外侧壁内自上而下有动眼神经、滑车神经、眼神经和上颌神经通过,内侧壁上部与垂体相邻,窦内有颈内动脉及其外侧的展神经通过(图 10 - 12)。

2. 颅中窝外侧部 容纳大脑颞叶。眶上裂内有动眼神经、滑车神经、展神经、眼神经及眼上静脉穿行。颈动脉沟外侧,由前内向后外,有圆孔、卵圆孔和棘孔,分别有上颌神经、下颌神经及脑膜中动脉通过。在弓状隆起的外侧有鼓室盖,由薄层骨板构成,分隔鼓室与颞叶及脑膜。在颞骨岩部尖端处有三叉神经压迹,颅后窝的硬脑膜随三叉神经根伸向此处,形成一个硬膜隐窝,称为三叉神经腔(Mechel 腔),三叉神经节在此处位于该腔隙内(图 10 - 13)。

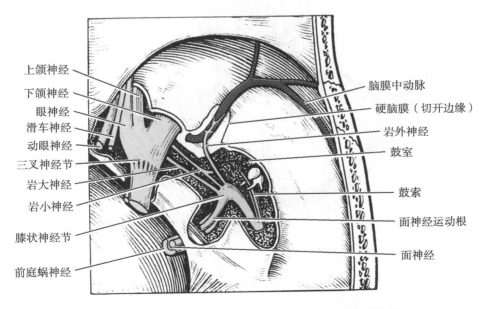

图 10 - 13　颞骨岩嵴附近的结构(凿去部分骨质,显露面神经)

颅中窝由于有多个孔、裂和腔,为颅底骨折的好发部位,骨折多发生于蝶骨中部和颞骨岩部。蝶骨中部骨折时,常同时伤及脑膜和蝶窦黏膜而使蝶窦与蛛网膜下隙相通,血性脑脊液经鼻腔流出;如伤及颈内动脉(或分支)和海绵窦,可形成动静脉瘘,而引起眼静脉淤血,并伴有搏动性突眼症状;如累及穿过窦内和窦壁的神经,则出现眼球运动障碍和三叉神经刺激症状。颞骨岩部骨折侵及鼓室盖且伴有鼓膜撕裂时,血性脑脊液可经外耳道溢出,穿经岩部内的面神经和前庭蜗神经亦可能受累。

(三)颅后窝

颅后窝(posterior cranial fossa)由颞骨岩部后面和枕骨内面组成(图10-11)。在三个颅窝中,此窝最深,面积最大,窝内容纳小脑、脑桥和延髓。窝底的中央有枕骨大孔,为颅腔与椎管相接处,孔的前后径约3.6 cm,宽约3 cm,延髓经此孔与脊髓相连,并有左、右椎动脉和副神经的脊髓根通过。颅内的三层脑膜在枕骨大孔处与脊髓被膜相应的三层相互移行,但硬脊膜在枕骨大孔边缘与枕骨紧密愈着,故硬脊膜外隙与硬脑膜外隙互不相通。枕骨大孔前方为斜坡。在枕骨大孔的前外侧缘有舌下神经管,为舌下神经出颅的部位。

颞骨岩部后面的中份有内耳门,内有面神经、前庭蜗(位听)神经和迷路动、静脉通过。枕骨外侧部与颞骨岩部间有颈静脉孔,舌咽、迷走、副神经和颈内静脉在此通过。

枕内隆凸为**窦汇**(confluence of sinuses)所在处,**横窦**(transverse sinus)起自窦汇的两侧,在同名沟内,走向颞骨岩部上缘的后端,续于**乙状窦**(sigmoid sinus)。乙状窦沿颅腔侧壁下行,继而转向内侧,达颈静脉孔,续于颈内静脉(图10-14)。乙状窦与乳突小房仅以薄层骨板相隔,术中凿开乳突时,注意勿损伤乙状窦。

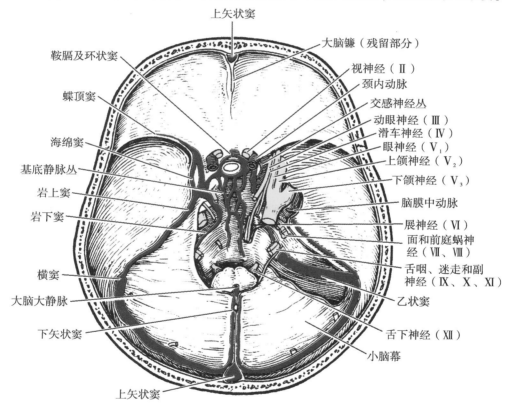

图10-14 小脑幕及颅底的静脉窦

颅后窝骨折时,由于出血和渗漏的脑脊液无排出通道,易被忽视,而更具危险性。小脑或脑干受累时,可出现相应的症状,骨折后数日,乳突部皮下可出现瘀斑。

小脑幕(tentorium cerebelli)是介于大脑枕叶与小脑上面之间由硬脑膜形成的一个呈水平位的拱形隔板,构成颅后窝的顶。小脑幕后外侧缘附着于横窦沟及颞骨岩部的上缘,前缘游离,向前延伸附着于前床突,形成一个朝向前方的弧形切迹,即**小脑幕切迹**(tentorial incisure of cerebellum)。幕切迹与鞍背共同形成一个包绕着中脑的卵圆形的裂孔(图10-14)。幕切迹上方与大脑颞叶的海马旁回、钩紧邻。颅内压增高时,海马旁回、钩可通过此裂孔移至幕切迹的下方,形成小脑幕切迹疝,致使脑干和动眼神经受压,出现同侧瞳孔扩大,瞳孔对光反射消失,对侧肢体轻瘫等临床体征。

颅后窝骨质最厚,发生骨折较颅前窝和颅中窝为少,一旦发生,后果极为严重。如骨折发生在枕骨大孔处,易伤及延髓,可引起死亡。

颅部的解剖步骤与方法

(一)解剖颅顶部软组织

1. 切口和翻皮瓣 在颅顶部略偏中点前方做十字切口,各线约长 5 cm。将皮肤及浅筋膜逐层向四周翻开,注意浅筋膜与其深面的帽状腱膜层愈合甚紧。

2. 清理额腹及帽状腱膜 皮下组织的深面,即为帽状腱膜和部分额肌,清理时刀锋应与肌纤维平行。

3. 探查帽状腱膜下隙 将帽状腱膜切开一个小口,将刀柄插入腱膜深面,并向周围拨动,以验证腱膜下存在一个疏松的潜在间隙。

4. 剥离颅骨外膜 将帽状腱膜切除一小块,暴露其深面的腱膜下组织,再深面即为颅骨外膜,将颅骨外膜翻起,观察其与颅骨的结合情况。

(二)开颅取脑

1. 锯除颅盖 ①从颞骨骨面上切断颞肌起点除去颞肌;②通过眶上缘上方与枕外隆凸上方各 1.5 cm 处的平面,用笔画一环形线,沿所画之线先锯一浅沟,以防深锯时锯偏,锯开外板进入板障时,锯屑呈红色,此时宜改用凿子凿开内板。再用丁字形开颅器插入锯开的缝内,用力撬开颅盖,使颅盖内面与硬脑膜分离。掀去颅盖即可见硬脑膜。

2. 解剖硬脑膜(dura mater of brain) ①上矢状窦(superior sagittal sinus)两侧约 0.5 cm 处由前向后纵行切开硬脑膜,注意不要伤及深面的脑组织。再于上述切口中点向两侧呈冠状位切开硬脑膜至耳上方,将硬脑膜做四片翻向外下方。②观察蛛网膜(arachnoid):透过蛛网膜和蛛网膜下隙(subarachnoid space),可见随软脑膜(cerebral pia mater)分布的脑表面血管。查看来自两侧大脑半球内侧面和背外侧面而注入上矢状窦的大脑上静脉(superior cerebral veins)。③在上矢状窦两侧逐个切断注入上矢状窦的大脑上静脉,沿上矢状窦,将手伸入大脑纵裂,向两侧分开大脑半球,即可显露位于此裂内的大脑镰(cerebral falx)。沿大脑镰向前触及颅前窝,于鸡冠处剪断大脑镰的附着处,并将它从大脑纵裂内拉出牵向后上方。探查位于大脑纵裂深处的胼胝体。

3. 取脑

(1)将尸体头部移出解剖台边缘,使头自然向后下垂悬。一手托住大脑,一手将手指插入额叶与颅前窝之间,轻轻地使额叶与颅前窝分开,用力不宜过猛,以免拉断嗅球和嗅束。看清嗅球和嗅束后,紧贴嗅球下面切断嗅丝。将额叶继续与颅底分开,看清视神经、视交叉及其后方的漏斗和后外侧的颈内动脉。用刀深入颅底,紧靠视神经管处切断视神经。再切断漏斗和两侧的颈内动脉。在漏斗的后方可见鞍背及其向两侧突起的后床突。切断位于后床突外侧的动眼神经和滑车神经。切断滑车神经后方的三叉神经根。

(2)将脑分别推向两侧,从颅中窝拉出颞叶前端,再将脑向后拉起,可见将大脑半球和小脑分隔的小脑幕。小脑隐于小脑幕下。

(3)托起枕叶,可见小脑幕游离缘即小脑幕切迹与蝶鞍围成一孔,中脑由此孔向上连结间脑。沿直窦两侧切断小脑幕,注意勿伤及幕下的小脑。再向两侧延伸,沿横窦沟和颞骨岩部上缘切断小脑幕的附着缘。切断注入直窦前端的大脑大静脉,将大脑镰连同直窦一起拉向枕后。

(4)在颅后窝内斜坡两侧部切断展神经,紧靠颞骨岩部后面切断面神经和前庭蜗神经。

(5)用刀伸入脑底两侧,依次切断向颈静脉孔会聚的舌咽神经、迷走神经和副神经。在延髓前方切断舌下神经。

（6）辨认位于脑桥腹面上的基底动脉，它向下续于成对的椎动脉。用刀伸向椎管，于枕骨大孔水平切断脊髓和左、右椎动脉。

（7）由于小脑幕的中间部和后方的附缘均已切断，小脑失去约束而逐渐离开颅后窝。将小脑幕从枕叶与小脑间抽出后，整个脑即可从颅腔内取出。

4. 观察硬脑膜

（1）查看脑膜中动脉的入颅部位，分叉高度，前、后支的行径及体表投影。

（2）观察大脑镰、小脑幕、小脑镰和鞍膈的位置及附着部位。验证小脑幕切迹和大脑半球颞叶与脑干的关系。

（3）纵行剖开上矢状窦的全长，查看位于该窦与外侧隐窝内的蛛网膜粒。在大脑镰的下缘内找到下矢状窦。在大脑镰与小脑幕相连处切开直窦，直达窦汇。由窦汇向两侧切开横窦（或已切开），再经乙状窦达颈静脉孔。

（4）剖开行经颞骨岩部上缘的岩上窦及行于颞骨岩部与枕骨基底部之间的岩下窦，验证上述两窦前、后端的联系。

（三）解剖颅底内面

1. 颅前窝　仔细去除筛板表面的硬脑膜，找寻极为细小的筛前神经及其伴行的筛前动脉。筛前动脉起自眼动脉，筛前神经为鼻睫神经的终末支，由筛板外缘中份入颅，前行，经鸡冠两旁的小孔出颅到鼻腔。

2. 颅中窝

（1）移出脑垂体　切开鞍膈前后缘，可见围绕脑垂体前后的海绵间窦，它们与海绵窦相通形成一环，切忌用镊子夹漏斗，以免将其损伤。切除鞍膈，由前向后将垂体由垂体窝用刀柄挑出，细心去除蛛网膜，分清前、后叶，后叶较小被前叶不完全包绕。

（2）自棘孔处划开硬脑膜，暴露脑膜中动脉及其分支。

（3）解剖海绵窦　①自蝶骨小翼后缘划开硬脑膜，找寻一短而窄的蝶顶窦，它通入位于垂体窝两侧的海绵窦。自颞骨岩部上缘切开小脑幕的附着缘，不要损伤三叉神经，观察岩上窦，该窦前通海绵窦，后通横窦。②自颞骨岩部尖的前面切除硬脑膜，暴露三叉神经节，节的下方有三个分支，即眼神经、上颌神经和下颌神经，追踪下颌神经到卵圆孔，并观察穿卵圆孔的导静脉，分布于三叉神经节和脑膜的脑膜副动脉。上颌神经和眼神经位于海绵窦的外侧壁内，追踪上颌神经到圆孔，追踪眼神经及其三个分支（泪腺神经、额神经、鼻睫状神经）到眶上裂，鼻睫状神经分出较早。去除海绵窦外侧壁时，可见窦内有纤细的小梁网，网眼内有血块。③保留动眼神经和滑车神经穿过硬脑膜的孔，追踪两神经至眶上裂，动眼神经尚未到达时已分为两支，勿用镊子夹神经，以免损伤。④除去剩余的海绵窦外侧壁，颈内动脉位于窦内，交感神经丛围绕动脉壁。找出颈内动脉外侧的展神经，并追踪至眶上裂。

临床应用知识点

知识点1：小脑幕切迹疝

小脑幕切迹是小脑幕内供脑干通过的开口，略微大于容纳中脑所需孔径。因此，占位性损害（例如幕上腔隙内的肿瘤）可使颅内压增高，引起部分邻近的大脑颞叶穿过小脑幕切迹形成疝。小脑幕切迹疝形成过程中，颞叶可能被坚硬的小脑幕割伤，动眼神经可能被拉伸和（或）挤压。损伤动眼神经可能造成由动眼神经支配的眼外肌瘫痪。

知识点2：颅底骨折

颅底骨折时，海绵窦内的颈内动脉可能被撕裂，造成动静脉瘘。动脉血流进海绵窦，使其扩大，迫使血液进入与其相连通的静脉，尤其是眼静脉。造成眼球突出，结膜充血（水肿）。凸出的眼球随颈动脉的搏动而搏动，这一现象被称作搏动性突眼。由于动眼、滑车、眼、上颌和外展神经位于或靠近海绵窦侧壁，因此海绵窦损伤时也可累及这些结构。

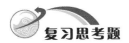复习思考题

简答题

1.试述海绵窦的位置、交通及穿经海绵窦的结构。

2.简述额顶枕区软组织的层次及各层特点。

第三节 面侧部深区

重点内容提示

1.咀嚼肌群各肌的位置、起止、纤维方向、神经支配和作用。

2.上颌动脉的行径和分段,各段主要分支(脑膜中动脉,上、下牙槽动脉,眶下动脉,腭降动脉,蝶腭动脉)的走行和分布。

3.翼丛的位置和交通。

4.上颌神经及其主要分支(颧神经、上牙槽神经、眶下神经)的行径和分布。

5.下颌神经及其主要分支(耳颞神经、舌神经、下牙槽神经、颊神经、咀嚼肌支)的行径和分布。

6.耳神经节和翼腭神经节的位置、性质、纤维来源和分布。

7.舌咽神经的走行、主要分支(颈动脉窦支、咽支、舌支和扁桃体支)和分布。

此区位于颅底下方,口腔及咽的外侧,其上部为颞下窝。区内的结构有咀嚼肌、三叉神经、舌咽神经和上颌动脉等。

一、咀嚼肌

咀嚼肌(图 10 - 15)包括咬肌、颞肌、翼内肌、翼外肌,配布于下颌关节周围,主要参与咀嚼运动。

1.咬肌(masseter) 浅部纤维起自颧弓前 2/3,深部纤维起于颧弓后 1/3 及其内面,为强厚的方形肌肉,纤维行向下后方,覆盖于下颌支外面,止于下颌支外面及咬肌粗隆。

2.颞肌(temporalis) 起于颞窝,为扇形扁肌。肌束向下汇聚,通过颧弓深面,以强大的肌腱止于下颌骨冠突。

3.翼内肌(medial pterygoid) 以强大肌腱起于翼突窝及上颌结节。纤维向外下方,止于下颌角内面的翼肌粗隆。

4.翼外肌(lateral pterygoid) 起于蝶骨大翼的颞下面及翼突外侧板的外侧面,有两个头,纤维行向后外,止于下颌颈、关节盘和关节囊。咬肌、颞肌和翼内肌收缩能上提下颌骨(闭口);两侧翼外肌同时收缩,使下颌骨向前,并参与张口;一侧翼外肌收缩,则使下颌骨转向对侧;颞肌后部纤维收缩,可拉下颌骨向后。咀嚼肌由三叉神经的下颌神经运动支支配。一侧下

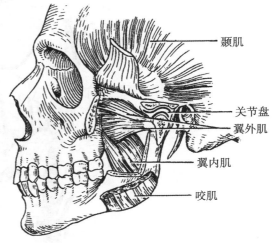

图 10 - 15 咀嚼肌

标注:颞肌、关节盘、翼外肌、翼内肌、咬肌

颌神经损伤,患者张口时,下颌歪向患侧,咬合时,患侧咬肌、颞肌无力。

二、面部深层的血管

(一)上颌动脉

上颌动脉(maxillary artery)上颌动脉又名颌内动脉,为颈外动脉终支之一(图 10 - 16,10 - 17),在下颌颈处由颈外动脉发出后,经下颌颈深面入颞下窝横行向前内,经翼外肌浅面或深面入翼腭窝,沿途分支分布于鼻腔、腭部、颊部、上颌和下颌齿、牙龈和咀嚼肌等。

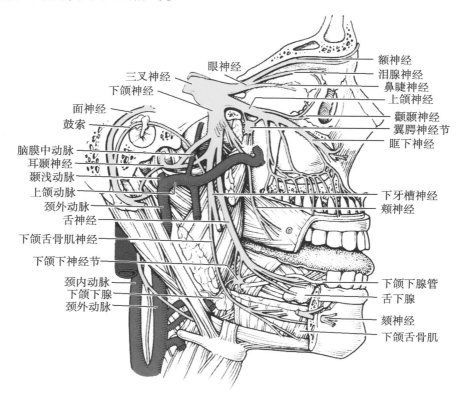

图 10 - 16　面侧深区的血管及神经(深部)

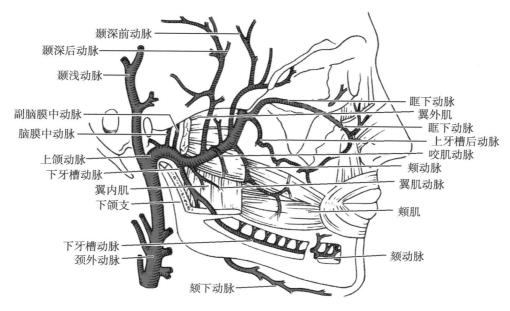

图 10 - 17　上颌动脉的行程及其分支

上颌动脉经颞下窝时,以翼外肌为标志,分为三段。

1. 第一段 自起点至翼外肌下缘,此段的主要分支有脑膜中动脉和下牙槽动脉。

(1)**脑膜中动脉**(middle meningeal artery) 在下颌颈的深面由上颌动脉向上发出,穿耳颞神经两根之间,经棘孔入颅中窝,在颅内分前、后两支,前支较粗,向前上行于翼点内面的骨沟内,布于顶骨内面前部的硬脑膜。颞区颅骨骨折,此处骨质较薄,易伤该支形成硬膜外血肿。后支沿颞鳞内面弯曲向后,分布于顶骨内面的后部及相邻的枕鳞区的硬脑膜。

(2)**下牙槽动脉**(inferior alveolar〔dental〕artery) 向下与同名静脉、神经伴行入下颌孔,经下颌管,分支分布于下颌牙齿及牙龈,最后出颏孔,易名为颏动脉。

2. 第二段 位于翼外肌的浅面或深面,主要分支为分布于咀嚼肌和颊肌的肌支。

3. 第三段 为入翼腭窝的一段,其主要分支如下:

(1)**上牙槽后动脉**(posterior superior alveolar artery) 分布于上颌磨牙及其附近牙龈。

(2)**眶下动脉**(infraorbital artery) 该动脉出眶下孔前发出上牙槽前、中动脉,布于上颌的牙齿及附近牙龈,眶下动脉与同名神经、静脉伴行,出眶下孔后布于面部。

(3)**腭降动脉**(descending palatine artery) 沿翼腭管下降,分布于腭及腭扁桃体。

(4)**蝶腭动脉**(sphenopalatine artery) 经蝶腭孔至鼻腔。

(二)翼丛和上颌静脉

翼丛(pterygoid plexus)位于颞下窝内,颞肌与翼内、外肌之间,为面深部较大的静脉丛,收纳上颌动脉分布区的静脉血,最后形成**上颌静脉**(maxillary vein)。该丛以面深静脉与面静脉交通,并通过卵圆孔及破裂孔附近的导血管与海绵窦交通,故面部的感染可以通过此渠道引起颅内感染(图 10 - 18)。

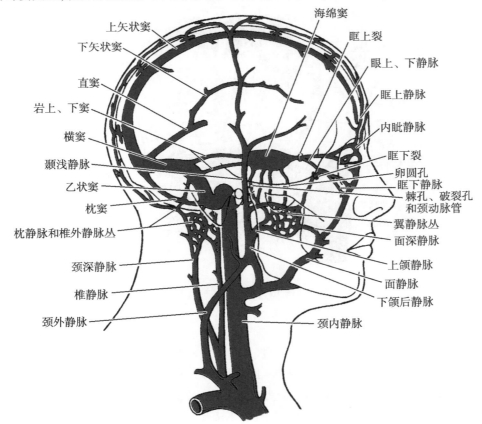

图 10 - 18　颅内、外静脉的交通

三、三叉神经

三叉神经(图10‐19)含有躯体感觉纤维和躯体运动纤维,由较粗大的感觉根和细小的运动根组成。感觉根上的感觉神经节位于颞骨岩部尖端前面的三叉神经压迹处,叫作**三叉神经节**(trigeminal ganglion,半月节)。自节发出三大支,即眼神经、上颌神经和下颌神经。运动根紧贴三叉神经半月节的深面,进入下颌神经。故眼神经和上颌神经属感觉性,而下颌神经则为混合性。三支神经的感觉纤维分布于面部皮肤,运动纤维则主要支配咀嚼肌。

(一)眼神经

眼神经(ophthalmic nerve)自半月节发出后经眶上裂入眶,分为额神经、泪腺神经及鼻睫状神经三支(图10‐19)。

1. **额神经**(frontal nerve) 最粗,在上睑提肌的上方向前行,在眶中部分为两支,较大的外侧支为眶上神经;较小的内侧支为滑车上神经。滑车上神经经眶上孔内侧的额切迹出眶,眶上神经经眶上孔(切迹)出眶,布于额部的皮肤。

2. **泪腺神经**(lacrimal nerve) 较细小,沿外直肌的上缘向前至泪腺。

3. **鼻睫状神经**(nasociliary nerve) 在上直肌的下面斜越视神经上方至眶内侧,分出睫状节长根和2~3支睫状长神经等,分布于眼球、眼睑、泪囊、鼻腔前部的黏膜和鼻下部的皮肤。

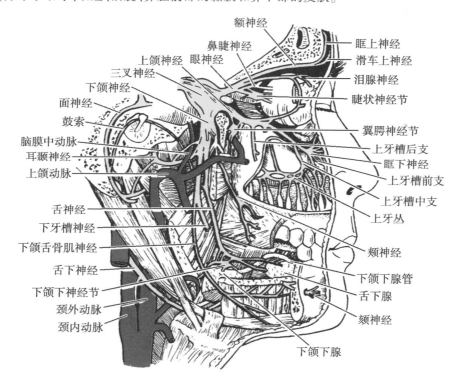

图10‐19 三叉神经

(二)上颌神经

上颌神经(maxillary nerve)经圆孔出颅至翼腭窝,再经眶下裂入眶,经眶下沟、管,出眶下孔称眶下神经(图10‐19)。上颌神经分布于眼裂和口裂之间的皮肤、上颌牙齿以及鼻腔和口腔的黏膜。主要分支如下:

1. **上牙槽神经**(superior alveolar nerve) 分为前、中、后三支。上牙槽后支在翼腭窝内自上颌神经主干发出,在上颌骨体后方入骨质;上牙槽中支和前支分别在眶下沟和眶下管内由眶下神经发出。上述神经分布于上颌牙齿及牙龈。

2. **蝶腭神经**(sphenopalatine nerve) 为两根短小的神经,在翼腭窝内分出,向下连于翼腭神经节,由节发出的分支布于鼻腔和腭部黏膜。

3. **眶下神经**(infraorbital nerve) 为上颌神经本干的延续,经眶下裂入眶,行经眶下沟、眶下管,再经眶下孔出眶,分布于眼睑鼻外侧部、上唇和颊部皮肤,在沿途发出上牙槽中支和前支。

4. **颧神经**(zygomatic nerve) 较细小,在翼腭窝发出,经眶下裂入眶,在眶内分为两小支,分布于颧颞部皮肤,颧神经发出小支加入泪腺神经,主管泪腺的感觉和分泌(泪腺分泌为岩大神经在翼腭神经节换神经元后,其节后纤维随颧神经分布至泪腺)。

(三) 下颌神经

下颌神经(mandibular nerve)是混合性神经,经卵圆孔出颅在颞下窝内即分出许多分支(图 10 - 19,10 - 20)。感觉纤维分布于下颌牙齿及牙龈、口腔底、颊部的黏膜、舌的黏膜及口裂以下的面部皮肤。运动纤维主要分布于咀嚼肌。下颌神经的主要分支如下。

1. **耳颞神经**(auriculotemporal nerve) 以两个根起始,挟持着硬脑膜中动脉,然后合成一干,在下颌关节后方转向上行,自腮腺上缘穿出,与颞浅动、静脉伴行,分布于颞部皮肤、下颌关节、外耳道的皮肤、鼓膜及耳前面的皮肤。该神经在腮腺内发出一小支分布于腮腺,此支含有副交感纤维,是来自舌咽神经的岩小神经经耳神经节换神经元后发出的节后纤维。

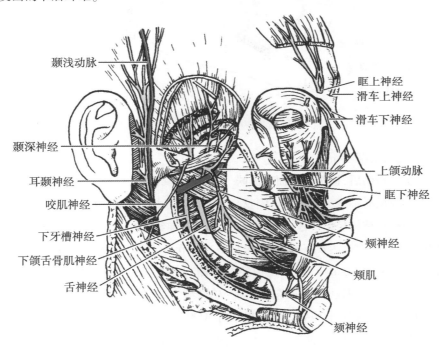

图 10 - 20 下颌神经

2. **颊神经**(buccal nerve) 自翼外肌两头间穿出,沿颊肌外面前行贯穿此肌,分布于颊部的皮肤和颊黏膜。

3. **下牙槽神经**(inferior alveolar〔dental〕nerve) 为混合性神经,在舌神经的后方,沿翼内肌外侧面下行,经下颌孔进入下颌管,在管内分成许多小支,分布于下颌牙齿、牙龈、终支从颏孔穿出称颏神经,布于颏部及下唇的皮肤和黏膜(图 10 - 19 ~ 10 - 21)。在未进入下颌孔以前,下牙槽神经发出一小支走向前下方支配下颌舌骨肌和二腹肌前腹。

4. **舌神经**(lingual nerve) 在下牙槽神经的前方,行向前下方,在舌骨舌肌外侧越过下颌下腺上方至舌尖。支配口腔底和舌前 2/3 黏膜的躯体感觉。舌神经在行程中有来自面神经的鼓索加入,故鼓索内的味觉纤维随着舌神经分布到舌前2/3司味觉,鼓索内的副交感纤维随舌神经到下颌下神经节,换神经元后发出的节后纤维分布于下颌下腺及舌下腺,支配腺体的分泌(图10-19,10-21)。

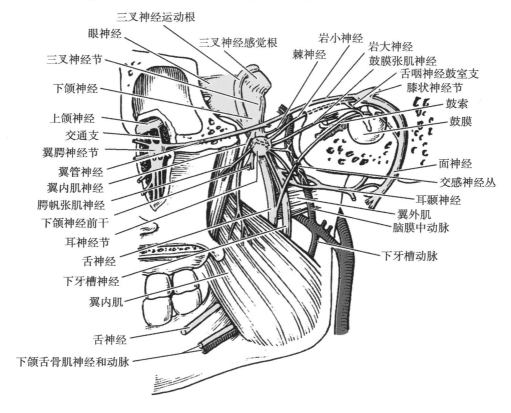

图 10-21　鼓索、翼腭神经节与耳神经节

5.咀嚼肌支　为数支,支配咀嚼肌。

一侧三叉神经完全性损伤后,损伤侧的面部皮肤、角膜、结膜、鼻腔、口腔黏膜和舌前2/3一般感觉均消失,由于角膜感受消失故角膜反射不能引出。损伤侧咬合无力,张口时下颌歪向患侧。

6.附于三叉神经的副交感神经节　颅部经动眼、面和舌咽神经走行的副交感节前纤维,到达周围4对副交感节换神经元,再发出节后纤维抵达效应器官,这4对副交感节均位于三叉神经干或其分支附近。它们是:

(1)睫状神经节(ciliary ganglion)　位于视神经的外侧与外直肌之间(图10-19)。有3个根进入此节:①副交感根即睫状神经节短根,来自动眼神经内的副交感纤维,在节内换神经元后发出节后纤维加入睫状短神经;②交感根来自海绵窦部的颈内动脉丛;③感觉根来自鼻睫状神经。

由节发出6~10条睫状短神经,向前进入眼球。其副交感纤维支配睫状肌和瞳孔括约肌;交感纤维支配瞳孔开大肌和眼球内血管;感觉纤维接收眼球的一般感觉。

(2)翼腭神经节(pterygopalatine ganglion)　位于翼腭窝内,上颌神经的下方(图10-19,10-21),接受3个根的纤维:①副交感根来自面神经的岩大神经,该神经出破裂孔经翼管至翼腭窝,在节内换神经元后,发出节后纤维,一部分随上颌神经的分支颧神经至眶内,再随泪腺神经至泪腺;另一部分经腭大、小神经和鼻后支布于腭和鼻腔的黏膜腺体。②交感根自颈内动脉的交感神经丛发出,叫作岩深神经,在破裂孔处与岩大神经合并形成翼管神经,经翼管至翼腭窝内。③感觉根来自上颌神经的蝶腭神经,穿经翼腭神经节分支为鼻后支和腭神经,布于鼻腔和腭的黏膜。

(3)耳神经节(otic ganglion)　在卵圆孔下方,贴于下颌神经内侧面(图10-21),接收4个根来的纤维:

①副交感根来自舌咽神经的岩小神经,在节内换神经元后,节后纤维随耳颞神经至腮腺支配该腺分泌;②交感根来自脑膜中动脉交感丛;③感觉根来自耳颞神经,分布于腮腺;④运动根来自下颌神经,分布于鼓膜张肌和腭帆张肌。

(4)**下颌下神经节**(submandibular ganglion) 位于下颌下腺与舌神经之间(图 10-19,10-21),接收 3 个根来的纤维:①副交感根来自面神经鼓索内的副交感纤维,经舌神经到下颌下神经节,换神经元后,发出的节后纤维分布于下颌下腺、舌下腺,司该二腺的分泌;②交感根来自面动脉的交感丛;③感觉根来自舌神经。

四、舌咽神经

舌咽神经(glossopharyngeal nerve)为第Ⅸ对脑神经(图 10-22),它含有 4 种纤维成分:①特殊内脏运动纤维支配茎突咽肌;②一般内脏运动(副交感)纤维,在耳神经节内换神经元,其节后纤维司腮腺的分泌;③内脏感觉纤维(包括味觉)分布到舌后 1/3、咽鼓管、鼓室等处黏膜及颈动脉窦和颈动脉体,司一般感觉及舌后 1/3 的味觉;④躯体感觉纤维分布至耳后皮肤。

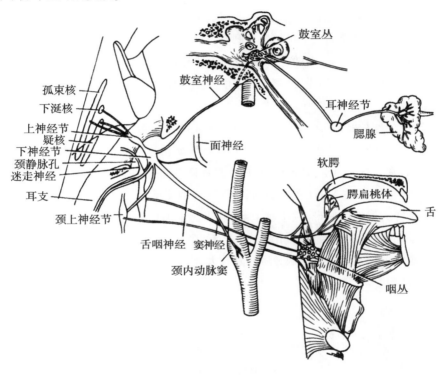

图 10-22 舌咽神经的分布

舌咽神经经颈静脉孔出颅,在孔内神经干上有膨大的上神经节(含一般躯体感觉的假单极神经元),出颈静脉孔后,又形成一稍大的下神经节(含内脏感觉的假单极神经元),主干走行于颈内动、静脉之间,绕过茎突咽肌后外侧,向前经舌骨舌肌深面到舌根。其主要分支如下:

1.颈动脉窦支 在颈静脉孔下方发出,沿颈内动脉下降,分布于颈动脉窦及颈动脉体。传导颈动脉窦内的压力感受器和颈动脉体化学感受器的感觉,感受血液中二氧化碳浓度的变化,其冲动入脑后,反射性地调节血压和呼吸。

2.舌支 为舌咽神经的终支,分数支分布于舌后 1/3 的黏膜和味蕾,司一般内脏感觉和味觉。

3.鼓室神经(tympanic nerve) 发自下神经节,进入鼓室后,在鼓室内壁与交感神经共同形成鼓室丛,由丛发出数支分布于鼓室、乳突小房和咽鼓管的黏膜。鼓室神经的终支形成岩小神经,出鼓室后,经卵圆孔至颞下窝,在耳神经节内换神经元,其节后纤维随耳颞神经至腮腺,司腮腺的分泌。

4.茎突咽肌支 由舌咽神经分出,支配茎突咽肌。

5. **扁桃体支** 至腭扁桃体和咽腭弓、舌腭弓的黏膜,司一般内脏感觉。

6. **咽支** 在咽侧壁上与迷走神经的咽支以及交感神经共同组成咽丛。舌咽神经的咽支司咽黏膜一般内脏感觉。舌咽神经损伤后,咽和舌后 1/3 感觉障碍,咽反射消失,舌后 1/3 味觉丧失。

五、颌面部的间隙

颌面部上、下颌骨与周围的肌肉之间,或肌肉与肌肉、肌肉与器官之间,存在着一些潜在间隙,正常情况下,这些间隙中填充着疏松结缔组织,有的间隙还有神经、血管穿行,从而使相邻的间隙彼此通连。当炎症感染时,可循此途径蔓延,脓液也可溃破筋膜,扩散到邻近的间隙。

咬肌间隙(masseteric space)的前界为咬肌前缘与颊肌;后界为下颌支后缘及腮腺组织;上达颧弓下缘;下抵下颌骨下缘;内侧界为下颌支的外面;外侧界为咬肌及腮腺的深面(图 10-23,10-24)。此间隙的前方紧邻下牙槽的第三磨牙,在智齿冠周炎、牙槽脓肿、下颌骨骨髓炎时,可扩散至此间隙。

此间隙的感染向前可扩至颊间隙;向下绕过下颌切迹可扩散至翼下颌间隙和颞下窝;经颧弓深侧可至颞窝;向下可扩散至下颌下间隙,甚至向后下可扩散至腮腺,导致腮腺脓肿。

翼下颌间隙(pterygomandibular space)位于翼内肌与下颌支之间,其前界为颊肌及下颌骨冠突;后界为下颌支后缘与腮腺;内侧界为翼内肌及其筋膜;外侧界为下颌支的内面及颞肌内面;上界为翼外肌;下界为下颌支与翼内肌相贴近的夹缝(图 10-23,10-24)。

间隙内有舌神经、下牙槽神经、下牙槽动、静脉穿行,下牙槽神经阻滞术即将局麻药物注入此间隙内。牙源性感染常累及此间隙。翼下颌间隙的感染可向上扩散至颞下窝和翼腭窝;向内沿翼内肌后缘可扩散至咽旁间隙;向下可扩散至下颌后窝。有时可沿血管神经束向上经卵圆孔蔓延到颅腔。

咽旁间隙(parapharyngeal space)位于翼内肌、腮腺深部与咽侧壁之间,呈倒立的锥体形(图 10-23)。上抵颅底;下达舌骨平面;前界为翼下颌韧带、颌下腺上缘;后界为椎前筋膜。由茎突及茎突诸肌将此间隙分为前、后两部。前部称咽旁前间隙;后部称咽旁后间隙。咽旁前间隙较小,咽升动、静脉行于其中,内侧有咽上缩肌及腭扁桃体。腭扁桃体感染可侵及该间隙。咽旁后间隙较大,内有颈内动、静脉及第Ⅸ~Ⅻ脑神经及颈深上淋巴结,此内容为腮腺床的结构。

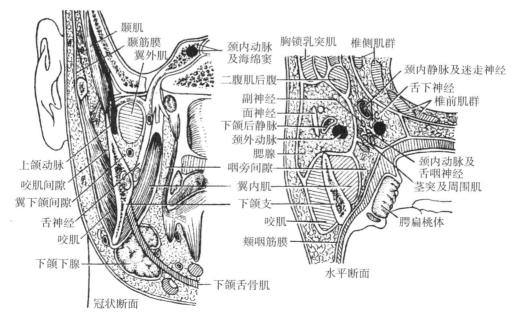

图 10-23 面侧区的间隙(右侧)

咽旁间隙与翼下颌间隙、下颌下间隙、咽后间隙相通。

下颌下间隙(submandibular space)位于颌下三角内。上界为覆盖下颌舌骨肌深面的筋膜;下界为颈深筋膜浅层;前界为二腹肌前腹;后界为二腹肌后腹(图 10-24)。

间隙内主要含有下颌下腺、颌下淋巴结、面前静脉及面动脉。此间隙通过下颌舌骨肌后缘与舌下间隙相通,并与翼颌间隙、咽旁间隙相通。下颌第 2、3 磨牙根尖感染可引起此间隙感染,由厌氧细菌引起的蜂窝组织炎称路德维希(Ludwig)咽峡炎。

舌下间隙(sublingual space)呈马蹄铁型。上界为口底黏膜;下界为下颌舌骨肌及舌骨舌肌;前外侧为下颌舌骨肌起点以上的下颌骨体内侧面骨壁;后界止于舌根(图 10-24)。

间隙内有舌下腺、下颌下腺的深部及腺管、下颌下神经节、舌神经、舌下神经和舌下血管等。舌下间隙向后在下颌舌骨肌群后缘处与下颌下间隙相交通,向后上与翼下颌间隙相通,两侧在前方相通。

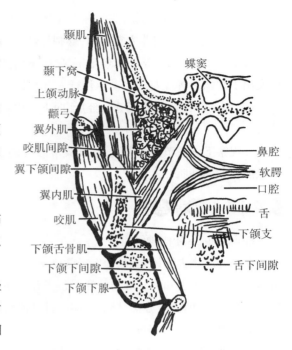

图 10-24 面部的间隙(右侧、冠状切面观)

面深部的解剖步骤与方法

1. 解剖咀嚼肌

(1)在咬肌表面清除残存的腮腺,保留面神经主干及分支,并将面神经向外翻起,完全暴露咬肌,观察其起止状况。

(2)在颞窝处观察颞肌表面的颞筋膜,沿颧弓上缘切开颞筋膜,切开时注意观察它分为两层,分别止于颧弓内、外面。向上翻起颞筋膜,暴露颞肌,观察颞肌的纤维方向。

(3)切断咬肌起点,向下翻起,注意咬肌神经及血管从下颌切迹处穿出,分离清楚后切断,随咬肌下翻。

(4)锯下颧弓,暴露深面的颞肌止点止于下颌骨的冠突和下颌支前缘,找出颊神经并注意保留。

(5)在下颌孔前缘锯开下颌支前半,将颞肌连带下颌支的骨片一起向上翻起,使颞下窝彻底暴露,观察翼内肌、翼外肌和颊肌的位置和起止状况。

2. 清理下牙槽神经、血管及舌神经 在下颌孔处清理下牙槽神经和血管,向上追踪至翼外肌的下缘,在下牙槽神经束进入下颌孔前发出一支下颌舌骨肌神经。在下牙槽神经前方,找出舌神经向下追踪至颌下区,在舌骨舌肌浅面,下颌下腺上方,舌神经下方有下颌下神经节。上述两神经均在翼外肌下缘穿出,颊神经则穿过翼外肌两头之间,在舌神经的前方出现,向下追踪至颊部。

3. 清理翼丛 在翼外肌表面翼丛向后外方集合形成上颌静脉,与颞浅静脉合并形成面后静脉。试找面深静脉连至面前静脉。

4. 追踪上颌动脉及其分支 将翼丛清除,显示上颌动脉及上颌动脉的三段。在翼外肌下缘深面,上颌动脉第一段上缘,寻找硬脑膜中动脉,穿过耳颞神经两根之间,经棘孔入颅。上颌动脉第一段下缘,发出下牙槽动脉与同名神经伴行入下颌孔。上颌动脉第二段在翼外肌表面发出许多肌支,支配咀嚼肌。上颌动脉进入翼腭窝为第三段,其分支暂缓寻找。

5. 清理下颌神经 分清耳颞神经、下牙槽神经、颊神经及肌支,沿舌神经向上追踪,找出其上段,探查面神经发出的鼓索加入舌神经的情况。

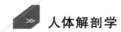

6.结合颅骨和有关翼腭窝的标本观察下列内容:

(1)上颌神经经圆孔入翼腭窝,蝶腭神经(2支)连于翼腭神经节。

(2)上颌神经与上颌动脉经眶下裂、眶下沟、眶下管出眶下孔,改名为眶下神经和眶下动脉,在未入眶下裂前发出上牙槽后神经与同名动脉伴行入上颌骨后面的小孔。

(3)翼腭神经节接收翼管神经后,向下发出腭大、小神经及鼻后支,上述神经均有上颌神经发出的同名动脉伴行。

7.观察下颌关节的关节囊,切开关节囊外侧壁,观察下颌关节内的关节盘的形状,以及附着于关节囊和关节盘前端的翼外肌。

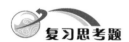 临床应用 知识点

知识点1:下牙槽神经阻滞

在修补或拔去下颌牙前,牙医经常麻痹下牙槽神经。由于颏神经和切牙神经是它的终末支,所以患侧的下颌和下唇也会失去知觉。麻药的注射位点位于下颌支内侧面的下颌孔,即下颌管的开口。如果进针过深可能进入腮腺,麻痹面神经分支,导致单侧一过性面瘫。

知识点2:三叉神经痛

三叉神经痛是三叉神经感觉根的感觉异常,表现为突发性剧痛、闪电样面部刺痛。突发性锐痛可以持续15分钟或更长时间。发病最常见于上颌神经,其次是下颌神经,眼神经起病者最为少见。这种痛常由触摸敏感的皮肤疼痛触发区引起。目前认为三叉神经痛的主要原因是异常的血管压迫神经所致,轻微者可通过药物治疗缓解,顽固性三叉神经痛患者可考虑外科手术,包括经皮三叉神经半月神经节射频温控热凝术、球囊压迫术、伽马刀治疗及微血管减压手术等。

复习思考题

简答题

1.简述翼丛的位置和交通。

2.简述舌咽神经损伤后的症状及其原因。

第四节 视 器

1. 眼球壁外膜的分部和功能,角膜的结构特点,巩膜静脉窦的位置和通路。
2. 眼球壁中膜的分部,各部的形态、结构特点和功能,眼内肌的位置和作用。
3. 眼球壁内膜的分层、分部及其功能,黄斑、中央凹、视神经盘的构造和功能。
4. 房水的产生和循环。
5. 结膜的构造和分部,结膜囊、泪器的组成,泪道的形态结构和泪液的排出途径。
6. 运动眼球和眼睑的肌的名称、作用以及神经支配。
7. 视网膜中央动脉的起始、行径、分支及在视网膜的分布,结膜动脉的起源及分布。
8. 视神经的起源和联系,动眼神经、滑车神经和外展神经的走行、分支和分布,眼神经在眶内的分支及分布。
9. 睫状神经节各种性质纤维的来源、分布及功能。

视器(visual organ)是感受光线刺激并将之转变为神经冲动的器官。这种冲动经视神经和中枢神经内的传导通路到达大脑皮质的视觉中枢,产生视觉。视器由眼球及其附属装置组成。

一、眼球

眼球(eyeball)位于眶腔的前部,借筋膜与眶壁相连,眶腔的后部充以眶脂体,垫托眼球。眼球大致呈球形,其前、后面的正中点,分别叫作**前极**和**后极**。平前、后极连线的中点所做的环形线,叫作中纬线或赤道。在矢状方向,通过眼球前、后极的连线,叫作**眼轴**;由瞳孔的中央点至视网膜中央凹的连线,叫作**视轴**。视轴的前点偏于眼轴的内侧,而中央凹位于眼轴的外侧,因而视轴与眼轴以锐角相交叉。眼球由眼球壁及其内容物构成(图10-25)。

(一)眼球壁

眼球壁包括外、中、内膜三层。

1. 外膜 由致密结缔组织构成,又称纤维膜,起着支持和保护眼球壁及其内容物的作用。前1/6叫作**角膜**(cornea),是致密而透明的膜,其曲度大于眼球壁的其他部分,有屈光作用。角膜内无血管,但有大量的感觉神经末梢分布,对痛、触觉极为敏锐,故当炎症时常有剧痛。后5/6叫作**巩膜**(sclera),呈乳白色,不透明,巩膜前端与角膜相续部分的深部,生有环形的静脉窦,叫作**巩膜静脉窦**(sinus venosus sclerae),后端在视神经穿出部位,巩膜包于视神经的周围,形成视神经鞘。

2. 中膜 含有丰富的血管丛和色素细胞,故又称为血管膜或色素膜。中膜由前向后分为虹膜、睫状体和脉络膜三部分。

(1)**虹膜**(iris) 是中膜的最前部,为圆盘状薄膜,呈冠状位,中央有圆孔,叫作**瞳孔**(pupil)。虹膜内有两种不同方向排列的平滑肌,一部分环绕在瞳孔的周围,叫作**瞳孔括约肌**(sphincter pupillae),由动眼神经的副交感纤维支配;另一部分呈放射状排列于瞳孔括约肌的外周,叫作**瞳孔开大肌**(dilator pupillae),受交感纤维支配。在强光下或视近物时,瞳孔括约肌收缩,瞳孔缩小,以减少光线的进入量;在弱光下或远望时,瞳孔开大肌收缩,瞳孔开大,使光线的进入量增多。虹膜的颜色由于色素的多寡而深浅不一。

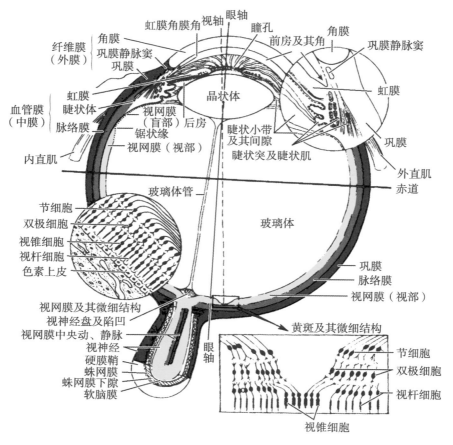

图 10 - 25　眼球的构造

　　（2）**睫状体**（ciliary body）　是中膜中部最厚的部分,衬于巩膜与角膜移行部的内面。后部平坦,叫作**睫状环**（ciliary ring）;前部有许多突起叫作**睫状突**（ciliary processes）。由睫状突发出许多**睫状小带**（ciliary zonule）,与晶状体相连。睫状体内生有平滑肌,叫**睫状肌**（ciliary muscle）,睫状肌的纤维位于睫状突内侧部分者环行,位于外侧的部分前后纵行,前端附于角膜与巩膜交界处,后端附于睫状体的后缘和脉络膜的前缘。睫状肌受动眼神经的副交感纤维支配,环行肌收缩使睫状突向内伸,纵行肌则牵睫状体和脉络膜向前,协助睫状突内伸,使睫状小带松弛,晶状体由于本身的弹性作用而加大自身的曲度,以适应看近物。反之,睫状肌舒张,睫状小带被牵紧,晶状体也被拉薄,曲度变小,以适应看远物(图 10 - 26)。

　　（3）**脉络膜**（choroid）　是中膜的后 2/3 部,为衬于巩膜内面的一层薄而柔软的膜,与巩膜结合疏松,其间有淋巴间隙,向后经视神经周围的鞘间隙通蛛网膜下腔。其内面与视网膜色素细胞层紧贴,后方有视神经穿过。脉络膜的功能是营养眼球并吸收眼内分散的光线,以免扰乱视觉。

　　3. 内膜　即**视网膜**（retina）,衬于中膜内面,可分为内、外两层。外层为**色素部**（pars pigmentosa）,由单层色素上皮构成;内层为**神经部**（pars nervosa）,又依其构造及附衬的部位不同,分为**视部**（pars optic）（位于后 2/3部）、**睫状体部**（pars ciliary body）和**虹膜部**（pars iris）。其中仅视部具有感光功能,其余两部不能感光,称为盲部。视网膜两层在某些疾病时互相脱离,叫作视网膜剥离症。

　　视网膜视部的后部厚,向前逐渐变薄。后部有一白色的圆形隆起,是视神经的穿出部位,叫作**视神经盘**（optic disc,又叫视神经乳头）,盘的中央有视网膜中央动、静脉穿过。视神经盘没有神经细胞,不能感光,生理学上叫作**盲点**（blind spot）。在视神经盘的颞侧约3.5 mm的稍下方,有一黄色的小圆盘,叫作**黄斑**（macula lutea）,其中央为一小凹,叫**中央凹**（fovea centralis）,是感光(辨色力、分辨力)最敏锐的地点。上述结构可用检眼镜在活体中观察(图 10－27)。

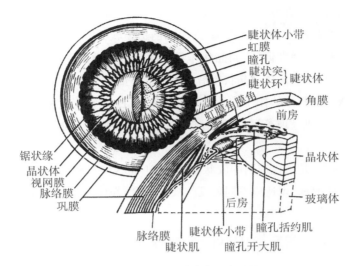

图 10－26　眼球前半部(后面观)

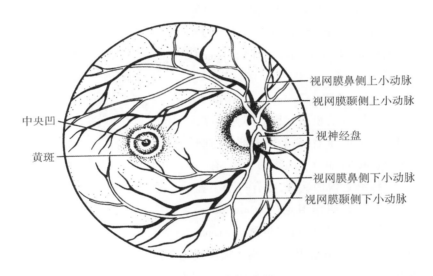

图 10－27　眼底(右侧)

视网膜的组织结构复杂,将在组织学中叙述,本节仅做概略介绍。视网膜神经部由三层神经细胞构成,最外层为**感光细胞**(photoreceptor cell),紧贴视网膜外层的色素上皮,有感受强光和色彩的**视锥细胞**(cone cell)和感受弱光的**视杆细胞**(rod cell)两种。中层为**双极细胞**(bipolar cell)。内层为**节细胞**(ganglion cell),节细胞发出的轴突集中于视神经盘,形成视神经,穿过眼球壁的内、中膜,外膜包绕于其周围,构成视神经鞘。

(二)眼球的内容物

眼球内容物是透明无血管的组织,包括房水、晶状体和玻璃体,具有屈光作用。它们使物体发射或反射的光线能够进入眼球并在视网膜上成像。

1. 房水(aqueous humor)　是无色透明的液体,充满于眼房内。**眼房**(chamber)是位于角膜与晶状体、睫状体和睫状小带之间的腔隙,它被虹膜分为前、后两部,分别称为前房和后房。前、后房借瞳孔相通。前房的周边部,虹膜与角膜相交处,叫作**虹膜角膜角**(iridocorneal angle)。房水除具折光作用外,还有营养角膜、晶状体和维持眼内压的作用。房水由睫状体的血管渗透和上皮细胞分泌产生,入于后房,经瞳孔入前房,再经虹膜角膜角入于其深部的巩膜静脉窦,最后汇入眼静脉,房水经常循环更新,保持动态平衡,若回流不畅或受阻,则致房水充滞于眼房中,使眼内压升高,患者视力受损,视野缩小并伴有严重头痛,称为青光眼。

2.晶状体(lens) 位于虹膜后方,玻璃体的前方,呈双凸透镜状,前面较平坦,后面凸隆明显,具有弹性,不含血管和神经,外面包以透明的高弹性薄膜,叫晶状体囊。晶状体本身由许多平行排列的晶状体纤维组成,其周围部称晶状体皮质;中央部称晶状体核。晶状体借众多睫状小带系于睫状体上,前已述及晶状体曲度的变化取决于睫状肌的收缩和舒张。晶状体的作用在于通过其曲度变化,调整屈光能力,以使物像聚焦于视网膜上。老年人晶状体的弹性减退,睫状肌呈现萎缩,调节功能降低,出现老视。若晶状体因疾病、创伤、老年化而变混浊时,称为白内障。

3.玻璃体(vitreous body) 是无色透明的胶状物质,充于晶状体与视网膜之间,除具有屈光作用外,还有支撑视网膜的作用。若玻璃体混浊,则造成不同程度的视力障碍,若其支撑力减弱则可发生视网膜剥脱。

二、眼的附属装置

眼的附属装置包括眼睑、结膜、泪器、眼外肌以及筋膜和眶脂体等,对眼球起保护、运动和支持作用。

(一)眼睑

眼睑(eyelids)是位于眼球前方的屏障,起着保护眼球的作用(图10-28)。可分为上睑和下睑,上、下睑之间为睑裂,裂的内、外端分别叫**内眦**(medial canthus)和**外眦**(lateral canthus),内眦钝圆,外眦较锐。

眼睑的外面为皮肤,内面为**结膜**(conjunctiva),中间夹以皮下组织、肌层和睑板。皮肤和结膜相互移行部为睑缘,睑缘前缘生有2~3排向前弯曲的睫毛,睫毛的根部生有睫毛腺,此腺发炎称为**睑腺炎**(hordeolum)。睑缘的后部,有一排睑板腺的开口。上、下睑缘靠近内侧端处,各有一个小乳头状突起,其顶部有一小的开口,叫作**泪点**(lacrimal punctum)。内眦与眼球间有一微凹的间隙,叫作**泪湖**(lacrimal

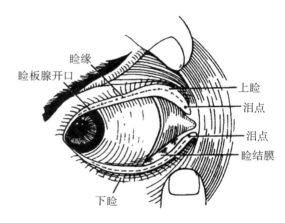

睑缘
睑板腺开口
上睑
泪点
泪点
睑结膜
下睑

图10-28 眼睑(右眼)

lacus),是泪水集聚的地方。睑的皮下组织疏松,脂肪极少或无,可因积液而肿胀。皮下组织的深面为肌层,肌层主要为眼轮匝肌(属面肌),受面神经支配,收缩时使睑裂闭合;上睑还生有上睑提肌,以腱膜止于上睑的根部,受动眼神经支配,收缩时可使上睑上提,开大睑裂;此外在其深面,上、下睑还有一些平滑肌束,附于上、下睑板,称为睑板肌或müller肌,受交感神经支配,收缩时可使睑裂开大。肌层的深面为**睑板**(tarsus),呈半月形,由致密结缔组织构成,内含与睑缘垂直方向排列的**睑板腺**(tarsal glands),以成排的小管开口于睑缘,分泌脂性液体,以润滑睑缘并防止泪液外溢。睑板腺阻塞发炎时,称为**睑板腺囊肿**(chalazion)。

(二)结膜

结膜(conjunctiva)为一层薄而透明的黏膜,富含血管(图10-29)。覆盖于眼睑后面和眼球的前面。按其所在部位可分为三部:即**睑结膜**(palpebra conjunctiva)、**球结膜**(bulbar conjunctiva)和二者的结合部即**结膜穹窿**(vault of conjunctiva)。睑结膜贴于睑板后面,透明而光滑。球结膜覆盖巩膜前方的部分较疏松,容易推动,而在角膜周缘部结合紧密,并移行于角膜上皮。结膜穹窿分为上穹和下穹,有较多皱襞,以利于眼球运动。当睑裂闭合时,结膜则形成位于上、下睑和眼球之间的囊,称为**结膜囊**(conjunctival sac)。

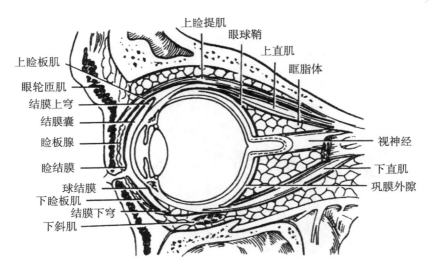

图 10 - 29　眼眶(矢状断面观)

(三)泪器

泪器(lacrimal apparatus)由泪腺和泪道组成,泪道包括泪点、泪小管、泪囊和鼻泪管(图10 - 30)。

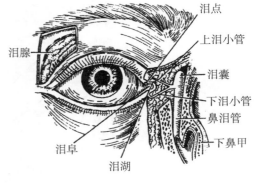

图 10 - 30　泪器

1. 泪腺(lacrimal gland)　位于眶上壁外侧的泪腺窝内,呈扁椭圆形,有 10 余条排泄管开口于结膜上穹的外侧部。泪腺分泌泪液,借眨眼活动将之涂于眼球表面。

2. 泪小管(lacrimal ductule)　上、下各一,分别位于上、下睑的皮下,起自泪点,分别向上或下垂直走行,再折向内侧水平走行,开口于泪囊。

3. 泪囊(lacrimal sac)　位于眶内侧壁前部的泪囊窝内,为一膜性囊,其上端为盲端,下端移行于鼻泪管。眼轮匝肌有纤维越过泪囊深面并与囊壁相连,肌收缩时可牵拉泪囊使之扩大,以利泪液流通。

4. 鼻泪管(nosolacrimal duct)　紧贴于骨性鼻泪管的内面,为续于泪囊下端的膜性管,开口于下鼻道的外侧壁。

(四)眼球外肌

眼球外肌(ocular muscles)属横纹肌,包括上、下、内、外 4 条直肌和上、下 2 条斜肌及 1 块上睑提肌,前 6 块都是牵拉眼球向各方向转动的肌肉(图 10 - 31)。

上直肌(superior rectus)、下直肌(inferior rectus)、内直肌(medial rectus)和外直肌(lateral rectus)均起自视神经管周围的总腱环(common tendinous ring),分别行于眼球的上、下、内侧和外侧各方,止于眼球巩膜赤道线以前的各相应面。上斜肌(superior obliquus)也起自总腱环,在上直肌和内直肌之间纤维斜向上内行,以细腱通过眶内侧壁前上方的纤维滑车,折向后外,止于眼球巩膜赤道线的后外方。下斜肌(inferior obliquus)起自眶下壁内侧近前缘处,斜向后外行于下直肌与眶下壁之间,止于眼球下面巩膜赤道线的后外方。

眼球的运动以眼球前极或瞳孔的位置为基准,由于上、下直肌的位置与眼轴形成约 25°的夹角,故上、下直肌可使瞳孔向上、下转动的同时,还使瞳孔转向内侧。内、外直肌可使瞳孔向内、外侧转动。上斜肌可使瞳孔转向下外方;下斜肌则使瞳孔转向上外方。当注视物体时,两眼的眼肌共同协调动作,侧视时,一侧的外直肌与另一侧的内直肌同时收缩;聚视时两眼的内直肌同时收缩。

上睑提肌(levator palpebrae superioris)位于上直肌的上方,起自视神经上方的骨面,止于上睑,作用为提上睑和开大睑裂。

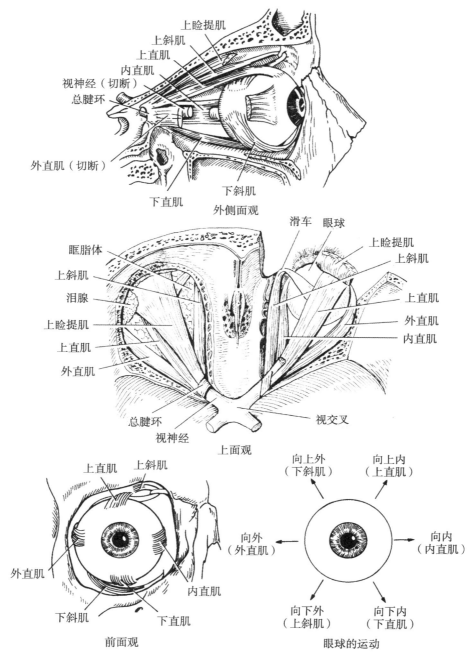

图 10－31　眼肌

(五)眶筋膜及眶脂体(图 10－29)

硬脑膜在视神经管处分为两层,内层包绕视神经形成视神经鞘,外层附于眶壁移行于眶骨膜。眼球的外面从角膜缘以后的部分,为纤维组织薄膜所包绕,叫作**眼球筋膜**或**眼球鞘**(sheath of eyeball),又名 Tenon **囊**,该鞘与巩膜间存有一空隙,叫作巩膜外隙,与眼球形成犹如球窝关节样结构,以保证眼球的转动,在各眼球外肌的外面包有眼肌筋膜,如套袖样,以实现各肌的灵活运动。

在眼球、眼肌、视神经及泪腺之间,充以脂肪组织,它们对眼球起着支持和弹性垫的作用,这些脂肪团块称为**眶脂体**(adipose body of orbit)。

三、眼及眶的血管和神经

(一)眼血管(图 10 - 32)

1.**眼动脉**(ophthalmic artery) 为颈内动脉的颅内分支,与视神经一起从视神经管入眶,在眶内,动脉先居于视神经的外侧,继而在上直肌的下方越过视神经的上方至眶的内侧壁前行,终支形成眶上动脉和滑车上动脉,分布于额部皮肤及睑。行程中发出分支供给眼球、眼球外肌、泪腺等器官。其主要分支有:①**视网膜中央动脉**,是眼动脉在入眶后即发出的细小分支,先行于视神经的下方,继而穿入视神经并行于其中央,从视神经盘中心穿出,立即分为上、下两支,每支再分为鼻侧支和颞侧支,营养视网膜的内层,但黄斑的中央凹无血管分布,临床上常用检眼镜观察此动脉;②**脉络膜动脉**,有很多支,分布于脉络膜;③**虹膜动脉**,在虹膜后缘与睫前动脉的小支吻合,形成虹膜大环;④**睫状前动脉**,除与虹膜动脉吻合外,还分支至球结膜。此外,还有泪腺动脉、筛前动脉、筛后动脉等。

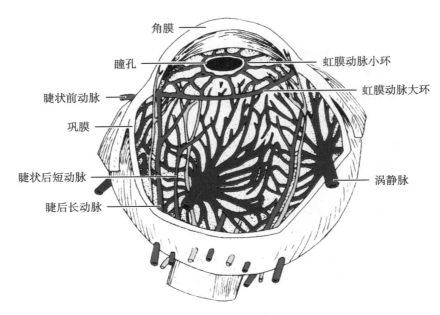

图 10 - 32 虹膜动脉和涡静脉

2.**眼静脉** 有**眼上静脉**和**眼下静脉**,收集眶内结构及眼球的静脉,眼上、下静脉均起于眶的前内侧,因而与内眦静脉间有吻合。眼上静脉向后行,经眶上裂汇入海绵窦;眼下静脉向后行分为两支,一支注入眼上静脉,另一支经眶下裂注入翼丛。

眼球的静脉回流有三个途径:视网膜的静脉血汇入**视网膜中央静脉**;虹膜、睫状体、脉络膜的静脉血汇入**涡静脉**,涡静脉位于眼球血管膜的外层,有 4 ~ 6 条,在赤道线的稍后方穿出巩膜;眼球前份的虹膜等处的静脉血经**睫状前静脉**回流。这些静脉均回流于眼上、下静脉。

(二)眼及眶内的神经

眼球及眶内结构的神经支配较为复杂,视神经传递视觉冲动;眼球外肌由Ⅲ、Ⅳ、Ⅵ脑神经支配,眼球及眶内结构的一般感觉由第Ⅴ脑神经第一支眼神经支配,此外尚有副交感神经和交感神经支配平滑肌及腺体。

1.**视神经**(optic nerve) 为第Ⅱ对脑神经,它与一般神经不同,实为第三级神经元的轴突构成。视网膜的三层细胞均为神经细胞,在胚胎发生上它们由前脑泡两侧突出的视杯演化而来,第一级神经元为视锥和视杆细胞;第二级为双极神经元;第三级为视神经节细胞。视神经节细胞的轴突向视神经盘聚集,再穿眼球壁后行,经视神经管入颅中窝,续于视交叉。视神经外面也与脑组织一样包有与三层脑膜相延续的膜,蛛网膜下腔也延续到视神经周围,故颅内压增高时,视神经盘可出现水肿。

2.动眼神经(oculomotor nerve)　内含有躯体运动和内脏运动两种纤维,均起自中脑,经脚间窝出脑,行于海绵窦外侧壁上部,自眶上裂入眶分为上、下两支。上支细小,支配上直肌和上睑提肌;下支粗大,支配下直肌、内直肌和下斜肌。支配下斜肌的支分出一个小支,叫睫状神经节短根,由内脏运动纤维(副交感纤维)组成,在睫状神经节内交换神经元,节后纤维经睫状短神经,支配睫状肌和瞳孔括约肌,参与完成调节反射和瞳孔对光反射。

3.滑车神经(trochlear nerve)　含躯体运动纤维,起于中脑,在下丘下方出脑,绕大脑脚前行,穿经海绵窦外侧壁,经眶上裂入眶,向前内行越过上直肌和上睑提肌,从上面进入并支配上斜肌。

4.展神经(abducent nerve)　含躯体运动纤维,起于脑桥,从延髓脑桥交界处出脑,前行至颞骨尖端入于海绵窦,位于颈内动脉的外侧,经眶上裂入眶,从内侧进入并支配外直肌。

5.眼神经(ophthalmic nerve)　是三叉神经第一支,为一般躯体感觉神经,自三叉神经半月节发出后,穿入海绵窦外侧壁,在动眼和滑车神经下方经眶上裂入眶,分支分布于硬脑膜、眼眶、眼球、泪腺、结膜和部分鼻腔黏膜以及额顶部、上睑和鼻背的皮肤。

(1)**泪腺神经**(lacrimal nerve)　较细小,沿眶外侧壁、外直肌上缘至泪腺。另外有来自面神经的副交感神经纤维,经翼腭神经节交换神经元后,节后纤维经颧神经交通支加入泪腺神经,支配泪腺分泌。

(2)**额神经**(frontal nerve)　最粗,在上睑提肌前上方前行,在眶中部分为两支,较大的外侧支为眶上神经(supraorbital nerve),经眶上切迹(孔)分布于额部皮肤;较小的内侧支为**滑车上神经**(supratrochlear nerve),分布于上睑、鼻背和额部皮肤。

(3)**鼻睫状神经**(nasociliary nerve)　在上直肌和视神经之间前行,达于眶内侧壁,分出睫状节长根(感觉根)和2~3支睫状长神经,分布于眼球、眼睑、泪囊、鼻腔前部的黏膜和鼻下部的皮肤。

6.交感神经纤维　其节前纤维来自颈8和胸1节段脊髓,经颈交感干至颈上节,交换神经元后发出的节后纤维经颈内动脉丛,至睫状神经节(穿过),经睫状短神经入眼球,支配瞳孔开大肌和眼球内血管。另外,交感神经纤维还支配睑板肌。

▶ 临床应用 知识点 ◀

知识点1:检眼镜

德国科学家赫尔曼·冯·亥姆霍兹于1851年发明。检眼镜能发出一束很细的光束进入眼睛,它所具有的放大镜能使医生看到光束到达的视网膜部位。借助这种新器械,医生可以看清眼球后面视网膜上的血管以及视神经,从而观察许多全身性疾病发生的眼底病变,如高血压、肾脏病、糖尿病、妊娠毒血症、某些血液病等。这是人体中唯一一个不需要切开便能够看到血管和神经的地方。

知识点2:视网膜剥脱

在胚胎期,视网膜的两层被视网膜内间隙分隔开。在胎儿早期,胚层融合,视网膜内间隙消失。色素细胞层被牢固地贴附于脉络膜,但它与神经层的附着却不牢固。因此,眼睛受到撞击后可能导致视网膜剥脱,恢复到胚胎期的情况。视网膜剥脱通常由视网膜神经层和色素层间的液体渗漏造成,大概发生在眼睛受伤后的数日甚至数周后。视网膜剥脱患者可能会抱怨开、关灯时的光线变化或眼前有移动的斑点。

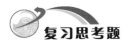

复习思考题

简答题

1. 说明正常情况下,视网膜上成像时光线经过的眼球结构。

2. 总结各眼外肌起止点、作用及神经支配。

3. 简述视觉的传导途径。

第五节　前庭蜗器

重点内容提示

1. 外耳道的弯曲及结构特点,鼓膜的位置、分部和形态。

2. 鼓室的位置、毗邻和交通,鼓室六个壁的主要结构、毗邻及其临床意义。

3. 听小骨的名称、形态、连接及作用。

4. 咽鼓管的位置、作用及幼儿咽鼓管的特点。

5. 膜迷路三个部分的结构及其功能。

6. 内、外淋巴液的存在部位、作用及其产生和循环。

7. 前庭神经和蜗神经的起始、行径和功能。

前庭蜗器(vestibulocochlear organ)包括感受头部位置的位觉器和感受声波刺激的听觉器两部分,所以又称位听器。尽管这两种感受器在功能上是互不相干的,但由于它们在结构位置上关系密切,所以合并于一节讲述。

听觉器包括外耳、中耳和内耳三部分,外耳、中耳是声波的传导装置,内耳的耳蜗是接收声波刺激的感受器的所在部位;位置觉感受器则存在于内耳的前庭和半规管中(图 10-33)。

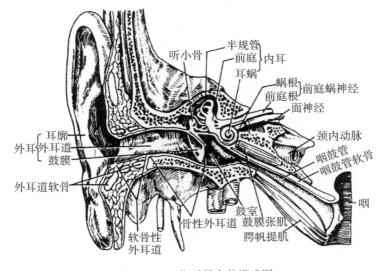

图 10-33　位听器全貌模式图

一、外耳

外耳(external ear)包括耳廓、外耳道和鼓膜三部分,具有收集和传导声波的功能。

1. **耳廓**(auricle)　以弹性软骨为支架,外面被覆皮肤而构成(图 10-34)。皮下组织很少,但血管和神经丰富。下方耳垂部分无软骨,仅含结缔组织和脂肪。

耳廓凸面向后,凹面朝向前外。周缘卷曲叫作**耳轮**(helix),耳轮的前内侧,有与之平行的隆起叫**对耳轮**(antihelix),对耳轮的上端分叉,分叉间的凹陷部叫作**三角窝**(triangular fossa),在耳轮与对耳轮之间狭窄而弯曲的凹沟叫作**耳舟**(scapha)。对耳轮的前方有一深凹叫**耳甲**(auricular concha),被耳轮的起始部耳轮脚分为上部的耳甲艇和下部的耳甲腔。耳甲腔的前方有一突起,叫**耳屏**(tragus),从前方遮盖着外耳门。对耳轮的下端突起,与耳屏相对应,叫作**对耳屏**(antitragus),二者之间隔以屏间切迹。对耳屏的下方为**耳垂**(ear lobe)。

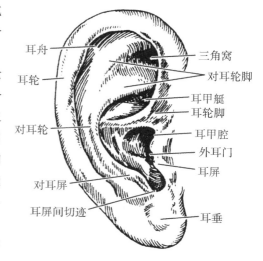

图 10-34　耳廓

2. **外耳道**(external acoustic meatus)　为自外耳门向内延伸至鼓膜的管道,成人长约 2~2.5 cm,外侧 1/3 为软骨部与耳廓软骨相续;内侧 2/3 为骨性部。外耳道全形为一曲管,从外向内,软骨部先朝向前上,继而稍向后,骨性部朝向前下,故做外耳检查时,将耳廓向后上方牵拉,即可将外耳道拉直。婴儿外耳道的发育尚未完全,短而狭窄,其鼓膜位置较水平,在检查时需将耳廓向后下方牵拉。

二、中耳

中耳(middle ear)包括鼓室及其后方与之相通的乳突窦和乳突小房,以及向前下方与咽交通的咽鼓管三部分。

(一)鼓室

鼓室(tympanic cavity)位于颞骨岩部内,为内外方向扁的不规则的含气腔洞,内表面衬以黏膜,为黏膜经咽鼓管延续而来,向后移行为乳突窦黏膜。鼓室内有听小骨及附于其上的小肌肉、血管和神经等。

1. **鼓室各壁**

(1)**上壁**　由颞骨岩部前上面的外侧份构成,叫作**鼓室盖**(tegmen tympani),与颅中窝仅以薄骨板相隔,故中耳炎可溃破此薄板侵入颅腔。

(2)**下壁**　紧邻颈静脉窝,叫**颈静脉壁**(jugular wall)。

(3)**前壁**　为颈动脉管的后壁,叫作**颈动脉壁**(carotid wall),上部有肌咽鼓管,此管被一片不完整的隔分为两个半管,上方者叫**鼓膜张肌半管**(semicanal for tensor tympani),内藏鼓膜张肌。下方者叫**咽鼓管半管**(semicanal for auditory tube),为咽鼓管外侧 1/3 的骨性壁。

(4)**后壁**　为**乳突壁**(mastoid wall),上部有乳突窦口,通向乳突窦及乳突小房。乳突窦口的内侧壁上有弓形的隆起,叫作**外半规管凸**(prominence of lateral semicircular canal);窦口的下缘处有锥状隆起,镫骨肌藏于其内,并以细小的肌腱自锥状隆起的尖端穿出。在外半规管凸的下方和锥状隆起的上方有面神经由鼓室的内侧壁转至鼓室的后壁下行。在锥状隆起的后下方有鼓索(神经)自面神经管穿出,进入鼓室,再穿鼓室下壁的小裂隙出颅加入舌神经。

(5)**外侧壁**(图 10-35)　大部分是鼓膜,鼓膜上方为骨性部,即鼓室上隐窝的外侧壁。**鼓膜**(tympanic membrane)呈斜位,是外耳道和中耳的分界。其外侧面朝向前、下、外,与外耳道底约成 45°~50°,因而外耳道的前、下壁较长。婴儿鼓膜更为倾斜,几近于水平。鼓膜的周缘附于颞骨上,中心向内凹陷,是锤骨柄的附着处,叫作**鼓膜脐**(umbo of tympanic membrane)。沿锤骨柄向上鼓膜向前、后各形成一条皱襞,叫作锤骨前襞和锤骨后襞,两襞上方的鼓膜略呈三角形,薄而松弛,叫作**松弛部**(pars flaccida);而两襞下方的骨膜则坚实而紧张,称为紧张部(pars tensa)。鼓膜脐的前下方有一三角形的反光区,叫作**光锥**(cone of light)。鼓膜是以纤维组织为基础,外面覆以皮肤(与外耳道皮肤相续),内面覆以鼓室黏膜而构成的。

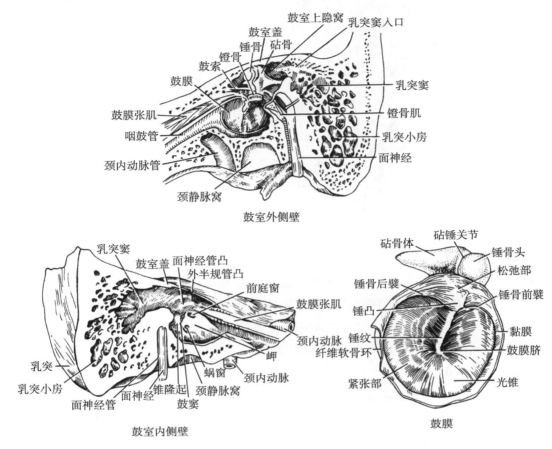

图 10-35　鼓室的内、外侧壁及鼓膜

(6)内侧壁(图 10-35)　又称**迷路壁**(labyrinthine wall),壁的中部隆凸,叫作**岬**(promontory),由耳蜗第一圈的隆起形成,岬的后上方有卵圆形的孔,叫作**前庭窗**(vestibular window)或**卵圆窗**(oval window),通内耳的前庭,镫骨底借韧带连于该窗的周缘。岬的后下方有较小的圆孔,叫作**蜗窗**(cochlear window)或**圆窗**(round window),通耳蜗的基部,在活体有第二鼓膜将之封闭。前庭窗的后上方有弓形的隆起,叫**面神经管凸**(prominence of facial canal),内有面神经走行,面神经管管壁甚薄,有时有小孔或不完整,故中耳炎时常可侵及面神经。

2.听小骨(auditory ossicle)　共有三块,即锤骨、砧骨和镫骨,三者以关节和韧带连接成链状的杠杆系统(图 10-36)。当声波振动鼓膜时,经听小骨链的连串运动,使镫骨底在前庭窗上摆动,将声波的振动传入内耳。

锤骨(malleus)呈锤子形,有一细长的柄和一个膨大的球形的头。柄的下端附着于鼓膜脐,柄的上端生有两个突起,分别突向前方和外侧。头向上突入于鼓室上隐窝,与砧骨头形成关节,并有韧带将之系于鼓室上壁。

砧骨(incus)有体和长、短两脚,体的凹面与锤骨头形成球窝状关节,长脚伸向下方,末端与镫骨头形成关节。

镫骨(stapes)可分为头、两脚和底等部分,头与砧骨长脚形成关节,自头伸出的两脚连于椭圆形的底。底借韧带系于前庭窗的周缘。

3.听小骨肌　**鼓膜张肌**(tensor tympani)位于鼓膜张肌半管内,起于邻近的骨及软骨,以腱止于锤骨柄的上端,肌收缩时牵拉锤骨柄使鼓膜紧张,受三叉神经下颌神经的分支支配。**镫骨肌**(stapedius)位于锥状隆起内,以细腱穿出隆起的尖端,止于镫骨头,收缩时,将镫骨牵向后外方,使镫骨底与前庭窗周缘间的韧带紧张,受面神经的分支支配。听小骨肌的协同作用是降低声波的振动强度,以保护听觉感受器。

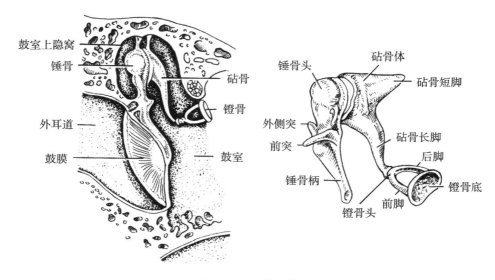

图 10-36 听小骨

（二）咽鼓管（auditory tube）

由咽侧壁向后外通向鼓室,长约 4 cm,可分为内侧的软骨部和外侧的骨部(即颞骨岩部的咽鼓管半管)。骨部的外侧端开口于鼓室的前壁,软骨部的侧端开口于鼻咽部的侧壁,约与下鼻甲的后端平齐,叫作咽鼓管咽口。当吞咽时,咽鼓管咽口张开,使空气经咽鼓管至鼓室,以维持鼓膜内、外的大气压的均衡,便于鼓膜接收声波冲击而颤动。小儿咽鼓管短且走向平,腔径较大,故咽部感染常经咽鼓管向鼓室蔓延。

（三）乳突窦和乳突小房

乳突窦（mastoid antrum）和**乳突小房**（mastoid cells）为鼓室向后方伸延于乳突内的含气腔洞。乳突窦向前经乳窦口通鼓室,向后则与乳突小房相连。这些腔洞内均衬以黏膜,该黏膜与鼓室黏膜、咽鼓管黏膜和咽黏膜相延续,故中耳炎时常向后发展为乳突窦炎。

三、内耳

内耳（internal ear）位于颞骨岩部,居于中耳和内耳道底之间。包括由骨密质构成的一系列复杂的曲管,称骨迷路,及其内部的形态与骨迷路基本一致的膜性曲管,叫作膜迷路两部分构成。膜迷路内充以淋巴液,叫作**内淋巴**（endolymph）,膜迷路与骨迷路之间的间隙内也有淋巴液,叫作**外淋巴**（perilymph）。内、外淋巴液互不交通(图 10-37)。

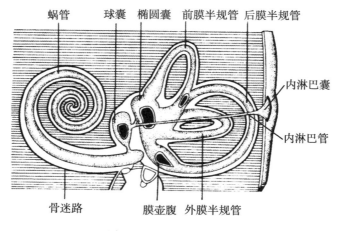

图 10-37 内耳模式图

(一)骨迷路

骨迷路(bony labyrinth)在颞骨岩部内,沿岩部长轴从前内向后外依次排列着耳蜗、前庭和骨性半规管(图 10-38)。

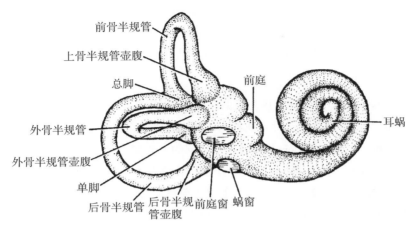

图 10-38 骨迷路

1. 耳蜗(cochlea) 形似蜗牛壳,蜗底对向内耳道,蜗顶朝向前外方,由**蜗螺旋管**(cochlear spiral canal)盘绕**蜗轴**(modiolus)两圈半而构成。蜗轴呈圆锥形,骨质较疏松,蜗螺旋管则由骨密质构成,两者之间质地有明显不同。由蜗轴发出**骨螺旋板**(osseous spiral lamina),突入于蜗螺旋管内,但板的游离缘并未达到蜗螺旋管的对侧壁,空缺处由膜迷路的膜性蜗管填补,从而将蜗螺旋管分为两半,上半称**前庭阶**(scala vestibuli),下半叫作**鼓阶**(scala tympani)。故耳蜗内实际由蜗管、前庭阶和鼓阶等三条并列的管道系统构成。膜性蜗管的顶端为盲端,与蜗螺旋管顶之间留有蜗孔,前庭阶和鼓阶内的外淋巴液可经蜗孔互相交通。前庭阶起自前庭,与中耳间隔以前庭窗;鼓阶则以蜗窗的第二鼓膜与中耳鼓室相隔(图 10-39)。

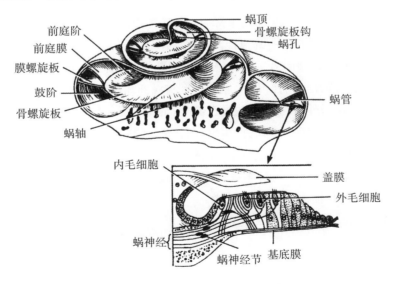

图 10-39 右侧耳蜗切面观(示意图)

2. 前庭(vestibule) 为位于骨迷路中部的近于椭圆形的空腔,其前部连通耳蜗,后部有 5 个小孔,与 3 个骨半规管相通。前庭的外侧壁即鼓室内侧壁,有前庭窗为镫骨底及韧带所封闭;前庭的内侧壁即内耳道底,前庭神经自膜迷路起始后经此入颅后窝。

3.骨半规管(bony semicircular canals) 为3个C字形的弯曲骨管,三者在三维方向互相垂直。其中**外半规管**(lateral semicircular canal)位置与水平面一致,又称**水平半规管**。**前半规管**(anterior semicircular canal)与颞骨岩部的长轴垂直,**后半规管**(posterior semicircular canal)与岩部的长轴平行。由于两侧颞骨岩部的长轴延长线以直角相交,所以两侧水平半规管处于同一水平面上,而一侧的前半规管则与另一侧的后半规管相平行。每个半规管有2个脚与前庭后部相通,一个叫**单脚**(single foot),一个较膨大,叫**壶腹脚**(ampulla foot)。但前半规管与后半规管的单脚合成一个**总脚**(common foot),开口于前庭,所以3个半规管仅有5个口与前庭相通。

(二)膜迷路

膜迷路(membranons labyrinth)为骨迷路内封闭的膜性管和囊,其管径小于骨迷路,可分为位于耳蜗内的蜗管,位于前庭内的球囊和椭圆囊,以及位于骨半规管内的膜半规管等三部分。

1.**蜗管**(cochlear duct) 位于耳蜗内,其口径仅及耳蜗的1/8,紧靠耳蜗的外侧壁(以蜗轴为中心),填补了骨性螺旋板与耳蜗外侧之间的空隙,随螺旋板盘绕约两圈半,顶端为盲端,底部后端借连合管通球囊。蜗管从底部向顶部逐渐变细,内含内淋巴。截面呈三角形,上壁为前庭壁(前庭膜),对向前庭阶;外侧壁紧贴蜗管外侧壁的骨膜,较厚含有丰富的血管;下壁由骨性螺旋板的外侧部和蜗管鼓壁(膜性螺旋板或基底膜)构成,其上有**螺旋器**(spiral organ,Corti器),是听觉的感受器。螺旋器的主体是**毛细胞**(hair cell),另外还有**支持细胞**(supporting cell)和**盖膜**(tectorial membrane)。毛细胞排列于基底膜上,其顶面有听毛,上方有盖膜,当声波经外耳、中耳传入时,经前庭窗引起耳蜗的外淋巴波动,继而基底膜振动、内淋巴波动,刺激毛细胞与盖膜接触而感音。基底膜内的纤维长短不一,蜗底(近蜗窗处)最短,向蜗顶逐渐加长,有如琴弦,与毛细胞感受音频的高低相关。

声波的传导途径有空气传导和骨传导两种途径。空气传导的途径是经外耳道振动鼓膜,经听小骨链将之传至前庭窗,引起耳蜗外淋巴波动,经前庭壁引起内淋巴波动,并经鼓阶引起螺旋器基底膜振动,刺激毛细胞,转化为神经冲动,经蜗神经传入脑干,再经一定的传导径路传入大脑皮质听觉感受区,产生听觉;骨传导主要是指音波冲击颅骨,经颅骨传至耳蜗,使耳蜗外淋巴液产生波动,振动基底膜,刺激螺旋器的毛细胞而感受。但骨传导的效能比空气传导要小得多。

临床上将鼓膜、听小骨等损坏而导致的听力下降叫传导性耳聋,将螺旋器和蜗神经损伤致的听力障碍叫神经性耳聋。传导性耳聋时,可经骨传导听到声音,而神经性耳聋则可完全丧失对音波的感受。

2.**球囊与椭圆囊**(saccule and utricle) 位于前庭内,球囊位于前下方,借连合管与蜗管相通;椭圆囊居于后上方,其后壁有5个开口,与膜性半规管相连。两囊之间有椭圆球囊管相连,由此管发出内淋巴管,经前庭内侧壁至颞骨岩部后面,内耳门的后外侧,扩大为**内淋巴囊**(endolymphytic sac),内淋巴经此囊渗出到周围血管丛。球囊的前壁有球囊斑,椭圆囊的底有椭圆囊斑,两斑生有毛细胞,能感受直线加速或减速运动的刺激;椭圆囊斑近于水平位,头部前俯后仰时则刺激该斑的毛细胞;球囊斑近于矢状位,头侧倾时则可刺激球囊斑的毛细胞。

3.**膜半规管**(semicircular ducts) 与骨半规管形态一致,但管径较小。在壶腹处管壁隆起形成**壶腹嵴**(crista ampullaris),嵴与壶腹的长轴相垂直,是位置觉感受器,嵴上的毛细胞能感受旋转运动开始和终止时的刺激。

(三)内耳道

内耳道(internal acoustic meatus)为岩部的骨管,以内耳门开口于颅后窝,外侧为内耳道底。底上有许多小孔,有前庭蜗神经、面神经及迷路动脉(又称内听动脉,为两侧椎动脉合成的基底动脉的分支)等通过(图10-40)。

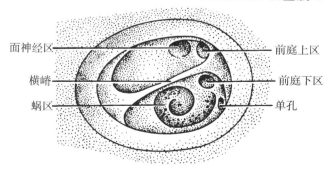

面神经区 前庭上区 横嵴 前庭下区 蜗区 单孔

图10-40 内耳道底(右侧面观)

(四)前庭蜗神经

前庭蜗神经(vestibulocochlear nerve)是第Ⅷ对脑神经,可分为前庭神经和蜗神经两部分。前庭神经传递位置觉的冲动,它的双极细胞胞体位于内耳道底的**前庭神经节**(vestibular ganglion),细胞的周围突穿过内耳道底的小孔,分布于球囊斑、椭圆囊斑和壶腹嵴的毛细胞,其中枢突组成前庭神经,经内耳门入颅。蜗神经传递声波刺激,双极细胞胞体位于蜗轴内,形成**蜗神经节**(cochlear ganglion),细胞的周围突分布于螺旋器的毛细胞,中枢突集中成蜗神经穿过内耳道底,经内耳门入颅。

(五)内耳的血管和淋巴

内耳的动脉来自基底动脉的**迷路动脉**(labyrinthine artery),在内耳道底分为前庭支和耳蜗支,分布于位置觉和听觉感受器。来自耳蜗和前庭的静脉汇成**迷路静脉**(labyrinthine veins),出内耳门汇入附近的硬脑膜静脉窦(岩上、下窦,横窦)。

内耳迷路的内淋巴,由蜗管外侧壁(血管纹)分泌产生,经内淋巴管、内淋巴囊渗出至周围的血管丛;外淋巴则经小管与蛛网膜下腔直接相通。

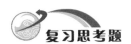 **临床应用知识点** ▶

知识点 1:人工耳蜗

人工耳蜗是一种电子装置,是由体外言语处理器将声音转换为一定编码形式的电信号,通过植入体内的电极系统直接兴奋听神经来恢复或重建聋人的听觉功能。但是人工耳蜗主要适合耳蜗性聋,而对于蜗后性聋无效。

知识点 2:梅尼埃病

梅尼埃病是一种特发性内耳疾病,1861 年由法国医师 Prosper Ménière 首次提出。该病主要的病理改变为膜迷路积水,临床表现为反复发作的旋转性眩晕、波动性听力下降、恶心、呕吐、耳鸣和耳闷胀感。此病多发生于 30～50 岁的中、青年人,儿童少见。

复习思考题

简答题

1. 叙述鼓室的各壁及其毗邻关系。
2. 简述声音的传导途径。

(李　辉　吴振宇)

第十一章 脊柱区

11

脊柱区(vertebral region)包括脊柱及其周围的软组织,自上而下可分为项部、背部、腰部和骶尾部。项部上方以上项线与颅顶分界,两侧以斜方肌前缘与颈部分界。背部和腰部以腋后线及其向下的延长线与身体腹面的胸部、腹部分界,腰部的上界为第12肋,下界为髂嵴。骶尾部以髂后上棘与尾骨尖的连线与臀部分界。尾骨下端为脊柱区的终末部。

脊柱区的肌肉由浅入深可分为四层:第一层为斜方肌和背阔肌;第二层在项部有夹肌和肩胛提肌,在背部有菱形肌和上、下后锯肌;第三层为竖脊肌和横突棘肌;第四层包括项部的椎枕肌群和腰背部深层的一些小肌。脊柱区皮肤和浅、深筋膜的特点以及背浅部(第一、二层)的肌肉,已述于第五章。本章主要介绍脊柱区深层(第三、四层)肌肉的解剖。

脊柱区的神经支配来自31对脊神经的后支。较粗大的有来自第1颈神经的枕下神经、第2颈神经的枕大神经、第1~3腰神经的臀上皮神经以及第1~3骶神经的臀中皮神经。项部深层的动脉有枕动脉、颈深动脉、颈横动脉和椎动脉。腰背部诸肌和皮肤由肋间动脉和腰动脉的后支供应。

脊柱的组成、连接和整体观已述于第二章第八节。为了解剖操作时剖取脊髓方便,本章仅对脊髓及其被膜做扼要介绍。

第一节 深层肌肉及项背部的三角

重点内容提示

1. 脊柱区深层肌肉的组成。
2. 腰背部三角的构成和边界。

一、竖脊肌

竖脊肌(erector spinae)为脊柱后方的长肌,下起骶骨背面,上达枕骨后方,填于棘突与肋角之间的沟内(图11-1)。它以总腱起自骶骨背面、腰椎棘突、髂嵴后部和胸腰筋膜,向上分为三部:外侧为**髂肋肌**(iliocostalis),止于肋角;中间为**最长肌**(longissimus),止于横突及其附近肋骨;内侧为**棘肌**(spinalis),止于棘突。各肌还有一系列副起点发出的小肌束参与:髂肋肌的附加小肌束起于髂嵴、肋角和颈椎横突;最长肌的小肌束起于骶骨、肋角和全部横突;棘肌的小肌束起于胸椎和颈椎的棘突。竖脊肌两侧同时收缩可使脊柱后伸,是维持人体直立姿势的重要结构,故又名**竖躯干肌**。一侧竖脊肌收缩,可使躯干向同侧侧屈。竖脊肌全部受脊神经后支支配。

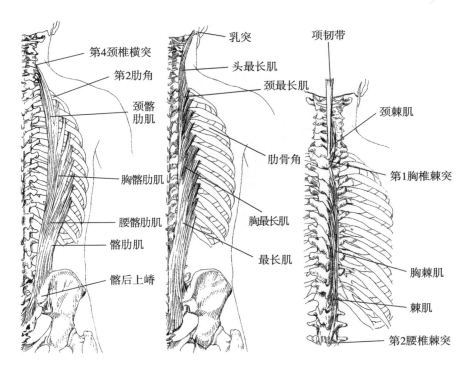

图 11 - 1 竖脊肌

二、横突棘肌

横突棘肌(transversospinales)由多个斜肌束组成,排列于由骶骨至枕骨的整个脊柱的背面,为竖脊肌所掩盖肌束,起自下位椎骨的横突,斜向内上方,跨越 1 ~ 6 个椎骨不等,止于棘突(图 11 -2)。由浅入深可分为三层:浅层为**半棘肌**(semispinalis),肌纤维较长而直,斜跨4 ~ 6 个椎骨,位于背部和项部,其中头半棘肌向上附着于枕骨上项线以下的骨面;中层为**多裂肌**(multifidi),肌纤维短而略斜,斜跨 2 ~ 4 个椎骨;深层为**回旋肌**(rotatores),肌纤维最短,只斜跨 1 个椎骨。两侧横突棘肌收缩,可使躯干后伸,单侧收缩可使躯干向同侧侧屈并转向对侧。横突棘肌全部受脊神经后支支配(图 11 -2)。

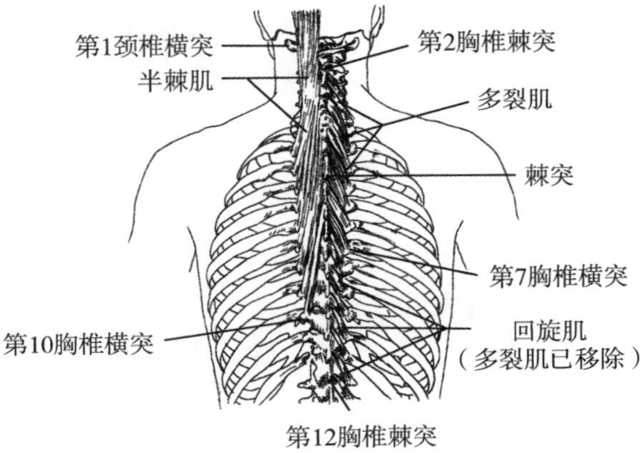

图 11 - 2 横突棘肌

三、椎枕肌群和枕下三角

椎枕肌群位于枕骨的下方,寰、枢椎的后方,头半棘肌的深面,作用于寰枕及寰枢关节,包括头后大、小直肌和头上、下斜肌四肌(图 11 - 3)。**头后大直肌**(rectus capitis posteriormajor)呈三角形,起自枢椎棘突,止于下项线的外侧部。**头后小直肌**(rectus capitis posteriorminor)亦呈三角形,较小,居内侧,起自寰椎后结节,止于下项线内侧部。两肌作用相同,一侧收缩使头转向对侧,两侧收缩使头后仰。**头上斜肌**(obliquus capitis superior)起自寰椎横突,斜向内上方,止于枕骨下项线上方的骨面,一侧收缩使头转向对侧并向同侧侧屈,两侧收缩使头后仰。**头下斜肌**(obliquus capitis inferior)起自枢椎棘突,斜向外上方,止于寰椎横突。一侧收缩使头转向同侧并屈,两侧收缩使头后仰。椎枕肌受枕下神经(第 1 颈神经后支)支配。

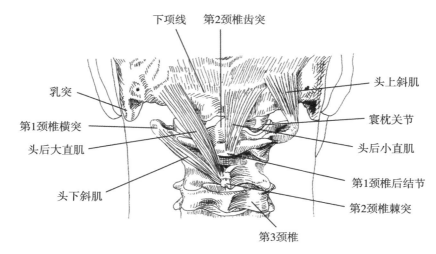

图 11 - 3 椎枕肌群和枕下三角

由椎枕肌群围成的三角区,称**枕下三角**(suboccipital triangle)。头后大、小直肌构成其内侧界,头上、下斜肌分别构成其外上和外下界。三角的深处有寰椎后弓,内有椎动脉、第 1 颈神经和小静脉行于脂肪和纤维组织中。

四、深层短肌

在腰背部深层有一些短小的肌,它们位于邻位椎骨之间。在相邻的棘突之间有**棘突间肌**(interspinales),成对,以颈部最明显。在相邻的横突之间有**横突间肌**(intertransversarii),颈部和腰部比较发达。此外,在横突和肋骨之间有肋提肌,仅位于背部,上 8 对较短为**肋短提肌**(levatores costarum breves),下 4 对较长,跨过一肋,为**肋长提肌**(levatores costarum longi),其作用为上提肋骨以助吸气。均受脊神经后支支配。

五、腰背部的三角

腰背部的肌肉之间存在着一些较薄弱的区域,如腰上三角、腰下三角以及听诊三角。具体内容见第五章第三节及本章临床知识点。

▮临床应用知识点▶

知识点:腰三角

在腰区,竖脊肌两侧,分为腰上三角与腰下三角。

腰上三角,位于背阔肌深面,第 12 肋的下方。三角的内侧界为竖脊肌外侧缘,外下界为腹内斜肌后缘,上界为第 12 肋。有时由于下后锯肌在 12 肋的附着处,与腹内斜肌后缘相距较近,则下后锯肌亦参与构成一个边,共同围成一不等四边形的间隙。三角的底为腹横肌起始部的腱膜,腱膜深面有三条与第 12 肋平行排列的神经。自上而下为肋下神经、髂腹下神经和髂腹股沟神经。腱膜的前方有肾和腰方肌,肾手术腹膜外入路必经此三角,当切开此腱膜时应注意保护上述三条神经。第 12 肋前方与胸膜腔相邻,为扩大手术野常切断腰肋韧带,将第 12 肋上提,此时需注意保护胸膜,以免损伤而造成气胸。肾周围脓肿时可在此切开引流。腰上三角是腹后壁薄弱区之一,腹腔器官可经此三角向后突,形成腰疝。

腰下三角,位于腰区下部,腰上三角的外下方。由髂嵴上缘、腹外斜肌后下缘和背阔肌前下缘围成。三角的底为腹内斜肌,表面仅覆以皮肤和浅筋膜。此三角为腹后壁的又一薄弱区,亦可形成腰疝。在右侧,三角前方与阑尾、盲肠相对应,故盲肠后位深部阑尾炎时,此三角区有明显压痛。腰区深部脓肿可经三角出现于皮下。

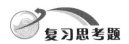

复习思考题

简答题

简述脊柱区肌肉的分层和名称。

第二节　脊柱区的神经和血管

重点内容提示

椎动脉的走形及分段。

一、脊神经后支

脊柱区的神经支配来自31对脊神经的后支。各脊神经后支均较前支细小,出椎间孔后,在相邻横突之间再分为内、外侧支,支配该区的皮肤和肌肉。多数脊神经后支在分布上呈较明显的节段性。需要一提的是:

第1颈神经后支又称为**枕下神经**(suboccipital nerve),由寰椎后弓上穿出,分支支配椎枕肌和头半棘肌。

第2颈神经后支的内侧支又称为**枕大神经**(greater occipital nerve),较粗,行程中跨越枕下三角,在枕外隆凸稍外侧穿过斜方肌起点和深筋膜,与枕动脉伴行,分布于枕部皮肤。

第1~3腰神经后支的外侧支除支配竖脊肌外,其皮支在竖脊肌外缘穿背阔肌腱膜,向下跨越髂嵴后部达臀上部皮下,又称为**臀上皮神经**(superior clunial nerves)。

上4对骶神经后支出骶后孔,第5骶神经后支出骶管裂孔。其中上3对骶神经外侧支构成**臀中皮神经**(intermediate clunial nerves),分布于臀中部皮肤。

各脊神经后支的行程与椎间关节关系密切,且皆行于背部深肌的肌纤维或腱纤维之间。临床上常见因横突或关节突肥大、背部深肌劳损、撕裂、肌纤维、腱纤维或韧带的肿胀出血等原因使后支受压,张力增加而导致的腰背痛。

二、脊柱区的血管

项部深层的动脉有**枕动脉**(occipital artery)、**颈深动脉**(deep cervical artery)、**颈横动脉**(transverse cervical artery)和**椎动脉**(vertebral artery)等。枕动脉为颈外动脉的分支,在项部行于夹肌深面,于上项线外侧穿斜方肌止点,伴枕大神经分布于枕部。颈深动脉为锁骨下动脉肋颈干的分支,在项部于头半棘肌深面上行,与枕动脉的降支吻合。颈横动脉是甲状颈干的分支之一,在斜方肌的深面分为升、降两支,营养项、背部的一些肌肉。

椎动脉为锁骨下动脉的分支(图11-4),其全程可分为四段:**第一段**由起始部至穿第6颈椎横突孔以前,见于颈部;**第二段**穿经第6至第2颈椎横突孔,有椎静脉丛伴行并包绕,其内侧邻颈椎椎体,后方有颈神经根跨过。老年人此段常出现迂曲,可因椎骨骨质增生而受压,影响基底动脉的供血量;**第三段**位于枕下

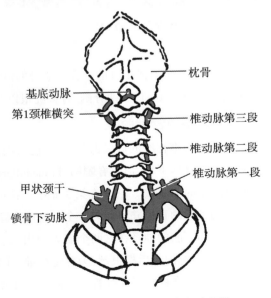

图11-4　椎动脉行程及分段示意图

枕骨
基底动脉
第1颈椎横突
椎动脉第三段
椎动脉第二段
椎动脉第一段
甲状颈干
锁骨下动脉

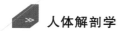
三角内,此段椎动脉自穿出枢椎横突孔起始,继穿寰椎横突孔,行经寰椎后弓上方,转向内侧,至穿寰枕后膜入颅而终;**第四段**行于颅内。椎动脉在入颅腔之前发出肌支至项、颈部肌肉。

肋间动脉(intercostal artery)和**腰动脉**(lumbar artery)的后支供应腰背部诸肌和皮肤。

静脉基本上与相应动脉伴行。

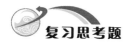

知识点:椎动脉疾病

椎动脉疾病是由于颈椎不稳、退变,骨刺直接刺激、压迫椎动脉,或者由于刺激了颈椎关节囊韧带和椎动脉壁周围的交感神经引起的反射性椎动脉痉挛而导致椎动脉供血不足的一种疾病。眩晕症状是椎动脉病的一个主要临床表现。颈椎屈伸时对椎动脉张力影响不大,不会引起供血障碍,但在向一侧椎动脉行程及分布旋转或侧屈时,因供给大脑的血流量减少,此时,正常人往往可由另一侧椎动脉保证大脑、脊髓、脊神经根等正常的血液供应,而对于椎动脉病患者,早期由于椎节失稳后钩椎关节松动、变位,刺激或压迫椎动脉引起血管痉挛、狭窄、扭曲或曲折等改变;中晚期由于钩椎骨质增生、髓核脱出等直接压迫椎动脉而产生眩晕症状。椎动脉疾病多见于中年之后,动脉硬化血管弹性回缩力减弱也是一个原因。其早期症状主要有:①颈椎痛或颈枕痛;②眩晕;③猝倒发作和意识障碍;④耳鸣、耳聋;⑤头痛;⑥自主神经和内脏功能紊乱等。

复习思考题

简答题

简述椎动脉的走行和分段。

第三节　椏管及其内容物

重点内容提示

脊髓被膜和脊膜腔的构成。

椎管由 24 个游离椎骨的椎孔和骶骨的骶管构成,上接**枕骨大孔**(great occipital foramen),通向颅腔,下达**骶管裂孔**(sacral hiatus),容纳脊髓、脊神经根以及脊髓周围的血管和被膜。

一、脊髓与脊神经根

脊髓为中枢神经的低级部分,为一前后稍扁的圆柱体。上端在枕骨大孔处与脑干的延髓相续,下端在成人平对第 1 腰椎体下缘,形成**脊髓圆锥**(medullary cone)。从圆锥的尖端向下延伸,形成一条纤维组织的细丝,叫**终丝**(filum terminale)。终丝在第 2 骶椎处穿过硬脊膜囊,继续向下终止在尾骨背面的骨膜。

脊髓各段的直径并不均匀。全长有两个膨大:**颈膨大**(cervical enlargement)和**腰膨大**(lumbar enlargement),支配上肢和下肢的神经在这两个膨大处出入。脊髓表面有脊神经根的根丝附着。前外侧沟有前根根丝,为运动纤维;后外侧沟有后根根丝,为感觉纤维。前、后根在椎间孔处会合成脊神经出椎管,后根上有一膨大为脊神经节。腰骶部脊神经根在椎管内先向下行,围绕终丝构成**马尾**(cauda equina),然后再从相应椎骨下方的椎间孔或骶孔出椎管。

二、脊髓的被膜

脊髓的表面有三层被膜,对脊髓起着营养、支持和保护作用(图 11-5)。最外面一层为**硬脊膜**(spinal dura mater),向上附着于枕骨大孔边缘,与颅部硬脑膜相续,向下达第 2 骶椎,形成硬膜囊。再向尾侧硬膜包绕终丝表面,向下附着于尾骨背面。硬脊膜与椎骨骨膜之间的间隙为**硬膜外腔**(epidural space),其中充满富于脂肪的疏松结缔组织,椎内静脉丛位于此腔内。腔内常为负压。中层为**蛛网膜**(arachnoid),紧贴于硬脊膜的深面,由结缔组织构成,菲薄透明,无血管,向上直接延续为脑的蛛网膜,向下达第 2 骶椎平面。蛛网膜与其外面的硬脊膜之间有一潜在的腔隙,为**硬膜下腔**(Subdural space),内有少量液体。蛛网膜与其深面的软脊膜之间的腔隙叫作**蛛网膜下腔**(subarachnoid space)。该腔向上经枕骨大孔与脑部的蛛网膜下腔相通,向下达第 2 骶椎高度。腔内充以脑脊液,脊髓和脊神经根皆浸于脑脊液中。由于脊髓的末端仅达第 1 腰椎高度,故第 1 腰椎至第 2 骶椎之间的蛛网膜下腔相对扩大,称为**终池**(terminal cisterna)。终池内只有腰骶部脊神经根构成的马尾和终丝。临床常在此进行腰椎穿刺。

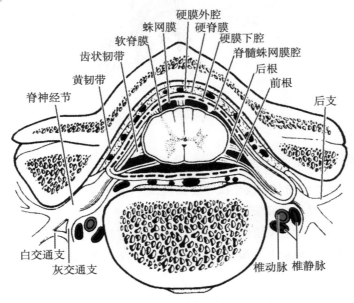

图 11-5　脊髓被膜和脊膜腔

软膜紧贴于脊髓的表面,为一层富于血管的结缔组织膜,故又称血管膜。在脊神经前、后根之间,软脊膜形成**齿状韧带**(terminal cisterna),其尖端附着于蛛网膜及硬脊膜,起固定脊髓的作用。脊髓的血管行于软膜内,并随软膜进入脊髓的沟裂中。

三、椎静脉丛

椎静脉丛(vertebral venous plexus)分为椎外静脉丛和椎内静脉丛。椎外静脉丛位于椎管之外,可分为前丛和后丛。前丛在椎体的前方,后丛在椎骨的后方(图 11-6)。椎外静脉丛收集椎体和邻近肌的静脉,注入**颈深静脉丛**(deep cervical vein plexus)、**肋间静脉**(intercostal veins)、**腰静脉**(lumbar veins)和**骶外侧静脉**(lateral sacral veins)。这些静脉及交通支多无静脉瓣,可容许血液反流。椎内静脉丛位于椎管内,分布于椎骨骨膜与硬脊膜之间,也可分为前丛和后丛。前丛在椎体后方和后纵韧带的两侧,大致为两条纵行的静脉丛,收集来自椎体的静脉;后丛位于椎弓和黄韧带的深面。两侧之间有吻合支相连。椎内静脉丛收集脊髓、椎骨和韧带的静脉血,向上与颅内的**枕窦**(occipital sinus)、**乙状窦**(sigmoid sinus)、**基底静脉丛**(basilar plexus)等有吻合,并与椎外静脉丛有广泛的交通。由于椎静脉丛不仅沟通上、下腔静脉系,而且与颅内有直接交通,某些盆腔、腹腔或胸腔的感染、肿瘤或寄生虫卵等,可不经肺循环而直接通过椎静脉丛侵入颅内。当咳嗽或呕吐时,腹内压突然增高,迫使下腔静脉不能如常收纳腹腔和盆腔的静脉血流,这些瞬间血流可经骶外侧静脉、腰静脉和肋间静脉反流,再经椎内静脉丛而注入上腔静脉。由于椎内静脉丛位于椎管内,环境恒定,因而不受腹压变化的影响。

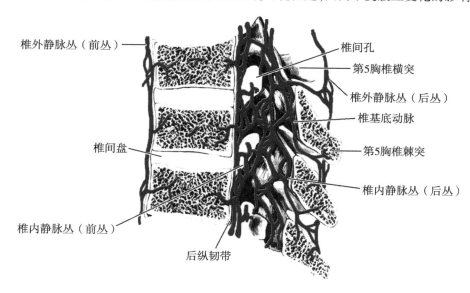

图 11 - 6 椎骨椎静脉丛(矢状面)

● 脊柱区的解剖步骤与方法

1. 将上肢解剖时已显露和切断的背部浅层肌整复原位,复习斜方肌、背阔肌、菱形肌的形态、起止和作用。在背阔肌前缘下部、腹外斜肌与髂嵴之间清理腰下三角,观察其组成。

2. 观察上、下后锯肌的起止。上后锯肌很薄,位于菱形肌深面;下后锯肌位于背阔肌深面,较前者略厚。在竖脊肌外缘与第12肋的夹角内清理腰上三角,观察其边界,注意下后锯肌是否参与其组成。然后沿脊柱棘突两旁纵行将两肌切断,翻向外侧。

3. 清理项部斜方肌深面的头、颈夹肌和头半棘肌(后者止于枕骨上项线,位于头夹肌的深面)。在枕外隆凸旁开二指处,于头半棘肌表面解剖出枕动脉及枕大神经。

4. 清理枕下三角。沿棘突两侧纵行切断头夹肌,向外翻开,再切断头半棘肌的上项线附着处,翻向下外,暴露并清理组成枕下三角各界的肌肉。由于枕下三角内结缔组织纤维坚韧,结成块状,神经血管穿行其中,清理时可先在三角内寻找枕下神经至椎枕肌的分支,逆行分离至其主干,并试着在其深面在寰椎后弓上缘清理横行的椎动脉和枕大神经,然后清除结缔组织。

5. 分离并观察腰背筋膜及竖脊肌。纵行切开腰背筋膜后层。观察腰背筋膜的附着。在腰部于竖脊肌的外缘,将刀柄插入竖脊肌的深面,将该肌外缘推向内侧,观察腰背筋膜前、后两层的会合情况。暴露竖脊肌全长,将竖脊肌分离为外侧的髂肋肌、中间的最长肌和内侧的棘肌三部,观察其起止概况。

6. 切除椎板,观察硬膜外腔。从项部向下至骶部逐步清除附着在棘突上的肌肉,并向外侧翻起,暴露脊柱的后面,然后在棘突旁 2 cm 处用钢锯上下方向锯拉,将椎板锯断。用咬骨钳将骶管后壁除去,再于第 2 颈椎、第 5 颈椎下缘分别横断韧带,移去椎管后壁,即暴露硬膜外腔。腔中充满脂肪性疏松结缔组织、椎内静脉丛等。静脉丛可能因未注射颜色而不易看出。清除椎管内硬膜外腔中的疏松结缔组织,观察硬脊膜。它在第 2 骶椎水平以下构成一个细的纤维索,包绕在终丝的周围。

7. 解剖和观察脊髓的被膜。沿硬脊膜后方正中线纵行剖开硬脊膜,并向两侧翻起,即可看到薄而透明的蛛网膜。在活体上该膜贴近硬脊膜,两者之间只有潜在的硬膜下腔,但在尸体中由于脑脊液已消失,因此它不与硬脊膜紧贴,而与深面的软脊膜贴近。再纵行切开蛛网膜,观察软脊膜。软脊膜与脊髓愈合在一起,故不能将它们分开。软脊膜与蛛网膜之间的腔隙称蛛网膜下腔,此腔向上与颅内的同名腔相通,向下扩大形成终池。池的下端终止于第 2 骶椎水平。在脊神经前、后根之间,可见软膜向外方突起顶着蛛网膜,形成尖端附着于硬脊膜的齿状韧带。

8.观察脊髓的外形。注意颈、腰膨大和脊髓圆锥的位置。观察脊神经前根、后根和脊神经节。观察第 2 腰椎水平以下的终丝及其周围由脊神经根构成的马尾。

9.摘取脊髓。逐一从椎间孔处将全部脊神经剪断,将脊髓连同其被膜从椎管内取出、保存,留待学习神经解剖学时使用。

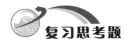 复习思考题

问答题
试述脊髓被膜的分层和组成。

（陈　涛）

参 考 文 献

[1] 柏树令,应大君. 系统解剖学. 北京:人民卫生出版社,2013.

[2] 陈子琏,曾园山,张慧君. 人体结构学. 北京:科学出版社,2001.

[3] 李云庆,王兴海. 人体系统解剖学标本彩色图谱. 北京:人民卫生出版社,2017.

[4] 郭光问,王序. 人体解剖彩色图谱. 北京:人民卫生出版社,2018.

[5] 姜宗来. 人体系统解剖学. 上海:第二军医大学出版社,2002.

[6] 姜宗来. 人体局部解剖学. 上海:第二军医大学出版社,2002.

[7] 李云庆. 神经科学基础. 北京:高等教育出版社,2017.

[8] 苏珊,斯坦德林. 格氏解剖学:临床实践的解剖学基础. 41 版. 丁自海,刘树伟,译. 济南:山东科学技术出版社,2017.

[9] 姚志彬. 临床神经解剖学. 广州:世界图书出版公司,2001.

[10] 于彦铮. 局部解剖学. 上海:上海医科大学出版社,2005.

[11] 张朝佑. 人体解剖学. 3 版. 北京:人民卫生出版社,2009.

[12] 张励才. 麻醉解剖学. 北京:人民卫生出版社,2016.

[13] 朱长庚. 神经解剖学. 北京:人民卫生出版社,2009.

[14] 基思 L 莫尔,阿瑟 F 达利. 临床应用解剖学. 4 版. 李云庆,译. 郑州:河南科学技术出版社,2006.

A

鞍背 dorsum sellae

鞍膈 diaphragma sellae

鞍结节 tuberculum sellae

凹 fovea

B

白交通支 white communicating ramus

白膜 tunica albuginea

白线 white line

白质 white matter

板障 diploë

半棘肌 semispinalis

半腱肌 semitendinosus

半膜肌 semimembranosus

半奇静脉 hemiazygous vein

半月板 meniscus

半月瓣结 nodule of semilunar valve

包皮系带 frenulum of prepuce

背侧 dorsal

背侧丘脑 dorsal thalamus

背系膜 dorsal mesentery

背胰芽 dorsal pancreatic bud

贲门 cardia

鼻 nose

鼻道 nasal meatus

鼻骨 nasal bone

鼻后孔 choana

鼻睫状神经 nasociliary nerve

鼻泪管 nasolacrimal canal

鼻旁窦 paranasal sinus

鼻前庭 nasal vestibule

鼻腔 nasal cavity

鼻咽 nasopharynx

鼻咽部 nasal part of pharynx

鼻中隔 nasal septum

比较解剖学 comparative anatomy

比目鱼肌 soleus

闭孔 obturator foramen

闭孔动脉 obturator artery

闭孔沟 obturator foramen

闭孔筋膜 obturator fascia

闭孔膜 obturator membrane

闭孔内肌 obturator internus

闭孔神经 obturator nerve

闭孔外肌 obturator externus

壁腹膜 parietal peritoneum

壁胸膜 parietal pleura

臂丛 brachial plexus

臂后皮神经 posterior brachial cutaneous nerve

臂内侧皮神经 medial brachial cutaneous nerve

臂外侧上皮神经 superior lateral brachial cutaneous nerve

臂外侧下皮神经 inferior lateral brachialcutaneous nerve

扁骨 flat bone

扁桃体窝 tonsillar cleft

扁桃体支 tonsillar branch

变异 variation

杓横肌 transverse arytenoids muscle

杓会厌肌 aryepiglottic muscle

杓斜肌 oblique arytenoids muscle

杓状软骨 arytenoid cartilage

髌骨 patella

髌滑膜襞 synovial fold

髌韧带 patellar ligame

髌上囊 suprapatellar bursa

玻璃体 vitreous body

不规则骨 irregular bone

C

侧副韧带 collateral ligament

侧副支 collateral branch

侧脑室 lateral ventricle

侧支 collateral

侧支循环 collateral circulation

长骨 long bone

长收肌 longus

肠干 intestinal trunk

肠系膜根 radix of mesentery

肠系膜上动脉 superior mesenteric artery

肠系膜上节 superior mesenteric ganglion

肠系膜上静脉 superior mesenteric vein

肠系膜下丛 inferior mesenteric plexus

肠系膜下动脉 inferior mesenteric artery

肠系膜下节 inferior mesenteric ganglion

肠系膜下静脉 inferior mesenteric vein

肠脂垂 epiploicae appendices

尺侧 ulnar

尺侧返动脉 ulnar recurrent artery

尺侧囊 ulnar bursa

尺侧上副动脉 superior ulnar collateral artery

尺侧下副动脉 inferior ulnar collateral artery

尺动脉 ulnar artery

尺骨 ulna

尺骨粗隆 ulnar tuberosity

尺骨滑车 trochlea of ulna

尺神经 ulnar nerve

齿状缝 dentate suture

齿状韧带 dentate ligament .

齿状线 dentate line

耻骨 pubis

耻骨弓状韧带 arcuate pubic ligament

耻骨后隙 retropubic space

耻骨肌 pectineus

耻骨嵴 pubic crest

耻骨角 pubic corner

耻骨联合 pubic symphysis

耻骨联合面 symphysial surface

耻骨囊韧带 capsular ligament

耻骨上韧带 superior pubic ligament

耻骨梳 pectineal line

耻骨梳韧带 pectineal ligament

耻骨阴道肌 pubovaginalis

耻骨直肠肌 puborectalis

耻尾肌 pubococcygeus

初节 initial segment

杵臼关节 enarthrodial joint

处女膜 hymen

穿动脉 perforating artery

传出神经 efferent nerve

传出神经元 efferent neuron

传入神经 afferent nerve

传入神经元 afferent neuron

垂体 hypophysis

垂体窝 hypophyseal fossa

垂直轴 vertical axis

锤骨 malleus

粗隆 tuberosity

粗线 linea aspera

D

大肠 large intestine

大多角骨 trapezium bone

大骨盆 greater pelvis

大角 greater horn

大结节 greater tuberclelesser tubercle

大结节嵴 crest of greater tubercle

大脑回 cerebral gyrus

大脑镰 cerebral falx

大脑皮质 cerebral cortex

大脑上静脉 superior cerebral vein

大收肌 adductor magnus

大体(巨视)解剖学 gross anatomy

大网膜 greater omentum

大阴唇 greater lip of pudendum

大隐静脉 great saphenous vein

大圆肌 teres major

大转子 greater trochanter

单极神经元 unipolar neuron

单脚 single foot

胆囊 gall bladder

胆囊动脉 cystic artery

胆囊管 cystic duct

胆囊静脉 cystic vein

胆囊窝 fossa for gallbladder

胆总管 common bile duct

弹性结缔组织 elastic connective tissue

弹性圆锥 elastic conus

岛叶 insula

道 meatus

镫骨 stapes

镫骨肌 stapedius

镫骨肌神经 stapedial nerve

底丘脑 subthalamus

骶丛 sacral plexus

骶骨 sacrum

骶骨角 sacral cornu

骶管裂孔 sacral hiatus

骶棘韧带 sacrospinous ligament

骶交感干 sacral part of sympathetic trunk

骶结节韧带 sacrotuberal ligament

骶髂骨间韧带 interosseous sacroiliac ligament

骶髂关节 sacroiliac joint

骶髂后韧带 posterior sacroiliac ligament

骶髂前韧带 anterior sacroiliac ligament

骶曲 sacral curvature

骶外侧动脉 lateral sacral artery

骶外侧静脉 lateral sacral vein

骶中动脉 middle sacral artery

第二肝门 secondary porta of liver

第三腓骨肌 peroneus tertius

第三枕神经 third occipital nerve

第一跖背动脉 first dorsal metatorsal artery

电突触 electrical synapse

蝶鞍 sella turcica

蝶窦 sphenoid sinus

蝶腭动脉 sphenopalatine artery

蝶腭孔 sphenopalatine foramen

蝶腭切迹 sphenopalatine notch

蝶腭神经 sphenopalatine nerve

蝶骨 sphenoid bone

蝶筛隐窝 sphenoethmoidal recess

蝶囟 sphenoidal fontanelle

顶骨 parietal bone

顶结节 parietal tuber

顶叶 parietal lobe

顶枕沟 parietooccipital sulcus

动脉 artery

动脉圆锥 arterial cone

动眼神经 oculomotor nerve

窦 sinus

窦房结 sinoatrial node

窦汇 confluence of sinuses

端脑 telencephalon

短骨 short bone

短收肌 adductor brevis

对耳轮 antihelix

对耳屏 antitragus

多极神经元 multipolar neuron

多裂肌 multifidi

E

额窦 frontal sinus

额骨 frontal bone

额结节 frontal tuber

额神经 frontal nerve

额叶 frontal lobe

额状面 frontal plane

腭 palate

腭扁桃体 palatine tonsil

腭垂肌 uvular muscle

腭帆 velum palatinum

腭帆提肌 levator veli palatine muscle

腭帆张肌 tensor veli palatine muscle

腭骨 palatine bone

腭降动脉 descending palatine artery

腭舌弓 palatoglossal arch

腭舌肌 palatoglossal muscle

腭咽弓 palatopharyngeal arch

腭咽肌 palatopharyngeal muscle

耳垂 ear lobe

耳大神经 great auricular nerve

耳后动脉 posterior auricular artery

耳甲 auricular concha

耳廓 auricle

耳轮 helix

耳颞神经 auriculotemporal nerve

耳屏 tragus

耳神经节 otic ganglion

耳蜗 cochlea

耳支 auricular branch

耳舟 scapha

二腹肌窝 digastric fossa

二尖瓣 mitral valve

F

反射 reflex

反转韧带 reflected ligament

方形膜 quadrangular membrane

房 antrum

房间隔 interatrial septum

房室隔 atrioventricular septum

房室结 atrioventricular node

房室束 atrioventricular bundle

房水 aqueous humor

房中隔 interatrial septum

腓侧 fibular

腓侧副韧带 fibular collateral ligament

腓肠肌 gastrocnemius

腓肠内侧皮神经 medial sural cutaneous nerve

腓肠神经 sural nerve

腓肠外侧皮神经 lateral sural cutaneous nerve

腓动脉 peroneal artery

腓骨 fibula

腓骨长肌 peroneus longus

腓骨短肌 peroneus brevis

腓骨肌上支持带 superior peroneal retinaculum

腓骨肌下支持带 inferior peroneal retinaculum

腓骨颈 neck of fibula

腓骨头 fibular head

腓浅神经 superficial peroneal nerve

腓深神经 deep peroneal nerve

腓总神经 common peroneal nerve

肺 lung

肺底 base of lung

肺动脉 pulmonary artery

肺动脉瓣 valve of pulmonary trunk

肺动脉干 pulmonary trunk

肺动脉口 orifice of pulmonary trunk

肺段支气管 segmental bronchi

肺根 radix of lung

肺尖 apex of lung

肺静脉 pulmonary vein

肺静脉口 orifices of pulmonary vein

肺淋巴结 pulmonary lymph nodes

肺门 hilum of lung

肺韧带 pulmonary ligament

肺胸膜 pulmonary pleura

肺叶支气管 lobar bronchi

缝 suture

缝匠肌 sartorius

跗骨 tarsus

跗骨间关节 intertarsal joint

跗横关节 transverse tarsal joint

跗内侧动脉 medial tarsal artery

跗外侧动脉 lateral tarsal artery

跗跖关节 tarsometatarsal joint

附睾 epididymis

附脐静脉 paraumbilical vein

复关节 compound joint

副半奇静脉 accessory hemiazygos vein

副睾 epididymis

副睾管 duct of epididymis

副交感神经 parasympathetic nerve

副神经 accessory nerve

腹壁浅动脉 superficial epigastric artery

腹壁浅静脉 superficial epigastric vein

腹壁上动脉 superior epigastric artery

腹壁下动脉 inferior epigastric artery

腹侧 ventral

腹股沟管 inguinal canal

腹股沟管浅环 superficial inguinal ring

腹股沟管深环 deep inguinal ring

腹股沟镰 inguinal falx

腹股沟浅淋巴结 superficial inguinal lymph nodes

腹股沟韧带 inguinal ligament

腹股沟三角 inguinal triangle

腹股沟深淋巴结 deep inguinal lymph nodes

腹横肌 transversus abdominis

腹横筋膜 transversalis fascia

腹膜 peritoneum

腹膜腔 peritoneal cavity

腹内斜肌 obliquus internus abdominis

腹腔丛 celiac plexus

腹腔干 coeliac trunk

腹腔神经节 celiac ganglion

腹外斜肌 obliquus externus abdominis

腹系膜 ventral mesentery

腹下丛 hypogastric plexus

腹胰芽 ventral pancreatic bud

腹直肌 rectus abdominis

腹直肌鞘 sheath of rectus abdominis

腹主动脉 abdominal aorta

腹主动脉丛 abdominal aortic plexus

覆膜 tectorial membrane

G

盖膜 tectorial membrane

肝 liver

肝固有动脉 proper hepatic artery

肝冠状韧带 coronary ligament of liver

肝镰状韧带 falciform ligament of liver

肝裸区 bare area of liver

肝门 porta hepatis

肝肾隐窝 hepatorenal recess

肝右动脉 right hepatic artery

肝圆韧带 round ligament of liver

肝总动脉 common hepatic artery

肝总管 common hepatic duct

肝左动脉 left hepatic artery

感光细胞 photoreceptor cell

感觉器官 sensory organ

感觉神经 sensory nerve

感觉神经元 sensory neuron

感受器 receptor

冈上肌 supraspinatus

冈上窝 supraspinous fossa

冈下肌 infraspinatus

冈下窝 infraspinous fossa

肛瓣 anal valves

肛动脉 anal artery

肛窦 anal sinuses

肛管 anal canal

肛门外括约肌 sphincter ani externus

肛皮线 anocutaneous line

肛梳 anal pectin

肛提肌 levator ani muscle

肛柱 anal columns

睾丸 testis

睾丸(卵巢)动脉 testicular (ovarian) artery

睾丸或卵巢静脉 testicular or ovarian vein

睾丸鞘膜 tunica vaginalis of testis

睾丸小叶 lobules of testis

隔缘肉柱 septomarginal trabecula

膈 diaphragm

膈结肠韧带 phrenicocolic ligament

膈面 diaphragmatic surface

膈神经 phrenic nerve

膈下动脉 inferior phrenic artery

膈胸膜 diaphragmatic pleura

跟骨 calcaneus

跟骰关节 calcaneocuboid joint

弓形动脉 arcuate artery

弓状隆起 arcuate eminence

弓状线 arcuate line

肱尺关节 humeroulnar joint
肱动脉 brachial artery
肱骨 humerus
肱骨滑车 trochlea of humerus
肱骨头 head of humerus
肱骨小头 capitulum of humerus
肱静脉 brachial vein
肱桡关节 humeroradial joint
肱深动脉 deep brachial artery
巩膜 sclera
巩膜静脉窦 sinus venosus sclerae
沟 sulcus
钩骨 unciform bone
股薄肌 gracilis
股动脉 femoral artery
股二头肌 biceps femoris
股方肌 quadratus femoris
股骨 femur
股骨头 femoral head
股骨头凹 fovea of femoral head
股管 femoral canal
股后皮神经 posterior femoral cutaneous nerve
股环 femoral ring
股静脉 femoral vein
股内侧皮神经 medial femoral cutaneous nerve
股内侧浅静脉 superficial medial femoral vein
股鞘 femoral sheath
股三角 femoral triangle
股深动脉 deep femoral artery
股神经 femoral nerve
股四头肌 quadriceps femoris
股外侧皮神经 lateral femoral cutaneous nerve
股外侧浅静脉 superficial lateral femoral vein
股中间皮神经 intermediate femoral cutaneous nerve
骨 bone
骨半规管 bony semicircular canals
骨干 shaft
骨骼 skeleton
骨骼肌 skeletal muscle

骨间后动脉 posterior interosseous artery
骨间后神经 posterior interosseous nerve
骨间前动脉 anterior interosseous artery
骨间总动脉 common interosseous artery
骨螺旋板 osseous spiral lamina
骨迷路 bony labyrinth
骨密质 compact bone
骨膜 periosteum
骨内膜 endosteum
骨盆 pelvis
骨松质 spongy bone
骨髓 bone marrow
骨髓腔 medullary cavity
骨性鼻腔 nasal cavity
骨性口腔 oral cavity
骨质 bone substance
骨组织 bony tissue
鼓(乳突)窦 tympanic sinus
鼓阶 scala tympani
鼓膜 tympanic membrane
鼓膜脐 umbo of tympanic membrane
鼓膜张肌 tensor tympani
鼓膜张肌半管 semicanal for tensor tympani
鼓室 tympanic cavity
鼓室盖 tegmen tympani
鼓室神经 tympanic nerve
鼓索 chorda tympani
固有鼻腔 nasal cavity proper
固有口腔 oral cavity proper
关节 joint
关节唇 articular labrum
关节结节 articular tubercle
关节面 articular surface
关节囊 articular capsule
关节盘 articular disc
关节腔 articular cavity
关节盂 glenoid cavity
冠突 coronoid process
冠突窝 coronoid fossa

冠状窦 coronary sinus

冠状窦口 orifice of coronary sinus

冠状缝 coronal suture

冠状沟 coronary sulcus

冠状面 coronal plane

冠状循环 coronary circulation

冠状(额状)轴 coronal axis

管 canal

光锥 cone of light

贵要静脉 basilic vein

腘动脉 popliteal artery

腘肌 popliteus

腘筋膜 popliteal fascia

腘静脉 popliteal vein

腘深淋巴结 deep popliteal lymph nodes

腘窝 popliteal fossa

腘窝浅淋巴结 superficial popliteal lymph nodes

H

Hunter 管 Hunter's duct

海绵窦 cavernous sinus

海绵体部 spongiose part

核周质 perikaryon

横窦 transverse sinus

横结肠 transverse colon

横结肠系膜 transverse mesocolon

横切面 transverse plane

横突 transverse process

横突棘肌 transversospinales

横突间肌 intertransversarii

横纹肌 striated muscle

红骨髓 red bone marrow

虹膜 iris

虹膜部 pars iris

虹膜动脉 iris artery

虹膜角膜角 iridocorneal angle

喉 larynx

喉返神经 recurrent laryngeal nerve

喉结 laryngeal prominence

喉前庭 laryngeal vestibule

喉腔 cavity of larynx

喉上神经 superior laryngeal nerve

喉下腔 inferior laryngeal cavity

喉咽部 laryngeal part of pharynx

喉中间腔 intermedian laryngeal cavity

骺 epiphysis

后 posterior

后半规管 posterior semicircular canal

后床突 posterior clinoid process

后根 posterior root

后极 posterior pole

后静脉 posterior facial vein

后丘脑 metathalamus

后室间沟 posterior interventricular groove

后室间支 posterior interventricular branch

后囟 posterior fontanelle

后正中线 posterior median line

后纵隔 posterior mediastinum

呼吸系统 respiratory system

壶腹嵴 crista ampullaris

壶腹脚 ampulla foot

滑车切迹 trochlear notch

滑车上神经 supratrochlear nerve

滑车神经 trochlear nerve

滑车窝 fossa for trochlea

滑膜襞 synovial plica

滑液囊 synovial bursa

化学突触 chemical synapse

踝关节 ankle joint

踝管 malleolar canal

环杓侧肌 lateral cricoarytenoid muscle

环杓关节 cricoarytenoid joint

环杓后肌 posterior cricoarytenoid muscle

环甲关节 cricothyroid joint

环甲肌 cricothyroid muscle

环甲膜 cricothyroid memberane

环状软骨 cricoid cartilage

环状软骨气管韧带 cricotracheal ligament

寰椎 atlas

黄斑 macula lutea

黄骨髓 yellow bone marrow

黄韧带 ligamenta flava

灰交通支 gray communicating ramus

灰质 gray matter

回肠 ileum

回肠动脉 ileal artery

回肠支 ileal branch

回结肠动脉 ileocolic artery

回盲瓣 ileocecal valve

回旋肌 rotatores

会厌谷 valleculla

会厌软骨 epiglottic cartilage

会阴 perineum

会阴动脉 perineal artery

会阴横韧带 transverse ligament of perineum

会阴浅横肌 superficial transverse muscle of perineum

会阴浅隙 superficial perineal space

会阴深横肌 deep transverse muscle of perineum

会阴深隙 deep perineal space

会阴中心腱 perineal central tendon

喙肩韧带 coracoacromial ligament

喙突 coracoid process

混合骨 mixed bone

霍纳综合征 Horner syndrome

J

肌腹 muscle belly

肌膈动脉 musculophrenic artery

肌腱 tendon

肌内膜 endomysium

肌皮神经 musculocutaneous nerve

肌腔隙 lacuna musculorum

肌肉 muscle

肌束膜 perimysium

肌外膜 epimysium

肌细胞 muscle cell

肌纤维 muscle fiber

肌组织 muscle tissue

鸡冠 crista galli

基底核 basal nuclei

基底静脉丛 basilar plexus

畸形 malformation

棘 spine

棘肌 spinalis

棘孔 spinous foramen

棘突 spinous process

棘突间肌 interspinales

脊神经 spinal nerve

脊髓 spinal cord

脊髓圆锥 medullary cone

脊柱 vertebral column

脊柱旁线 paravertebral line

脊柱区 vertebral region

嵴 crest

岬 promontory

颊神经 buccal nerve

颊支 buccal branch

甲杓肌 thyroarytenoid muscle

甲状颈干 thyrocervical trunk

甲状旁腺 parathyroid gland

甲状软骨 thyroid cartilage

甲状舌骨膜 thyrohyoid membrane

甲状腺 thyroid gland

甲状腺上动脉 superior thyroid artery

甲状腺上静脉 superior thyroid vein

甲状腺下动脉 inferior thyroid artery

甲状腺下静脉 inferior thyroid vein

甲状腺中静脉 middle thyroid vein

甲状腺最下动脉 thyroid ima artery

假单极神经元 pseudounipolar neuron

间脑 diencephalon

肩峰 acromion

肩峰端 acromial end

肩关节 shoulder joint

肩胛背神经 dorsal scapular nerve

肩胛冈 scapular spina

肩胛骨 scapula

肩胛颈 neck of scapula

肩胛切迹 scapular notch

肩胛上动脉 superior scapular artery

肩胛上神经 suprascapular nerve

肩胛舌骨肌锁骨三角 omoclavicular triangle

肩胛下动脉 subscapular artery

肩胛下肌 subscapularis

肩胛下神经 subscapular nerve

肩胛下窝 subscapular fossa

肩胛线 scapular line

肩锁关节 acromioclavicular joint

肩袖 shoulder sleeve

睑板 tarsus

睑板腺 tarsal glands

睑结膜 palpebra conjunctiva

剑突 xiphoid process

腱膜 aponeurosis

腱膜下间隙 infra aponeurosis crevice

腱鞘 tendinous sheath

腱索 tendinous chorda

浆膜心包 serous pericardium

降结肠 descending colon

降主动脉 descending aorta

交叉韧带 cruciate ligament

交感干 sympathetic trunk

交感神经 sympathetic nerve

交感神经节 sympathetic ganglion

交通支 communicating ramus

角膜 cornea

角切迹 angular incisure

节后纤维 postganglionic fiber

节前纤维 preganglionic fiber

节细胞 ganglion cell

节制带 moderator band

结肠 colon

结肠带 colic band

结肠袋 haustra of colon

结肠支 colic branch

结缔组织 connective tissue

结合臂 conjunctive brachium

结间段 internodal segment

结节 tubercle

结节间沟 intertubercular sulcus

结膜 conjunctiva

结膜囊 conjunctival sac

结膜穹窿 vault of conjunctiva

睫状环 ciliary ring

睫状肌 ciliary muscle

睫状前静脉 anterior ciliary vein

睫状神经节 ciliary ganglion

睫状体 ciliary body

睫状体部 pars ciliary body

睫状突 ciliary process

睫状小带 ciliary zonule

解剖学鼻烟壶（窝）anatomical snuff box

解剖学姿势 anatomical position

界沟 terminal sulcus

界嵴 terminal crest

筋膜 fascia

紧张部 pars tensa

近侧 proximal

茎乳孔 stylomastoid foramen

茎突 styloid process

茎突咽肌支 stylopharyngeal branch

晶状体 lens

精曲小管 straight tubule

精阜 seminal colliculus

精囊 seminal vesicle

精囊腺 seminal vesicle

精索 spermatic cord

精索内筋膜 internal spermatic fascia

精索外筋膜 external spermatic fascia

颈 neck

颈丛 cervical plexus

颈动脉壁 carotid wall

颈动脉窦 carotid sinus

颈动脉窦支 carotid sinus branch

颈动脉结节 carotid tubercle

颈动脉鞘 carotid sheath

颈动脉三角 carotid triangle
颈动脉体（球）carotid body
颈干 jugular trunk
颈横动脉 transverse cervical artery
颈横神经 transverse cutaneous nerve of neck
颈交感干 cervical sympathetic trunk
颈静脉壁 jugular wall
颈静脉孔 jugular foramen
颈静脉切迹 jugular notch
颈静脉窝 jugular fossa
颈阔肌 platysma
颈内动脉 internal carotid artery
颈内静脉 internal jugular vein
颈袢 ansa cervicalis
颈膨大 cervical enlargement
颈前静脉 anterior jugular vein
颈浅动脉 superficial cervical artery
颈浅淋巴结 superficial cervical lymph nodes
颈曲 cervical curvature
颈上神经节 superior cervical ganglion
颈深动脉 deep cervical artery
颈深筋膜浅层 superficial layer
颈深静脉丛 deep cervical vein plexus
颈深淋巴结 deep cervical lymph nodes
颈深上淋巴结 superior deep cervical lymph nodes
颈深下淋巴结 inferior deep cervical lymph nodes
颈升动脉 cervical ascending artery
颈外动脉 external carotid artery
颈外静脉 external jugular vein
颈下神经节 inferior cervical ganglion
颈支 cervical branch
颈中神经节 middle cervical ganglion
颈椎 cervical vertebrae
颈总动脉 common carotid artery
胫侧 tibial
胫侧副韧带 tibial collateral ligament
胫骨 tibia
胫骨粗隆 tibial tuberosity
胫骨后肌 tibialis posterior

胫骨前肌 tibialis anterior
胫后动脉 posterior tibial artery
胫后返动脉 posterior tibal recurrent artery
胫后静脉 posterior tibial vein
胫前动脉 anterior tibial artery
胫前返动脉 anterior tibial recurrent artery
胫神经 tibial nerve
静脉 vein
静脉角 venous angle
静脉韧带 ligamentum venosum
局部解剖学 regional anatomy
距跟关节 talocalcaneal joint
距跟舟关节 talocalcaneonavicular joint
距骨 talus
距骨滑车 trochlea of talus

K

Kaplan 点 Kaplan's point
颏动脉 mental artery
颏棘 mental spine
颏隆凸 mental protuberance
颏神经 mental nerve
颏下淋巴结 submental lymph nodes
颏下三角 submental triangle
髁 candyle
髁间隆起 intercondylar eminence
空肠 jejunum
空肠动脉 jejunal artery
孔 foramen
口 aperture
口轮匝肌 orbicularis oris
口腔 oral cavity
口腔前庭 oral vestibule
口咽部 oral part of pharynx
库柏韧带 Cooper's ligament
髋骨 hip bone
髋关节 hip joint
髋臼 acetabulum
髋臼横韧带 transverse acetabular ligament
髋臼切迹 acetabular notch

眶 orbit

眶上动脉 supraorbital artery

眶上裂 superior orbital fissure

眶上神经 supraorbital nerve

眶下动脉 infraorbital artery

眶下沟 infraorbital groove

眶下神经 infraorbital nerve

眶脂体 adipose body of orbit

阔筋膜 fascia latae

阔筋膜张肌 tensor fasciae latae

L

阑尾 vermiform appendix

阑尾动脉 appendicular artery

阑尾系膜 mesoappendix

郎飞结 node of Ranvier

肋长提肌 levatores costarum longi

肋短提肌 levatores costarum breves

肋膈隐窝 costodiaphragmatic recess

肋沟 costal groove

肋骨 rib

肋横肌 transverse thoracic muscle

肋横突关节 costotransverse joint

肋间臂神经 intercostobranchial nerve

肋间动脉 intercostal artery

肋间后动脉 posterior intercostal artery

肋间静脉 intercostal vein

肋间内肌 internal intercostal muscle

肋间内膜 internal intercostal membrane

肋间神经 intercostal nerve

肋间外肌 external intercostal muscle

肋间外膜 external intercostal membrane

肋间最内肌 intermost intercostal muscle

肋角 costal angle

肋结节 costal tubercle

肋颈 costal neck

肋颈干 costocervical trunk

肋面 costal surface

肋头 costal head

肋头关节 joint of costal head

肋下神经 subcostal nerve

肋胸膜 costal pleura

肋椎关节 costovertebral joint

肋纵膈隐窝 costomediastinal recess

泪点 lacrimal punctum

泪骨 lachrymal bone

泪湖 lacrimal lacus

泪囊 lacrimal sac

泪器 lacrimal apparatus

泪腺 lacrimal gland

泪腺神经 lacrimal nerve

泪腺窝 fossa for lacrimal gland

泪小管 lacrimal ductule

梨状肌 piriformis

梨状孔 piriform aperture

梨状隐窝 piriform recess

犁骨 vomer bone

联络神经元 association neuron

裂孔 hiatus

淋巴 lymph

淋巴导管 lymphatic duct

淋巴干 lymphatic trunk

淋巴管 lymphatic vessel

淋巴结 lymph node

淋巴系 lymphatic system

鳞状缝 squamous suture

隆起 eminence

颅侧 cranial

颅顶肌 epicranius

颅骨 skull

颅后窝 posterior cranial fossa

颅前窝 anterior cranial fossa

颅中窝 middle cranial fossa

卵巢 ovary

卵巢动脉 ovarian artery

卵巢系膜 mesovarium

卵圆窗 oval window

卵圆孔 oval foramen

卵圆窝 oval fossa

轮匝带 zona orbicular

螺旋器 spiral organ（Corti 器）

裸区 bare area

M

马尾 cauda equina

麦粒肿 hordeolum

脉络膜 choroid

脉络膜动脉 choroidal artery

盲肠 caecum

盲肠动脉 cecal artery

盲点 blind spot

毛细胞 hair cell

毛细淋巴管 lymphatic capillary

毛细血管 capillary

帽状腱膜 galea aponeurotica

门静脉 portal vein

迷路壁 labyrinthine wall

迷路动脉 labyrinthine artery

迷路静脉 labyrinthine vein

迷走神经 vagus nerve

泌尿系统 urinary system

面 plane

面 surface

面动脉 facial artery

面后静脉 posterior facial vein

面颅 facial cranium

面前静脉 anterior facial vein

面神经 facial nerve

面神经管凸 prominence of facial canal

面神经颈支 cervical branch of facial nerve

面总静脉 common facial vein

膜半规管 semicircular duct

膜部 membranous part

膜迷路 membranons labyrinth

踇长屈肌 flexor hallucis longus

踇长伸肌 extensor halluas longus

踇短伸肌 extensor hallacis brevis

拇长屈肌腱鞘 tendinous sheath of flexor pollicis longus

拇主要动脉 principal artery of thumb

N

Nelaton 线 Nelaton's line

内 interior

内侧 medial

内侧髁 medial malleolu

内耳 internal ear

内耳道 internal acoustic meatus

内耳门 internal acoustic porus

内翻 inversion

内分泌腺 endocrine gland

内踝 medial malleolus

内踝后动脉 medial posterior malleolar artery

内踝前动脉 medial anterior malleolar artery

内淋巴 endolymph

内淋巴囊 endolymphytic sac

内上髁 medial epicondyle

内收 adduction

内收肌结节 adductor tubercle

内脏肌 visceral muscle

内脏神经 visceral nerve

内直肌 medial rectus

内痔 internal hemorrhoid

内眦 medial canthus

内眦动脉 angular artery

内眦静脉 angular vein

男性尿道 male urethra

男性生殖系统 male genital system

脑 brain

脑干 brainstem

脑颅 cerebral cranium

脑膜支 meningeal branch

脑膜中动脉 middle meningeal artery

脑膜中动脉沟 sulcus for middle meningeal artery

脑桥 pons

脑神经 cranial nerve

尼氏体 Nissl body

尿道 urethra

尿道海绵体 cavernous body of urethra

尿道嵴 urethral crest

尿道括约肌 sphincter of urethra

尿道前列腺部 prostatic urethra

尿道球 urethral bulb

尿道球腺 bulbourethral gland

尿生殖膈 urogenital diaphragm

尿生殖膈上筋膜 superior fascia of urogenital region

尿生殖膈下筋膜 inferior fascia urogenital diaphragm

颞骨 temporal bone

颞肌 temporalis

颞筋膜 temporal fascia

颞浅动脉 superficial temporal artery

颞窝 temporal fossa

颞下颌关节 temporomandibular joint

颞下颌韧带 temporomandibular ligament

颞下间隙 infratemporal space

颞下窝 infratemporal fossa

颞叶 temporal lobe

颞支 temporal branch

女性尿道 female urethra

女性生殖系统 female genital system

P

膀胱 urinary bladder

膀胱逼尿肌 detrusor of bladder

膀胱丛 vesical plexus

膀胱底 fundus of bladder

膀胱尖 apex of bladder

膀胱颈 neck of bladder

膀胱括约肌 vesical sphincter

膀胱三角 trigone of bladder

膀胱上动脉 superior vesical artery

膀胱体 body of bladder

膀胱下动脉 inferior vesical artery

膀胱子宫陷凹 vesicouterine pouch

胚胎学 embryology

盆壁 pelvic wall

盆壁筋膜 parietal pelvic fascia

盆膈 pelvic diaphragm

盆筋膜 pelvic fascia

盆筋膜腱弓 tendinous arch of pelvic fascia

盆内脏神经 pelvic splanchnic nerves

盆脏筋膜 visceral pelvic fascia

脾 spleen

脾动脉 splenic artery

脾膈韧带 splenophrenic ligament

脾静脉 splenic vein

脾淋巴结 splenic lymph nodes

脾肾韧带 splenorenal ligament

平滑肌 smooth muscle

破裂孔 lacerated foramen

Q

奇静脉 azygos vein

奇静脉弓 arch of azygous vein

脐内侧襞 medial umbilical fold

脐外侧襞 lateral umbilical fold

脐正中襞 median umbilical fold

气管 trachea

气管颈段 cervical part of the trachea

气管隆凸 carina of trachea

气管前筋膜 pretracheal fascia

器官 organ

髂耻弓 iliopectineal arch

髂耻隆起 iliopubic eminence

髂腹股沟神经 ilioinguinal nerve

髂腹下神经 iliohypogastric nerve

髂股韧带 iliofemoral ligament

髂骨 ilium

髂肌 iliacus

髂嵴 iliac crest

髂(嵴)结节 tubercle of iliac crest

髂肋肌 iliocostalis

髂内动脉 internal iliac artery

髂内静脉 internal iliac vein

髂内淋巴结 internal iliac lymph nodes

髂前上棘 anterior superior iliac spine

髂前下棘 anterior inferior iliac spine

髂外动脉 external iliac artery

髂外静脉 external iliac vein

髂外淋巴结 external iliac lymph nodes

肉膜 dartos coat

肉柱 trabeculae carneae

乳房 mamma

乳房小叶 breast lobule

乳糜池 cisterna chyli

乳头 mammary papilla

乳头肌 papillary muscle

乳头孔 papillary foramina

乳突壁 mastoid wall

乳突窦 mastoid antrum

乳突小房 mastoid cell

乳突囟 mastoidal fontanelle

乳晕 areola of breast

软腭 soft palate

软脑膜 cerebral pia mater

S

腮腺 parotid gland

腮腺导管 parotid duct

腮腺鞘 parotid sheath

三边孔 triangular foramen

三叉神经 trigeminal nerve

三叉神经节（半月节）trigeminal ganglion

三叉神经压迹 trigeminal impression

三尖瓣 tricuspid valve

三角骨 triangular bone

三角肌 deltoid

三角肌粗隆 deltoid tuberosity

三角韧带 triangular ligament

三角窝 triangular fossa

色素部 pars pigmentosa

筛窦 ethmoid sinus

筛骨 ethmoid bone

筛筋膜 cribriform fascia

上 superior

上鼻甲 superior turbinate

上腹下丛 superior hypogastric plexus

上关节突 superior articular processes

上颌动脉 maxillary artery

上颌窦 maxillary sinus

上颌骨 maxilla

上颌静脉 maxillary vein

上颌神经 maxillary nerve

上睑提肌 levator palpebrae superioris

上髁 epicondyle

上皮组织 epithelial tissue

上腔静脉 superior vena cava

上丘脑 epithalamus

上矢状窦 superior sagittal sinus

上斜肌 superior obliquus

上牙槽后动脉 posterior superior alveolar artery

上牙槽神经 superior alveolar nerve

上直肌 superior rectus

少突胶质细胞 oligodendrocyte

舌 tongue

舌动脉 lingual artery

舌骨 hyoid bone

舌会厌正中襞 median glossoepiglottic fold

舌静脉 lingual vein

舌神经 lingual nerve

舌下神经 hypoglossal nerve

舌下神经管 hypoglossal canal

舌下腺 sublingual gland

舌下腺窝 fossa for sublingual gland

舌咽神经 glossopharyngeal nerve

舌支 lingular branch

射精管 ejaculatory duct

伸 extension

伸肌上支持带 superior extensor retinaculum

伸肌下支持带 inferior extensor retinaculum

深 deep

深筋膜 deep fascia

神经 nerve

神经部 pars nervosa

神经核 nucleus

神经胶质 neuroglia

神经节 ganglion

神经科学 neuroscience

神经微管 neurotubules

神经微丝 neurofilament

神经系统 nervous system

神经纤维 nerve fiber

神经元 neuron

神经原纤维 neurofibril

神经组织 nerve tissue

肾 kidney

肾大盏 major renal calice

肾蒂 renal pedicle

肾动脉 renal artery

肾窦 renal sinus

肾段 renal segment

肾筋膜 renal fascia

肾静脉 renal vein

肾门 renal hilum

肾皮质 renal cortex

肾上腺 suprarenal gland

肾上腺静脉 suprarenal vein

肾上腺中动脉 middle suprarenal artery

肾髓质 renal medulla

肾纤维囊 fibrous capsule

肾小盏 minor renal calice

肾盂 renal pelvis

肾柱 renal column

肾锥体 renal pyramid

升结肠 ascending colon

升主动脉 ascending aorta

生殖股神经 genitofemoral nerve

生殖系统 reproductive system

声襞 vocal fold

声带 vocal cord

声韧带 vocal ligment

绳状体 restiform body

施万细胞 Schwann cell

十二指肠 duodenum

十二指肠大乳头 major duodenal papilla

十二指肠后动脉 retroduodenal artery

十二指肠空肠曲 duodenojejunal flexure

十二指肠球部 duodenal bulb

十二指肠上动脉 supraduodenal artery

十二指肠悬肌 suspensory muscle of duodenum

十二指肠悬韧带 suspensory ligament of duodenum

食管 esophagus

食管腹部 abdominal part of esophagus

食管颈段 cervical part of the esophagus

食管裂孔 esophageal hiatus

矢状缝 sagittal suture

矢状面 sagittal plane

矢状轴 sagittal axis

视部 pars optic

视杆细胞 rod cell

视器 visual organ

视神经 optic nerve

视神经管 optic canal

视神经盘 optic disc

视网膜 retina

视网膜中央动脉 central artery of retina

视网膜中央静脉 central retinal vein

视轴 optic axis

视锥细胞 cone cell

室间隔 interventricular septum

室上嵴 supraventricular crest

室中隔 interventricular septum

收肌管 adductor canal

收肌腱裂孔 adductor tendinous opening

手掌 palm of hand

手指骨间关节 interphalangeal joints of the hand

手指腱鞘 tendinous sheath of finger

枢椎 axis

梳状肌 pectiniform muscle

疏松结缔组织 loose connective tissue

输出小管 efferent ductule

输精管 deferent duct

输精管壶腹 ampulla of deferent duct

输卵管 uterine tube

输卵管系膜 mesosalpinx

输尿管 ureter

输尿管间襞 interureteric fold

输尿管盆部 pelvic part of ureter

输乳窦 lactiferous sinus

输乳管 lactiferous duct

树突 dendrite

树突棘 dendritic spine

竖脊肌 erector spinae

双极神经元 bipolar neuron

双极细胞 bipolar cell

水平半规管 horizontal semicircular canal

水平裂 horizontal fissure

水平面 horizontal plane

四边孔 quadrangular foramen

松弛部 pars flaccida

松果体 pineal body

髓核 nucleus pulposus

髓腔 pulp cavity

髓鞘 myelin sheath

锁骨 clavicle

锁骨上大窝 greater supraclavicular fossa

锁骨上神经 supraclavicular nerves

锁骨下动脉 subclavian artery

锁骨下肌神经 subclavian nerve

锁骨下静脉 subclavian vein

锁骨中线 midclavicular line

T

提睾肌 cremaster muscle

提携角 carrying angle

听小骨 auditory ossicle

听诊三角 auscultational triangle

瞳孔 pupil

瞳孔开大肌 dilator pupillae

瞳孔括约肌 sphincter pupillae

头 head

头臂干 brachiocephalic trunk

头臂静脉 branchiocephalic vein

头后大直肌 rectus capitis posterior major

头后小直肌 rectus capitis posterior minor

头静脉 cephalic vein

头上斜肌 obliquus capitis superior

头下斜肌 obliquus capitis inferior

头状骨 capitate bone

骰骨 cuboid bone

突 process

突触 synapse

突触后膜 postsynaptic membrane

突触间隙 synaptic cleft

突触前膜 presynaptic membrane

突起 process

臀大肌 gluteus maximus

臀肌粗隆 gluteal tuberosity

臀筋膜 gluteal fascia

臀上动脉 superior gluteal artery

臀上皮神经 superior clunial nerve

臀上神经 superior gluteal nerve

臀下动脉 inferior giuteal artery

臀下皮神经 inferior cluneal nerve

臀下神经 inferior gluteal nerve

臀小肌 gluteus minimus

臀中肌 gluteus medius

臀中皮神经 medial cluneal nerve

唾液腺 salivary gland

W

外 exterior

外半规管 lateral semicircular canal

外半规管凸 prominence of lateral semicircular canal

外鼻 external nose

外侧 lateral

外侧沟 lateral sulcus

外侧髁 lateral condyle

外侧皮支 lateral cutaneous branch

外耳 external ear

外耳道 external acoustic meatus

外翻 eversion

外踝 lateral malleolus

外踝前动脉 lateral anterior malleolar artery

外科颈 surgical neck

外淋巴 perilymph

外上髁 laternal epicondyle

外展 abduction

外直肌 lateral rectus

外痔 external hemorrhoid

外眦 lateral canthus

豌豆骨 pisiform bone

腕骨 carpal bone

腕骨沟 carpal groove

腕骨间关节 intercarpal joint

腕管 carpal canal

腕横关节 mediocarpal joint

腕掌关节 carpometacarpal joint

网膜孔 omental foramen

网膜囊 omental bursa

微环境 microenvironment

微视(超微)解剖学 microanatomy

尾侧 caudal

尾骨 coccyx

尾骨肌 coccygeus

位听神经 vestibulocochlear nerve

味蕾 taste bud

味器 gustatory organ

胃 stomach

胃大弯 greater curvature of stomach

胃底 fundus of stomach

胃短动脉 short gastric arteries

胃膈韧带 gastrophrenic ligament

胃结肠韧带 gastrocolic ligament

胃脾韧带 gastrosplenic ligament

胃区 gastric areas

胃十二指肠动脉 gastroduodenal artery

胃体 body of stomach

胃网膜右动脉 right gastroepiploic artery

胃网膜淋巴结 gastroepiploic lymph nodes

胃网膜左动脉 left gastroepiploic artery

胃小弯 lesser curvature of stomach

胃右动脉 right gastric artery

胃右静脉 right gastric vein

胃淋巴结 gastric lymph nodes

胃左动脉 left gastric artery

胃左静脉 left gastric vein

涡静脉 vortex vein

窝 fossa

蜗窗 cochlear window

蜗管 cochlear duct

蜗螺旋管 cochlear spiral canal

蜗神经节 cochlear ganglion

蜗轴 modiolus

无髓神经纤维 unmyelinated fiber

X

膝关节 knee joint

膝降动脉 desending genicular artery

膝上内侧动脉 medial superior genicular artery

膝上外侧动脉 lateral superior genicular artery

膝神经节 geniculate ganglion

膝下内侧动脉 medial inferior genicular artery

膝下外侧动脉 lateral inferior genicular artery

膝中动脉 middle genicular artery

系统 system

系统解剖学 systemic anatomy

细胞 cell

细胞间质 intercellular substance

细胞体 cell body

下 inferior

下鼻甲 inferior turbinate

下关节突 inferior articular processes

下颌骨 mandible

下颌角 angle of mandible

下颌舌骨肌线 mylohyoid line

下颌神经 mandibular nerve

下颌窝 mandibular fossa

下颌下间隙 submandibular space

下颌下淋巴结 submandibular lymph nodes

下颌下三角 submandibular triangle

下颌下神经节 submandibular ganglion

下颌下腺 submandibular gland

下颌下腺窝 fossa for submandibular gland

下颌小舌 mandibular lingula

下颌缘支 marginal mandibular branche

下腔静脉 inferior vena cava

下腔静脉瓣 valve of inferior vena cava

下丘脑 hypothalamus

下斜肌 inferior obliquus

下牙槽动脉 inferior alveolar（dental）artery

下牙槽神经 inferior alveolar（dental）nerve

下肢 lower limbs

下直肌 inferior rectus

纤维环 fibrous ring

纤维囊 fibrous capsule

纤维心包 fibrous pericardium

纤维支架 fibrous skeleton

线 line

霰粒肿 chalazion

项韧带 ligamentum nuchae

消化系统 alimentary system

小凹 foveola

小肠 small intestine

小肠系膜 mesentery

小房 cellules

小骨盆 lesser pelvis

小胶质细胞 microglia

小角 lesser horn

小结节嵴 crest of lesser tubercle

小脑 cerebellum

小脑幕 tentorium cerebelli

小脑幕切迹 tentorial incisure of cerebellum

小头 capitulum

小阴唇 lesser lip of pudendum

小隐静脉 small saphenous vein

小鱼际 hypothenar

小圆肌 teres minor

小转子 lesser trochanter

楔骨 cuneiform bones

斜裂 obligue fissure

斜坡 clivus

心 heart

心包膈动脉 pericardiophrenic artery

心包横窦 transverse pericardial sinus

心包斜窦 oblique pericardial sinus

心大静脉 great cardiac vein

心底 basis of heart

心耳 auricle of heart

心房 atrium

心房肌 myocardium of atrium

心肌 myocardium

心肌层 myocardium

心尖 cardiac apex

心尖切迹 cardiac apical incisure

心交点 crux of heart

心内膜 endocardium

心前静脉 anterior cardiac vein

心切迹 cardiac notch

心室 ventricle

心室肌 myocardium of ventricle

心外膜 epicardium

心小静脉 small cardiac vein

心脏 heart

心支 cardiac branch

心中静脉 middle cardiac vein

星形胶质细胞 astrocyte

性腺 sexual gland

胸背神经 thoracodorsal nerve

胸长神经 long thoracic nerve

胸导管 thoracic duct

胸腹壁静脉 thoracoepigastric vein

胸骨 sternum

胸骨角 sternal angle

胸骨旁线 parasternal line

胸骨上窝 suprasternal fossa

胸骨线 sternal line

胸肩峰动脉 thoracoacromial artery

胸廓 thoracic cage

胸廓内动脉 interal thoracic artery

胸廓内静脉 internal thoracic vein

胸廓上口 superior thoracic aperture

胸肋关节 sternocostal joint

胸肋面 sternocostal surface

胸膜 pleura

胸膜顶 cupula of pleura

胸膜腔 pleural cavity

胸膜上膜 suprapleural membrane

胸膜隐窝 pleural recess

胸内侧神经 medial pectoral nerve

胸内筋膜 endothoracic fascia

胸腔 thoracic cavity

胸曲 thoracic curvature

胸上动脉 superior thoracic artery

胸锁关节 sternoclavicular joint

胸锁乳突肌 sternocleidomastoid

胸锁乳突肌动脉 sternocleidomastoid artery

胸外侧动脉 lateral thoracic artery

胸外侧神经 lateral pectoral nerve

胸腺 thymus

胸腰筋膜 thoracolumbar fascia

胸主动脉 thoracic aorta

胸椎 thoracic vertebrae

嗅器 olfactory organ

嗅神经 olfactory nerve

旋肱后动脉 posterior humeral circumflex artery

旋肱前动脉 anterior humeral circumflex artery

旋股内侧动脉 medial femoral circumflex artery

旋股外侧动脉 lateral femoral circumflex artery

旋内 medial rotation

旋髂浅动脉 superficial iliac circumflex artery

旋髂浅静脉 superficial iliac circumflex vein

旋外 lateral rotation

旋支 circumflex branch

血管腔隙 lacuna vasorum

血管吻合 vascular anastomosis

循环系统 circulatory system

Y

压迹 impression

牙 teeth

牙槽骨 alveolar bone

牙根 root of tooth

牙冠 crown of tooth

牙颈 neck of tooth

牙腔 dental cavity

牙龈 gingiva

牙周膜 periodontal membrane

咽 pharynx

咽扁桃体 pharyngeal tonsil

咽鼓管 auditory tube

咽鼓管半管 semicanal for auditory tube

咽鼓管扁桃体 pharyngotympanic tubal tonsil

咽鼓管圆枕 tubal torus

咽结节 pharyngeal tubercle

咽静脉 pharyngeal vein

咽淋巴环 pharyngeal lymphoid ring

咽旁间隙 parapharyngeal space

咽升动脉 ascending pharyngeal artery

咽峡 isthmus of fauces

咽隐窝 pharyngeal recess

咽支 pharyngeal branch

延髓 medulla oblongata

岩大神经 greater petrosal nerve

眼动脉 ophthalmic artery

眼房 chambers of eyeball

眼睑 eyelids

眼轮匝肌 orbicularis oculi

眼球 eyeball

眼球筋膜或眼球鞘 sheath of eyeball

眼球外肌 extraocular muscles

眼上静脉 superior ophthalmic vein

眼神经 ophthalmic nerve

眼下静脉 inferior ophthalmic vein

腰丛 lumbar plexus

腰大肌 psoas major

腰骶膨大 lumbosacral enlargement

腰动脉 lumbar artery

腰方肌 quadratus lumborum

腰交感干 lumbar sympathetic trunk

腰静脉 lumbar vein

腰内脏神经 lumbar splanchnic nerve

腰膨大 lumbar enlargement

腰曲 lumbar curvature

腰三角 lumbar triangle

腰疝 lumbar hernia

腰上三角 superior lumbar triangle

腰升静脉 ascending lumbar vein

腰椎 lumbar vertebrae

咬肌 masseter

咬肌粗隆 masseteric tuberosity

咬肌间隙 masseteric space

咬肌筋膜 masseteric fascia

腋动脉 axillary artery

腋后线 posterior axillary line

腋静脉 axillary vein

腋淋巴结 axillary lymph nodes

腋前线 anterior axillary line

腋腔 axillary cavity

腋区 axillary region

腋神经 axillary nerve

腋窝 axillary fossa

腋中线 midaxillary line

胰 pancreas

胰背动脉 dorsal pancreatic artery

胰大动脉 great pancreatic artery

胰岛 islets of pancreas

胰管 pancreatic duct

胰十二指肠上后动脉 posterior superior
pancreaticoduodenal artery

胰十二指肠上前动脉 anterior superior
pancreaticoduodenal artery

胰十二指肠下动脉 inferior pancreaticoduodenal artery

胰腺 pancreas

乙状窦 sigmoid sinus

乙状窦沟 sigmoid sulcus

乙状结肠 sigmoid colon

乙状结肠动脉 sigmoid artery

乙状结肠系膜 sigmoid mesocolon

艺术解剖学 artistic anatomy

异常 abnormal

翼丛 pterygoid plexus

翼腭神经节 pterygopalatine ganglion

翼腭窝 pterygopalatine fossa

翼管 pterygoid canal

翼颌间隙 pterygomandibular space

翼肌凹 pterygoid fovea

翼肌粗隆 pterygoid tuberosity

翼内肌 medial pterygoid

翼突窝 fossa for pterygoid process

翼外肌 lateral pterygoid muscle

翼状襞 alar fold

阴部管 pudendal canal

阴部内动脉 internal pudendal artery

阴部内静脉 internal pudendal vein

阴部神经 pudendal nerve

阴部外动脉 external pudendal artery

阴部外静脉 external pudendal vein

阴道 vagina

阴道前庭 vaginal vestibule

阴道穹 fornix of vagina

阴蒂 clitoris

阴阜 mons pubis

阴茎 penis

阴茎包皮 prepuce of penis

阴茎海绵体 cavernous body of penis

阴茎头 glans

阴囊 scrotum

隐静脉裂孔 saphenous hiatus

隐神经 saphenous nerve

应用解剖学 applied anatomy

硬腭 hard palate

硬脊膜 spinal dura mater

硬膜外腔 epidural space

硬膜下腔 subdural space

硬脑膜 dura mater of brain

幽门 pylorus

幽门瓣 pyloric valve

幽门部 pyloric part

幽门窦 pyloric artrum

幽门管 pyloric canal

幽门括约肌 sphincter of pylorus
幽门淋巴结 pyloric lymph nodes
有髓神经纤维 myelinated fiber
右房室瓣 right atrioventricular valve
右房室口 right atrioventricular orifice
右肝管 right hepatic duct
右冠状动脉 right coronary artery
右结肠动脉 right colic artery
右颈干 right jugular trunk
右淋巴导管 right lymphatic duct
右髂总动脉 right common iliac artery
右髂总静脉 right common iliac vein
右束支 right bundle branch
右锁骨下干 right subclavian trunk
右纤维三角 right fibrous trigone
右心耳 right auricle
右心房 right atrium
右心室 right ventricle
右腰干 right lumbar trunk
右支气管纵隔干 right bronchomediastinal trunk
鱼际 thenar
鱼际间隙 thenar space
原肠 primitive gut
圆窗 round window
圆孔 foramen rotundum
缘 boder
远侧 distal
月骨 lunate bone
月经周期 menstrual cycle
月状面 lunar surface
运动神经 motor nerve
运动神经元 motor neuron
运动系统 locomotive system

Z

载距突 sustentaculum tali
脏腹膜 visceral peritoneum
脏面 visceral surface
脏胸膜 visceral pleura
增殖腺 adenoid

展神经 abducent nerve
掌侧 palmar
掌短肌 palmaris brevis
掌骨 metacarpus
掌骨间关节 intermetacarpal joint
掌浅弓 superficial palmar arch
掌深弓 deep palmar arch
掌指关节 metacarpophalangeal joint
掌中间隙 midpalmar space
砧骨 incus
枕大神经 greater occipital nerve
枕动脉 occipital artery
枕窦 occipital sinus
枕腹 occipital belly
枕骨 occipital bone
枕骨大孔 great occipital foramen
枕髁 occipital condyle
枕内隆凸 internal occipital protuberance
枕三角 occipital triangle
枕外隆凸 external occipital protuberance
枕外隆突 external occipital protuberance
枕下三角 suboccipital triangle
枕下神经 suboccipital nerve
枕小神经 lesser occipital nerve
枕叶 occipital lobe
整合 integration
正常 normal
正中神经 median nerve
正中矢状面 median sagittal plane
支持细胞 supporting cell
支气管 bronchi
支气管动脉 bronchial artery
支气管肺段 bronchopulmonary segment
支气管肺淋巴结 bronchopulmonary lymph nodes
脂肪囊 adipose capsule
脂肪组织 adipose tissue
直肠 rectum
直肠膀胱隔 rectovesical septum
直肠膀胱陷凹 rectovesical pouch

直肠丛 rectum plexus

直肠骶曲 sacral flexure of rectum

直肠后隙 retrorectal space

直肠壶腹 ampulla of rectum

直肠会阴曲 perineal flexure of rectum

直肠旁间隙 perirectal space

直肠上动脉 superior rectal artery

直肠下动脉 inferior rectal artery

直肠阴道隔 rectovaginal septum

直肠子宫襞 retouterine fold

直肠子宫陷凹 rectouterine pouch

植物性神经 vegetative nerve

跖骨 metatarsus

跖骨间关节 intermetatarsal joint

跖肌 plantaris

跖趾关节 metatarsophalangeal joint

指骨 phalanges of fingers

指骨滑车 trochlea of phalanx

趾长屈肌 flexor digitorum longus

趾长伸肌 extensor digitorum longus

趾短伸肌 extensor digitorum brevis

趾骨 phalanges of toes

趾间关节 joints of the digits

致密结缔组织 dense connective tissue

痔 hemorrhoid

中鼻甲 middle turbinate

中肠袢 midgut loop

中耳 middle ear

中间神经元 interneuron

中结肠动脉 middle colic artery

中脑 midbrain

中枢神经系 central nervous system

中心腱 central tendon

中央凹 fovea centralis

中央沟 central sulcus

终池 terminal cisterna

终扣 terminal bouton

终丝 filum terminale

舟骨 scaphoid bone

舟骨粗隆 tuberosity of navicular bone

舟骨结节 tubercle of scaphoid bone

舟状窝 navicular fossa

周围神经系 peripheral nervous system

轴 axis

轴丘 axon hillock

轴突 axon

肘关节 elbow joint

肘淋巴结 cubital lymph nodes

肘窝 cubital fossa

肘正中静脉 median cubital vein

蛛网膜 arachnoid

蛛网膜下腔 subarachnoid space

主动脉 aorta

主动脉瓣 aortic valve

主动脉窦 aortic sinus

主动脉弓 aorta arch

主动脉口 aortic orifice

主动脉裂孔 aortic hiatus

主动脉前庭 aortic vestibule

主动脉肾节 aorticorenal ganglion

转子 trochanter

转子窝 trochanteric fossa

椎动脉 vertebral artery

椎弓 vertebral arch

椎骨 vertebrae

椎管 vertebral canal

椎间关节 intervertebral joint

椎间孔 intervertebral foramen

椎间盘 intervertebral discs

椎静脉 vertebral vein

椎静脉丛 vertebral venous plexus

椎孔 vertebral foramina

椎旁节 paravertebral ganglion

椎前节 prevertebral ganglion

椎前筋膜 prevertebral fascia

椎体 vertebral body

锥体 conus

子宫 uterus

子宫动脉 uterine artery
子宫颈 neck of uterus
子宫颈管 canal of cervix of uterus
子宫阔韧带 broad ligament of uterus
子宫旁组织 parametrium
子宫腔 cavity of uterus
子宫体 body of uterus
子宫系膜 mesometrium
子宫阴道丛 uterovaginal plexus
子宫圆韧带 round ligament of uterus
子宫主韧带 cardinal ligament of uterus
自主神经 autonomic nerve
总腱环 common tendinous ring
总脚 common foot
纵隔 mediastinum
纵隔胸膜 mediastinal pleura
纵切面 longitudinal section
足背动脉 dorsal artery of foot
足背静脉弓 dorsal venous arch of foot
足底动脉弓 plantar arterial arch
足底腱膜 plantar aponeurosis
足底内侧动脉 medial plantar artery
足底内侧神经 medial plantar nerve
足底深支 deep plantar artery
足底外侧动脉 lateral plantar artery
足底外侧神经 lateral plantar nerve
足弓 plantar arch
足关节 pedal joint
组织 tissue
组织学 histology
最长肌 longissimus
三角韧带 triangular ligament
头臂静脉 brachiocephalic vein

左房室瓣 left atrioventricular valve
左房室口 left atrioventricular orifice
左房斜静脉 oblique vein of left atrium
左肺小舌 lingula of left lung
左肝管 left hepatic duct
左冠状动脉 left coronary artery
左结肠动脉 left colic artery
左颈干 left jugular trunk
左颈总动脉 left commom carotid artery
左淋巴导管 left lymphatic duct
左髂总动脉 left common iliac artery
左髂总静脉 left common iliac vein
左束支 left bundle branch
左锁骨下动脉 left subclavian artery
左锁骨下干 left subclavian trunk
左纤维三角 left fibrous trigone
左心房 left atrium
左心室 left ventricle
左腰干 left lumbar trunk
左缘支 left marginal branch
左支气管纵隔干 left bronchomediastinal trunk
坐骨 ischium
坐骨大切迹 greater sciatic notch
坐骨海绵体肌 ischiocavernosus
坐骨棘 ischial spine
坐骨结节 ischial tuberosity
坐骨神经 sciatic nerve
坐骨小孔 lesser sciatic foramen
坐骨小切迹 lesser sciatic notch
坐骨直肠窝 ischiorectal fossa

（李云庆　整理）